■人体のしくみと働き

編集

橋本　尚詞　東京慈恵会医科大学特別 URA 客員教授（解剖学講座前教授）

執筆者（執筆順）

橋本　尚詞　東京慈恵会医科大学特別 URA 客員教授（解剖学講座前教授）

田中美智子　宮崎県立看護大学看護学部教授

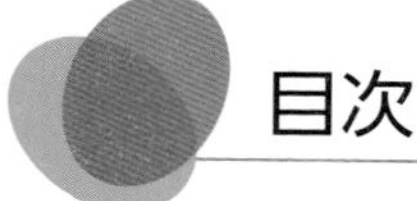

目次

第1章　総論

第2章　人体の構成

第3章　人体の器官系

第4章　運動器系

第5章 体液 101

第6章 循環器系（脈管系） 118

第7章 呼吸器系 159

第8章 消化器系 180

第9章　体温　216

第10章　泌尿器系　223

第11章　生殖器系　237

第12章　内分泌系　255

第13章　神経系　266

第14章 感覚器系 313

付章 上肢・下肢の構成 **橋本尚詞** 342

＊各章末の「ふりかえりチェック」には解答がついておりません。本文中にヒントがありますので，チャレンジしてください。

人体のしくみと働き

■人体のしくみと働き

第1章 総論

▶**学習の目標**

●解剖学・生理学とはどういうものかを知る。
●解剖学の取り扱う分野を知る。
●解剖学を学ぶうえで必要となる人体各部の名称を把握する。
●人体各部の位置や方向を示す用語を理解する。

解剖学ではヒトのからだの形と構造を学び，**生理学**ではヒトのからだの働きを学ぶ。形のあるものには必ず何らかの働きがあり，何らかの働きをするためには形あるものを必要とする。そのため，解剖学と生理学は独立したものではなく，密接に関係しているものであり，学習の際には両者の関連をいつも意識していなければならない。解剖学や生理学では膨大(ぼうだい)な量の用語が出てくるが，これらは解剖学を学ぶための用語としてだけではなく，将来看護学を学ぶ際にも必要となるものである。さらに准看護師として，医療現場でほかの医療関係者と間違いのないコミュニケーションをとる際にも必要となるものである。

I 解剖学，生理学とは

解剖学は人体の各器官の正常な位置，形状，構造などを研究し，生理学は人体の正常な機能を研究する。

●**人体を部位で分ける局所解剖学**　解剖というと人体を切り開いていくというイメージが思い浮かぶだろう。そのイメージ通りに，頭や胸，腹，上肢，下肢など，人体の各部位を区分して切り開き，それぞれの部位がどのようにできているか，そこでは各種の器官がどのような位置関係にあるかを明らかにすることを**局所解剖学**という。局所解剖学は，たとえば外科手術を行うことを考えるとわかりやすい。身体の表面から切り開いて，深部の内臓にまで達するのに，その途中の構造はどのようになっているか，また，目的の内臓の周辺はどのようになっているかを理解するための分野であり，臨床に直結しているところから**臨床解剖学**ともよばれる。

●**生理的な機能に基づく系統解剖学**　人体の生理的な機能や働きは，大まかに次のように分けられる。外から栄養素やエネルギー源を体内に取り込む**消化・吸収**，体内でのエネルギーの産生に必要な酸素を取り込み，不要となった二酸化炭素を排出する**呼吸**，体内で生じた老廃物を体外に出す**排泄**，身体中に酸素や栄養素を運びそして老廃物を回収する**循環**，次の世代を残すための**生殖**などである。さらに自分の周囲がどうなっているかを捉えるための**感覚**があり，これらの各機能をより効率的に行うために**運動**し，それぞれの機能を**内分泌**や**神経**が調節する。これらの機能は特定の器官の集まりによって担われており，人体を構成する器官を各機能を果たすための系統に分けることができる。このように，器官を分けて学ぶ分野を**系統解剖学**という。

●**解剖学の研究方法や対象による分類**　解剖学は研究方法により，肉眼で見る**肉眼解剖学**と，顕微鏡を用いて人体のより微細な構造を明らかにする**組織学**（顕微解剖学）に分けられる。また，1 個の受精卵が細胞分裂を繰り返して，ついに個体が形成されるまでの経過を研究する分野を**発生学**または**胎生学**という。

さらに，下等動物からヒトを含む高等動物までの同じ部位や器官の構造を比較研究する**比較解剖学**や身体および身体各部の構造の人種的差異を研究する**人類学**という分野もある。また，特殊なものとして，ヒトをあるがままに描くために，主として皮膚とその直下にある骨，筋によってできる身体の外形と起伏とを研究する**美術解剖学**という分野がある。

＊　＊　＊

本書では人体を総合的に理解してもらうために，生理的な機能に基づいた系統解剖学的な話を軸として進めていくが，巻末には実際の臨床現場での活用を考え，局所解剖学的な解説を追加している。解剖学や生理学は人体の構造や機能を理解するためのものであり，その多くは自らのからだで確認することができる。単に教科書の記載を覚えるだけではなく，できるだけ自らのからだで確認し，実感をもって理解するようにしてほしい。

Ⅱ 人体各部の名称

●**体表の区分**　人体は外見上，**頭**，**頸**，**体幹**（胸，腹，背，腰），**体肢**（上肢，下肢）の 4 部からなる（図 1–1）。

人体の各部位には，皮膚の下の筋肉や骨格による盛り上がりや凹みがある。これらをメルクマル（Merkmal；ドイツ語，目印や標識の意味）として，各部位はさらに細かく図 1–2 のように分けられる。各部位の名称は，いわば人体を外から見たときの住所のようなものであり，たとえば臨床的に病変部の位置を表す場合などに，人体上の正しい位置を記すのに重要である。

●**人体内部の腔間**　人体から脳や内臓を取り除くと，そこには骨や筋肉で囲まれた 4

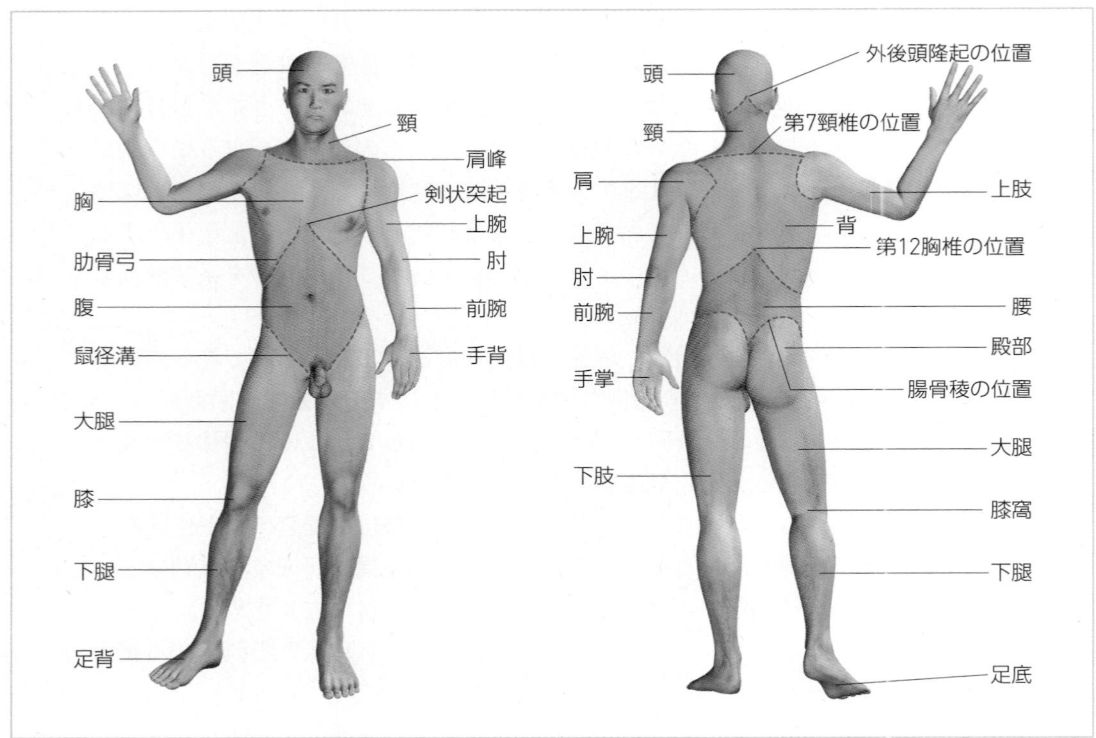

図 1-1 ● **体表の区分（左：前面，右：後面）**

つの腔間がある。これらは**頭蓋腔**（とうがいくう），**脊柱管**（せきちゅうかん），**胸腔**（きょうくう），**腹腔**（ふくくう）* とよばれる（図 1-3）。

Ⅲ 人体各部の位置や方向を示す用語

人体の各部位を前後や内外といった方向を示す用語を用いて表す際の規準となる身体の位置は，直立し，上肢は下げて手のひら（手掌（しゅしょう））を前方に，すなわち母指が外になるようにし，足は踵部（しょうぶ）（かかと）をわずかに離してつま先が前を向いている状態である。このような体位を解剖学的正位とよぶ（図 1-4）。身体の用語で前後や内外が混乱してしまう場合は，常にこの姿勢を思い出せばよい。

また，地球に経度や緯度が決められているように，人体にも位置を示すいくつかの線や面が決められている。線は体表に垂直方向に引かれた垂直線で，面はそれを通る断面を表す（図 1-5，6）。

＊**腹腔**：腹腔最下部の小骨盤に囲まれた部分を骨盤腔とよぶ（70 頁参照）。

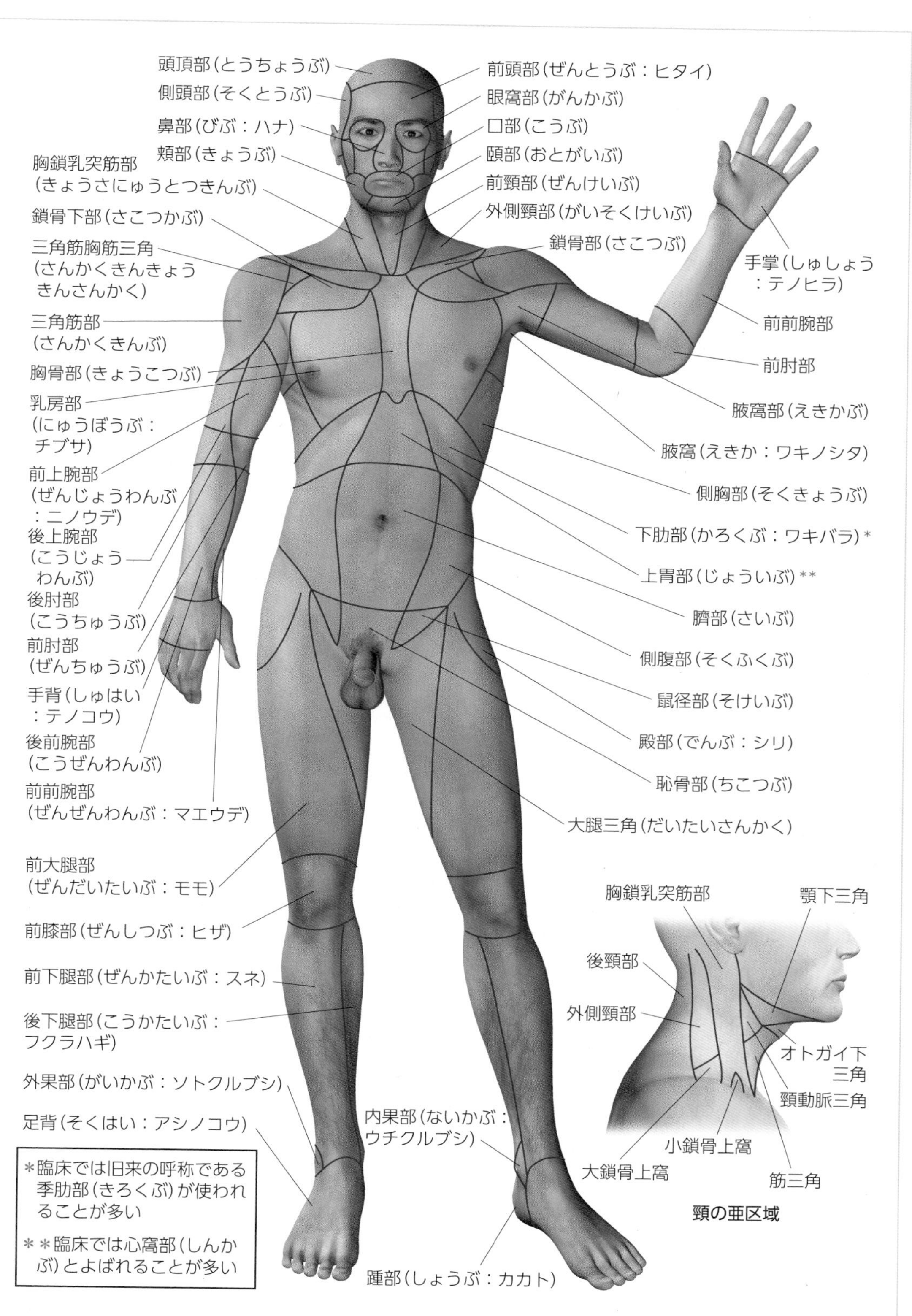

図 1-2 ①● **人体の部位（前面）**

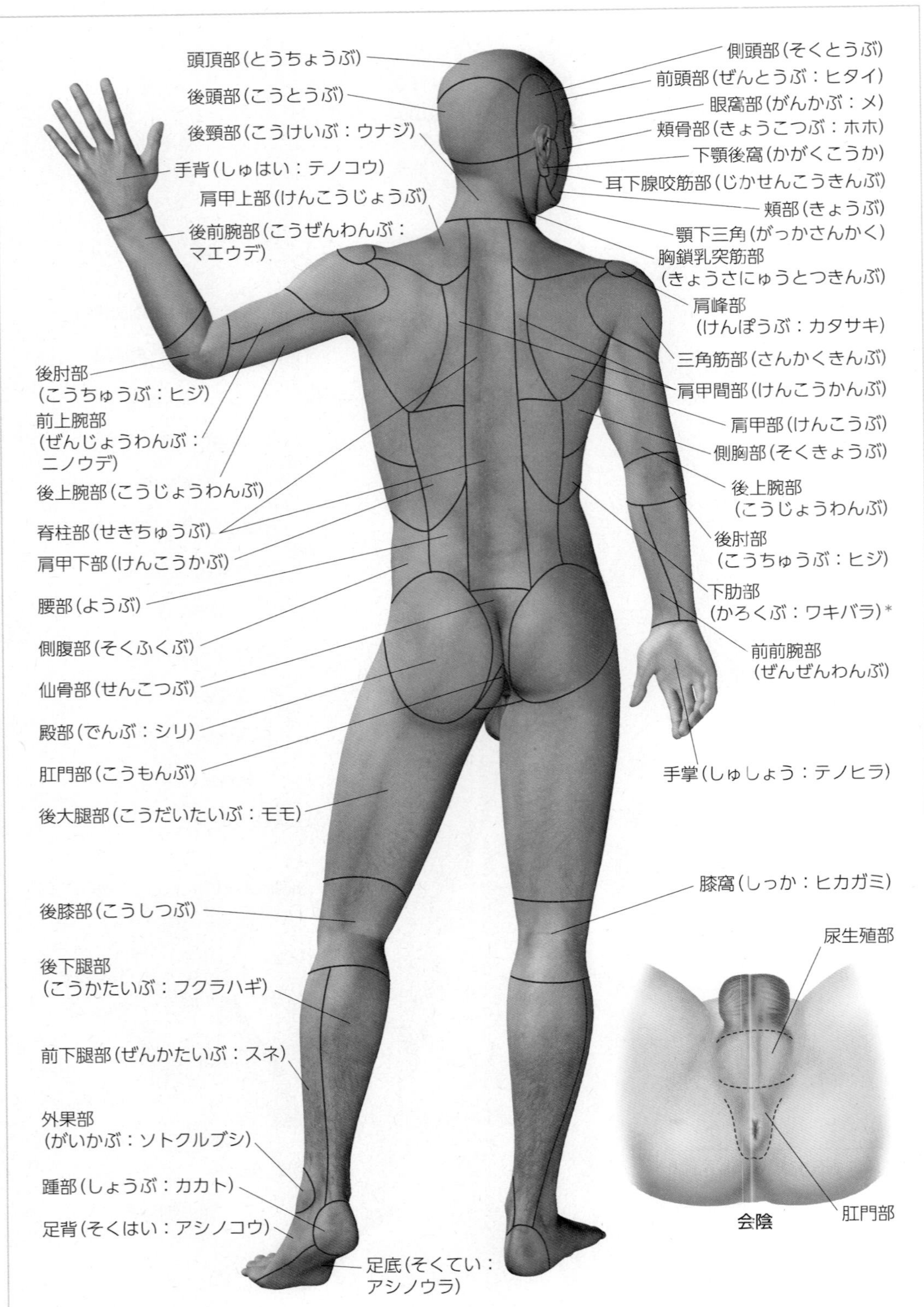

図 1-2 ②● **人体の部位（後面）**

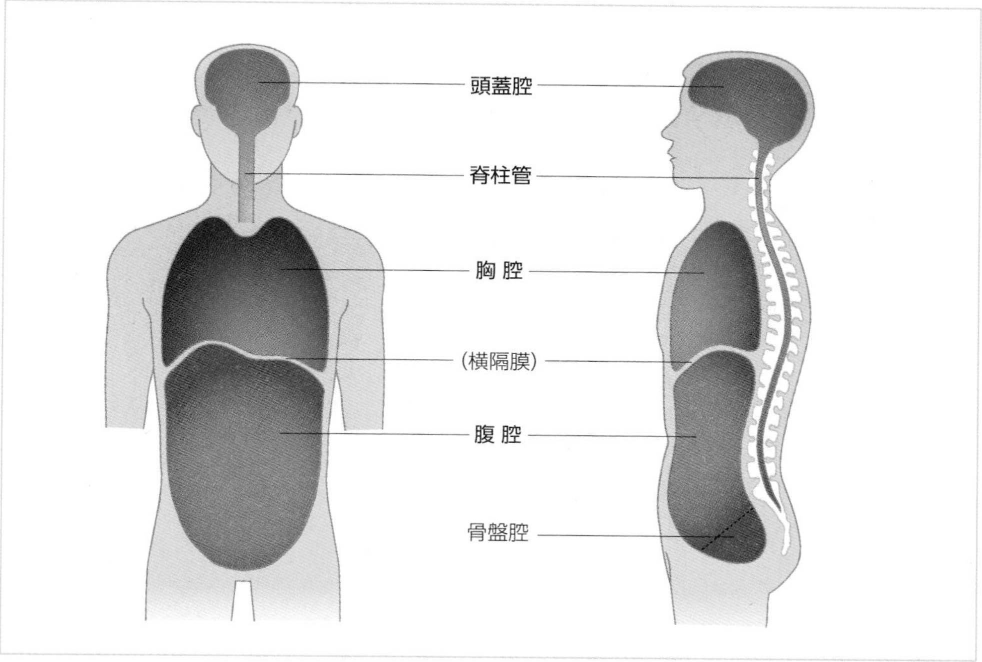

頭蓋腔
脊柱管
胸 腔
(横隔膜)
腹 腔
骨盤腔

図 1-3 ● 人体内部の腔間

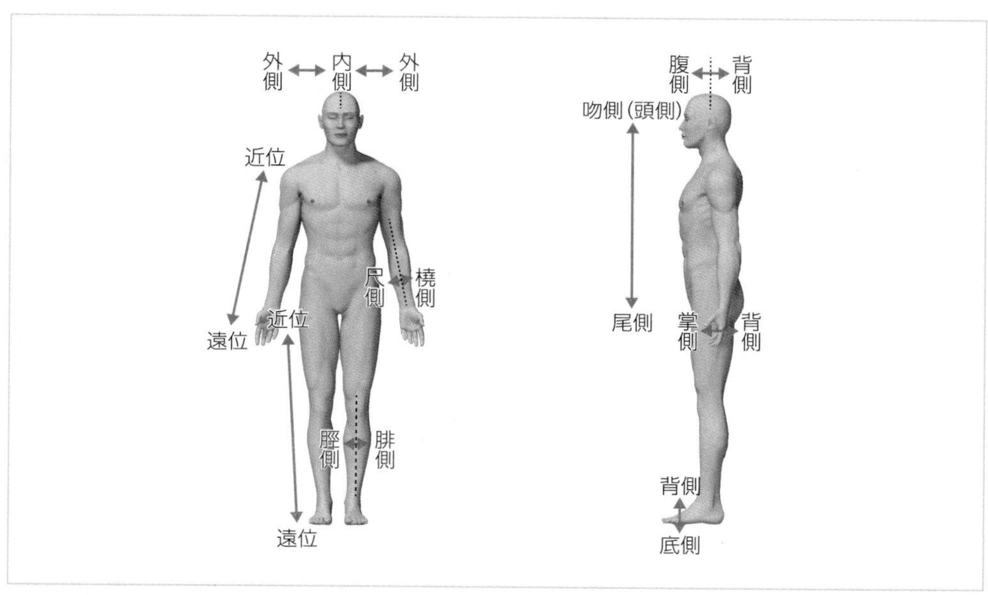

図 1-4 ● 解剖学的正位と方向を示す用語

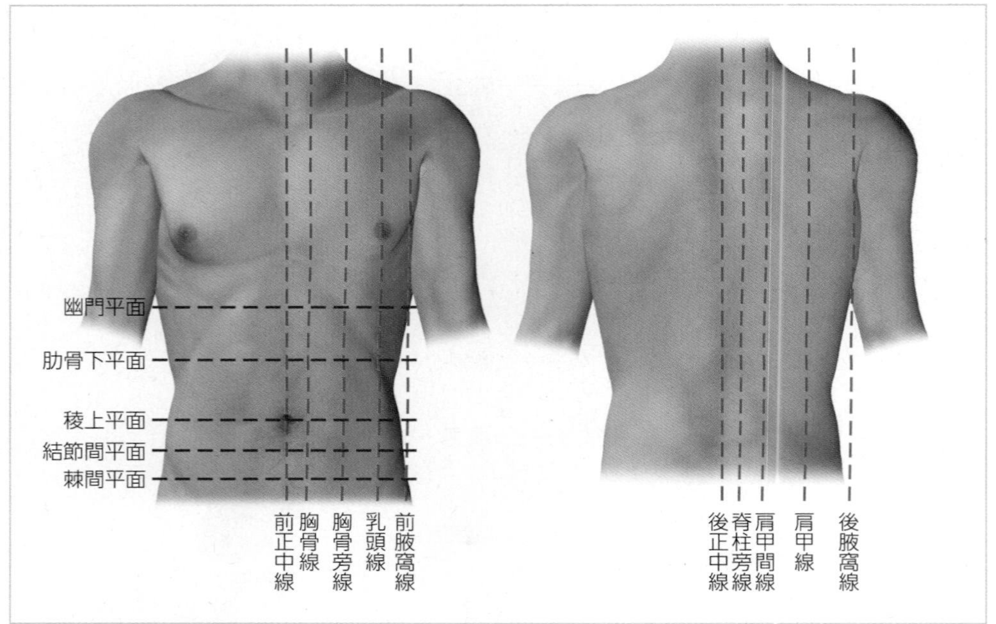

図 1-5 ● **胸腹部の区画線と水平面**

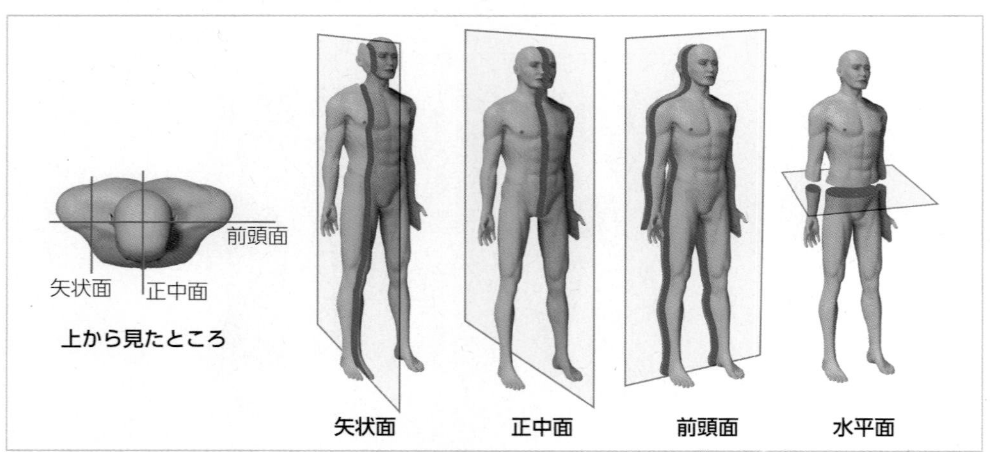

図 1-6 ● **人体の断面を表す用語**

●**方向を示す用語**　人体における相対的な位置や方向を示す場合は以下のように表す。

- 内側と外側:正中面（後述）に近い側の位置を内側，遠い側の位置を外側という。前腕では尺側（しゃくそく），橈側（とうそく），下腿（かたい）では脛側（けいそく），腓側（ひそく）ともいう
- 中間：内側と外側などの２つのものの間
- 腹側（ふくそく）と背側（はいそく）：からだの前面に近い側と後面に近い側
- 前方と後方：からだの前面に近いほうと後面に近いほう
- 吻側（ふんそく）（頭側）と尾側（びそく）：頭の先端に近い側と足に近い側

- 頭方と尾方：頭に近いほうと足に近いほう。上方と下方ともいう
- 近位と遠位：四肢では体幹に近いほうと遠いほう。消化管などでは始まりの部位に近いほうと遠いほう
- 掌側と背側：手掌の側と手背の側
- 底側と背側：足底の側と足背の側
- 浅と深：からだの表面に近いほうと遠いほう
- 縦と横：縦の方向に走るものと横の方向に走るもの

●垂直線

- 前正中線と後正中線：前・後胸壁の表面における正中線で，胸骨および脊柱の真中を通る垂直線
- 胸骨線：胸骨の両側縁を通る線
- 乳頭線（鎖骨中線）：乳頭を通る垂直線（女性の場合は鎖骨の中央を通る縦の線）
- 胸骨旁線：胸骨線と乳頭線との中間線
- （中）腋窩線：腋窩の中心を通る線
- 前腋窩線と後腋窩線：腋窩の前縁を作る前腋窩ヒダを通る垂直線と，腋窩の後縁を作る後腋窩ヒダを通る垂直線
- 肩甲線：肩甲骨下角を通る線
- 肩甲間線：後正中線と肩甲線との中間線
- 脊柱旁線：横突起の先端を通る線

●面

- 垂直面：からだを地面に直角に切った面，または水平面に垂直な面
  正中面：からだを左右相称に分ける面
  矢状面：正中面に平行な面
  前頭面：正中面と直角に交わり，からだを前後に分ける垂直面
- 水平面：地面に平行，垂直面と直角に交わる面で，からだを上・下に分ける
  幽門平面：胸骨の頸切痕と恥骨結合の上端を結ぶ線の中間点を通る平面。第 1 腰椎の高さで，胃の幽門などがある
  肋骨下平面：肋骨弓の最下縁を通る平面。およそ第 3 腰椎の高さ
  稜上平面：腸骨稜の最上縁を通る平面。第 4 腰椎の高さで，大動脈分岐部がある
  結節間平面：腸骨結節（腸骨稜の前方に張り出した部分）を通る平面。第 5 腰椎の高さ
  棘間平面：上前腸骨棘を通る平面

学習の手引き

1. 解剖学と生理学の意義について考えてみよう。
2. 人体各部の名称を自らのからだで確認し，十分復習しておこう。
3. 人体各部の体位を示す語である垂直，正中，矢状などの意味をよく復習しておこう。
4. 解剖学的正位をとって，身体の方向を確認しておこう。

第1章のふりかえりチェック

次の文章の空欄を埋めてみよう。

1 体表の区分

人体は外見上，頭，頸，体幹，[①]の４部からなる。

2 人体内部の腔間

人体内部の腔間には，頭蓋腔，[②]，胸腔，[③]がある。

3 人体各部の名称（方向を示す用語）

頭の先端に近い側を[④]，足に近い側を[⑤]という。

4 人体各部の名称（方向を示す用語）

からだの表面に近いほうを[⑥]，遠い方を[⑦]という。

5 人体各部の名称（垂直線）

人体の位置を示す垂直線のうち，胸骨線と乳頭線との中間点を通る線を[⑧]という。

6 人体各部の名称（面）

垂直面のうち，正中面に平行な面を[⑨]という。

■人体のしくみと働き

第2章 人体の構成

学習の目標

- 人体を構成する基本的単位である細胞，組織，器官とは何かを学ぶ。
- 細胞の形態と構造，細胞が集まってつくっている組織の構造と種類にはどのようなものがあるかを知る。
- 器官の形態・構造について理解する。

人のからだを機能や部位ごとに分けていくと，骨格，筋，内臓などになるが，このような個々に働きの違う器官系も，より拡大して詳細にみてみると，細胞とそれ以外の部分とでできている。そして，同じような形の細胞ばかりが集まっている部位や細胞がまばらにしか存在しない部位がみられる。このような細胞と細胞以外のものの集まり方で分類される構成要素を**組織**とよぶ（図 2-1）。

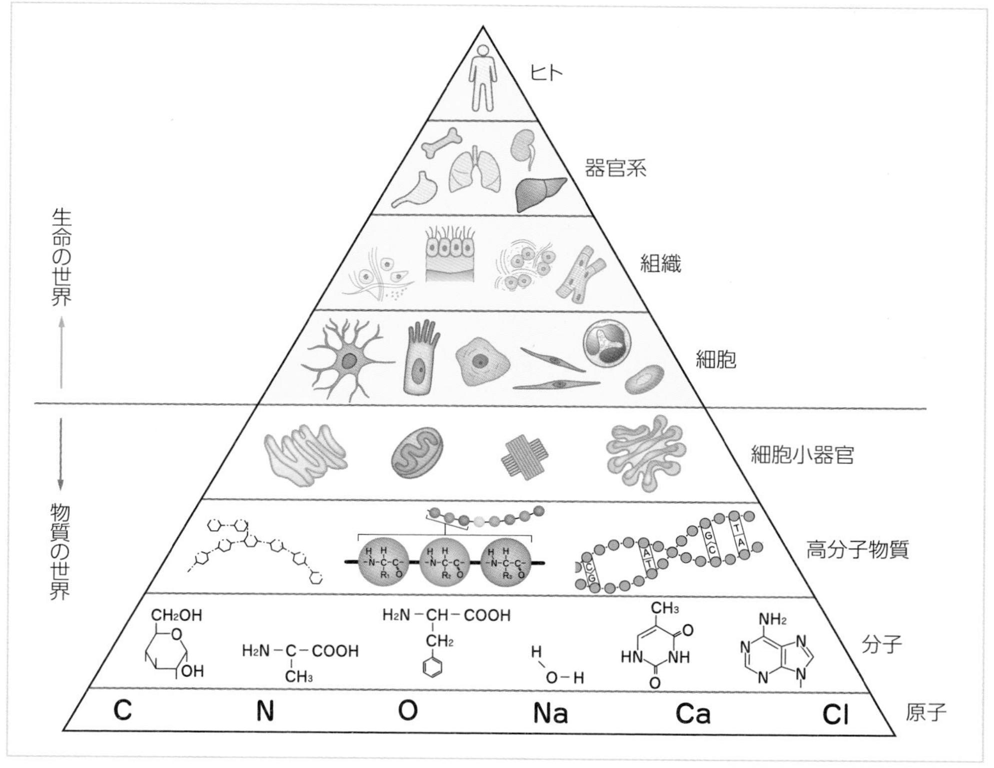

図 2-1 ● 人体の構成要素

また，個々の細胞やそれ以外の物質もさらに細かく分解していくと，たんぱく質や脂質，糖，核酸などの巨大分子に分けられるが，これらは化学的には炭素（C），酸素（O），水素（H），窒素（N），リン（P），硫黄（S）などの元素が結合してできたものであり，人体全体は24種類の元素でできている。

I　細胞

細胞は人体を構成する形態的・機能的な単位で，生命の基本的な単位でもある。新しい細胞は元の細胞が分裂することによってしか生じないので，現在のあらゆる生物の細胞は，地球上に最初に出現した細胞に由来しているといえる。人体は多くの細胞とその細胞が産生した物質から成り立っている。

A　人体の細胞の形態

人体を構成する細胞は，存在する部位や機能によって形状が異なり，円盤状，扁平（へんぺい），立方形，紡錘形（ぼうすい），円柱状，桿状（かんじょう），多角形，星状など多種多様である（図2-2）。細胞の大きさも様々であるが，多くは10～30μm（マイクロメートル；1μm＝1/1000mm）である。大型のものとしては，直径200μm（0.2mm）の卵母細胞（球形），100μmの多極神経細胞（星状）があり，かろうじて肉眼で見ることができる。また，神経細胞にはその突起を加えると1mにもなるものがある。小型のものでは，血液中にある小リンパ球（球形）の約6μmなどがある。

B　細胞の内部構造

細胞は，**形質膜**（まく）（**細胞膜**）* とよばれる脂質が主体の極めて薄い膜に囲まれており，その中には**核**とその周囲の**原形質**（**細胞質**）がある。

1．原形質

原形質の成分は，たんぱく質，脂質，糖質，無機塩類（ナトリウム，カリウム，カルシウム，マグネシウムなどを含む塩類）が1/3を占め，残りの2/3は水である。半流動性のコロイド状の無形形質と，小構造物である有形形質（**細胞小器官**）とからなる。

有形形質には形質膜と同様の膜でできた糸粒体（しりゅうたい）（ミトコンドリア），ゴルジ装置，

** **形質膜（細胞膜）**：約7.5～8nm（ナノメートル；1nm＝1/1,000μm＝1/1,000,000mm）の厚さで，脂質分子の二重層と，脂質分子間に混ざり込んだたんぱく分子からなり，外側の表面にはたんぱく分子や脂質と結合した糖質が多数ある薄膜である。*

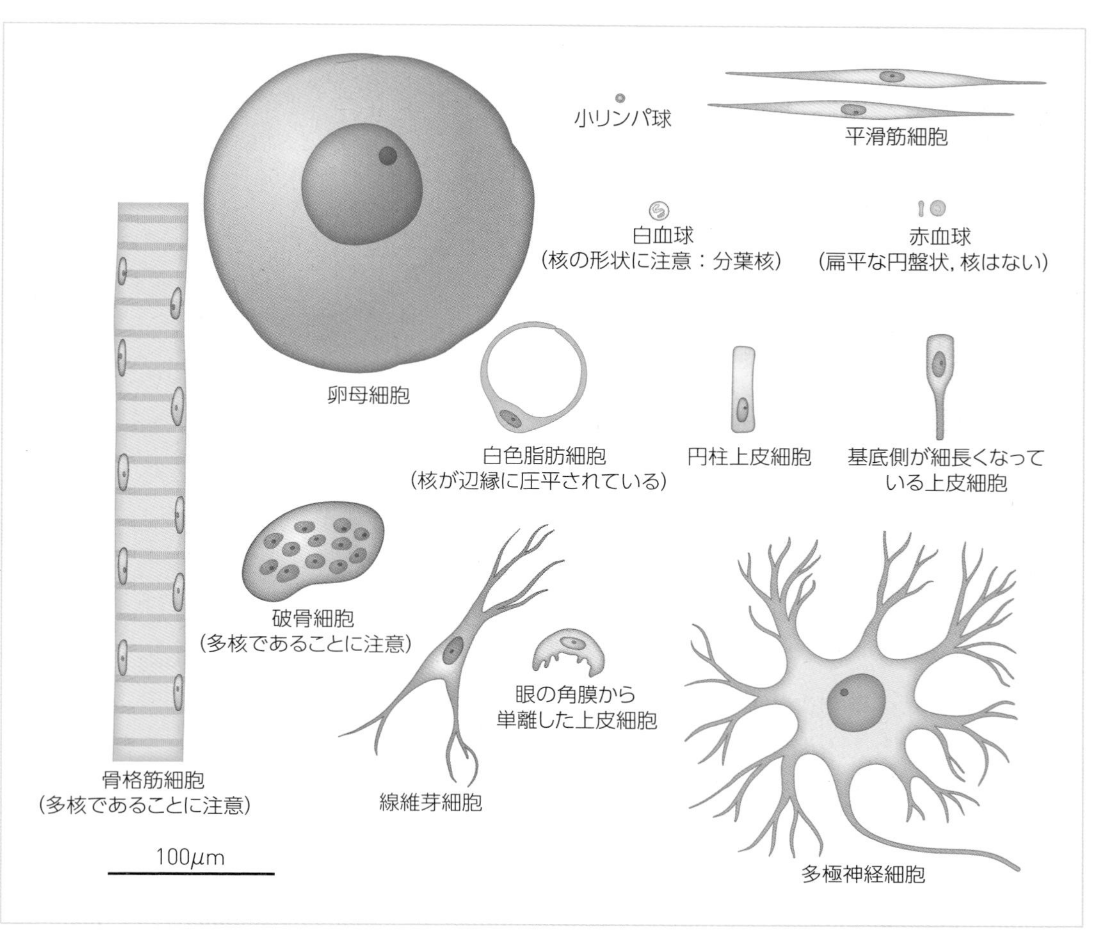

図 2-2 ● **様々な形と大きさの細胞**

小胞体などや，それ以外の〔細胞〕中心体などがあり，それぞれ一定の形と物質代謝などの重要な機能をもっている（図 2-3）。

- **ミトコンドリア**：細胞の種類により，大きさ，形は様々だが，細胞が生きていくのに必要なエネルギーを産生している。
- **小胞体**：周囲にたんぱく質を合成する装置であるリボソームが付着した粗面小胞体と，付着していない滑面小胞体がある。粗面小胞体は細胞外に分泌されるたんぱく質や，細胞膜内にあるたんぱく質の合成を行っており，滑面小胞体には細胞内での様々な代謝に関係する酵素が存在している。
- **ゴルジ装置**：粗面小胞体で合成されたたんぱく質を加工して貯蔵し，必要に応じて放出する働きをもつ。

ほかに白血球がもつ特有の顆粒（**後形質**），種々の顆粒，液胞，脂肪滴（**副形質**）などがある。

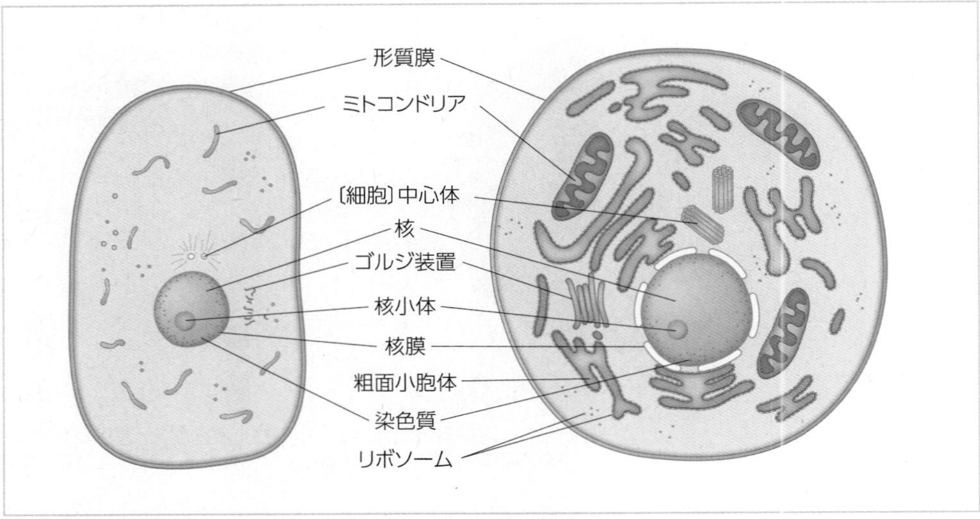

図 2-3 ● 細胞の模式図（左：光学顕微鏡，右：電子顕微鏡）

2．核

核は，細胞の中心または底部に近いところに位置し，形は円形，楕円形，桿状，分葉状などを呈する（図 2-2）。通常は 1 つの細胞に 1 個であるが，2 個以上もつ細胞もある。核は表面を包む核膜と内部の核質からなる。核質には染色質と 1～2 個の球形の核小体がある。染色質は遺伝情報の担い手であるDNA*とたんぱく質でできており，凝集の程度の違いによって濃淡がある（図 2-3）。

C　細胞分裂

細胞は分裂によってのみ増えていく。細胞が分裂する際には，まず核が分裂し，次いで細胞質が分裂する。通常，ヒトの細胞の分裂では，途中で染色質が糸状に凝集した染色質糸が出現する。このような分裂様式を**有糸**（間接）**分裂**という。

1．有糸分裂

有糸分裂は通常の細胞の分裂様式で，前期，中期，後期，終期の 4 期に分けられる（図 2-4）。

●**前期**　染色体ができるまでの時期。核内の染色質が濃縮して糸状の染色質糸となる。初めは密，後には疎らな糸球状に見え，次いで太い染色体となる。核膜や核小体は消失する。細胞質の中心体を構成する中心子はそれぞれ 2 分して 2 対の中心体となり，しだいに細胞の両端に移動し，中心体と染色体を結ぶ線維状の紡錘糸が現れる。

●**中期**　染色体が細胞中央の赤道面（赤道板）に並び，各染色体は長軸に沿って縦裂

* DNA：deoxyribonucleic acid。デオキシリボ核酸。遺伝子の本体。

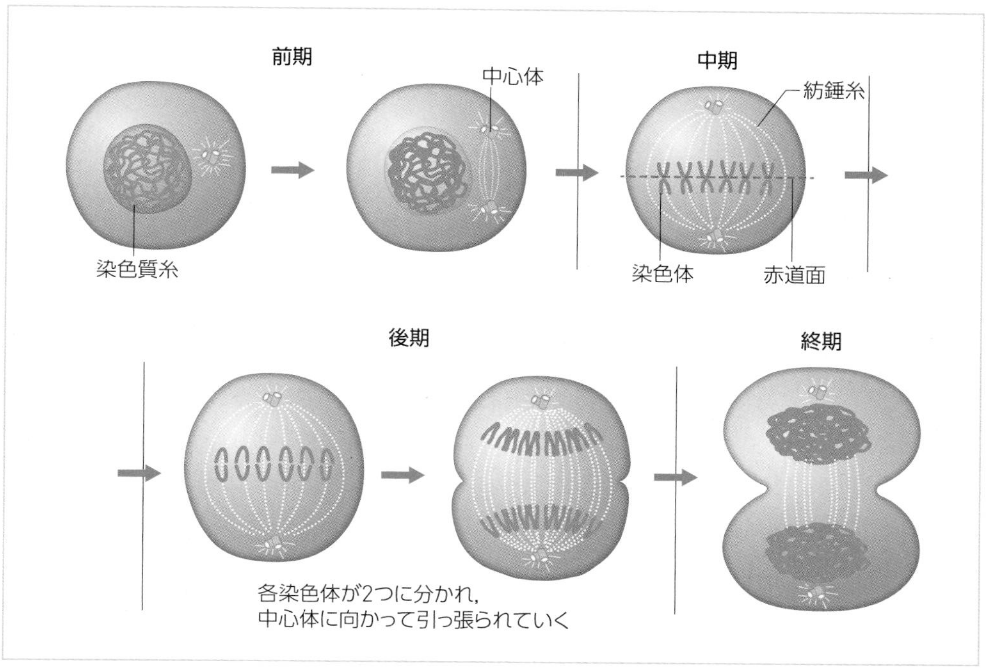

図 2-4 ● 有糸分裂の模式図

し，2 本に分かれる。紡錘糸が染色体に結合する。

●**後期**　縦裂した各染色体が両極の中心体に向かって引っ張られて分かれる。細胞質はくびれ始める。

●**終期**　細胞の両極に集まった染色体は糸球状となり，次いで染色質に戻る。核膜が形成され，核小体も現れる。細胞質のくびれが深くなり，2 つに分離する。

身体を構成する細胞は基本的にこの形式で細胞分裂を行うので，これを体細胞分裂という。唯一の例外は生殖子（精子と卵子）がつくられる際の減数分裂である（第 11 章参照）。

2．染色体の数

ヒトでは，男性は 44 本（22 対）の常染色体と XY の性染色体，女性は 44 本の常染色体と XX の性染色体をもつ。したがって両性とも染色体数は 46 本である。体細胞分裂の際には，各染色体が縦裂して 2 本に分かれるので，分裂後も染色体の数は変わらない。

Ⅱ　組織

同種または類似した細胞と細胞が産生した物質など（細胞間質）が集まって一定

の働きを営むものを**組織**という。組織は，その構造，機能，由来から上皮組織，支持組織，筋組織，神経組織に大別される。

A 上皮組織

皮膚や消化管・気道の内面など体外と体内を境する部位にある。互いに強く層状に結合した細胞（上皮細胞）からなり，細胞間質はほとんどない。上皮組織には体表から内部に深く落ち込んで外分泌腺をつくるもの（腺上皮）もある。上皮組織は身体の表面を覆って保護する（表面上皮）とともに，部位によっては感覚（嗅上皮など），吸収，分泌（腺上皮）などの働きがある。通常，上皮組織とその深部にある結合組織との境界部には，基底膜とよばれる，膜状の構造が存在する。

上皮細胞が 1 列だけ並ぶもの，すなわち全部の上皮細胞が基底膜に接しているものを単層上皮といい，上皮細胞が重なり合っているものを重層上皮という。

1．上皮組織の分類

最表層の上皮細胞の形，配列により次のようなものがある（図 2-5）。

●**扁平上皮**　最表層の上皮細胞が薄く扁平になっているもの。扁平上皮には単層と重層がある。**単層扁平上皮**（①）は，一層の扁平な上皮細胞が互いに結合してシート状をなしている。肺胞，血管，腹膜，角膜内皮，糸球体嚢外壁の上皮などをつくる。**重層扁平上皮**では，深い部分は立方形や多角形の上皮細胞でできているが，表層に近づくほど細胞は扁平になっていく。体表を覆う皮膚の重層扁平上皮は，表層に近づくにつれて上皮細胞の中にケラチンとよばれるたんぱく質が集積して核もなくなってしまう。これを角化といい，このような上皮を角化重層扁平上皮という（④）。口腔，食道，肛門，腟粘膜上皮などの内臓の重層扁平上皮は角化することなく，最表層の扁平な細胞にも核が存在する（③）。

●**立方上皮**　**単層立方上皮**（②）は立方形の上皮細胞が 1 列に並ぶ。細気管支，尿細管，甲状腺の上皮をつくる。

●**円柱上皮**　円柱上皮にも単層と重層がある。**単層円柱上皮**（⑤）は円柱形の上皮細胞が並ぶ。胃，腸などの上皮をつくる。小腸の単層円柱上皮は，表面積を広げるために，上皮細胞の表面が無数の指状の突出である微絨毛を形づくっている。**重層円柱上皮**では深部の細胞は多角形であるが，その上に円柱形の上皮細胞が並ぶ。眼瞼結膜上皮をつくる。

●**多列上皮**　一見 2 層の円柱上皮にみえるが，実際は基底膜に接する円柱状の細胞が並び，その細胞の間に高さの低い支持細胞がある（⑥）。そのため偽重層上皮ともいう。鼻腔，気管，気管支の上皮などをつくるが，これらの多列上皮の円柱細胞は表面に線毛をもっていることから，**多列線毛上皮**ともよばれる。

●**移行上皮**　立方形ないし多角形の細胞が数層重なった重層上皮であり，最表層には，横長な直方体形の大型細胞である被蓋細胞が存在する（⑦）。この細胞は時に 2 核

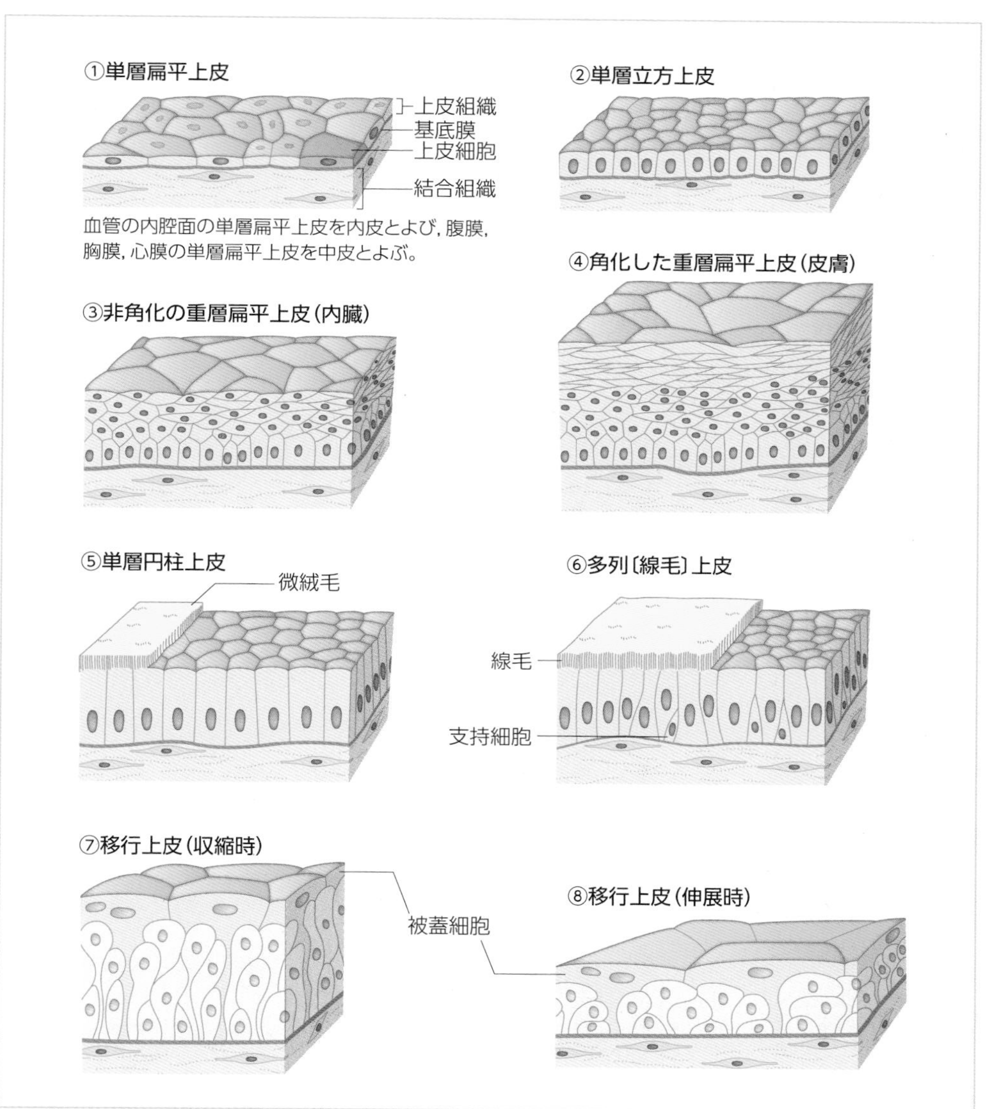

図 2-5 ● **上皮組織**

である。細胞は重層して見えるが，すべての細胞が突起で基底膜と結合していると考えられている。壁の伸縮に対応し，引き伸ばされると細胞の層は減少し，収縮すると層は厚くなる。泌尿器系にのみ存在し，腎盤（じんばん）（腎盂（じんう）），尿管，膀胱（ぼうこう）などの上皮をつくる。

2．腺

一部の内分泌腺を除いて，腺は，皮膚や粘膜の上皮が深部の結合組織中に落ち込んでできたものである。腺は，その分泌物を体外に放出するか体内に放出するかにより，外分泌腺と内分泌腺に分けられる（図 2-6）。

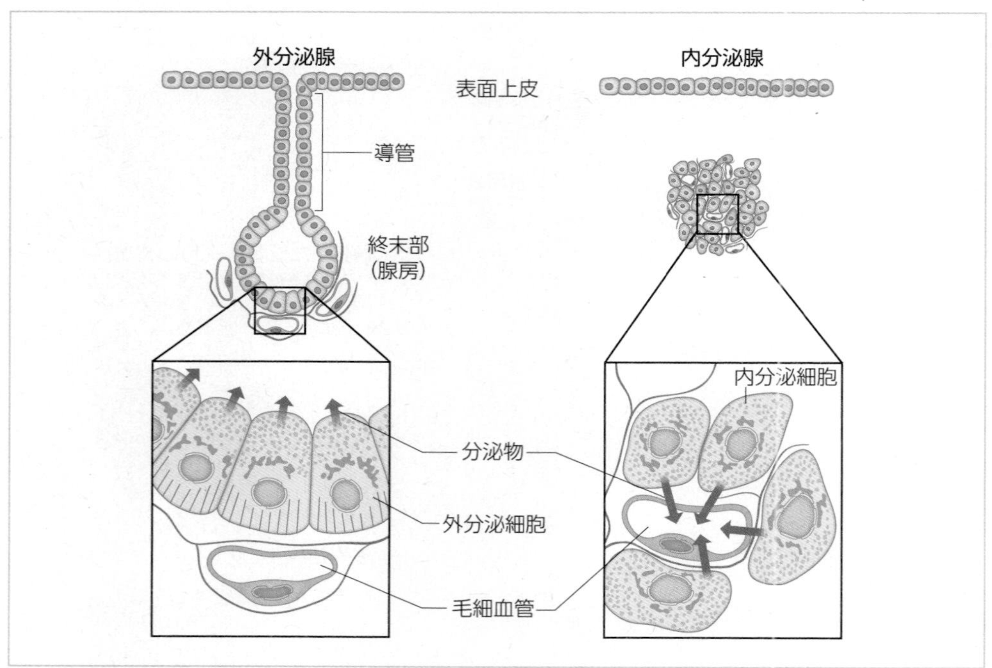

図 2-6 ● 外分泌腺と内分泌腺

●**外分泌腺**　分泌物を，直接もしくは導管（どうかん）により身体の外表面や消化管，気管のような中空器官の内腔に分泌する。杯（さかずき）細胞のように，上皮組織内にある分泌能をもった 1 個の細胞からなる単細胞腺もあるが，多くは多細胞腺であり，分泌物は導管によって表面に運ばれる。

外分泌腺は分泌細胞の集まった終末部（腺房（せんぼう））と導管の形によって区別* される。また，分泌物の性質により漿液腺（しょうえきせん）（さらさらした液を分泌する。耳下（じか）腺など），粘液腺（粘稠（ねんちょう）* な粘液を分泌する。口蓋（こうがい）腺など），漿粘液腺（混合腺：漿液を出す細胞と粘液を出す細胞が存在する。顎下（がくか）腺など）に分けられる。

●**内分泌腺**　内分泌腺は導管がなく，その分泌物（ホルモン）は細胞の周囲に分泌され，近傍（きんぼう）の血管やリンパ管に吸収されて運ばれていくもので，下垂体，甲状腺，副腎などがある（第 12 章「内分泌系」参照）。

B　支持組織

支持組織は組織と組織の間や器官と器官の間にあって，支持，結合，充填（じゅうてん），分隔（ぶんかく）などの役割を果たすと共に脈管や神経の通路となる。細胞は散在していて，細胞間

＊管状・胞状（終末部が袋状，腺腔が広い）・房状（終末部が膨らんでいるが腺腔は狭く管状）およびそれらの中間的な管状胞状・管状房状に区別される。これらもまた導管の形状により，1 本の導管に 1 つの終末部がつながる単純，1 本の導管で終末部に分岐のある分枝，複数の導管が合流して太い導管となって表面に分泌する複合腺に分けられる。

＊**粘稠**：読みは「ねんちゅう」が一般的だが，本書では「ねんちょう」で統一する。

質（線維と基質）が多いのが特徴である。結合組織（細胞間質が柔らかなゲル状）か，軟骨組織（消しゴムのように白く半透明）か，骨組織（骨をつくる），に大別される。細胞間質には，不溶性の線維成分が存在する。線維には**膠原線維**，**弾性線維**，**細網線維**の３種があり，大半の支持組織では，膠原線維が特に多く含まれる。

1．結合組織

結合組織の細胞は，数は少ないが種類が多い。細胞には結合組織に固有で定着している固定細胞（線維芽細胞，脂肪細胞，細網細胞など）と，多くは血液由来で動き回れる遊走細胞（組織球，肥満細胞，形質細胞，白血球など）とがある。

結合組織は主に含まれている線維の種類や量により，次のように区別される。

●**線維性結合組織**　線維成分の主体が膠原線維の**線維性結合組織**には，膠原線維の量により，**疎〔線維〕性結合組織**（線維成分が疎らで，遊走細胞に富み，血管や神経が通る。図 2-7）と**密〔線維〕性結合組織**（線維成分が多く，遊走細胞が少ない）の２種類がある。疎〔線維〕性結合組織は皮下組織や粘膜下組織，密〔線維〕性結合組織は腱，靱帯，真皮，筋膜などをつくる。

線維性結合組織の特殊なものとして，弾性結合組織（弾性線維が主体。大動脈の壁など），脂肪組織（脂肪細胞に富む。皮下組織の一部で，いわゆる皮下脂肪をつくる），色素結合組織（メラニン色素をもつ色素細胞に富む。眼球の脈絡膜，虹彩など）などがある。

●**膠様組織**　胎生期にみられるもので，星状の幼若な線維芽細胞が突起を出して網目をつくり，その間の基質は粘稠で細い線維もある（図 2-8）。臍帯が代表的であり，生後は歯髄などにみられる。

●**細網組織**　星状の細網細胞がその突起で連なって細網線維とともにスポンジ状の構造をつくっている。その網目にはリンパ球その他の遊走細胞が集まっている（図 2-9）。リンパ節，扁桃，脾臓などのリンパ性器官の骨組みをつくる。

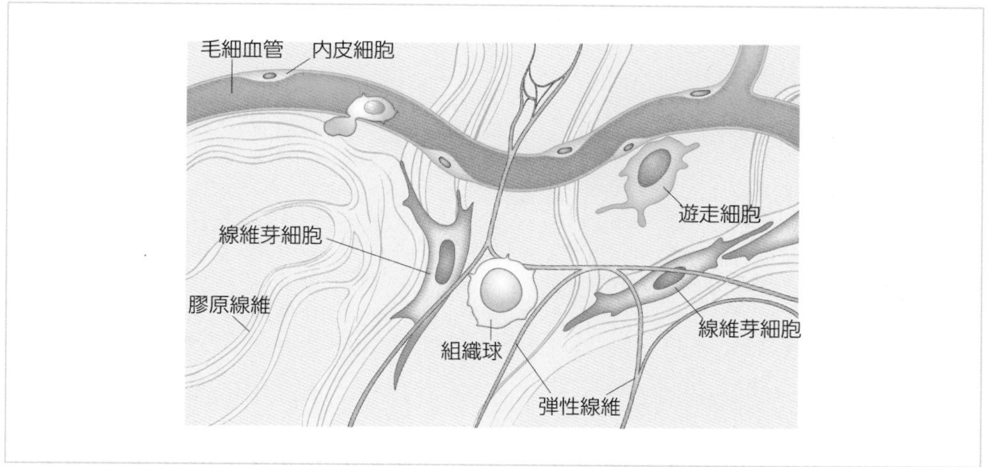

図 2-7 ● 疎〔線維〕性結合組織

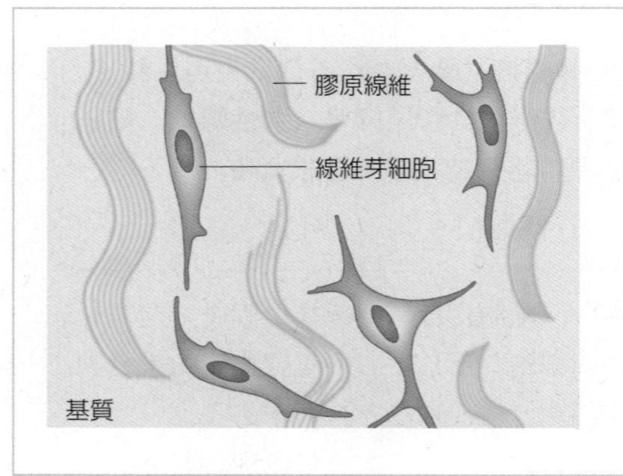

図 2-8 ● 膠様組織（臍帯）

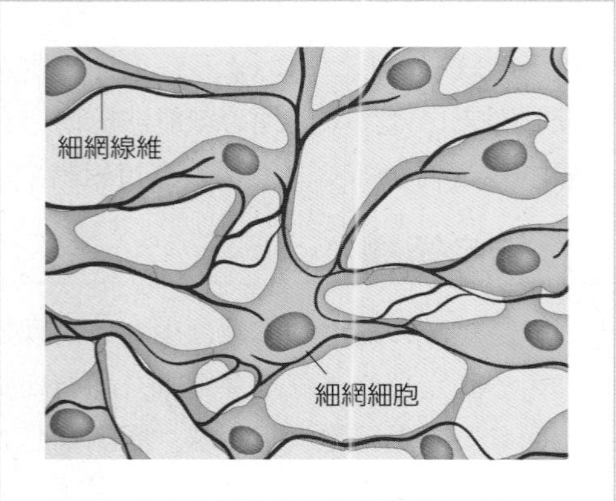

図 2-9 ● 細網組織（リンパ節）

2．軟骨組織

軟骨組織は，軟骨細胞と細胞間質でできている。細胞間質は，かなり硬いが弾力性があり，線維成分を含んでいて，軟骨基質という。軟骨細胞は，軟骨基質にできた腔である軟骨小腔の中に 1～数個ある。軟骨組織は，軟骨基質の性状により次の 3 種に区別される（図 2-10）。

● **硝子軟骨**　線維成分は膠原線維で，乳白色，均質である。肋軟骨，関節軟骨，気管軟骨，気管支軟骨，鼻軟骨などがこれにあたる。

● **弾性軟骨**　基質中に弾性線維が多く，やや黄色みを帯びる。耳介や外耳道の軟骨，喉頭蓋軟骨などがこれにあたる。

● **線維軟骨**　細胞成分が少なく，膠原線維が多い。椎間円板，恥骨結合の軟骨板，関節半月などをつくる。

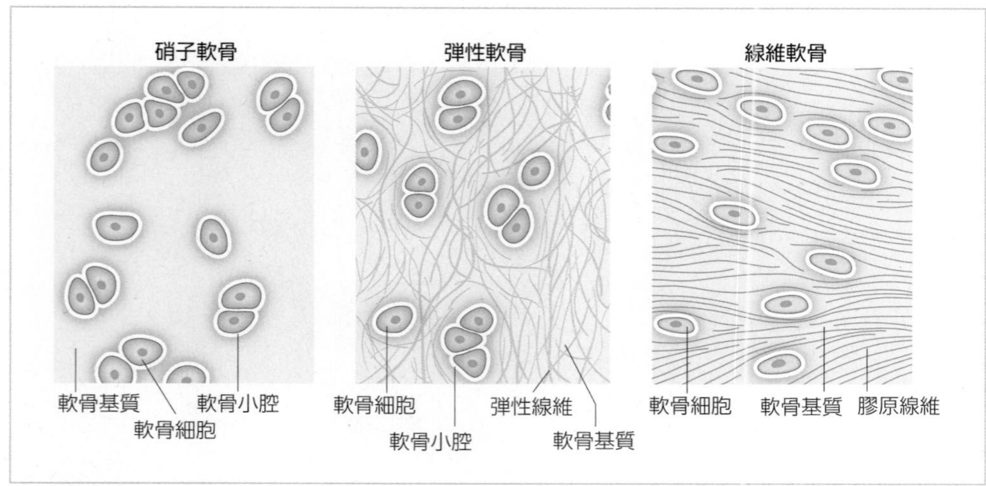

図 2-10 ● 軟骨組織

3．骨組織

骨組織は，骨細胞と骨基質からなる。人体では歯のエナメル質に次いで硬い組織で，その支柱となる骨をつくる。骨細胞は骨基質内の小さな隙間(すきま)である骨小腔中にある。骨基質には，密な膠原線維があり，そこに多量の無機物（リン酸カルシウム，炭酸カルシウム）が沈着しているため硬くなる（第４章「運動器系」参照)。

4．血液とリンパ

血液とリンパも細胞と細胞間質（液状ではあるが）からなるので，支持作用はないが,形態学的には支持組織に分類される。細胞（血球,リンパ球）と細胞間質（血漿，リンパ漿）からなる。

C　筋組織

収縮するという機能に特化した細胞である筋細胞（筋線維）よりなる。筋細胞は,特徴的な横紋(おうもん)がみられる横紋筋細胞と，みられない平滑筋(へいかつきん)細胞に分けられ，横紋筋細胞は骨格筋細胞と心筋細胞に分けられる（図 2-11)。

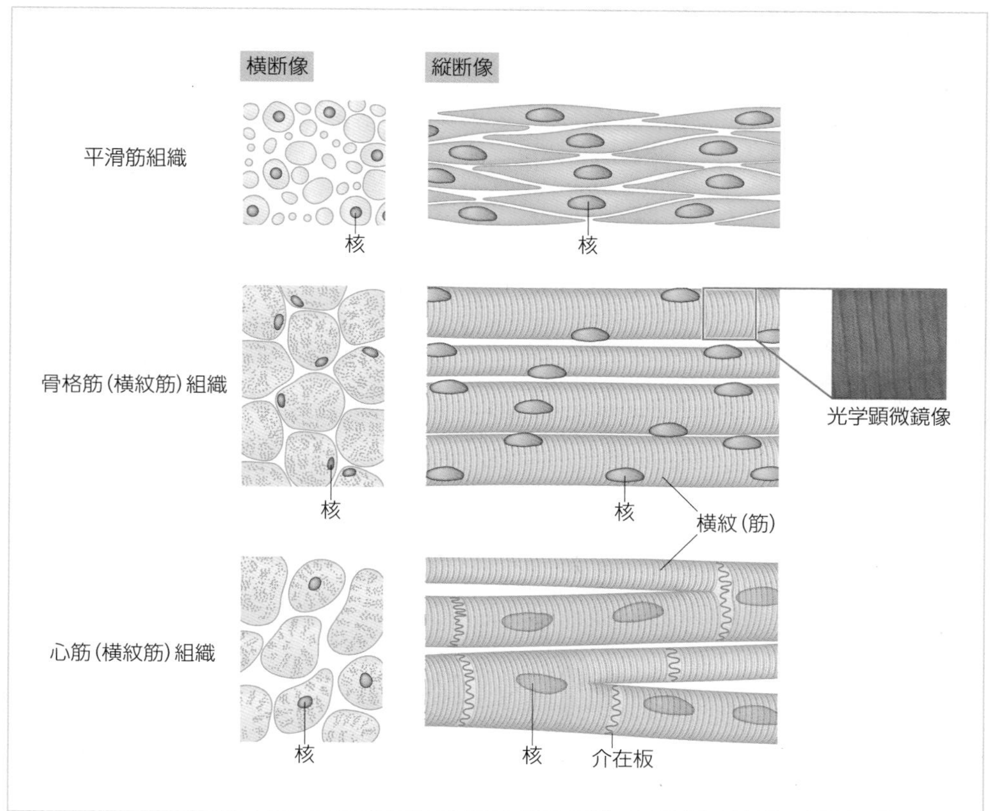

図 2-11 ● 筋組織の種類（核の位置に注意）

●**平滑筋組織**　平滑筋組織を構成する平滑筋細胞（線維）は長紡錘形であり，楕円形の核を中心にもつ。消化管，気道，血管壁などに分布するので内臓筋ともいわれ，意思により収縮させることができないので**不随意筋**である。

●**骨格筋組織**　骨格筋組織の骨格筋細胞（線維）は細長い円柱状の多核細胞で，長楕円形の核は筋線維の全長にわたって点々と細胞表面近くに並んでいる。細胞質には横紋がみられるので**横紋筋**の1つであり，意思により収縮できるので**随意筋**である。いわゆる筋肉（骨格筋）をつくる。

●**心筋組織**　心筋組織は心臓壁をつくる筋で，横紋をもつが，骨格筋組織と異なり，**不随意筋**である[*]。心筋細胞は短円柱状で分岐し，互いに連結して全体として網状構造をつくる。連結部を介在板という。心筋組織では，この網状構造全体を心筋線維という。核は楕円形で細胞の中央に存在するが，ときに2つあることもある。

D　神経組織

神経組織は，刺激を電気信号として伝える**神経細胞**と，神経細胞を養い，その働きを補助する**神経膠細胞**（**グリア**または**グリア細胞**）でできている（図 2-12）。

1．神経細胞

神経細胞（神経元，ニューロンともいう）は神経細胞体（核周部）とそこから出る**樹状突起**と**神経突起**（軸索あるいは**軸索突起**）でできている。神経細胞体は，明瞭な核小体がある大きな球形の核と，その周囲の細胞小器官の発達した細胞質でできている。樹状突起は，偽単極神経細胞や双極神経細胞以外では，短く，多数存在するのに対し，神経突起は，末梢で分枝することがあっても，出るときは1本で，長いものが多い。

樹状突起は刺激を受け入れて神経細胞体に伝え，神経突起は神経細胞体から末梢に向かって興奮を伝える。神経細胞同士が連絡する部位では，一方の神経突起の終末が次の神経細胞の樹状突起に接しており，この連絡部を**シナプス**という。

●**神経細胞の形**　個々の神経細胞の形は様々であるが，突起の数によって分類されている。幼若な，突起が未発達なものでは，**無極神経細胞**や**単極神経細胞**がある。細胞体の両端から樹状突起と軸索突起を1本ずつ出しているものを**双極神経細胞**という。また，2本の突起が細胞体から出る部分が合わさって1本になり，少し離れたところでT字路のように樹状突起と軸索突起に分かれるものを**偽単極神経細胞**という。**多極神経細胞**は軸索突起1本に加えて2本以上の樹状突起をもち，細胞体は星形や錐体形をしているものが多い。

●**神経線維**　**神経線維**は神経細胞の突起のうち，比較的長く，まわりを鞘（被鞘）に包まれているものをいう。突起を取り巻く被鞘には，髄鞘（ミエリン層）や神経線

＊心臓には収縮能がなく，刺激を伝導することに特化した特殊心筋線維もある。

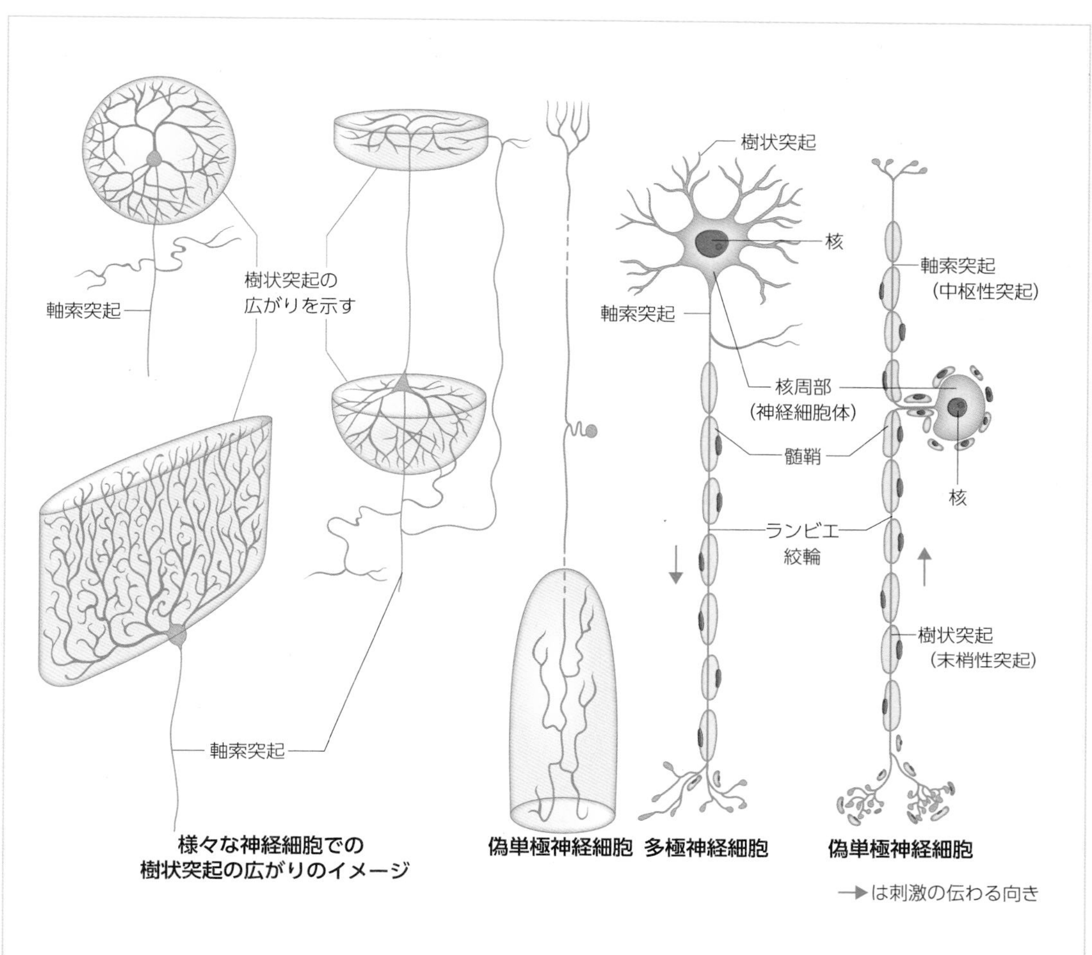

図 2-12 ● 様々な神経細胞

維鞘（シュワン鞘）がある。髄鞘はところどころで中断されてランビエ絞輪（こうりん）をつくる。末梢神経系では，髄鞘とその外側を神経線維鞘で包まれるものと神経線維鞘のみのものとがあり，中枢（ちゅうすう）神経系では髄鞘のみで包まれている。

●**灰白質，白質**　中枢神経系では，神経細胞体や神経線維はそれぞれ集まって存在していることが多く，神経細胞体が集まっている部位は薄灰色に見えることから**灰白質**（かいはくしつ）とよばれ，神経線維が束になって集まっている部位は白く見えることから**白質**とよばれる。大脳や小脳では周辺の皮質が灰白質であり，中心部の髄質（ずいしつ）が白質であるのに対して，脊髄（せきずい）では皮質が白質で，髄質が灰白質である。また，白質の中に灰白質が島状にある場合，これを〔神経〕核という。

●**神経節**　末梢神経系でも，神経細胞体が集まっている部位があり，それを**神経節**という。知覚神経と自律神経系のものがある。知覚神経の神経細胞は偽単極神経細胞か双極神経細胞で，知覚神経の神経節にはシナプスがない。自律神経系の神経細胞は一般に多極神経細胞であり，シナプスがある。

2．神経膠細胞（グリア，グリア細胞）

神経膠細胞は神経系の支持組織の働きをする。血管と神経細胞の間に入って，神経細胞に酸素や栄養を供給したり，神経線維の髄鞘をつくる。神経膠細胞には，中枢神経系の星状膠細胞や希突起膠細胞，末梢神経系の鞘細胞（シュワン細胞），衛星細胞などがある。

Ⅲ 器官

いくつかの組織が集まって，一定の形をとり，あるまとまった働きを行うものを器官という。また，特定の機能を果たすために，互いに連携して働く一連の器官群を**器官系**（**系統**）という（図 2-1）。種々の器官のうち，消化器系，呼吸器系，泌尿生殖器系，内分泌系などに属するものは**内臓**と総称される。器官は，その形態・構造から内部に腔（空洞）をもつ中空器官と腔がなく充実性の実質器官の 2 種類に大別される。

A 中空器官

中空器官は，管状または嚢状をなす器官で，食道，胃，腸などの消化管，喉頭，気管などの気道，および尿管，膀胱，卵管，子宮などがある。中空器官の管壁は組織の層の積み重ねによって構成され，層構造の器官ともいえる。層は，内腔側から外に向かって粘膜，筋層，漿膜（または外膜）の 3 層に大別される（図 2-13）。

●**粘膜**　さらに粘膜上皮，粘膜固有層，粘膜下組織の 3 層に分けられ，消化管のみ，粘膜固有層と粘膜下組織の間に平滑筋の薄い層である粘膜筋板がある。

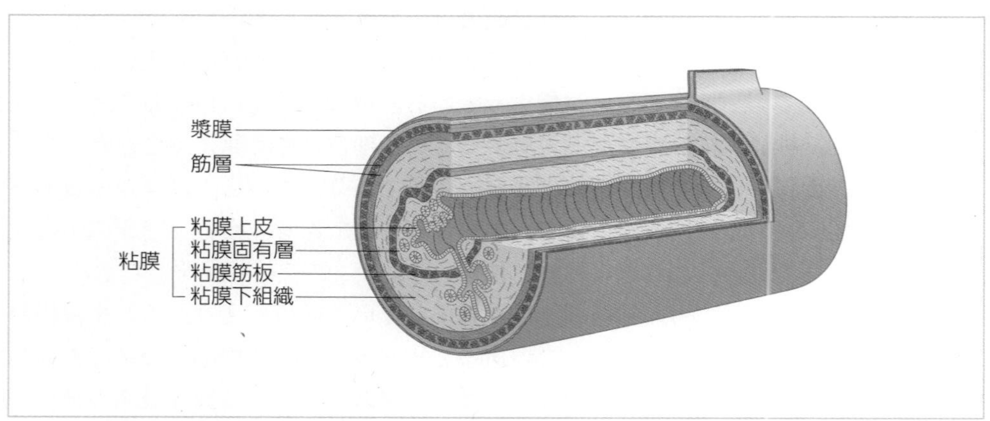

図 2-13●中空器官（消化管の模式図）

①**粘膜上皮**：内腔に面する最内層で，それぞれの器官に特有の上皮（重層扁平上皮，単層円柱上皮など）からなる。

②**粘膜固有層**：上皮直下の疎〔線維〕性結合組織あるいは細網組織の層で，血管や神経が走行し，リンパ小節や平滑筋細胞が見られることもある。

③**粘膜下組織**：疎〔線維〕性結合組織からなり，血管，リンパ管，神経などが走る。消化管では神経組織が発達しており，粘膜下神経叢（マイスナー神経叢）をつくる。

●**筋層**　大半の器官では平滑筋からなり，基本的に管や嚢の長軸に平行な方向に走る縦走筋層と，長軸に垂直な面を輪状に走る輪走筋層でできている。消化管では内側に輪走筋層があり，外側に縦走筋層があるが，ほかの器官系では内外が逆になっているものもある。また，よく発達した場合には3層になっていることもある。消化管では，内外の筋層の間に神経組織が発達し，筋層間神経叢（アウエルバッハ神経叢）をつくっている。

●**漿膜・外膜**　最外層は，その器官がどこに，どのように存在しているかによって異なる。漿膜は表面が滑らかな薄い膜で，心膜腔，胸膜腔，腹膜腔に面する器官（心臓，肺，胃，腸など）の外表をつくる。外膜は，結合組織の被膜で，自由表面をもたない器官（食道，気管など）の外表をつくるが，器官周囲の結合組織に移行していく。

B　実質器官

実質器官とは，内腔を欠き，塊状に組織が充実した器官である。それぞれの器官に特有の機能を営む組織すなわち**実質**と，その間に入り込んだ血管，神経を含む結合組織性の**間質**（支質ともいう）とからなる（図2-14）。

器官の表面は結合組織性，あるいは漿膜性と結合組織性の**被膜**に包まれる。この結合組織性の被膜から実質内に入り込んで実質を葉または小葉に分ける支質を，**葉間結合組織**または**小葉間結合組織**という。器官内に分布する血管，神経が出入りする部位を**門**という（図2-14）。

実質器官の多くは**腺**で，外分泌腺の場合は，その分泌物を排出する導管は小葉間結合組織を通り門より出る。肝臓，膵臓，腎臓，卵巣などが実質器官である。

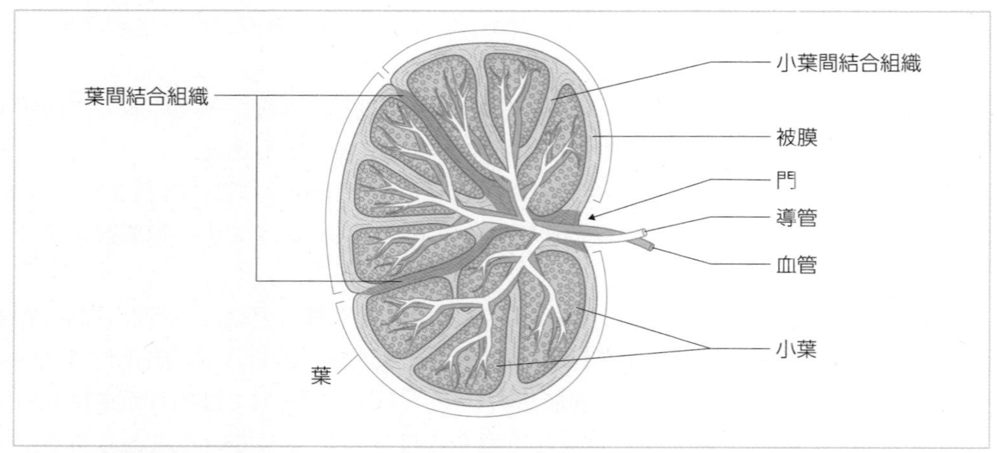

図 2-14 ● **実質器官の模式図**

Ⅳ 漿膜と漿膜腔

胸腔内の心臓や肺，腹腔内の胃や小腸（空腸，回腸）などは，表面を心膜，胸膜あるいは腹膜という**漿膜**で包まれ，それぞれ心膜腔，胸膜腔，腹膜腔という**漿膜腔**に面している（図 2-15）。漿膜というのは，サラサラした漿液を分泌する漿膜上皮（単層扁平もしくは立方上皮，中皮ともいう）とその下のわずかな結合組織でできている。漿膜には体壁の内張をしている壁側漿膜と臓器の周囲を包む臓側漿膜があり，両者は間膜で移行している。漿膜腔はこの一連の漿膜によって取り囲まれた腔間であるが，生体では髪の毛ほどの幅しかなく，内部にはわずかな漿液が存在するのみである。しかしながら，漿液のある漿膜腔が存在することで，壁側漿膜と臓側漿膜との間には，ほとんど摩擦が生じることなく，臓器は滑らかに動くことができる。心臓が拍動できるのも，肺が拡張したり収縮したりできるのも，その周りに漿膜腔があるからである。

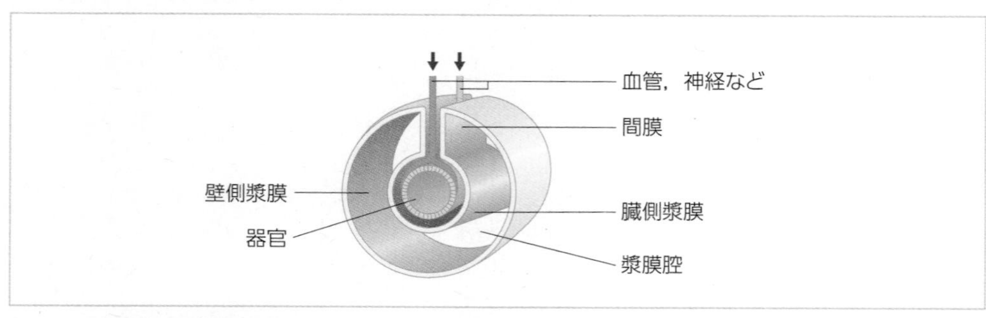

図 2-15 ● **漿膜と漿膜腔（模式図）**

学習の手引き

1. 人体では器官が集まって種々の系統をつくっている。組織，器官，器官系について復習しておこう。
2. ヒトの細胞の大きさ，細胞を構成している要素についてまとめておこう。
3. ヒトの細胞分裂は4期に分けられる。各期の特徴を記憶しておこう。
4. 軟骨の種類と特徴を覚えておこう。
5. 筋組織の種類とその特徴について説明してみよう。
6. 神経組織の構成成分について復習しておこう。
7. 中空器官，実質器官とは何か，例をあげてみよう。

第２章のふりかえりチェック

次の文章の空欄を埋めてみよう。

1 細胞の内部構造

細胞は，［ 1 ］（［ 2 ］）と呼ばれる［ 3 ］が主体の極めて薄い膜に囲まれており，その中には核とその周囲の［ 4 ］（［ 5 ］）がある。

2 細胞の内部構造（原形質）

有形形質には形質膜と同様の膜でできた糸粒体（［ 6 ］），［ 7 ］，小胞体やそれ以外の〔細胞〕中心体などがある。

3 細胞分裂

有糸分裂は前期，中期，［ 8 ］期，［ 9 ］期の４期に分かれ，［ 8 ］期では，それぞれの［ 10 ］が２つに分かれ，［ 11 ］に向かって引っ張られていく。

4 組織（上皮）

立方上皮のうち単層立方上皮は，［ 12 ］，尿細管，［ 13 ］の上皮をつくる。

5 筋組織

筋細胞は，特徴的な［ 14 ］が見られる［ 14 ］筋細胞と，みられない［ 15 ］筋細胞に分かれ，［ 14 ］筋細胞は［ 16 ］と［ 17 ］に分けられる。

6 器官（中空器官）

中空器官の管壁は層構造になっており，内腔側から粘膜，［ 18 ］，［ 19 ］の３層に大別される。

7 漿膜と漿膜腔

心臓や肺，胃，小腸などは表面を［ 20 ］，胸膜あるいは［ 21 ］という漿膜で包まれている。

■人体のしくみと働き

第3章 人体の器官系

▶**学習の目標**
●人体がどのような器官系に分けられるかを知る。
●各器官系の概要を知る。

人体の生理的な機能や働きは，運動，消化・吸収，呼吸，排泄(はいせつ)，生殖などに分けられ，それぞれ，特定の器官（臓器）の集まりによって担われていることはすでに述べた。この器官の集まりを器官系というが，それぞれの器官系は独立して働くだけではなく，生命を維持するために，互いに協力して働いており，循環器系の血管や神経系の末梢神経系は各器官系内に分布してそれぞれの機能の調整を行っている。ここでは各器官系の概略をみて，基本的な器官や構造の名称をあげておく。それぞれの名前が指すものを理解しておくと，次章以降の学習が容易になるだろう。

人体は次の器官系でできている。

①**運動器系**：身体の枠組みとして内臓や脳を入れる容器を形づくるとともに支柱となって運動を行う。
②**循環器系**：血液，リンパを全身に循環させる。
③**呼吸器系**：体内に酸素を取り入れ，二酸化炭素を体外に出す。
④**消化器系**：食物を消化して栄養素に分解し，栄養素を吸収するとともに，残余物を排出する。
⑤**泌尿器系**：血液中の老廃物(ろうはいぶつ)を体外に排泄する。
⑥**生殖器系**：次の世代となる子を誕生させる。
⑦**内分泌系**：身体各部の発育，維持，機能調整を行うホルモンを分泌する。
⑧**神経系**：体内外の状況を把握し，各器官の連絡，機能調節，統率を行う。
⑨**感覚器系**：視覚，聴覚，平衡覚(へいこうかく)，味覚，嗅覚(きゅうかく)，皮膚知覚など体外の状況や身体の置かれた状態をとらえる。

I 運動器系

運動器系は，骨が連結され組み合わされて構成される**骨格系**（図3-1）と，２つ

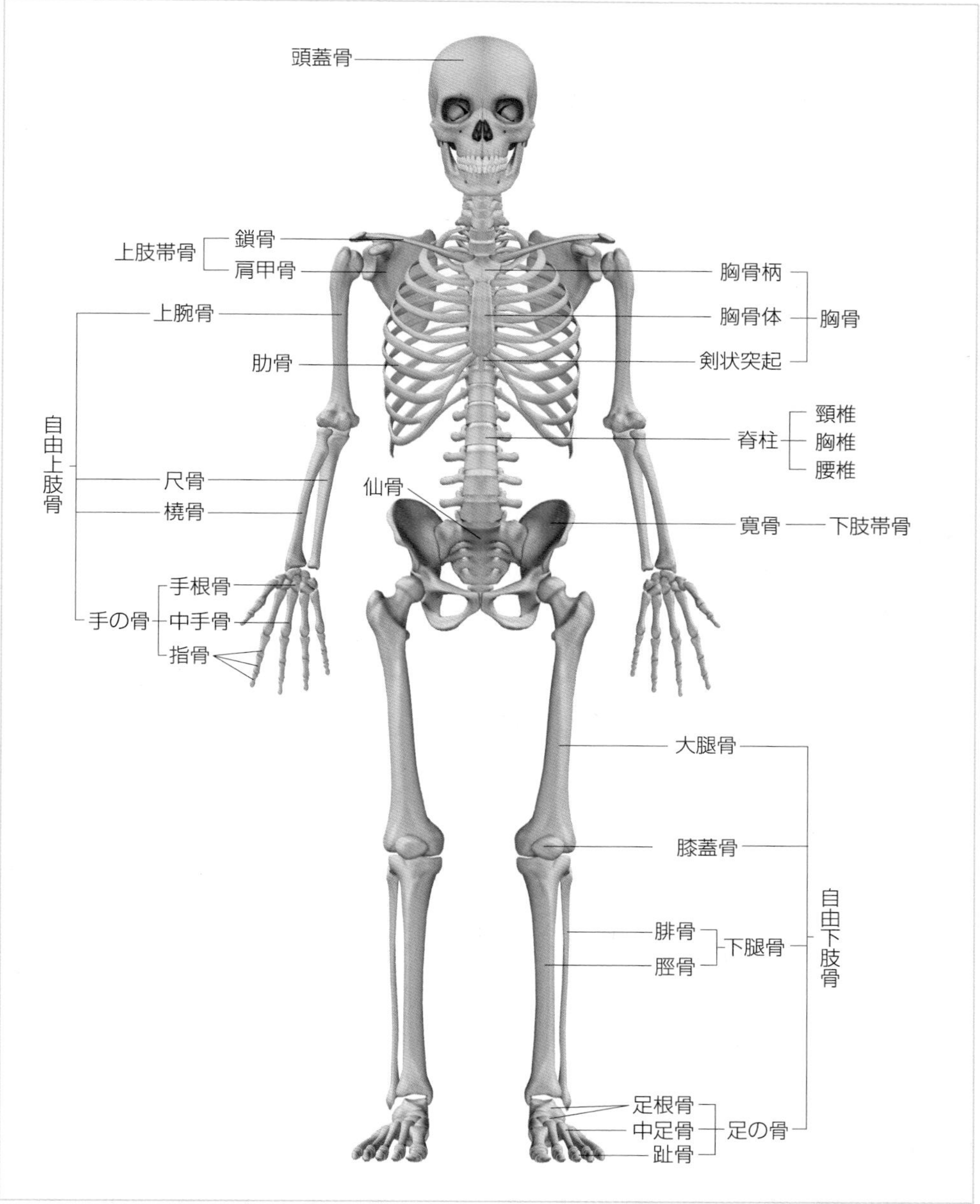

頭蓋骨
上肢帯骨
鎖骨
肩甲骨
胸骨柄
上腕骨
胸骨体
胸骨
肋骨
剣状突起
自由上肢骨
頸椎
脊柱
胸椎
腰椎
尺骨
仙骨
橈骨
寛骨
下肢帯骨
手根骨
手の骨
中手骨
指骨
大腿骨
膝蓋骨
自由下肢骨
腓骨
下腿骨
脛骨
足根骨
中足骨
足の骨
趾骨

図 3-1 ● **人体の骨格**

以上の骨に付着しこれらの骨どうしを近づける働きをする**筋系**（図 3-2, 3）によってできている。骨格系は身体の軸や大まかな枠組みをつくるが，ここに筋系が付着することによって軸を安定させ，骨と骨の間隙を埋めている。また，筋系は自らが縮むことによって，骨どうしを近づけるという働きがあり，それを組み合わせることによって身体の運動や移動という動作が可能になる。

1 総論
2 人体の構成
3 人体の器官系
4 運動器系
5 体液
6 循環器系（脈管系）
7 呼吸器系
8 消化器系
9 体温
10 泌尿器系
11 生殖器系
12 内分泌系
13 神経系
14 感覚器系
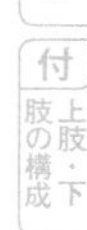

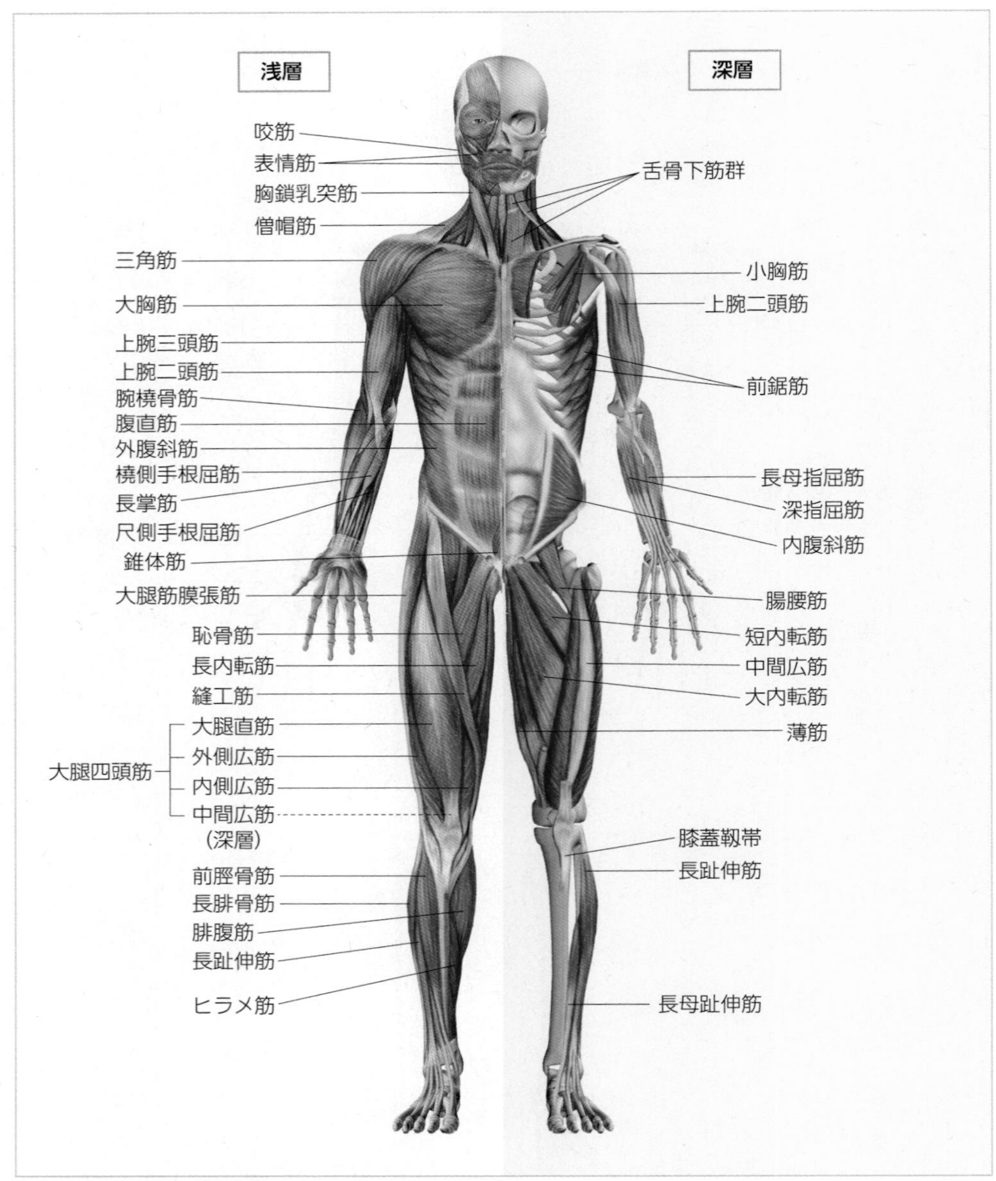

図 3-2 ● 前面の筋（図の左側［右半身］：浅層，図の右側［左半身］：深層）

II 循環器系

循環器系は，**血管系**と**リンパ系**の 2 系統に大別されるが，両者はまったく異なった経路ではなく，互いに密接に関連している。

● **血管系**（図 3–4） 心臓を中心として，全身に血液を巡らせるための一連の血管に

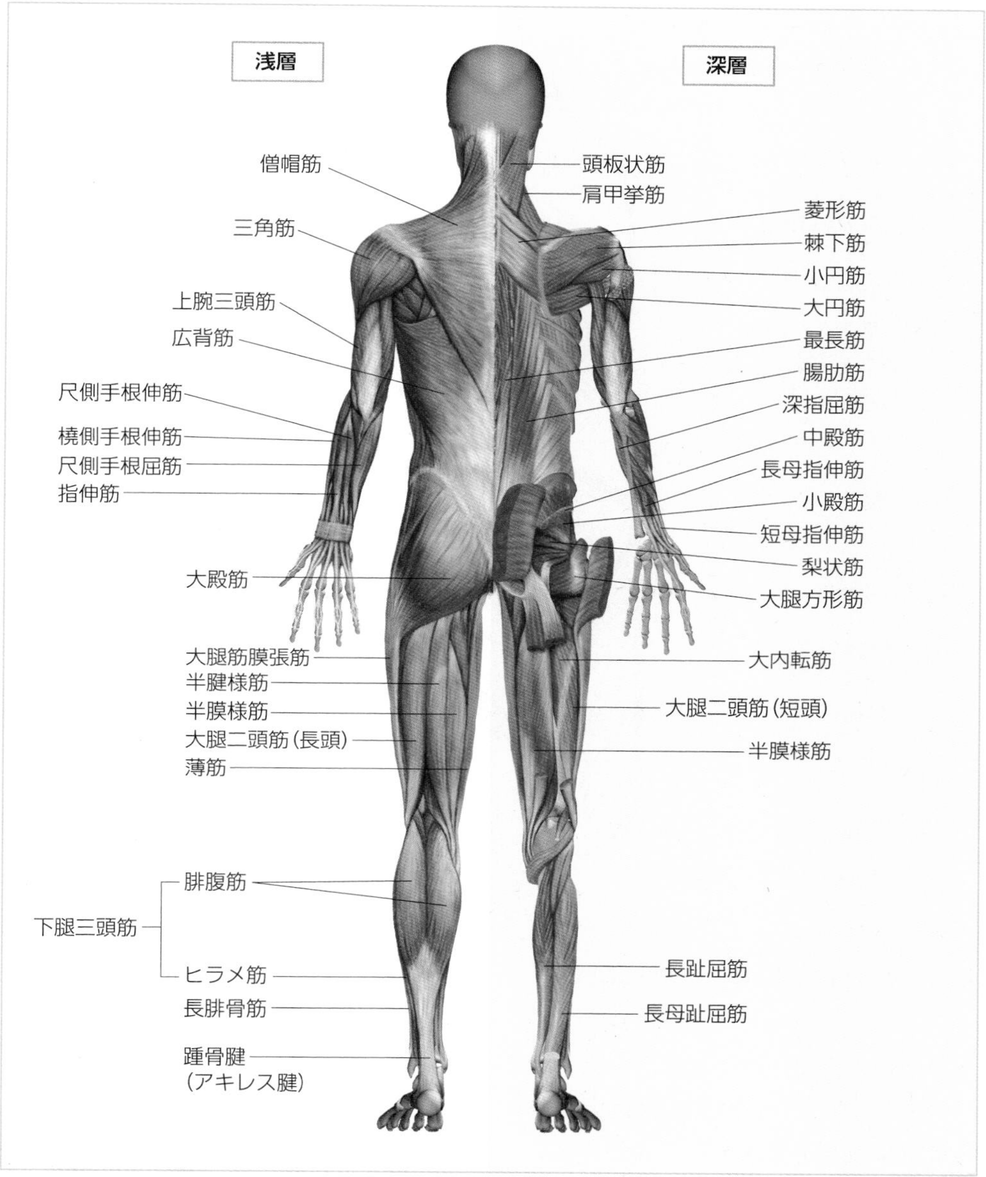

図 3-3 ● **後面の筋（図の左［左半身］：浅層，図の右側［右半身］：深層）**

より構成されている。

心臓から血液が出ていく経路を**動脈**（図 3–5）とよび，枝分かれしつつしだいに細くなりながら全身に広がっていく。全身の臓器や組織内では血管は無数に枝分かれし，最終的には直径 10 μm 前後ときわめて細くなり**毛細血管**とよばれる。毛細血管は分岐と合流を繰り返して網の目状となるため，**毛細血管網**ともよばれる。毛細血管では，周囲の組織液との間で酸素，二酸化炭素，栄養素，老廃物（ろうはいぶつ）などのやり取りが行われ，血液の液体成分が漏出したり，組織液が吸収されたりする。

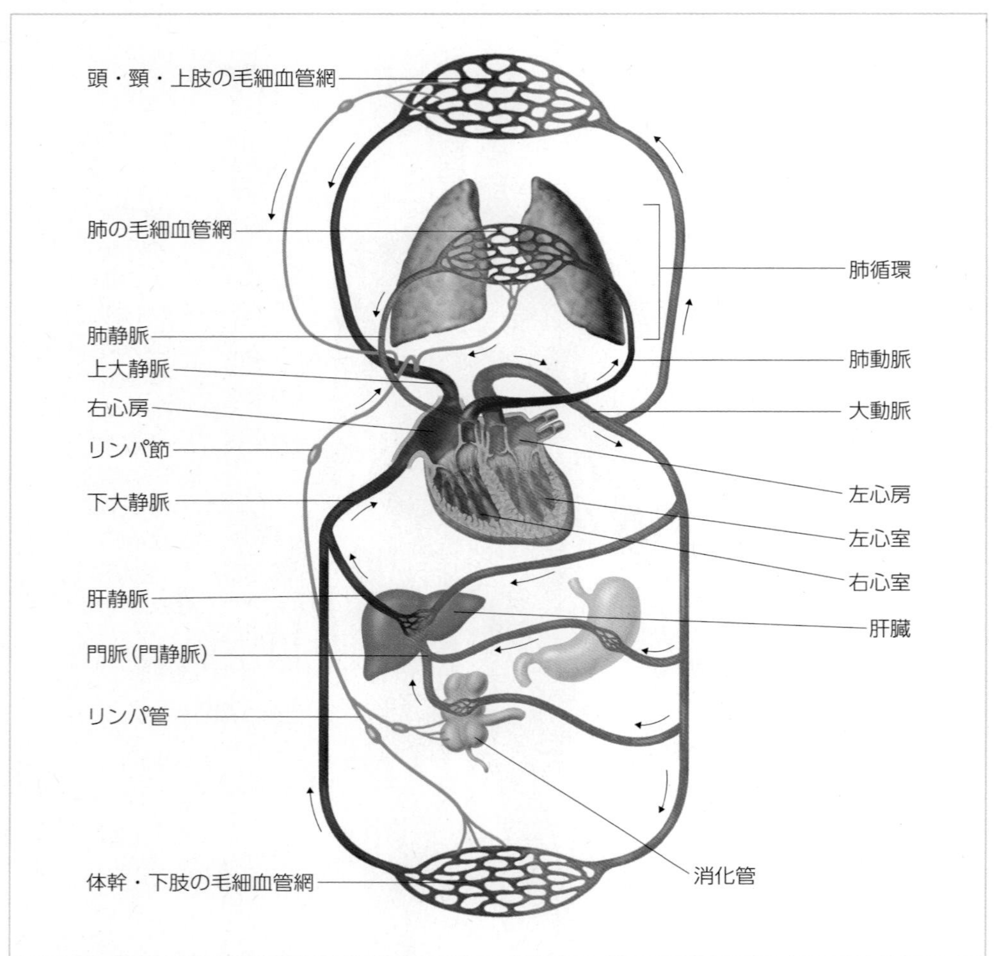

図 3-4 ● **肺循環および体循環の模型図**

毛細血管網に続く血管は合流を繰り返して太い血管に集まり，さらに全身の各所からの血管が合流して血管は太くなり，最終的に心臓に注ぐ。この心臓に血液を送り返す血管を**静脈**とよぶ（図 3-6）。

● **肺循環と体循環**（図 3-4） 血管系には肺のみを血液が巡る**肺循環**と全身を血液が巡る**体循環**があり，心臓は両方に同時に血液を送り出している。

肺循環では心臓から**肺動脈**を通って血液が流れ出し，肺の中で分岐（ぶんき）を繰り返して毛細血管になり，血液中の二酸化炭素を放出して，酸素を取り込む。毛細血管は合流を繰り返して**肺静脈**となり，血液は心臓に戻ってくる。この血液は酸素を豊富に含んでいるので，**動脈血**とよばれる。

動脈血は次いで体循環に入る。心臓から上向きに出てきた大動脈はアーチを描いて下向きとなり，脊柱（せきちゅう）に沿って下行し，骨盤に入る直前に左右２本の総腸骨動脈に分岐する。この間に，基本的に，頭頸部（とうけいぶ），体壁，四肢（しし），泌尿生殖器系に向かう枝は大動脈から左右に対となって出て行き，食道以降の消化器系に向かう枝は正中か

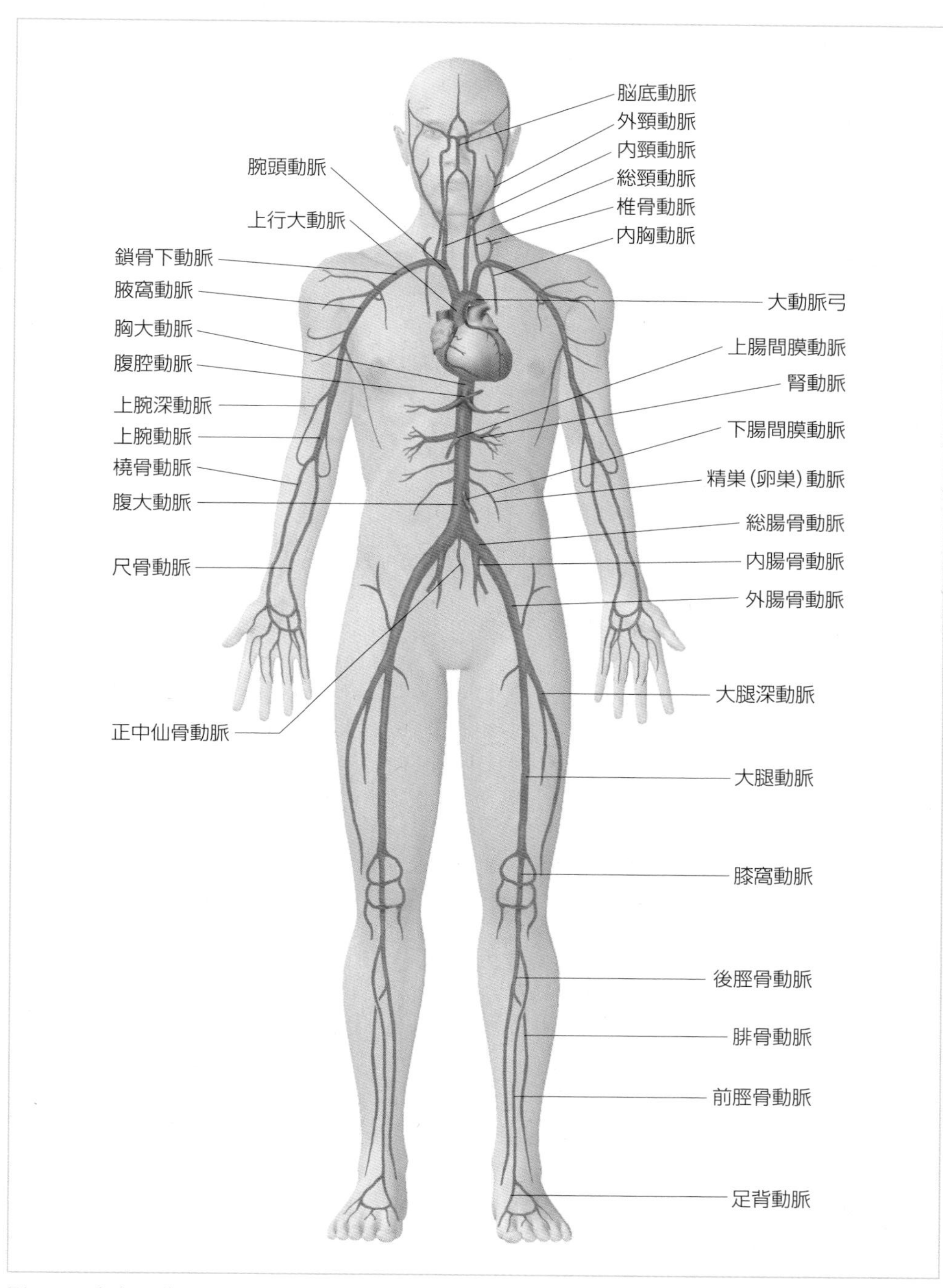

図 3-5 ● **全身の動脈系**

ら１本ずつ出てくる。

　これらの動脈は全身で毛細血管となり，これを通ってきた動脈血は，全身に酸素や栄養素を供給し，代わりに二酸化炭素や老廃物（ろうはいぶつ）を回収する。このようになった血液を**静脈血**とよぶ。

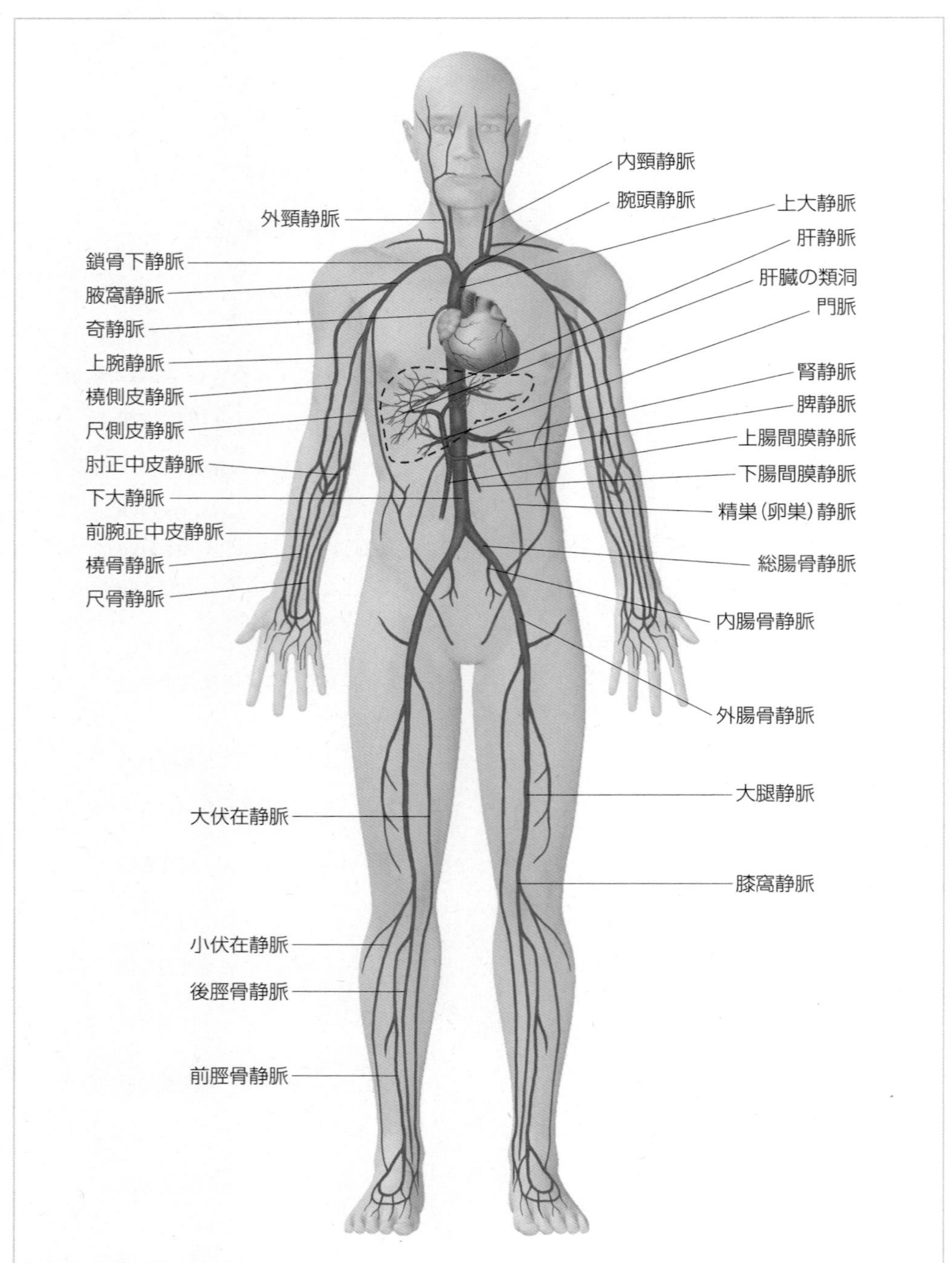

内頸静脈
腕頭静脈
上大静脈
外頸静脈
肝静脈
鎖骨下静脈
肝臓の類洞
腋窩静脈
門脈
奇静脈
上腕静脈
腎静脈
橈側皮静脈
脾静脈
尺側皮静脈
上腸間膜静脈
肘正中皮静脈
下腸間膜静脈
下大静脈
精巣（卵巣）静脈
前腕正中皮静脈
総腸骨静脈
橈骨静脈
尺骨静脈
内腸骨静脈
外腸骨静脈
大腿静脈
大伏在静脈
膝窩静脈
小伏在静脈
後脛骨静脈
前脛骨静脈

図 3-6 ● 全身の静脈系

静脈血が心臓に戻る静脈の走行は，部位によって異なる。体壁や四肢では，動脈と並んで走る**深静脈**と皮下を走行する**皮静脈**の２つの経路がある。皮静脈は皮膚の表面から青い筋として見え，上肢では採血や静脈内注射などに利用されている。皮静脈も最終的には深静脈に注ぎ，上半身の血液は**上大静脈**に，下半身の血液は**下大静脈**に集まって心臓に戻る。また，多くの静脈，特に四肢の静脈には弁があり血液の逆流を防いでいる。内臓の血液のうち，腹腔内の消化器系や脾臓からの血液は，一度，門脈とよばれる血管に集まって肝臓に入り，肝臓内の毛細血管網（類洞）を流れた後に肝静脈を経て下大静脈に入り，心臓に戻る。泌尿器や生殖器を流れた血液は，それぞれの動脈に並んで走る静脈を通って下大静脈に入る。頭頸部の血液は動脈とは独立して走る静脈系を通り，大半は内頸静脈を経て上大静脈に注ぐ（図3-6）。

上下の大静脈を通って心臓に戻った静脈血は肺動脈を通って肺循環に入るので，肺動脈を流れる血液は静脈血，肺静脈を流れる血液は動脈血である。

●**リンパ系**　リンパ系は血管系のような輪になった経路ではない。全身の組織内に開いた**毛細リンパ管**として始まり，毛細血管から漏出した組織液を取り込んで静脈に送り返す働きをしている。毛細リンパ管は互いに合流しながらリンパ管となり，途中で**リンパ節**を経て**リンパ本幹**となる。下半身のリンパ本幹は胸管となり，そこに左上半身のリンパ本幹が合流して，左の静脈角（左内頸静脈と左鎖骨下静脈の合流部）に注ぎ，右上半身のリンパ本幹は右の静脈角に注ぐ。

Ⅲ　呼吸器系

呼吸器系は，空気を吸い込み，そして吐き出すという呼吸によって空気中の酸素を血液中に取り込み，血液中の二酸化炭素を空気中に放出するための器官系であり，実際に血液と空気の間で酸素と二酸化炭素のやり取りをする**肺**と，そこに空気を出し入れするための経路である**気道**で構成されている（図3-7）。

気道の入口は外鼻孔であり，そこから鼻腔，咽頭，喉頭，気管，気管支などが気道に属する。肺はゴム風船のようなものであり，自ら膨らむことはできないが，膨らんだ肺はしぼむ力をもっている。胸腔内にある肺に空気が吸い込まれるのは胸腔の壁をつくる胸郭と床をつくる横隔膜の働きによる。一方，気道は空気の通り道になるので，管が押しつぶされて空気の出入りが邪魔されないように，気道の壁には骨や軟骨がある。

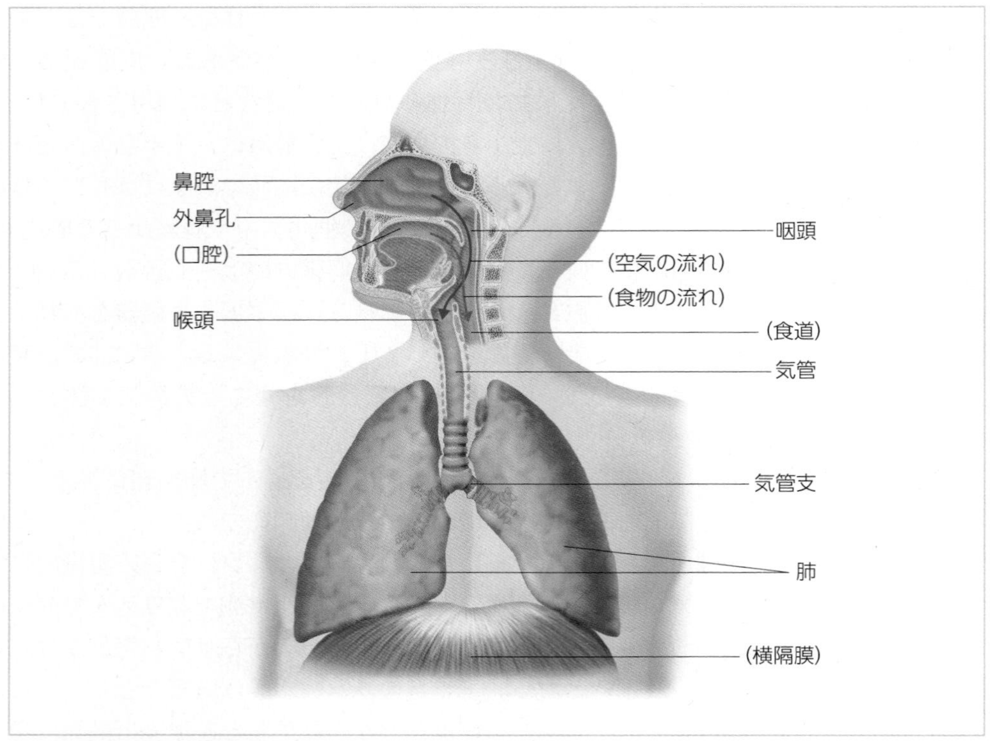

図 3-7 ● 呼吸器系の全景

Ⅳ 消化器系

消化器系は食物を取り込み，物理的に粉砕(ふんさい)したり，化学的に分解したりという消化によって吸収可能な低分子とし，そのなかから栄養素を吸収し，残余物(ざんよぶつ)を糞便(ふんべん)として排出するための器官系である（図 3–8）。消化器系は，身体内を貫く 1 本の管とそれに付属する腺でできており，この管の中は身体の外である。食物がこの管の中を移動する間に消化され，栄養素が吸収され，残余物が排出されるという一連の作業が効率的に行われるようになっている。

消化器系は**口**，**口腔**(こうくう)，**咽頭**(いんとう)と，**食道**から**肛門**(こうもん)までの消化管，そして唾液(だえき)や消化液を分泌する外分泌腺(がいぶんぴつせん)で構成されている。口から咽頭は，食物を取り込み，歯で物理的に粉砕し，唾液と混ぜ合わせて流動性をよくして食道へ送り込む。消化管の始まりの部位である食道は，胃に食物を導くための管であり，胃において食物は大まかに分解される。次いで，食物は十二指腸，空腸，回腸と続く小腸に送り込まれ，ここでより細かく分解され，栄養素は吸収されて血液に入る。分解されなかったり，吸収されなかった残余物は大腸に送られ，ここで水分の大半が吸収されて糞便とな

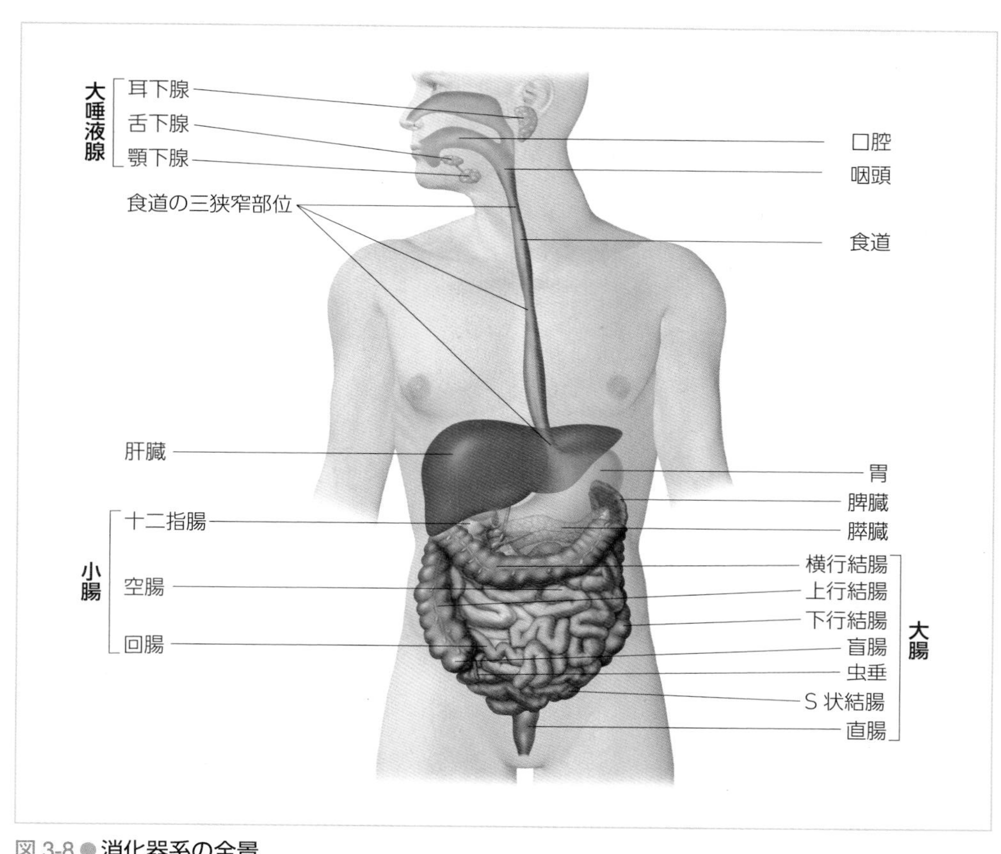

図 3-8 ●消化器系の全景

り，肛門から体外へ排出される。消化管に付属する独立した外分泌腺には，大唾液腺，膵臓，肝臓がある。

V　泌尿器系

泌尿器系（図 3–9）は，血液中の老廃物を尿として体外に排泄するための器官系である。泌尿器系は，血液を濾過し，濾過液から身体に有用な成分や水分を吸収して濾過液を濃縮し，尿をつくりだす**腎臓**と，腎臓でつくられた尿を体外へと導く**尿路**とで構成されている。尿路は，腎臓から膀胱まで尿を運ぶ尿管，尿を一時的に貯留しておくための膀胱，膀胱から体外へと尿を導く尿道で構成される。

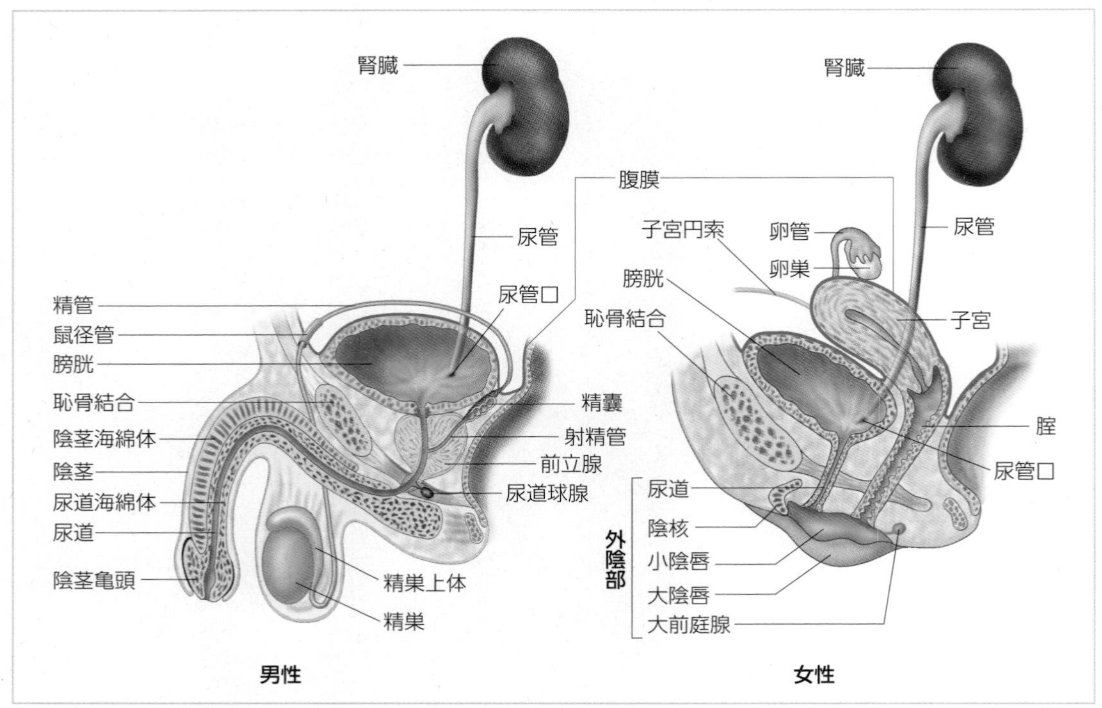

図 3-9 ● 泌尿生殖器の全景（左：男性，右：女性）

Ⅵ 生殖器系

生殖器系（図 3-9）は，次の世代を誕生させるための器官である。男性の精子や女性の卵子という生殖子（配偶子）をつくり出す精巣や卵巣，精子と卵子が結合した接合子を出産までの間，胎児として育て上げるための子宮などの，体内に位置する**内生殖器**と，体表にある**外生殖器**からなる。

男性と女性とでは大きく異なっており，男性の内生殖器は**精巣**と，精子を運ぶための**精巣上体**，精管，射精管などの精路，および精液を産生する精嚢や前立腺などの**付属生殖腺**で構成される。外生殖器は**陰茎**であり，その中を貫く尿道は，膀胱の尿が体外に排出される通路であるだけでなく，精子を含んだ精液の通路でもある。女性の内生殖器は**卵巣**，卵子を子宮へと導く**卵管**，**子宮**や**腟**で構成され，外生殖器は陰核や大・小陰唇などの**外陰部**である。

Ⅶ 内分泌系

内分泌系は，ある特定の器官（**標的器官**）の働きを調節する物質を分泌する器官系で，この物質を総称して**ホルモン**といい，血液を介して運ばれていくという特徴がある（図 3-10）。ホルモンには，たんぱく質の一種であるペプチドホルモン，アミノ酸が変化したアミノホルモン，ステロイドとよばれる基本構造をもつステロイドホルモンなどがある。いずれのホルモンも内分泌系の細胞で産生され，いったん血液中に入り，血液の流れに乗って全身を巡る。標的器官の細胞は，特定のホルモンと結合する物質（受容体）を発現しており，受容体にホルモンが結合することによって，その細胞の働きを調節する。各ホルモンは，それぞれ標的器官が決まっている。内分泌系には，内分泌のみを機能とする下垂体，松果体，甲状腺，副甲状腺（上皮小体），副腎という**内分泌腺**と，膵臓のランゲルハンス島や精巣や卵巣の性ホルモン分泌細胞など，ほかの器官系の器官内に**内分泌部**や**内分泌細胞**として存在するものがある。

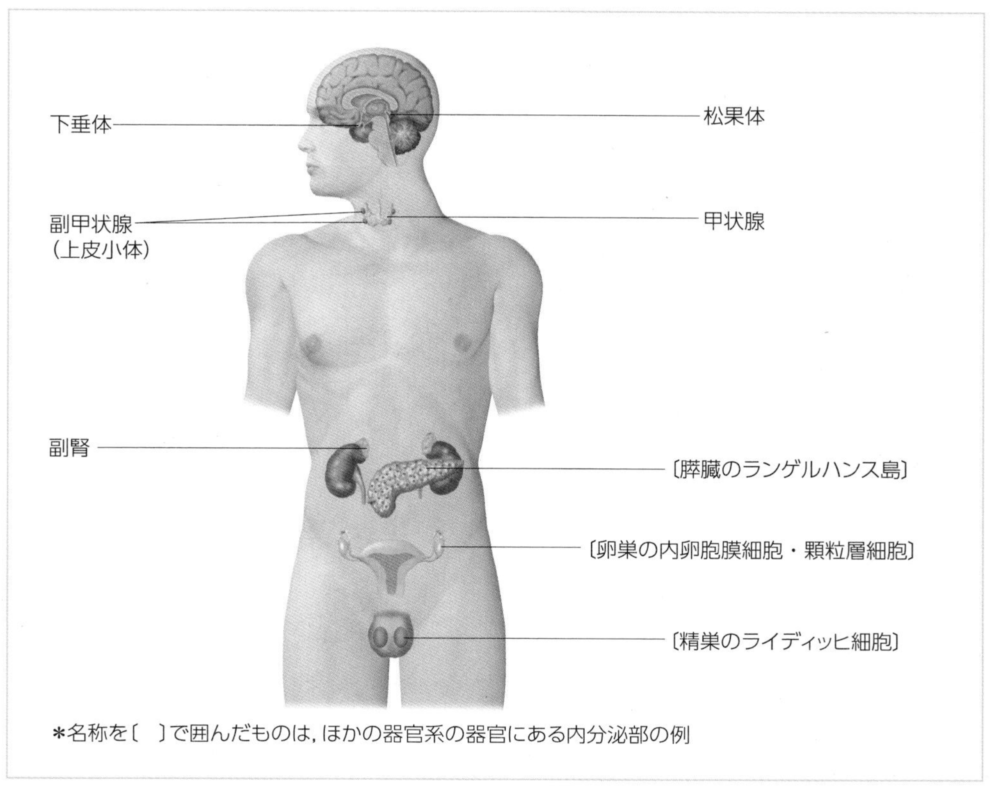

図 3-10 ● 全身の内分泌系

VIII 神経系

神経系は，骨に囲まれた頭蓋腔（とうがいくう）や脊柱管（せきちゅうかん）の中にある中枢（ちゅうすう）神経系と全身に広がる末梢神経系で構成されている（図 3-11）。

●**中枢神経系**　頭蓋腔にある脳（大脳，間脳，中脳，小脳，橋（きょう），延髄（えんずい））と脊柱管にある脊髄からなる。中枢神経系では末梢神経系を経て得られた身体の内外の情報や血液の状態などの情報に基づいて処理を行い，全身の機能を調節するために，末梢神経系や一部は内分泌系をとおして各器官に刺激を伝える。

●**末梢神経系**　全身と中枢神経系の間で信号を伝えるための部分である。機能的には，意識的な感覚や運動にかかわる**体性神経系**と，無意識に内臓機能の調節を行う**自律神経系**からなる。体性神経系には，視覚，聴覚，平衡覚（へいこうかく），味覚，嗅覚（きゅうかく），皮膚知覚などの全身の感覚や筋の緊張度を中枢神経系に伝える求心性の**知覚神経**と，全身の筋肉に向かって収縮するようにという信号を中枢神経系から伝える遠心性の**運動神経**がある。自律神経系は，全身の血管や汗腺などを含む内臓系に分布しており，内臓機能の促進と抑制という，相反する働きを行う**交感神経系**と**副交感神経系**の２つの系で構成される。

体性神経系は，解剖学的に脳脊髄神経系とよばれることもある。脳脊髄神経系は，

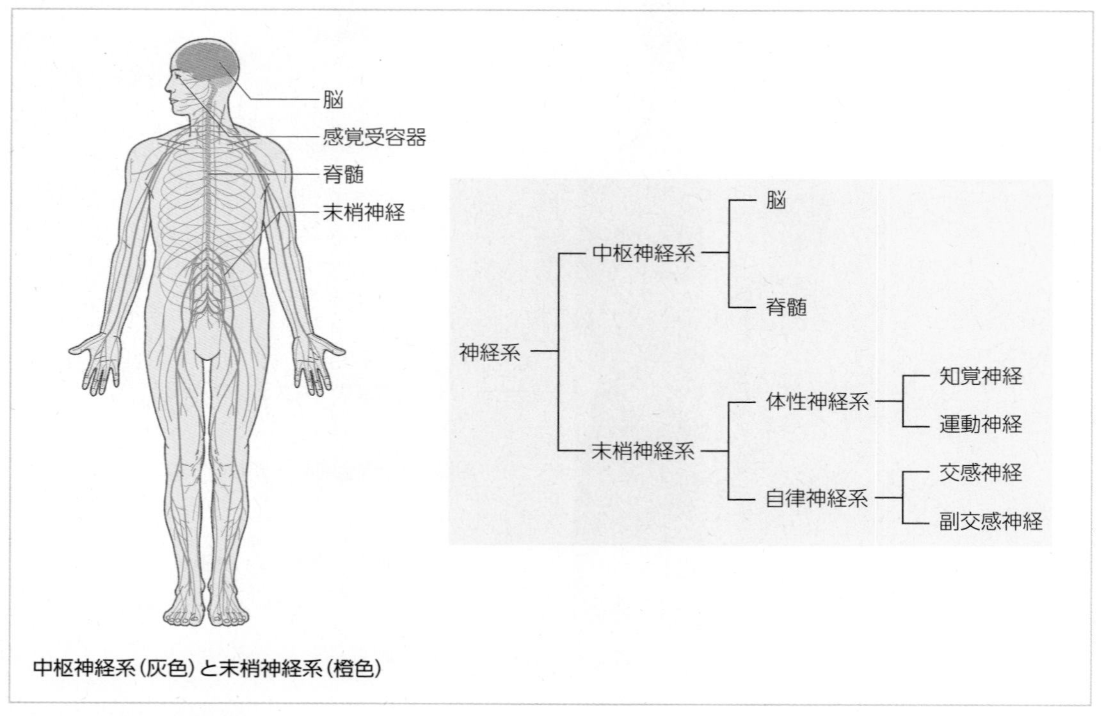

図 3-11 ● 人体の神経系

脳とつながる**脳神経**と，脊髄とつながる**脊髄神経**に分けられるが，そこには自律神経系が入り込んでいる部分も多い。自律神経系は脳脊髄神経系を介して中枢神経系と連絡しているが，独自の構造として，**交感神経幹**と**自律神経叢**がある。

自律神経系は基本的に遠心性であるが，内臓の状態を中枢神経系に伝える求心性の神経が含まれていることが分かっており，自律性知覚神経とよばれることもある。

Ⅸ　感覚器系

視覚，聴覚，平衡覚，味覚，嗅覚，皮膚知覚など体外の状況や身体の置かれた状態をとらえるための器官系を**感覚器系**という。このなかには光という電磁波をとらえる視覚器，空気の振動エネルギーをとらえる聴覚器，身体の動きをとらえる平衡覚器，液体中の化学物質をとらえる味覚器，空気中の化学物質をとらえる嗅覚器，外部の物体との接触や周囲の温度をとらえる皮膚の知覚器などがある。これらの感覚器で得られた情報は末梢神経系をとおして中枢神経系に伝えられる。

学習の手引き

1. 人体の機能がどのような系統に分けられているのか復習しておこう。
2. 各系統はそれぞれどのようなしくみで，どのような働きをするのかまとめておこう。

第3章のふりかえりチェック

次の文章の空欄を埋めてみよう。

1　循環器系

血管系には，[1]のみを血液が巡る[1]循環と全身を血液が巡る[2]循環があり，[3]は両方に同時に血液を送り出している。

2　泌尿器系

泌尿器系は[4]を濾過し，濾過液から身体に有用な成分や[5]を吸収して濃縮し，尿をつくり出す[6]と，尿を体外へ導く[7]で構成されている。

3　神経系

末梢神経系には，感覚や運動にかかわる[8]神経系と内臓機能の調節を行う[9]神経系がある。[8]神経系はさらに[10]神経と[11]神経に分かれ，[9]神経は[12]神経と[13]神経に分かれる。

■人体のしくみと働き

第4章 運動器系

▶**学習の目標**

- ●全身を構成する骨の形状や構造などを学ぶ。
- ●骨に付着して動く筋肉の解剖と生理を学ぶ。
- ●骨，骨どうしの連結部，筋の運動について理解する。
- ●細胞や組織の刺激と興奮の生理について学ぶ。

骨は，互いに連結されることによって人体の枠組みや支柱をつくり，そこに付着する筋肉によって動かされる受動的な運動器である。筋肉はその筋線維の方向に収縮して短くなり，両端を近づける働きをするが，両端は可動性の連結部を隔てた異なる骨に付着しており，それらの骨どうしを近づけるという運動を行わせる。また，骨のみ，もしくは骨と筋が一緒になって，体内に頭蓋腔（とうがいくう）や脊柱管（せきちゅうかん），胸腔（きょうくう），腹腔（ふくくう）という腔（くう）をつくり（図 1-3 参照），その中に収められた中枢（ちゅうすう）神経系や内臓を保護する働きがある。さらに骨の中には骨髄（こつずい）があり，そこでは血液の血球成分がつくられている。

この章では，骨や筋の一般的な構造を学び，次いで人体の骨格（頭蓋，脊柱，胸郭（きょうかく），上肢骨（じょうしこつ），下肢骨（かしこつ））とそれらを構成する骨，そこに付着する筋肉および運動について学ぶ。また，筋細胞の収縮を引き起こす細胞の興奮という現象について学ぶ。

I 骨・筋学総論

A 骨学総論

成人では約 200 個の骨* が連結して骨格をつくり，身体の枠組みや支柱をなしている。また，骨髄は造血機能を有し，赤血球，顆粒（かりゅう）白血球，血小板などをつくる。そして，骨は人体が必要とするカルシウムの貯蔵装置でもある。

＊骨の数は，尾椎のように個体差があり，年齢により初めは独立していた骨が融合するので違ってくる。また，中耳の耳小骨（左右 3 対），手や足の指の付け根の内側にある数個の種子骨を加えると，216 個くらいになる。

1．骨の形状

骨は形状によって次のように区別される。

●**長骨（管状骨）**　主に四肢（しし）にあり，その名のとおり円柱状をした骨である。その細長い中央部を**骨幹**（こっかん）といい，両端は膨れていて**骨端**（こったん）とよばれる。成長中の長骨の骨幹と骨端の境には骨端軟骨（なんこつ）板という軟骨があるが，成長が終わると骨端軟骨板は骨に置換され骨端線とよばれる。骨の内部には**髄腔**（ずいくう）という腔が縦に走り，骨髄が満たしている。また，両骨端の隣り合う骨との関節面は関節軟骨で覆（おお）われる（図4-1）。

●**短骨**　手根骨（しゅこんこつ），足根骨（そくこんこつ），椎骨（ついこつ）などの短い，塊（かたまり）状の小骨をいう。その構造は長骨の骨端に等しい。

●**扁平骨**（へんぺいこつ）*　平たく，板状をした骨であり，肩甲骨（けんこうこつ）や頭蓋骨の一部（頭蓋冠（とうがいかん））をなす。

●**含気骨**（がんきこつ）　内部に空気が入る空洞（くうどう）をもつ骨をいう。上顎骨（じょうがくこつ）など頭蓋骨の一部である。

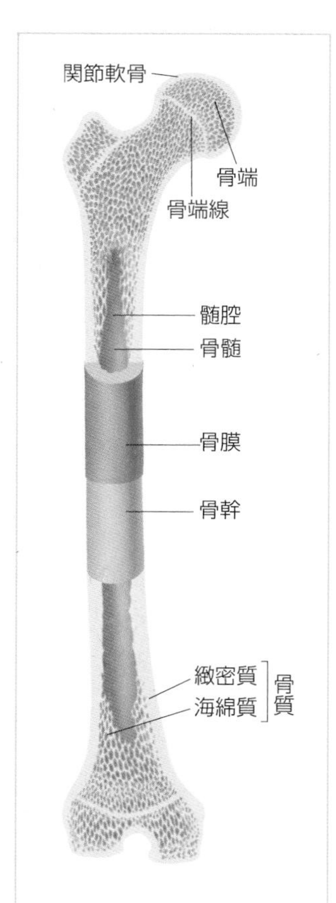

図4-1 ● 長骨（大腿骨）

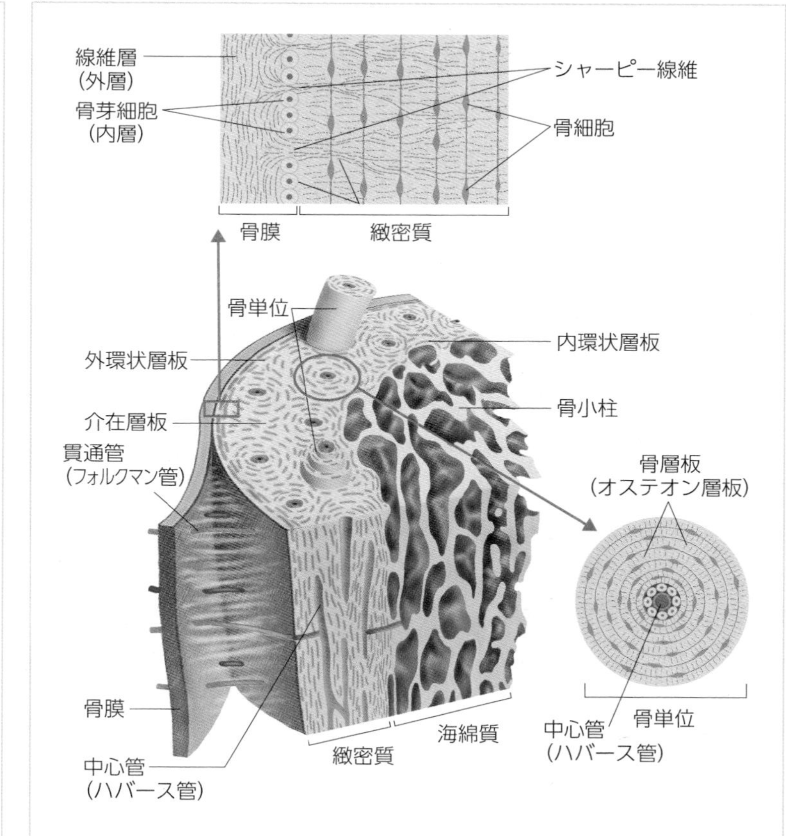

図4-2 ● 骨の構造（緻密質の層板構造と海綿質）

*扁平骨：頭蓋冠の扁平骨は内板，外板（共に緻密質）とその間の板間層（海綿質）からできている。

2．骨の構造

骨は，外から骨を包む骨膜（こつまく）と骨質および骨髄（こつずい）からなる（図 4-1）。

●**骨膜**　骨の関節面を除くほとんど全周を包んでいる。骨を保護し，養い，骨の成長や修復，再生の役目を担う重要な結合組織性被膜（ひまく）で，内・外２層からなる。外層は膠原（こうげん）線維が密な結合組織の層（線維層）で血管や神経に富んでおり，一部の膠原線維は内層をとおって骨内にまで入り骨と強く結合している。この線維をシャーピー線維という。内層には骨の太さの成長にかかわる骨芽（こつが）細胞が並んでいる。

●**骨質**　外周の部分にある**緻密質**（ちみつしつ）*（層板構造，図 4-2）と，内層の**海綿質**（かいめんしつ）からなる。海綿質は多数の骨小柱からでき，その名のとおり海綿（スポンジ）のように見える。

●**骨髄**　髄腔（ずいくう）や海綿質の間隙（かんげき）を満たしている。肉眼的な色により，**赤色骨髄**（多数の赤血球を含み，造血機能を営む）と**黄色骨髄**（脂肪（しぼう）細胞に置き換わっており，造血機能がない）がある（本章－Ⅵ－Ｂ「骨の機能」参照）。

3．骨の発生とリモデリング

骨がつくられてくる過程には２通りある。まず１つは硝子軟骨（しょうしなんこつ）によって骨のおおよその形がつくられ，それが骨に置き換えられていく**軟骨性骨発生**で，もう１つは結合組織から直接骨が形づくられてくる**膜性骨発生**である。

頭蓋冠（とうがいかん）の骨や顔面の骨（これらは膜性骨発生である）以外の大部分の骨は軟骨性骨発生でつくられる。軟骨性骨発生も膜性骨発生も，結合組織の細胞が骨芽細胞という骨をつくる細胞に変化し，骨をつくり出す。なお長骨が長くなるのは，骨端と骨幹との境の部分にある骨端軟骨板の軟骨細胞が増殖して長さが伸びつつ骨に置換されていくためである。また太さが増すのは，骨膜の内層で新しい骨が骨の周囲に付加されていくことによる。

骨は成長時に限らず，絶えず破壊と再生が繰り返されている。これをリモデリングという。骨の表面には骨をつくる骨芽細胞だけではなく，骨を分解し吸収する破骨細胞が存在している。運動や仕事などで，絶えず骨に荷重がかかっていると骨芽細胞が活性化して骨は太くなるが，長期間寝たきりであったり，宇宙空間で無重力状態にさらされたりすると，破骨細胞による骨の吸収が亢進し，骨が薄くなって骨折しやすくなる。この状態を骨粗鬆症（こつそしょうしょう）という（本章－Ⅵ「骨と軟骨の生理」参照）。

4．骨の化学的成分

骨は無機質だけでなく，膠原線維などの有機質も多く含んでいる。無機質*の大半

---

*＊***緻密質**：緻密質は主として中心管（ハバース管）を中心に同心円状に配列した骨層板（オステオン層板）と，この骨層板の間を埋める介在層板からなる。また，最外層から血管や神経の通る貫通管（フォルクマン管）が入る。そして貫通管は骨層板を貫いて中心管どうしを結んでいる（図 4-2）。

＊**無機質**：骨が硬いのは無機質が多量に含まれているためで，骨を酸につけると無機質が除かれる（脱灰）。残った有機質は元の骨と同じ形をしているが，軟らかく弾力性がある。幼児の骨は有機質に富み弾力性があって折れにくいが，老人の骨は有機質が少なく，折れやすい。

はリン酸カルシウムであり，アパタイトとよばれる微細な結晶になって，膠原線維に沿って密に沈着している。すなわち，骨にはカルシウムを蓄える働きもあり，体内のカルシウムの約 99％は骨にある。

5．骨の連結

骨が独立していることはまれであり，大半の骨はほかの骨とつながっている。この骨のつながりを連結といい，不動結合と可動結合に大別される。

1 不動結合

不動結合は，2 つ以上の骨の間でほとんど，あるいはまったく可動性がない連結で，骨と骨の間を埋める組織により，**線維性連結**と**軟骨性連結**の 2 種がある。

●**線維性連結**　結合組織の線維（膠原線維）によって骨どうしが結合されているものである。**靱帯結合**（線維の量が多く，線維が平行に並ぶ。脛腓靱帯結合など），**縫合**（線維が少ない。頭蓋骨の冠状縫合や矢状縫合など），**釘植**（歯と歯槽骨の間の連結。歯根膜という結合組織によって結合している）などがある。

●**軟骨性連結**　骨と骨の間を軟骨が結合するもので，**軟骨結合**（硝子軟骨で結合する。蝶錐体軟骨結合など），**線維軟骨結合**（多量の線維軟骨で結合する。椎骨間の椎間円板や恥骨結合など）がある。さらに軟骨結合の軟骨が骨化してしまった場合を**骨結合**（寛骨など）とよぶ。

2 可動結合

骨と骨との間が一定の隙間によって隔てられ，両骨間に運動が行われる連結様式である。これを**関節**あるいは滑膜性の連結という。

1）関節の構造

多くの場合，相接する骨端の一側は凸面，他側はそれに対応した凹面になっており，凸面の骨端を**関節頭**，凹面の骨端を**関節窩**という。骨と骨が相対する面を**関節面**といい，薄い硝子軟骨（**関節軟骨**）で覆われる。関節の周囲は骨膜の続きである**関節包**＊に包まれ，関節包で包まれた内部の腔所を関節腔という（図 4–3）。関節腔内は滑液という粘稠度の高い液体で満たされており，骨どうしが滑らかに動けるようにしている。

2）関節の種類

関節はこれを構成する骨の数により，単関節（2 つ）と複関節（3 つ以上）に，また骨と骨の相対的な運動の軸の数により，1 軸性，2 軸性，多軸性に分けられる。さらに，関節面の形状により次のように分けられる（図 4–4）。

●**球関節（臼状関節）**　関節頭が球状で，関節窩はこれを受け入れるように凹んでいる（肩関節，股関節）。最も可動性の高い関節であり，半球状のあらゆる方向への動きに加え，関節頭が回転することができ，多軸性である。

＊**関節包**：関節包の内面は滑膜で覆われ，これから滑液が出て関節腔内を満たし，関節の運動を円滑にする。また関節包の外面は線維膜でできており，さらにその外面にはこれを補強する靱帯があり，関節周囲の筋も補強に役立っている。関節の内部には関節面の状態に応じて線維軟骨性の関節円板，関節半月，関節唇があるものもある。

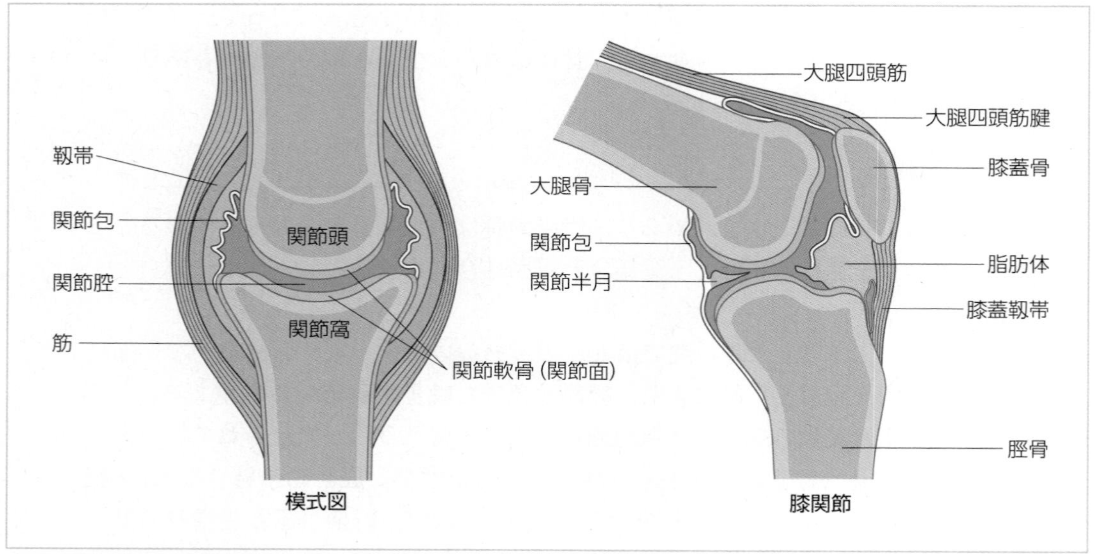

図 4-3 ● **関節の構造**

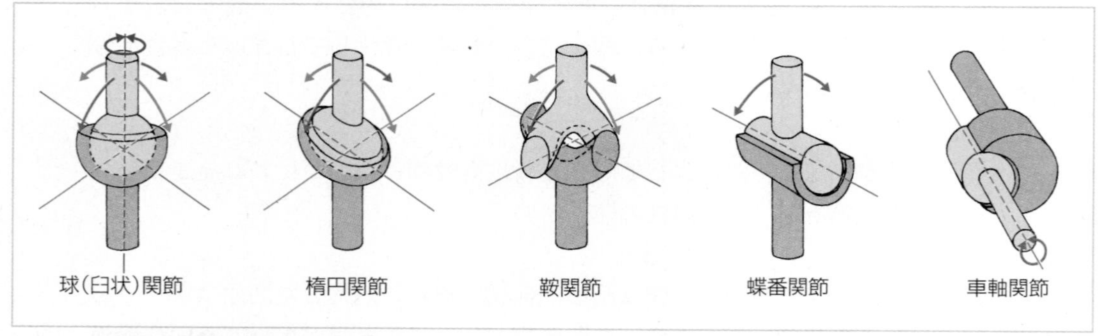

図 4-4 ● **関節の種類と運動方向**

● **楕円関節（または顆状関節）**　関節頭が楕円体形なので，回転することができない2軸性の関節である（環椎後頭関節や橈骨手根関節）。

● **鞍関節**　関節頭と関節窩が共に鞍形をしている（母指の手根中手関節）。

● **蝶番関節**　扉の蝶番のように1軸性の運動をする（腕尺関節，膝関節，距腿関節，指節間関節。ただし，指節間関節以外は骨がラセンを描くような運動をするので，ラセン関節とよばれることもある）。

● **車軸関節**　円柱状の関節頭と切痕状の関節窩との間の関節で，骨の長軸のまわりに車輪のように回る1軸性関節である（上・下橈尺関節）。

● **そのほか**　特殊な運動をするものとしては，わずかな横滑りしかできない**平面関節**（椎間関節），ほとんど運動がない**半関節**（仙腸関節）などがある。

B　筋学総論

1．筋の形状

筋の最も基本的な形は紡錘状であり，紡錘形のからだの中心に近い端を**筋頭**，中心より遠い端を**筋尾**，中央部を**筋腹**という。筋の両端は直接，または**腱**（膠原線維が平行に走る密線維性結合組織）によって骨に付着する（図 4-5）。筋頭が付着する場所を**起始**といい，筋尾が付着する場所を**停止**という*。

紡錘状筋では筋頭も筋尾も 1 つであるが，筋頭が二分，三分，四分しているものを二頭筋，三頭筋，四頭筋とよぶ。そのほかに筋頭が羽根のように広がった羽状筋や半羽状筋，筋腹が中間腱によって二分されている二腹筋や複数の中間腱のある多腹筋（腹直筋），鋸のような形態をした鋸筋などがある（図 4-6）。

2．筋の補助装置

●**筋膜**　密線維性結合組織の膜で，筋または筋群の表面を包んでおり，他の筋と隔てている。四肢では筋群を隔てる筋膜が板状に肥厚して骨に結合しており，これを内・外側筋間中隔という。

●**滑液包**　筋が骨などとこすれる部位にある滑液を満たした線維性の袋である。摩擦

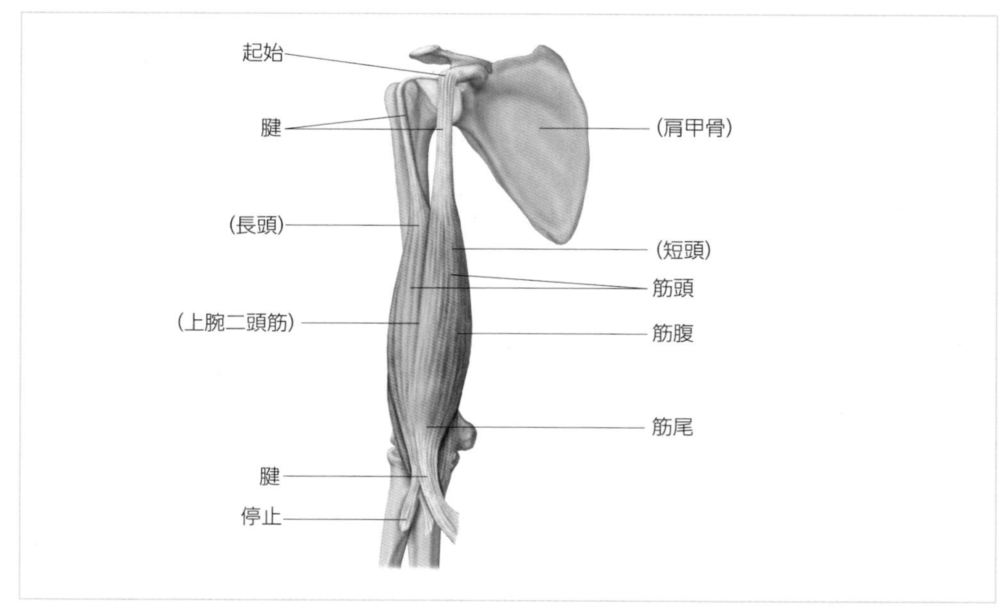

図 4-5 ● 筋の構造（上腕二頭筋）

＊これらが腱になっているときは，それぞれ起始腱，停止腱という。

1 総論
2 人体の構成
3 人体の器官系
4 運動器系
5 体液
6 循環器系（脈管系）
7 呼吸器系
8 消化器系
9 体温
10 泌尿器系
11 生殖器系
12 内分泌系
13 神経系
14 感覚器系
付 上肢・下肢の構成

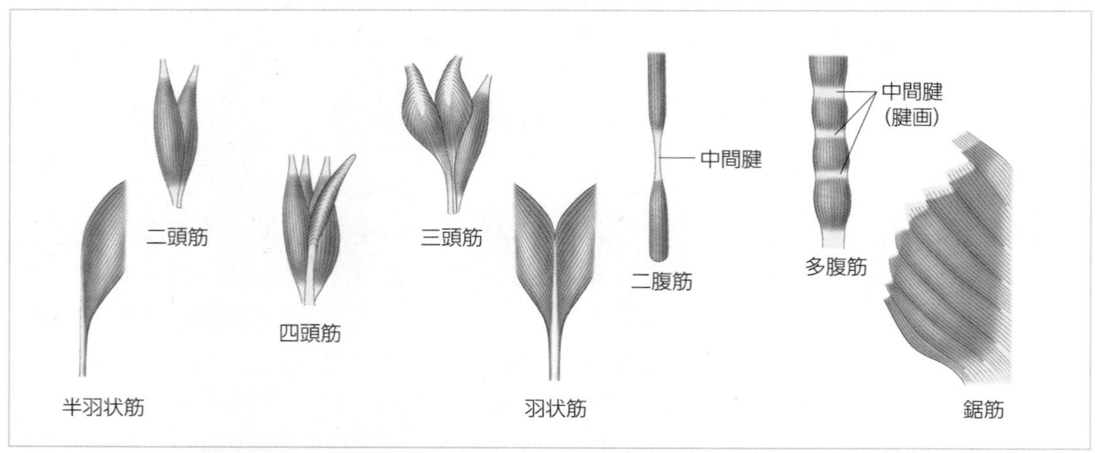

図 4-6 ● 筋の形状（模式図）

を減らし，筋が滑らかに動けるようにしている。関節腔につながる滑液包（かつえきほう）もある。

● **腱鞘（けんしょう）**　1 個または数個の腱を包む管状の線維嚢（のう）をいい，漿膜（しょうまく）とそれに包まれた内臓の関係に類似した構造をしている。骨に付着して腱をとおし，腱が滑らかに動けるようにしている。内・外 2 層からなり，内層を滑液鞘（かつえきしょう），外層を線維鞘という（巻末付章図 4 参照）。

● **筋滑車（きんかっしゃ）**　腱や中間腱を引っかけてその場所に固定する線維性の輪で，筋が働く方向を変える。たとえば上斜筋（じょうしゃきん），顎二腹筋（がくにふくきん）などにある。

● **種子骨**　腱の付着部の近くに含まれ摩擦（まさつ）を少なくする働きをもつ小骨片をいう。膝蓋（しつがい）骨は大腿四頭筋の種子骨とみなされる。

3．筋の神経支配

筋はそれぞれ特定の神経の支配を受ける。まず運動神経があげられるが，知覚神経（筋紡錘（ぼうすい）や腱紡錘で筋の収縮程度を知覚），交感神経（筋を栄養する血管を支配）なども分布する。

II 体幹の骨と筋

体幹の軸（じく）をなすのは脊柱*であり，その上に頭蓋（とうがい）をのせている。脊柱（せきちゅう）は**椎骨（つい）**が積み重なってできており，胸部ではそこに肋骨（ろっこつ）が結合して胸郭（きょうかく）をつくる。脊柱の下方では 5 つの椎骨（仙椎（せんつい））が癒合（ゆごう）して 1 つの仙骨となり，そこに左右の下肢（かし）帯骨である寛骨（かんこつ）が結合して骨盤をつくっている。

＊**脊柱**：一般的に脊柱のことを脊椎とよぶこともあるが，脊椎とは椎骨のことである。

A　脊柱

脊柱は32～34個の椎骨が積み重なってできている。椎骨は上方から**頸椎**(7個)，**胸椎**（12個），**腰椎**（5個），仙椎（5個），尾椎（3～5個）に分けられるが，仙椎と尾椎は癒合してそれぞれ**仙骨**，**尾骨**となる。

正常な脊柱は側方から見ると頸部と腰部では前方に凸彎（前彎）し，胸部と仙尾部では後方に凸彎（後彎）をつくる（図4–7）。

●**椎骨**　椎骨は部位によって多少形が異なるが，短円柱状の**椎体**にC字形の**椎弓**が結合し，椎弓から7つの突起が出るのが基本形である。7つの突起は，後面中央から出る棘突起，椎弓の両側に1対の横突起，椎弓の基部の上下にそれぞれ左右1対の上・下関節突起である（図4–8）。

上下に隣り合う椎骨間では，上下の椎体間に線維軟骨でできた**椎間円板**による線維軟骨結合で連結されているが，それに加え，上下の関節突起間の関節によっても連結されている（図4–9⑤，⑦，⑨）。線維軟骨は弾性があるので，運動時の衝撃を吸収すると共に，脊柱を前後左右に曲げることができる。さらに，椎体と椎間円

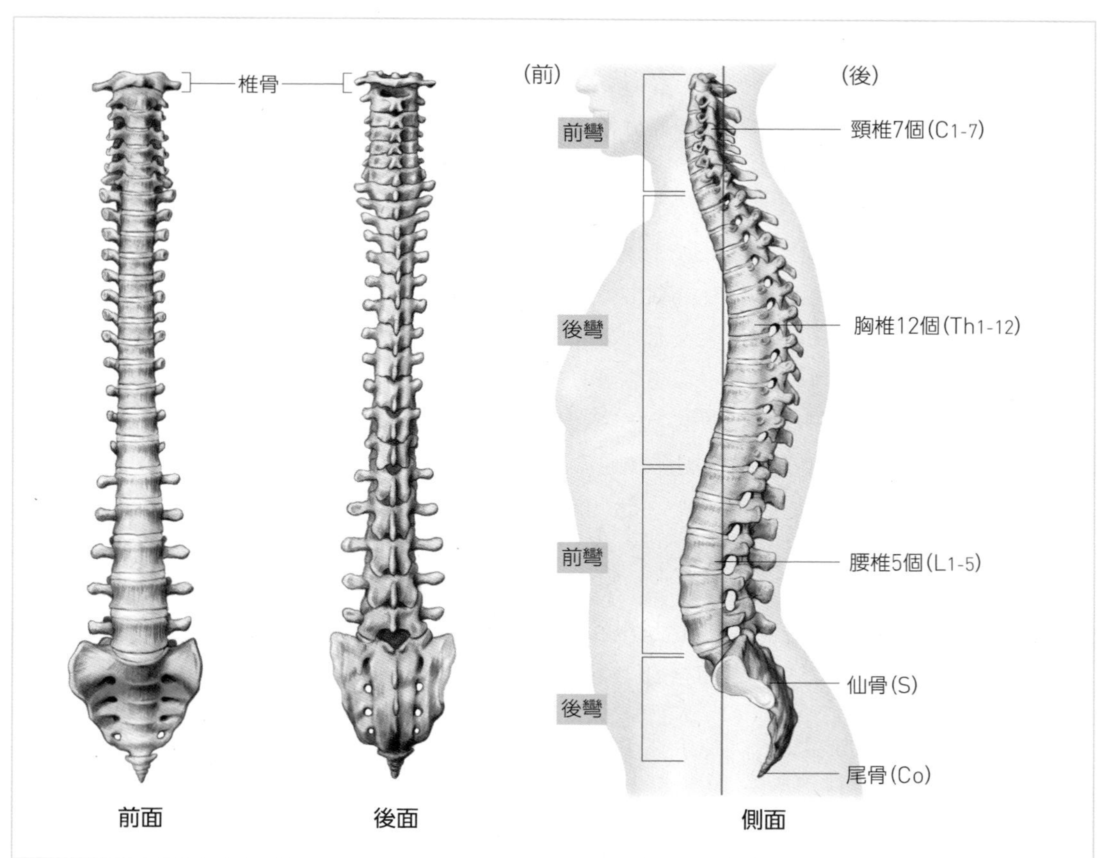

図4–7●脊柱

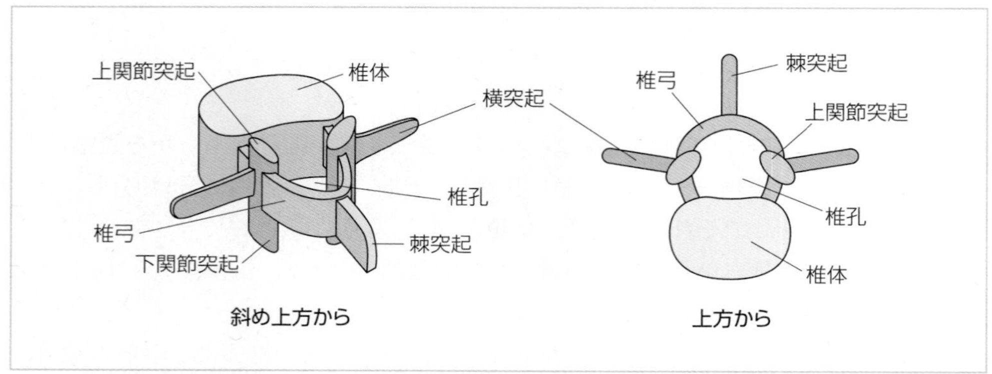

図 4–8 ● **椎骨の基本形（模型図）**

板の前面と後面には，脊柱の全長にわたって，前縦靱帯と後縦靱帯という強靱な靱帯が結合しており，上下の椎弓間には黄色靱帯（弾性線維に富むため黄色に見える）が，上下の棘突起間は棘間靱帯と棘上靱帯が結合して補強している（図 4–9 ⑨）。

椎弓によってつくられる孔を**椎孔**といい，一連の椎骨が積み重なることで椎孔は連なって**脊柱管**をつくる。椎弓の基部には上下に切痕があり，上下の椎骨が積み重なった際に，この切痕が合わさって**椎間孔**をつくる（図 4–9 ⑤，⑦）。椎孔が連なってつくられる脊柱管は，上方は大孔によって頭蓋腔に続き，下方は仙骨管（椎孔の続き）に続き**仙骨裂孔**となって外に開く。脊柱管の中には髄膜に包まれた脊髄があり，脊髄より出る脊髄神経は**椎間孔**（仙骨では前・後仙骨孔）を通って外に出る（図 4–9 ③，④，10）。

●**頸椎**　頸椎のうち第 1 頸椎はその形が環状をしているので**環椎**，第 2 頸椎は環椎の回転運動の軸となるので**軸椎**とよばれる。第 2 頸椎の椎体には歯突起という突起が上方に突出しており，環椎の前内面と関節をつくる。頸椎の棘突起は先端が二分するが，第 7 頸椎は棘突起が特に長く**隆椎**とよばれ，先が分かれていない。第 7 頸椎の棘突起は体表から容易に触れて確認することができるので，椎骨の位置を決める際の基準になる。頸椎の横突起には上下に貫く孔（横突孔）が開いており，第 6 頸椎より上方では椎骨動脈が通る（図 4–9 ①～⑤）。

●**胸椎**　椎骨の基本形をしている。椎弓基部の外側面の上下と横突起の先端は，いずれも肋骨と関節をつくり，それぞれ上・下肋骨窩と横突肋骨窩という（図 4–9 ⑥，⑦）。

●**腰椎**　椎骨中最も大きく頑丈で，横突起のようにみえるものは肋骨に相当する肋骨突起で，本来の横突起は乳頭突起および副突起として関節突起の外側にある（図 4–9 ⑧，⑩）。

●**仙骨**　楔型の骨で，前面は凹彎していて 4 条の横線があり，これは仙椎が癒合したなごりである。前・後面にはそれぞれ 4 対の**前・後仙骨孔**が開き，仙骨神経の枝が出る。前面正中の上端は前方に突出して**岬角**という（図 4–10）。

●**尾骨**　3～5 個の尾椎が癒合したもので，下のものほど小さい。

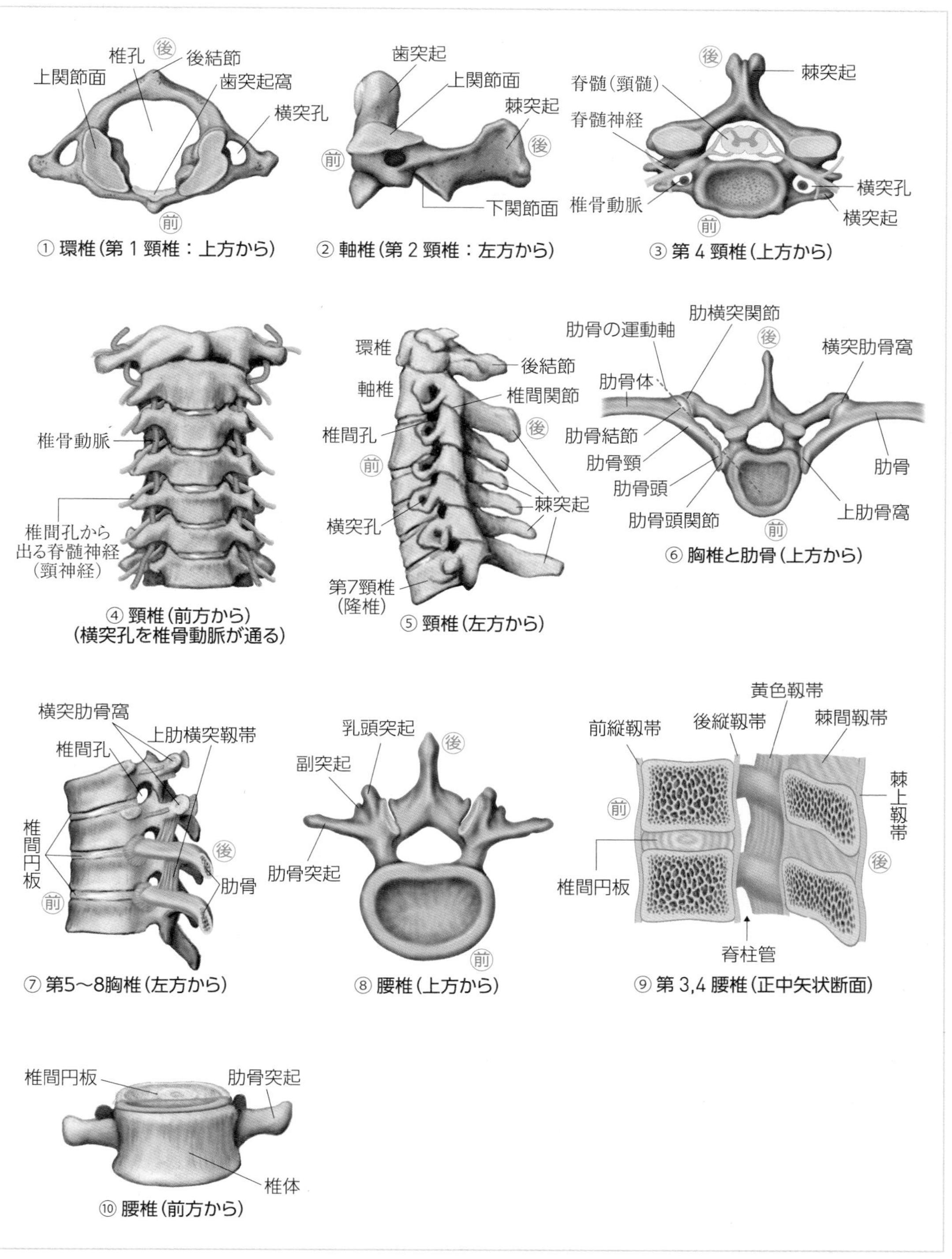
椎孔
後
後結節
上関節面
歯突起窩
横突孔
前
① 環椎(第 1 頸椎：上方から)
歯突起
上関節面
棘突起
前
後
下関節面
② 軸椎(第 2 頸椎：左方から)
後
棘突起
脊髄(頸髄)
脊髄神経
椎骨動脈
横突孔
横突起
前
③ 第 4 頸椎(上方から)
椎骨動脈
椎間孔から出る脊髄神経(頸神経)
④ 頸椎(前方から)(横突孔を椎骨動脈が通る)
環椎
後結節
軸椎
椎間関節
椎間孔
後
前
棘突起
横突孔
第7頸椎(隆椎)
⑤ 頸椎(左方から)
肋横突関節
肋骨の運動軸
後
横突肋骨窩
肋骨体
肋骨結節
肋骨頸
肋骨頭
肋骨
上肋骨窩
肋骨頭関節
前
⑥ 胸椎と肋骨(上方から)
横突肋骨窩
上肋横突靱帯
椎間孔
椎間円板
後
前
肋骨
⑦ 第5～8胸椎(左方から)
乳頭突起
後
副突起
肋骨突起
前
⑧ 腰椎(上方から)
黄色靱帯
前縦靱帯
後縦靱帯
棘間靱帯
棘上靱帯
前
後
椎間円板
脊柱管
⑨ 第 3,4 腰椎(正中矢状断面)
椎間円板
肋骨突起
椎体
⑩ 腰椎(前方から)

図 4-9 ● **椎骨**

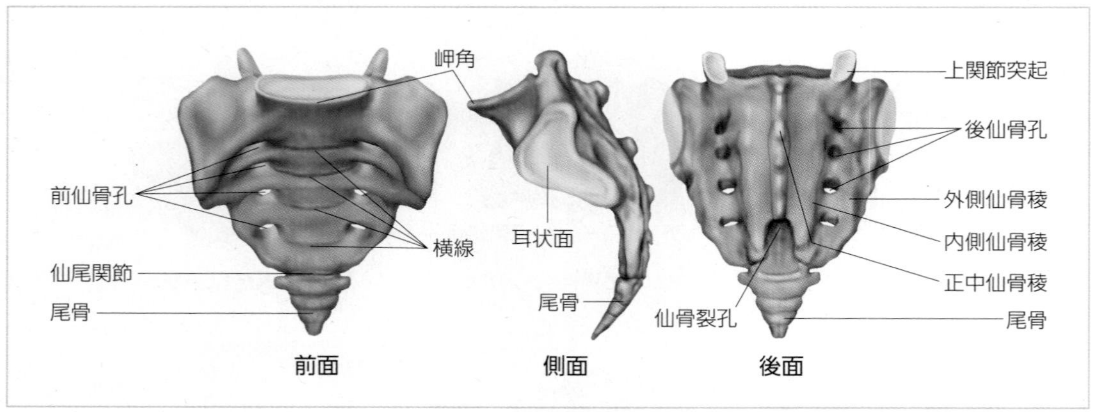

図 4-10 ● **仙骨**

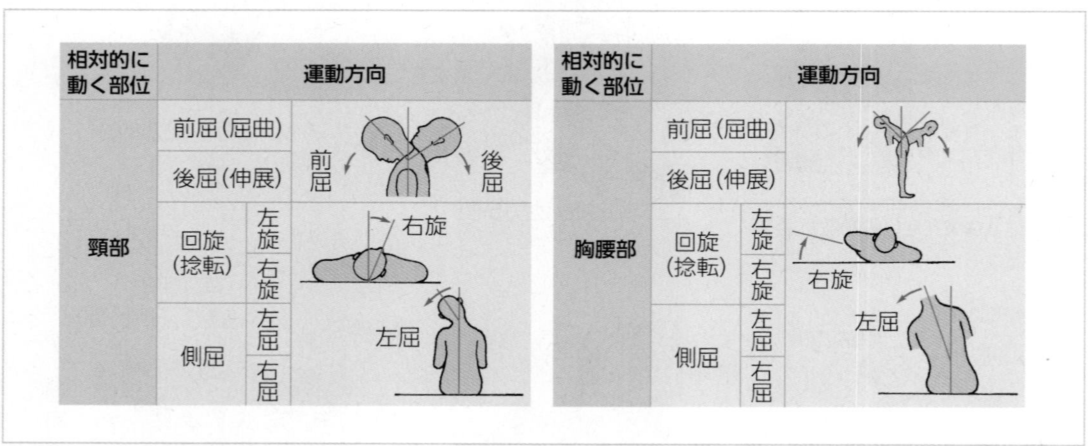

図 4-11 ● **体幹の運動**

●体幹の運動　体幹（脊柱の頸部と胸腰部）の運動を図 4-11 に示す。

B　胸郭

肋骨（12 対），胸骨（1 個），胸椎（12 個）の連結により構成されたかご状の骨格である。

上方および下方の出口をそれぞれ胸郭上口・下口という（図 4-12）。

1．肋骨

弓状の長骨で左右 12 対ある。骨性部である肋硬骨（狭義の肋骨。肋骨と同義に使われることが多い）と肋軟骨からなる。肋硬骨は頭・頸・体の 3 部を分け，頸と体の境界には肋骨結節がある。肋骨頭と肋骨結節の 2 か所で胸椎（椎体の上下肋骨窩と横突起の横突肋骨窩）と関節をつくるので，肋骨の運動はこの 2 か所を結んだ線を軸とする回転運動である（図 4-9 ⑥参照）。

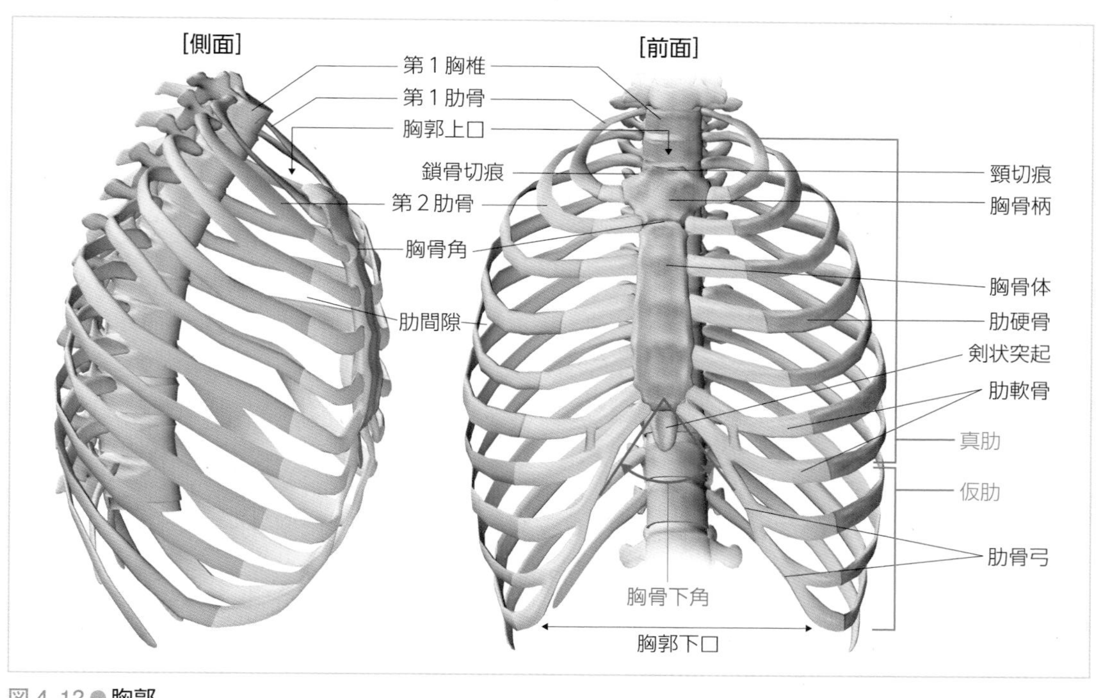

図 4-12 ● **胸郭**

通常，第 1～7 肋骨は肋軟骨を介して胸骨と直接に連結するので**真肋**といい，第 8～12 肋骨を**仮肋**という。また，仮肋のうち，第 8～10 肋骨の肋軟骨は一つ上の肋軟骨に連結するので付着肋骨といい，第 11 と 12 肋骨の尖端は遊離しているので浮遊肋骨という。第 7～10 肋軟骨の前部は結合し弓形を描くので**肋骨弓**という。上下の肋骨間のすき間を**肋間隙**という。

2．胸骨

胸郭の前面正中部にある細長い笏のような形をした扁平な骨で，上部の胸骨柄，胸骨体，下部の剣状突起の 3 部からなる。

胸骨柄と胸骨体の連結部は前方に突出して**胸骨角**をつくり，ここに第 2 肋骨が関節をつくるので肋骨の高さを決める際の基準となる場所である。これを含めて胸骨柄および胸骨体の外側縁には 7 対の肋骨切痕があり，肋軟骨との間で胸肋関節をつくっている。また，左右の肋骨弓が剣状突起をはさんでつくる角を**胸骨下角**（約 70°）という。

C 骨盤

仙骨，尾骨と左右の寛骨によって構成される（本章 - Ⅳ「下肢の骨と筋」参照）。

D 頸部の筋

頸部の浅層にある筋群，舌骨に関係する筋群，深層にある筋群に分けて述べる。

1．浅層の筋群

頸部の最表層には，表情筋（本章-V-B-1「表情筋（浅頭筋）」参照）に属する薄い皮筋の**広頸筋**が前側方に広がっている（図 4-48 参照）。ほかの表情筋と同様に顔面神経の支配を受け，同部の皮膚を緊張させる。

広頸筋の下には，側方に**胸鎖乳突筋**がある。胸鎖乳突筋は二頭筋で，胸骨柄上端と鎖骨の内側部の２か所から起こり，側頸部を後上方に走り側頭骨の乳様突起に付着する（図 3-2 参照）。副神経，頸神経叢筋枝の支配を受け，両側同時に働くと首をすくめ，片側では頭を側屈し反対側へ回旋する。胸鎖乳突筋は体表からも認められ，頸部を前頸部，胸鎖乳突筋部，外側頸部に分ける際の目印となる（図 1-2 ①参照）。

2．舌骨に関係する筋群

舌骨よりも上方で，頭蓋骨と舌骨との間にある**舌骨上筋（群）**（顎舌骨筋，オトガイ舌骨筋，顎二腹筋，茎突舌骨筋の４筋）と，舌骨の下方にある**舌骨下筋（群）**（胸骨舌骨筋，胸骨甲状筋，甲状舌骨筋，肩甲舌骨筋の４筋）の２群に分けられる（図 4-13）。舌骨上筋は三叉神経や顔面神経，第１頸神経の支配を受け，舌骨下筋は頸神経叢の枝に支配される。舌骨を引き上げたり（舌骨上筋），引き下げたり（舌骨下筋），あるいは両方が同時に収縮すると，下顎骨を引き下げて口を開かせる働き

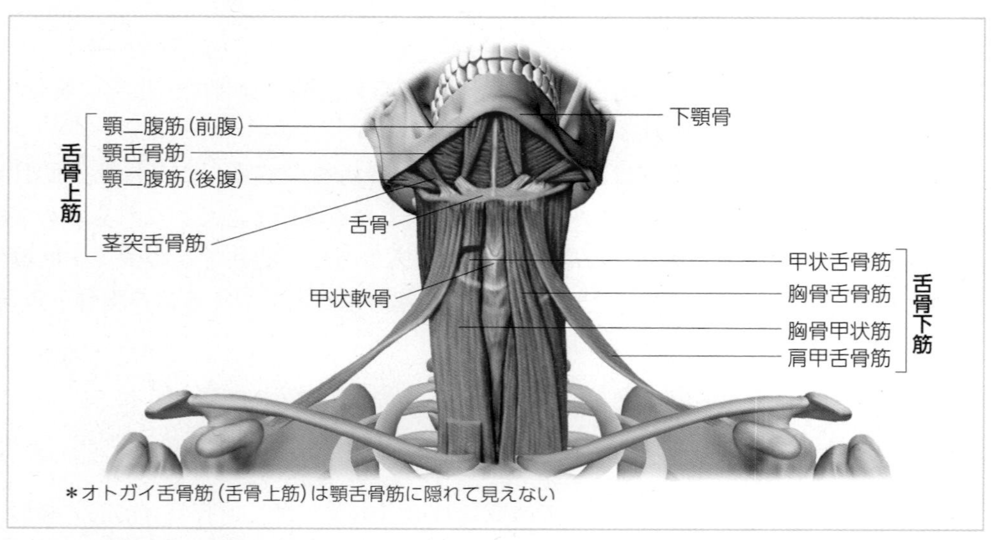

図 4-13 ● 舌骨上筋と舌骨下筋

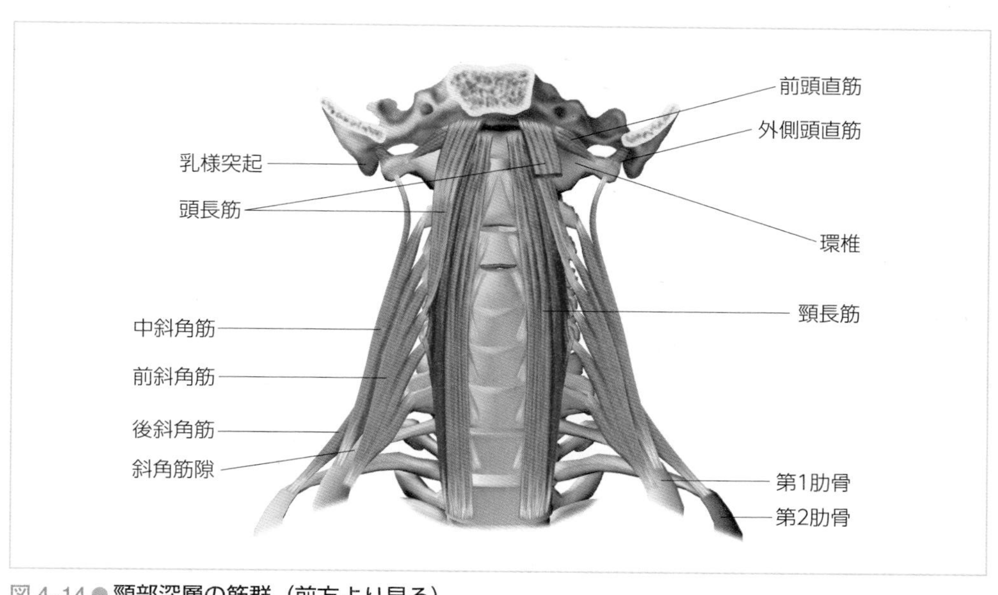

図 4-14 ● **頸部深層の筋群（前方より見る）**

がある。

3．深層の筋群

頸部の深層で，頸椎の側面を縦走する**斜角筋群**と前面の椎前筋群がある。斜角筋群には前・中・後斜角筋があり，頸椎横突起から起こり第 1～2 肋骨につく。前・中斜角筋と第 1 肋骨で囲まれた三角形の隙間は斜角筋隙とよばれ，鎖骨下動脈，腕神経叢が通る。椎前筋群には頸長筋，頭長筋，前頭直筋がある（図 4-14）。これらの筋群は頸あるいは腕神経叢の枝に支配され，頭頸部を屈曲させるが，斜角筋群には肋骨の挙上という補助吸気筋としての働きもある。

E　胸部の筋

浅胸筋，深胸筋，横隔膜に分けて説明する。

1．浅胸筋

胸郭と上肢帯または上腕骨との間に張る筋で，上腕の運動または肋骨の運動を行う。腕神経叢の枝の支配を受ける。

第 1 層は**大胸筋**で前胸部の大部分を占める。これは鎖骨の内側半部，胸骨，第 1～6 肋骨から起こり，集まって上腕骨大結節の下部（大結節稜）につく。上腕を内転させる働きがある。

第 2 層は**小胸筋**，**鎖骨下筋**で，第 3 層は**前鋸筋**である（図 3-2 参照）。

2．深胸筋

胸壁の内・外側面あるいは肋間隙(ろっかんげき)にある筋で，肋骨の運動を行い，**呼吸筋**ともいう。肋間神経の支配を受ける。

肋骨挙筋(きょきん)（背部の小筋で，胸椎(きょうつい)横突起から起こり，すぐ下，または２つ下の肋骨に付く。吸気筋），**外肋間筋**（肋骨の挙上(きょじょう)，吸気筋），**内肋間筋**（肋骨を引き下げる，呼気筋），肋下筋（胸郭(きょうかく)後壁の内面にある呼気筋），胸横筋（胸郭前壁の内面で剣状(けんじょう)突起を中心に放射状に走る呼気筋）などがある。

3．横隔膜

横隔膜(おうかくまく)は，胸郭下口を塞(ふさ)ぎ，胸腔(きょうくう)と腹腔の境界にある薄い板状の筋で，胸腔に向かって半球状に盛り上がっている。横隔膜は，その周縁から起こる**筋質部**＊と中心にある**腱(けん)中心**＊（腱膜部）からなる（図 4-15）。横隔神経（頸神経叢(そう)の筋枝）の支配を受ける。横隔膜が収縮すると，腹腔に向かって引き下ろされ，胸腔に向かう盛り上がりが減る。その結果，胸腔の内容積が増すと共に，腹腔の内圧（腹圧）を上昇させる。横隔膜は吸気筋であり，この運動による呼吸を腹式呼吸（第７章参照）という。

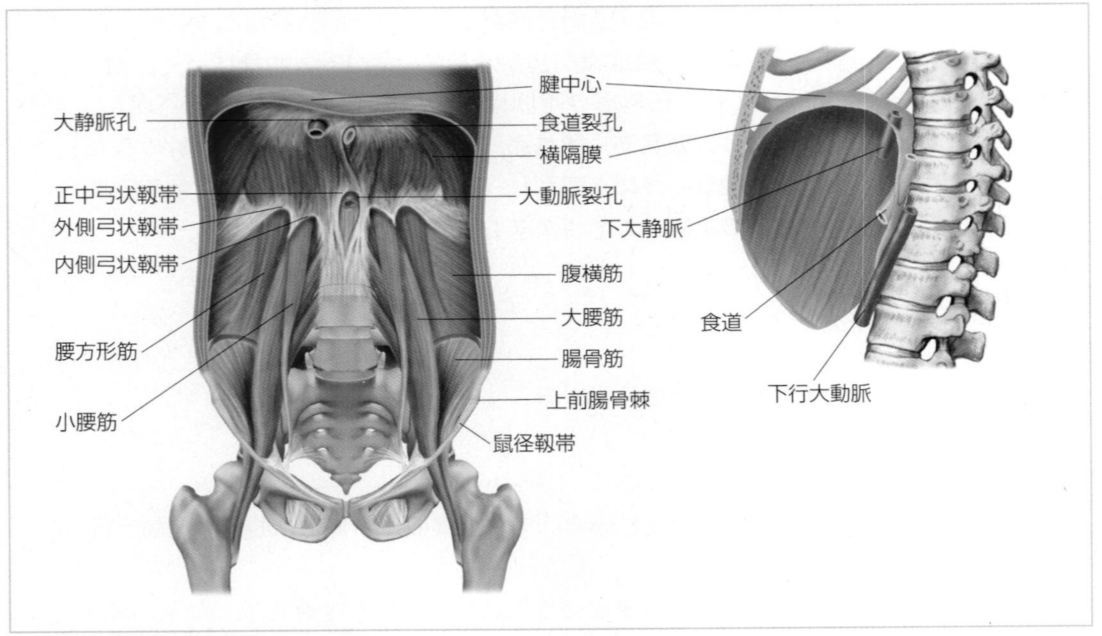

図 4-15 ● **横隔膜と後腹筋**

＊**筋質部，腱中心**：筋質部は**大動脈裂孔**（下行大動脈，胸管が通る），**食道裂孔**（食道，左右迷走神経が通る）の２つの裂孔に貫かれ，腱中心は腎臓のような形の腱板で**大静脈孔**（下大静脈が通る）がある。

F 腹部の筋

腹部の筋は，肋骨弓および第 12 肋骨下縁と骨盤上縁との間に張り，腹腔の壁をつくっている。前腹筋，側腹筋，後腹筋の 3 筋群に分ける。

1．前腹筋

前腹壁の正中線の両側を縦走する幅の狭い筋で腹直筋と錐体筋がある。この筋は脊柱を前屈させ（図 4–11），腹圧を上げる。

腹直筋は，第 5～7 肋軟骨の前面から起こって骨盤の恥骨結合前縁と恥骨結節前縁の間につく強大な筋で，3～4 個の腱画をもつ多腹筋である。強靱な結合組織性の**腹直筋鞘**に包まれている。腹直筋鞘は腹直筋の前面を完全に覆っている（前葉）が，後方では後面の上方約 3/4 のみを覆い（後葉），後葉の下縁を弓状線という。弓状線よりも下方は腹直筋鞘後葉が欠落している。左右の腹直筋鞘は正中で癒合しており，癒合部は白線とよばれる（図 4–16）。

白線の下部と恥骨上枝との間の三角形の小筋を錐体筋といい，腹直筋の働きを助けている（図 3–2 参照）。

2．側腹筋

側腹筋は腹壁の外側部をつくる 3 層の板状の筋で，背側から腹側に向かって横

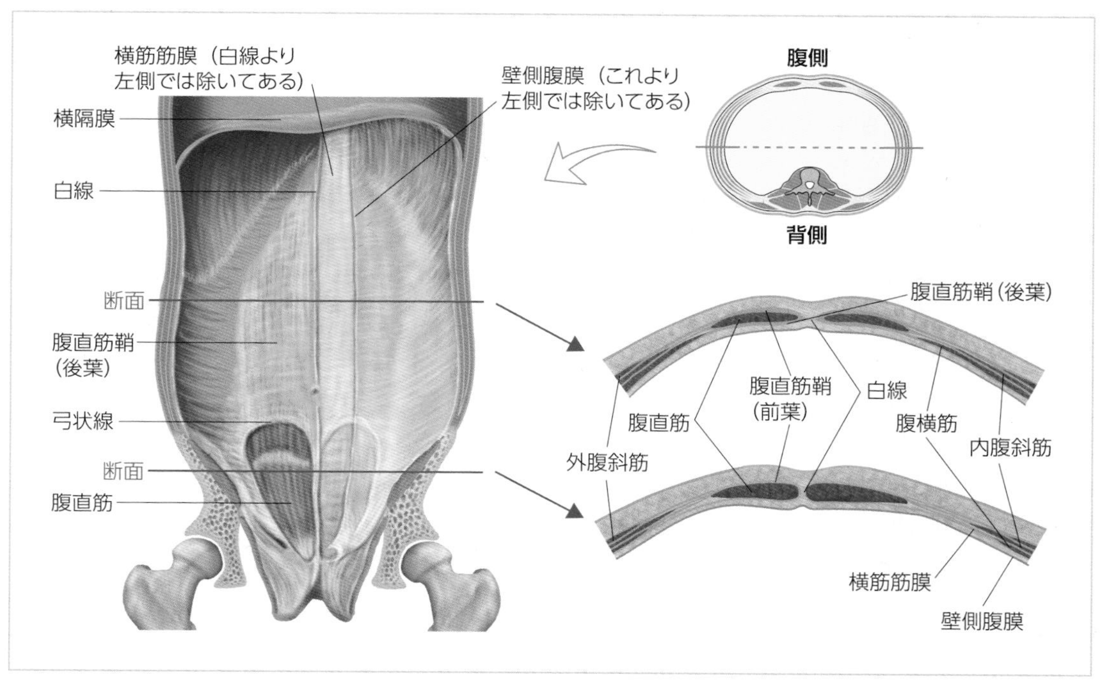

図 4–16 ● 前腹壁（後方より見る）と横断面

1 総論 / 2 人体の構成 / 3 人体の器官系 / 4 運動器系 / 5 体液 / 6 循環器系（脈管系） / 7 呼吸器系 / 8 消化器系 / 9 体温 / 10 泌尿器系 / 11 生殖器系 / 12 内分泌系 / 13 神経系 / 14 感覚器系 / 付 上肢・下肢の構成

走ないし斜走している。浅層より**外腹斜筋**（腹壁外側部を後上方から前下方に向かう），**内腹斜筋**（後下方から前上方に向かう），**腹横筋**（水平に走る）である（図 4–16，図 3–2 参照）。腹側にくると，3つの筋は腱膜様になり，癒合して前腹筋を前後から包む腹直筋鞘をつくる（図 4–16，図 3–2 参照）。肋間神経と腰神経叢の支配を受ける。

●**鼠径靱帯**　外腹斜筋腱膜下縁の肥厚した部分（腱弓）を鼠径靱帯といい，骨盤の上前腸骨棘と恥骨結節との間に張っている（図 4–15）。体表では鼠径溝をつくり，体幹と大腿との境界となる。鼠径靱帯の内側半部の直上で，腹壁を後外上方から前内下方へ貫く管を**鼠径管**という。鼠径管の皮下への出口を**浅鼠径輪**，腹腔側の入口を**深鼠径輪**といい，その中を男性では精索，女性では子宮円索が通る。

鼠径靱帯の下には，外側半に筋裂孔（腸腰筋と大腿神経が通る）があり，内側半には血管裂孔（大腿動脈，大腿静脈が通る）がある。血管裂孔の内側端を大腿輪といい，その中をリンパ管が通る。

3．後腹筋

腹腔の後壁をなし，胸腰筋膜の前方にある。

腰方形筋は長四角形の筋で，腰椎の肋骨突起，第 12 肋骨から出て腸骨稜に付く。腰神経叢の枝により支配される（図 4–15）。**大腰筋**は腰椎から起こり，腸骨窩から起こる腸骨筋と合流して腸腰筋となり，鼠径靱帯外側半の筋裂孔を通って骨盤から出て大腿骨に停止する（図 4–15）。腰神経叢の枝と大腿神経に支配される。

G　背部の筋

1．浅背筋（図 4–17）

椎骨の棘突起から起こり，多くは肩甲骨，一部鎖骨および上腕骨につく筋で，上腕の運動に関係が深い。

僧帽筋は，後頭骨の上項線，頸椎，胸椎の棘突起から起こり，鎖骨の外側部，肩峰，肩甲棘に停止する三角形の筋で，肩を後内方に引く作用がある。副神経と頸神経叢の筋枝の支配を受ける。

広背筋は，背部下方にある三角形の広大な筋で，下位の胸椎，腰椎の棘突起，腸骨稜から起こり，上外方に集まって上腕骨小結節稜につく。上腕を後内方および後下方に引く作用がある。胸背神経の支配を受ける。

肩甲挙筋，**大・小菱形筋**は背面上部にある小筋で，僧帽筋の下層にある。頸椎や上部胸椎から起こり，肩甲骨の内側上方や内側縁に停止する。

2．深背筋

第 1 層は主として胸椎の棘突起から出て肋骨につく筋で，上・下後鋸筋がある。

上項線
頭板状筋
小菱形筋
肩甲挙筋
棘上筋
僧帽筋
肩峰
肩甲棘
三角筋
大菱形筋
棘下筋
小円筋
大円筋
下後鋸筋
広背筋
大殿筋

図 4-17 ● **浅背筋**

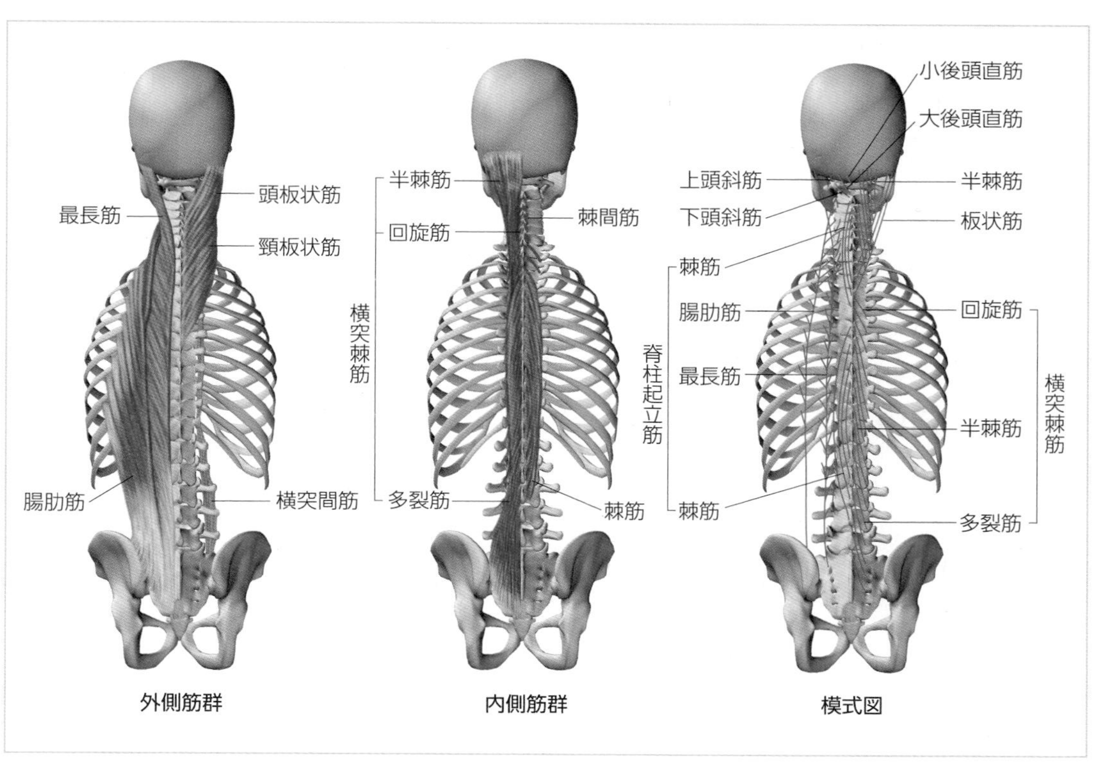

図 4-18 ● **固有背筋**

第２層は頭や脊柱を支え，その運動にかかわる筋群で**固有背筋**ともいわれる。棘突起の両側の溝を走る縦走筋群で，脊髄神経の後枝に支配される。固有背筋には，**板状筋**（頭・頸），長大な**脊柱起立筋**（外側より腸肋筋，最長筋，棘筋），**横突棘筋**（半棘筋，多裂筋，回旋筋）などがある（図 4–18）。固有背筋は棘突起と横突起の間の溝に収まる内側筋群（棘筋，棘間筋や横突棘筋）と，横突起の外側にある，あるいは横突起を乗り越えて外側に停止する外側筋群（腸肋筋，最長筋，板状筋，横突間筋など）にも分けられる。

Ⅲ 上肢の骨と筋

上肢は，体幹から離れて自由に動かすことのできる自由上肢と，自由上肢と体幹を連結している上肢帯に分けられる。

A 上肢骨

上肢骨は上肢帯骨（鎖骨と肩甲骨）と自由上肢骨（上腕骨以遠の骨）とを区別し（図 3–1 参照），片側 32 個の骨からなる（図 4–19）。

1．上肢帯骨

●**鎖骨**　S 字状に彎曲する長骨。内側を胸骨端といい，胸骨柄の鎖骨切痕と連結する（**胸鎖関節**。体幹と上肢を連結する唯一の関節）。外側を肩峰端といい，肩甲骨の肩峰と関節をつくる（**肩鎖関節**）（図 4–20）。

●**肩甲骨**　逆三角形の扁平骨で，脊柱の両側で第 2～8 肋骨の高さに位置する。背面の上部に板状に隆起した**肩甲棘**が横走し，その外側端を**肩峰**という。外側角部に上腕骨頭と関節（肩関節）をつくる浅い**関節窩**があり，その上方に**烏口突起**がある（図 4–21）。

2．自由上肢骨

●**上腕骨**　太い管状の長骨で，中央部の骨幹を上腕骨体という。近位端には半球状の上腕骨頭があり，肩甲骨の関節窩と**肩関節**（球関節）をつくる（図 4–22）。

上腕骨頭の基部を解剖頸といい，解剖頸の外側に大結節，前方に小結節がある。大・小結節から上腕骨体に移行する部位はやや細くなり，骨折しやすいので**外科頸**という。

遠位端はわずかに両側に広がり，内側に**上腕骨滑車**（尺骨の滑車切痕と蝶番関節をつくる），その外側に**上腕骨小頭**（橈骨頭窩と球関節をつくる）がある。遠位端の手前にある内・外側上顆は，前腕の筋の付着部となる。

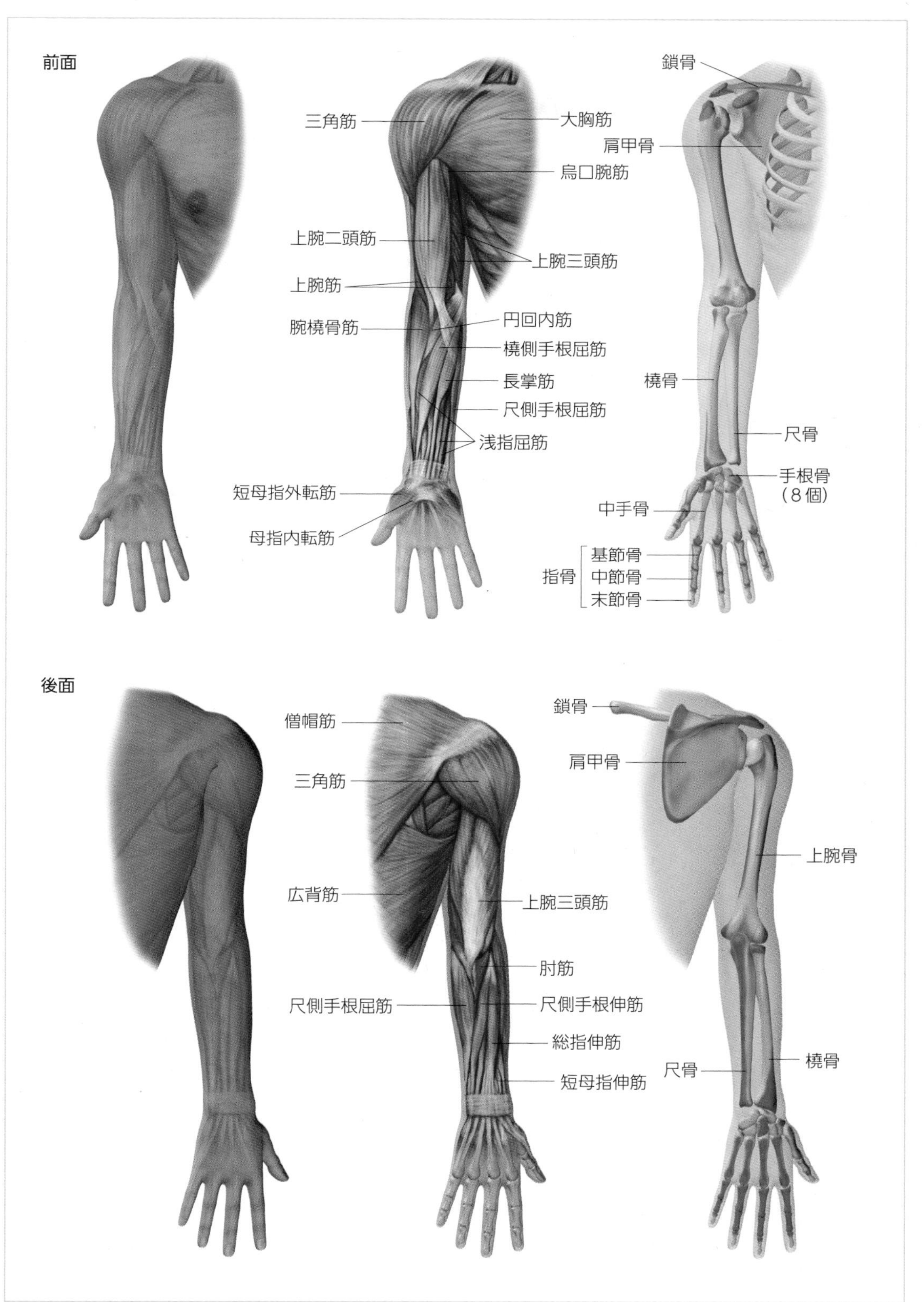

図 4-19 ● 右上肢の骨と筋（骨図の青色部分は体表から触知できる部分）

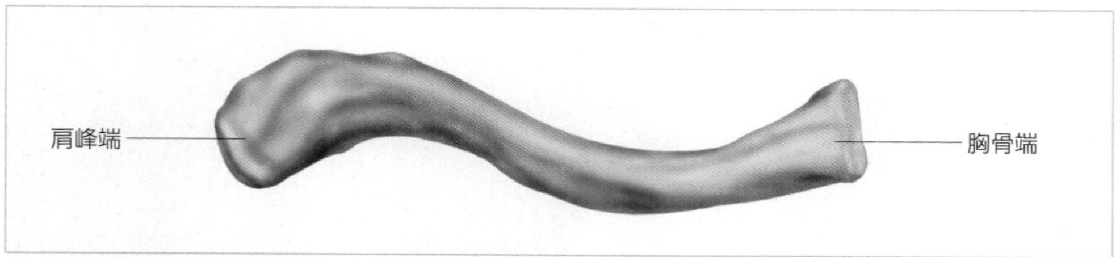

図 4-20 ● **右鎖骨（上方より）**

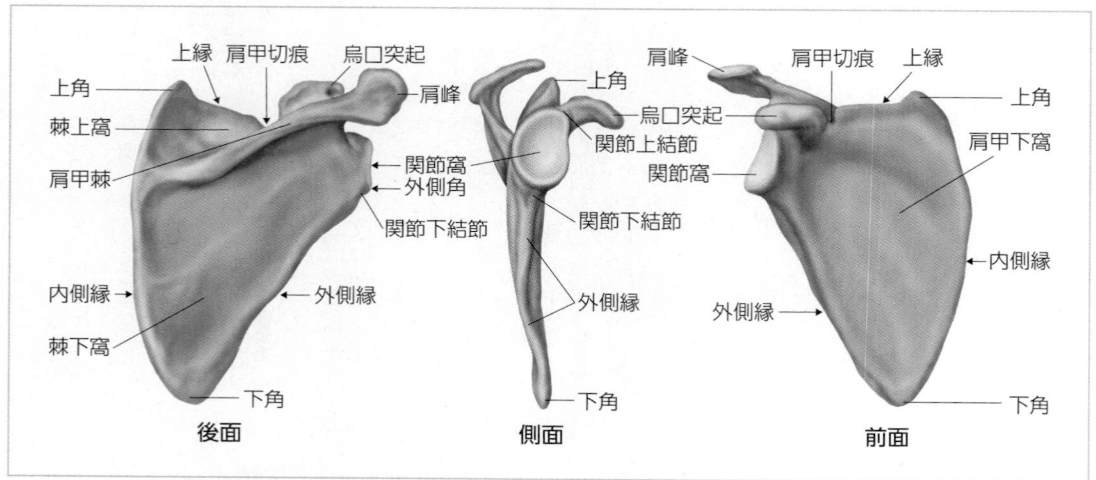

図 4-21 ● **右肩甲骨**

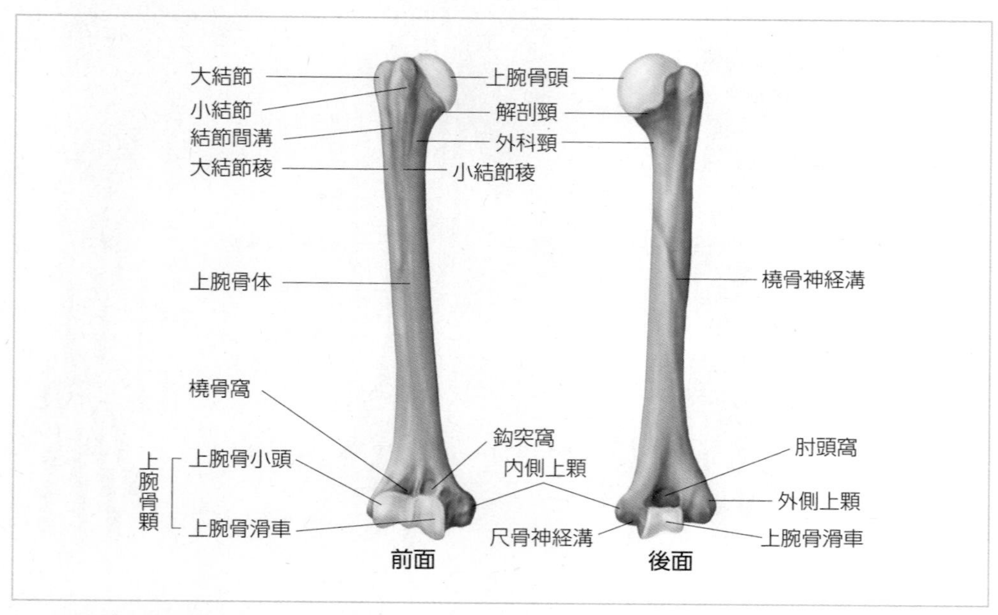

図 4-22 ● **右上腕骨**

●**前腕骨**　前腕には橈骨と尺骨の２本の長骨があり，両者をあわせて前腕骨という。

橈骨は前腕外側にある長骨である。近位端を橈骨頭といい，円板状をしている。橈骨頭の側面には**関節環状面**があり，尺骨の橈骨切痕と**上橈尺関節**（車軸関節）をつくる。また，橈骨頭窩は，上腕骨小頭と**腕橈関節**（球関節）をつくる。いずれも肘関節の形成に参加する。橈骨頭のやや下方の前内側面には上腕二頭筋が停止する橈骨粗面がある。

遠位端は両側に広がり，外側には茎状突起があり，内側には尺骨切痕という凹みがあって尺骨の関節環状面との間に**下橈尺関節**（車軸関節）をつくり，下面は手根関節面（橈骨手根関節）をつくる（図 4–23）。

尺骨は，前腕内側の長骨である。近位端後部に**肘頭**，前部には前方に突出する**鉤状突起**がある。肘頭と鉤状突起の間にある滑車切痕は，上腕骨滑車と**腕尺関節**（蝶番関節）をつくり，肘関節の一部を構成する。遠位端は尺骨頭といい，内側に茎状突起が出ており，外側には橈骨と下橈尺関節をつくる関節環状面がある。

●**手根骨**　８個の短骨で構成され，４個ずつ２列に配列し，互いに手根間関節をつくる（図 4–24）。

- 近位手根骨：外側から舟状骨，月状骨，三角骨，豆状骨があり，橈骨の手根関節面と橈骨手根関節（楕円関節）をつくる。
- 遠位手根骨：外側から大菱形骨，小菱形骨，有頭骨，有鉤骨が並び，中手骨底と手根中手関節をつくる。

●**中手骨**　５個の小管状骨で，母指側から第１・２・３・４・５中手骨という。近位側より底・体・頭を区別し，中手骨頭は基節骨底と中手指節関節（球関節）をつくる。

●**指骨**　指骨のうち，母指は基節骨・末節骨の２節，他指は基節骨・中節骨・末節

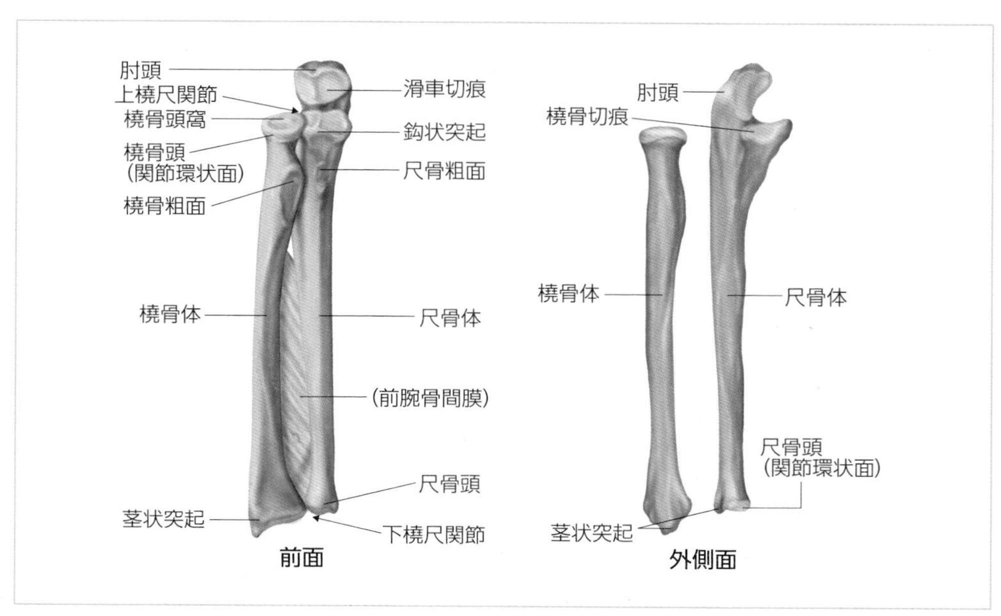

図 4–23 ● 右前腕骨

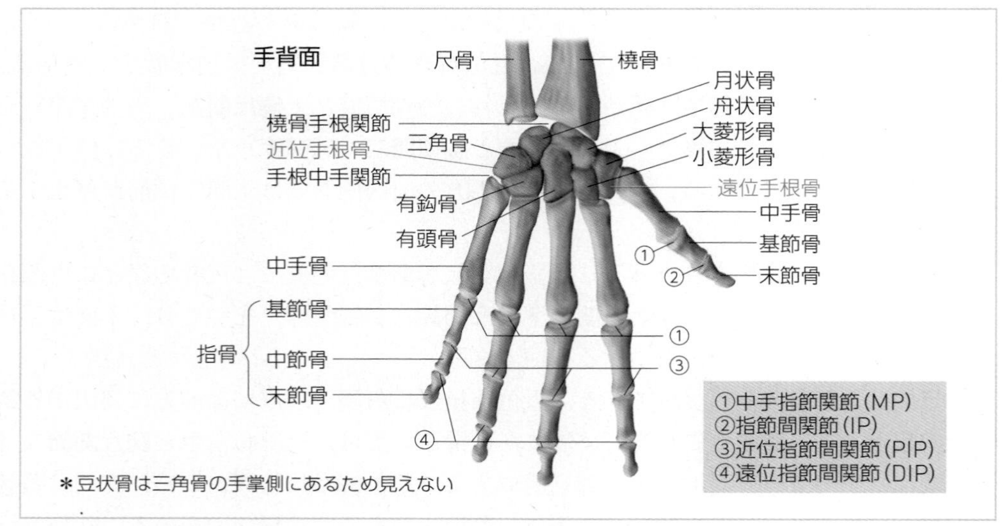

図 4-24 ● 右の手骨

骨の３節からなり，各指節間には指節間関節（蝶番関節）がある。

3．肩関節

肩甲骨関節窩と上腕骨頭の間の球関節。関節窩の周囲は線維軟骨性の関節唇で拡張されているが，関節窩は浅く靭帯による結合も少ないため，可動性が大きい反面，脱臼しやすい。関節腔内を上腕二頭筋長頭の腱が貫いている。肩関節の運動については図 4-25 を参照。

4．肘関節

上腕骨，橈骨，尺骨の間にある腕尺関節，腕橈関節，上橈尺関節が共通の関節腔をもって１つの関節包で包まれており，全体として**肘関節**とよばれる。肘関節における上腕と前腕の間の運動は，蝶番関節の腕尺関節による屈伸運動であり，腕橈関節の関与は少ない。上橈尺関節は車軸関節で，前腕骨遠位端間の下橈尺関節とともに前腕の回内・回外運動を可能にしている（図 4-26，付章の図 3 参照）。

B　上肢の筋

上肢帯の筋，上腕の筋，前腕の筋，手の筋の４群からなり，腕神経叢の支配を受ける。また，肩甲骨や上腕骨の運動には浅胸筋と浅背筋も関与している。

1．上肢帯の筋

主に肩甲骨から起こり上腕骨につく（図 4-27）。

三角筋（腋窩神経）は，外側より肩関節を覆う筋で，肩甲棘，肩峰，鎖骨の外側

相対的に動く部位 関節名	運動方向	
上肢 胸鎖関節	屈曲	屈曲 伸展
	伸展	
	挙上	挙上 引下げ
	引下げ	
上腕 肩関節	屈曲(前方挙上)	屈曲 0 伸展
	伸展(後方挙上)	
	外転(側方挙上)	90 外転 0 内転
	内転	
	外旋	1. 外旋 内旋
	内旋	2. 外旋 内旋
	水平屈曲	水平伸展 0 水平屈曲
	水平伸展	
前腕 肘関節	屈曲	屈曲 90 伸展
	伸展	
前腕 橈尺関節	回内	0 回外 回内
	回外	
手 手根関節	背屈	0 背屈 掌屈
	掌屈	
	橈屈	橈屈 尺屈
	尺屈	

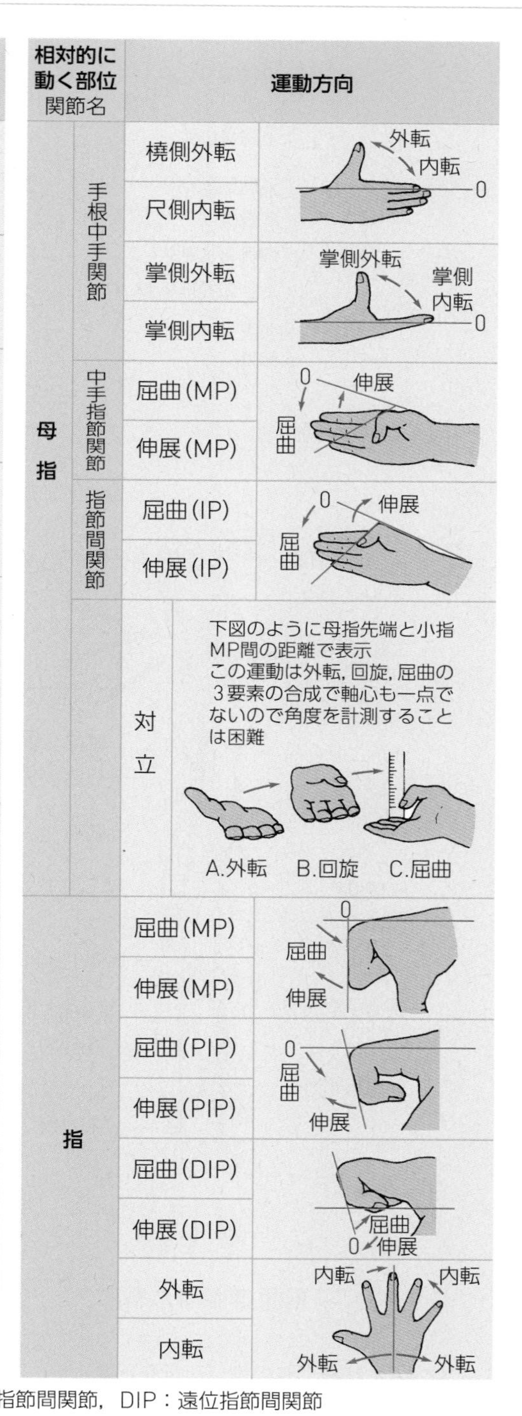

相対的に動く部位 関節名		運動方向	
母指	手根中手関節	橈側外転	外転 内転 0
		尺側内転	
		掌側外転	掌側外転 掌側内転 0
		掌側内転	
	中手指節関節	屈曲(MP)	0 伸展 屈曲
		伸展(MP)	
	指節間関節	屈曲(IP)	0 伸展 屈曲
		伸展(IP)	
		対立	下図のように母指先端と小指MP間の距離で表示 この運動は外転，回旋，屈曲の3要素の合成で軸心も一点でないので角度を計測することは困難 A.外転 B.回旋 C.屈曲
指		屈曲(MP)	0 屈曲 伸展
		伸展(MP)	
		屈曲(PIP)	0 屈曲 伸展
		伸展(PIP)	
		屈曲(DIP)	屈曲 0 伸展
		伸展(DIP)	
		外転	内転 内転 外転 外転
		内転	

MP：中手指節関節，IP：指節間関節，PIP：近位指節間関節，DIP：遠位指節間関節

図 4-25 ● 上肢・手指の運動

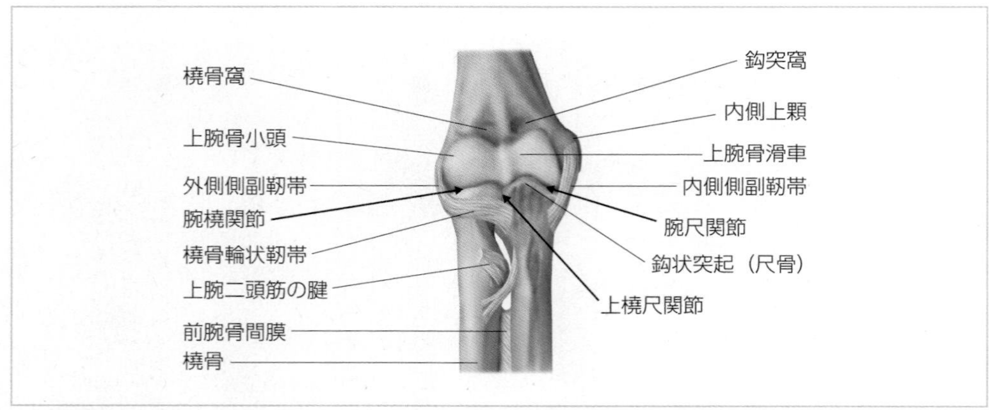

図 4-26 ● **肘関節**

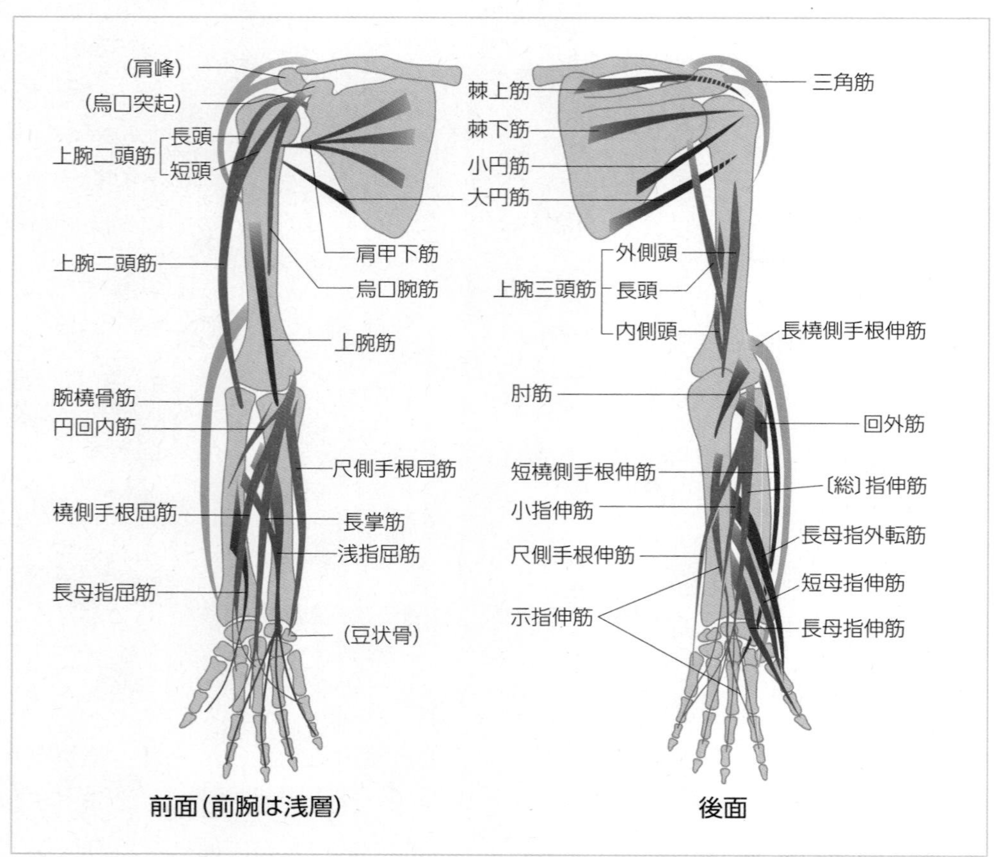

図 4-27 ● **右上肢の筋（走行を示す）**

1/3から起こり，上腕骨（じょうわん）体の中央部に付く。上腕を外転させる。肩甲骨（けんこうこつ）の背側からは，棘（きょく）上筋と棘下筋（共に肩甲上神経）が起こり，外側縁より小円筋（腋窩（えきか）神経）が，下角から大円筋（肩甲下神経）が起こる。棘上筋は外転，棘下筋，小円筋は外旋（がいせん）の働きをもち，肩甲骨の腹側面からは肩甲下筋（肩甲下神経）が起こる。大円筋，肩甲下筋は上腕の内転，内旋の働きがある（図 4–25）。

2．上腕の筋

前面の**屈筋群**（筋皮神経の支配）と後面の**伸筋群**（橈骨神経の支配）に分けられる。両群は密な結合組織である内・外側筋間中隔により隔てられる。

●**屈筋群**　主に前腕の屈曲を行う。**上腕二頭筋**，上腕筋，烏口腕筋（上腕を屈曲させる）がある。上腕二頭筋は，いわゆる力こぶをつくる筋肉で，その長頭は肩甲骨関節上結節，短頭は烏口突起から起こり，橈骨粗面に付く（図 4–27）。

●**伸筋群**　主に前腕の伸展を行う。**上腕三頭筋**と肘筋がある。上腕三頭筋は，名前のとおり３頭あり，肩甲骨（長頭：関節下結節）および上腕骨（内・外側頭：橈骨神経溝の内・外側）より起こり，尺骨の肘頭に付く（図 4–27）。

3．前腕の筋

前腕の前面にある**屈筋群**と後面にある**伸筋群**（橈側および背側）とからなる。屈筋群は正中神経または尺骨神経，伸筋群は橈骨神経の支配を受ける。

●**屈筋群**　手指の屈曲運動や前腕の回内運動を行う。上腕骨内側上顆と前腕骨の前面から起こる。浅層には外側より円回内筋，橈側手根屈筋，長掌筋，浅指屈筋，尺側手根屈筋が並び（図 4–27），深層には深指屈筋，長母指屈筋，方形回内筋がある。

●**伸筋群**　上腕骨の下端と前腕骨の後面から起こる筋で，前腕橈側および背側にある。主に手指の伸展運動と前腕の回外運動を行う。

- 橈側の筋：上腕骨外側縁および外側上顆とその付近から起こり下行する筋で，前腕橈側の隆起をつくる。前方から後方に向かって腕橈骨筋，長・短橈側手根伸筋が並ぶ（図 4–27）。
- 背側の筋：浅層は外側上顆，肘関節包，尺骨上部後面から起こる。〔総〕指伸筋，小指伸筋，尺側手根伸筋が橈側より尺側に並ぶ。深層は尺骨背面と前腕骨間膜の背面から起こり下外方に走る。上方から下方へ回外筋，長母指外転筋，短・長母指伸筋，示指伸筋がある（図 4–27）。

4．手の筋

手根骨と中手骨から起こって指骨に向かう筋で大半が掌側にある。背側には背側骨間筋があるのみで，前腕からくる伸筋の腱が走っている。

掌側の筋は手掌腱膜の下にあって，母指球（母指に向かう手掌のふくらみ）をつくる母指球筋，小指球（小指に向かう手掌のふくらみ）をつくる小指球筋および手掌中央部にある中手筋（虫様筋，骨間筋）に大別する。

手の筋は，前腕の筋と協力して，手指の細かい運動を行う。正中神経と尺骨神経の支配を受ける。

Ⅳ 下肢の骨と筋

下肢(かし)も上肢と同様に，体幹から離れて自由に動かすことのできる自由下肢と，自由下肢と体幹を連結している下肢帯に分けられる。

A 下肢骨

下肢骨は下肢帯にある下肢帯骨（寛骨(かんこつ)）と自由下肢骨（大腿骨(だいたいこつ)以遠の骨）を区別し（図 3-1 参照），左右各 31 個の骨からなる（図 4-28）。左右の寛骨は仙骨，尾骨と共に骨盤を形成している。

1．下肢帯骨

●**寛骨**　腸骨，恥骨(ちこつ)，坐骨(ざこつ)の 3 個の骨が骨結合（軟骨(なんこつ)結合が骨化）したもので，外側にある大きなくぼみの**寛骨臼(きゅう)**には大腿骨頭がはまり，**股(こ)関節**（球(きゅう)関節）をつくる。

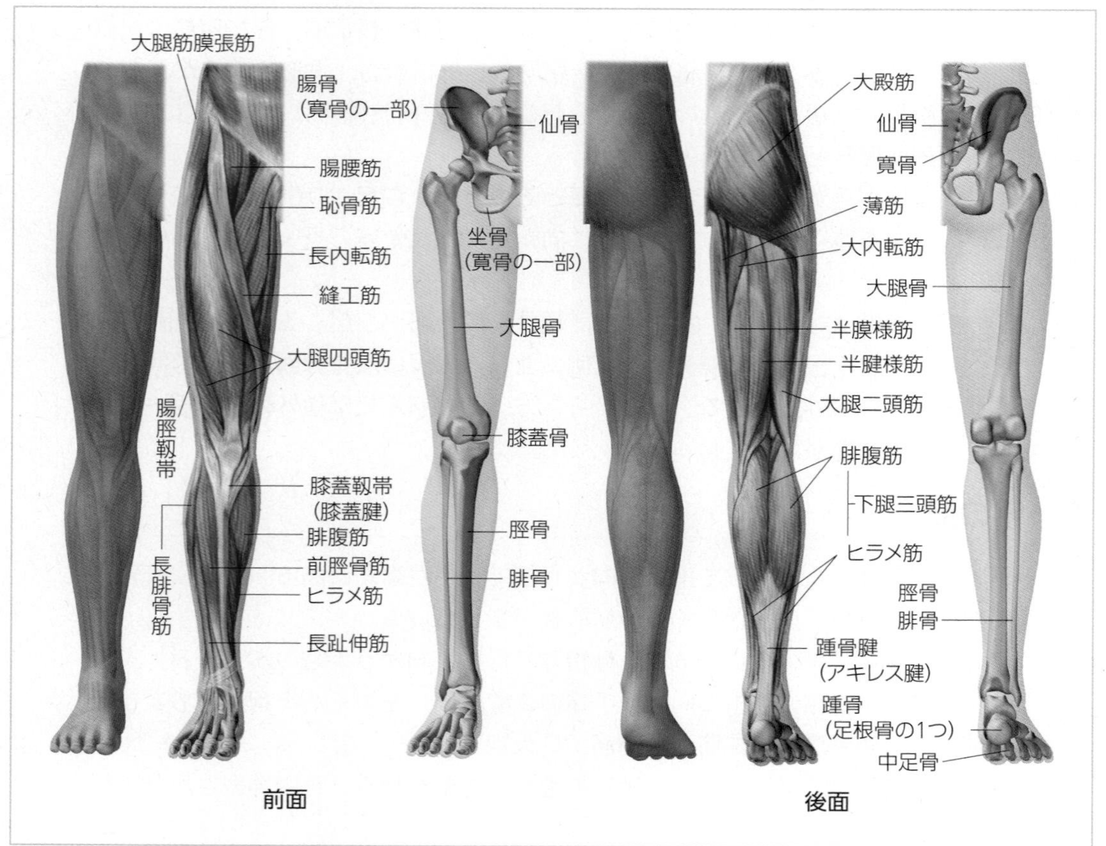

図 4-28 ● 右下肢の骨と筋（骨図の青色部分は体表から触知できる部分）

また前下方に閉鎖孔という大きい孔があるが，生体では閉鎖膜（結合組織性）で閉ざされている（図 4-29）。

- 腸骨：寛骨の上半部を占める扁平骨で，寛骨臼をつくる腸骨体と，その上部を占める腸骨翼からなる。腸骨翼の上縁を**腸骨稜**といい，腰の左右に骨が張り出している部分である。腸骨稜の前端を上前腸骨棘，下方の突出部を下前腸骨棘という。腸骨翼外側面の**殿筋面**には外骨盤筋がつき，内側面の**腸骨窩**には腸骨筋がつく（図 4-29）。後方の耳状面は仙骨の耳状面と仙腸関節（半関節）をつくる（図 4-30）。
- 恥骨：寛骨の前下部を占める。内側上縁には恥骨結節（鼠径靱帯がつく）がある。左右の恥骨は正中線で線維軟骨により結合（恥骨結合）する（図 4-30）。
- 坐骨：寛骨の後下部を占める。後下方は肥厚して**坐骨結節**をつくる。坐骨結節は多数の筋の起始部となり，座る際に座面に接する部位である。坐骨結節の後方には前方の小坐骨切痕，後方の大坐骨切痕という 2 つの切れ込みがあり，この間

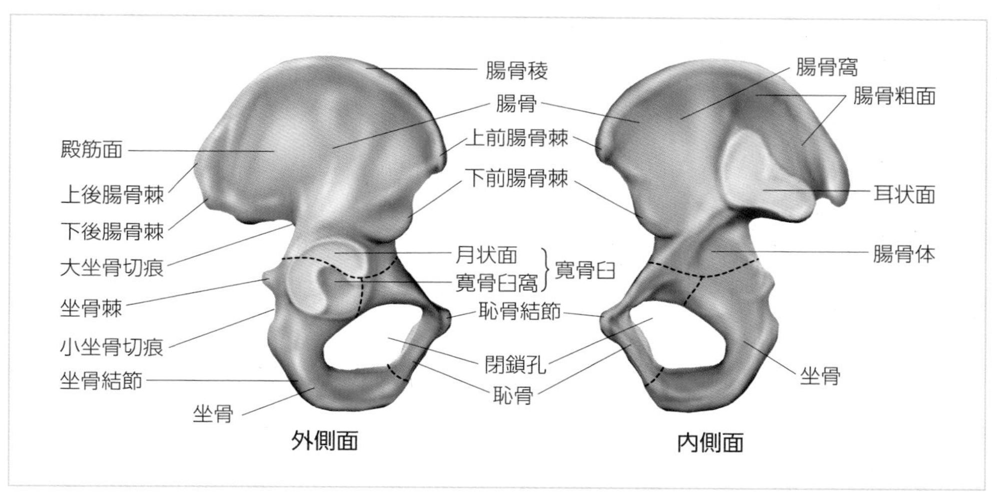

図 4-29 ● **寛骨（右）**

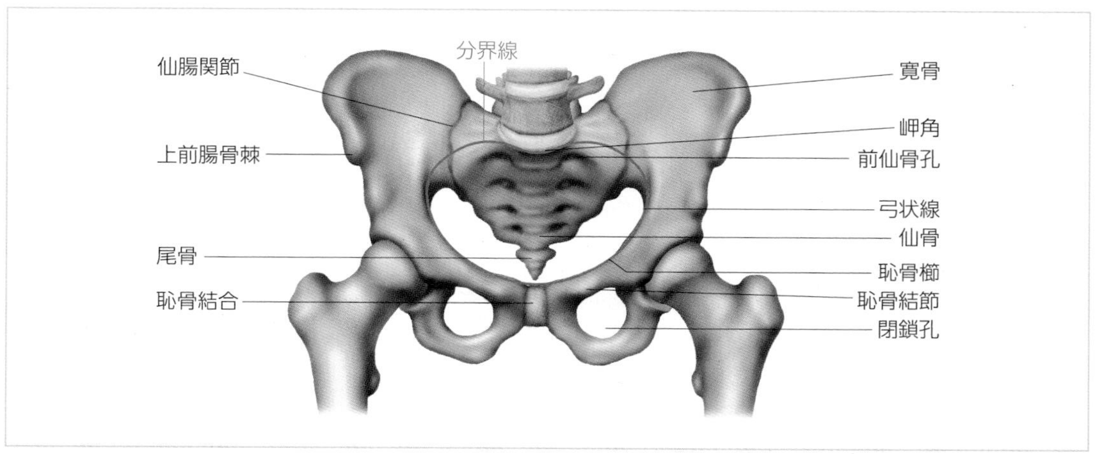

図 4-30 ● **女性骨盤（前上方から見る）**

には鋭い坐骨棘がある（図 4–29）。生体では，仙骨と坐骨結節，坐骨棘の間に仙棘靱帯と仙結節靱帯が張り，それぞれ小坐骨孔，大坐骨孔となる。

2．骨盤

左右の寛骨と仙骨および尾骨で構成される。骨盤は岬角から弓状線，恥骨櫛，恥骨結節上縁を結ぶ稜線である**分界線**によって，その上方の**大骨盤**と下方の**小骨盤**とに分ける。大骨盤は腹部内臓を支え，小骨盤は**骨盤腔**ともいい，骨盤内臓を入れる。また小骨盤の上下の出入口をそれぞれ骨盤上口・下口という（図 4–30，31，図 11–10 参照）。

●**骨盤の性差**　骨盤は全身の骨格のなかで最も**性差**がはっきり現れる。その主なものは次のとおりである。①全体として女性は曲線的，男性は角張って頑強にみえる。②女性の骨盤は浅く，骨盤上口・下口の諸径が男性よりも大きい。③女性の恥骨下角（約 110°）は，男性（約 60°）よりも大きい。④女性は仙骨の彎曲度が男性よりも小さい。⑤女性は骨盤上口が横楕円形で，男性はハート形である。

以上の性差は胎生期から始まるが，思春期になって著明となる。いずれも女性の骨盤が妊娠中は胎児を支え，出産時には骨盤腔が**産道**になるという，妊娠と分娩に適した形をとっているからである*。

3．自由下肢骨

●**大腿骨**　**大腿骨**は，人体で最大の長骨である。近位端には内上方に向かって半球状に突出した**大腿骨頭**があり，これに続く大腿骨頸，頸の基部で外側に向かう大きな突起の**大転子**，内側に**小転子**がある。この大・小転子は筋の付着部となる。中央部は大腿骨体という。遠位端は内・外側に広がって前後にも厚くなり，それぞれ**内側顆**, **外側顆**という。また, 大腿骨体後面には X 字状の粗線（筋の付着部）がある（図 4–32）。

●**膝蓋骨**　**膝蓋骨**は，膝関節の前側に位置し，大腿四頭筋腱の中に含まれる大きい種子骨である（図 4–3 参照）。

●**下腿の骨**　下腿には 2 本の長骨があり，内側の太いほうを**脛骨**，外側の細いほう

＊骨盤の諸径は骨盤腔の形と大きさを数字として表すために定められており，経腟分娩の可否を判断するための指標となる。そのうち，最も重要なのは産科的結合線（真結合線）で，骨盤腔の正中径で最も狭い場所である。この数値によって胎児の頭部が産道を通れるかどうかの判断がなされる。しかし，生体では産科的結合線を測定するのは容易ではないので，対角結合線を測り，これから 2cm を引いて産科的結合線としている。

・骨盤上口：解剖学的結合線（岬角中央－恥骨結合上縁）
　産科的結合線（真結合線）（岬角中央－恥骨結合後面までの最短距離）: 正常骨盤では 10.5～12.5cm（平均 11.5cm）[1)]
　対角結合線（岬角中央－恥骨結合下縁）
　横径（左右の分界線間の最大径）: 正常骨盤では 11.5～13.0cm（平均 12.3cm）[2)]
　斜径（片側の仙腸関節－反対側の腸恥隆起間）
・骨盤腔　：最小横径（左右の坐骨棘間）
・骨盤下口：前後径（尾骨尖－恥骨結合下縁），横径（左右の坐骨結節間）

を**腓骨**という（図 4–33）。両骨は近位端の近くで脛腓関節をつくるが，遠位端では脛腓靱帯結合によって結合し，距骨と距腿関節（ラセン関節）をつくる。また，遠位端では脛骨は**内果**（内くるぶし），腓骨は**外果**（外くるぶし）をつくる。脛骨上方の前面には大腿四頭筋の停止腱である膝蓋靱帯が付着する脛骨粗面がある。脛骨

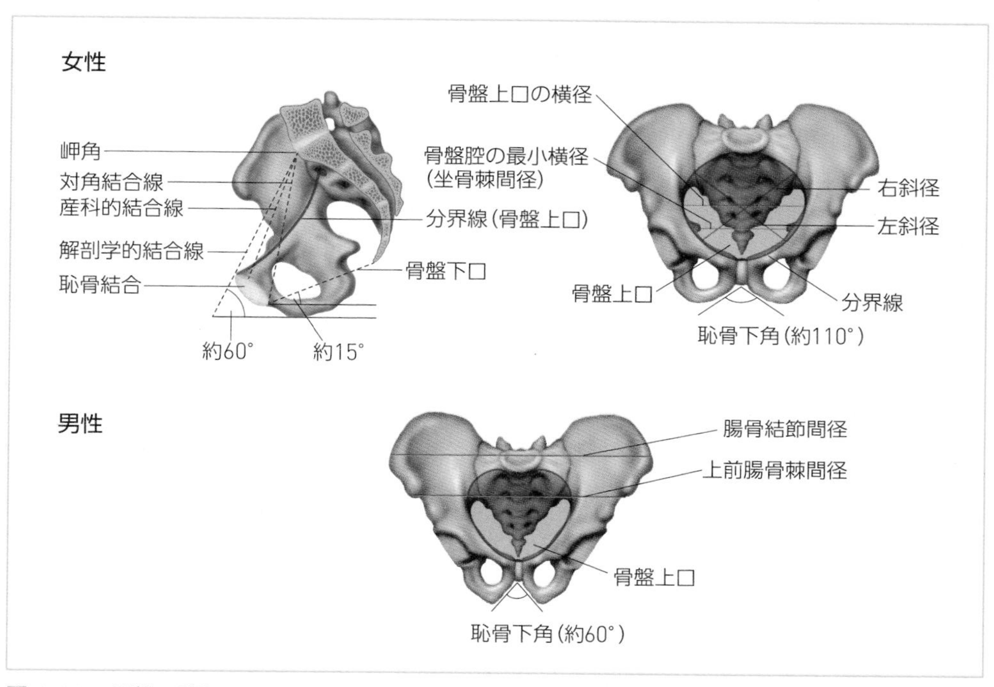

図 4–31 ● **骨盤の諸径**

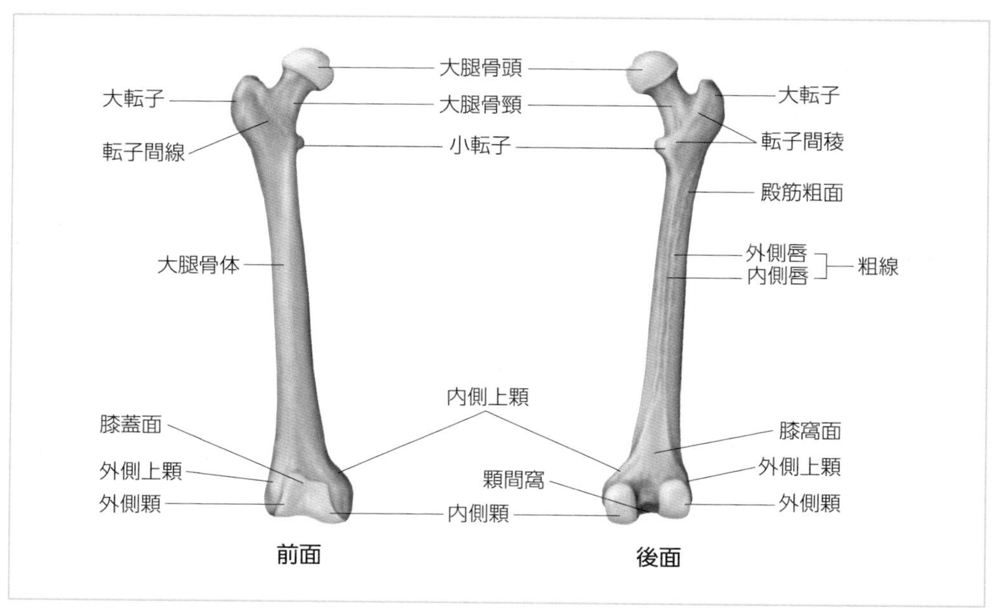

図 4–32 ● **右大腿骨**

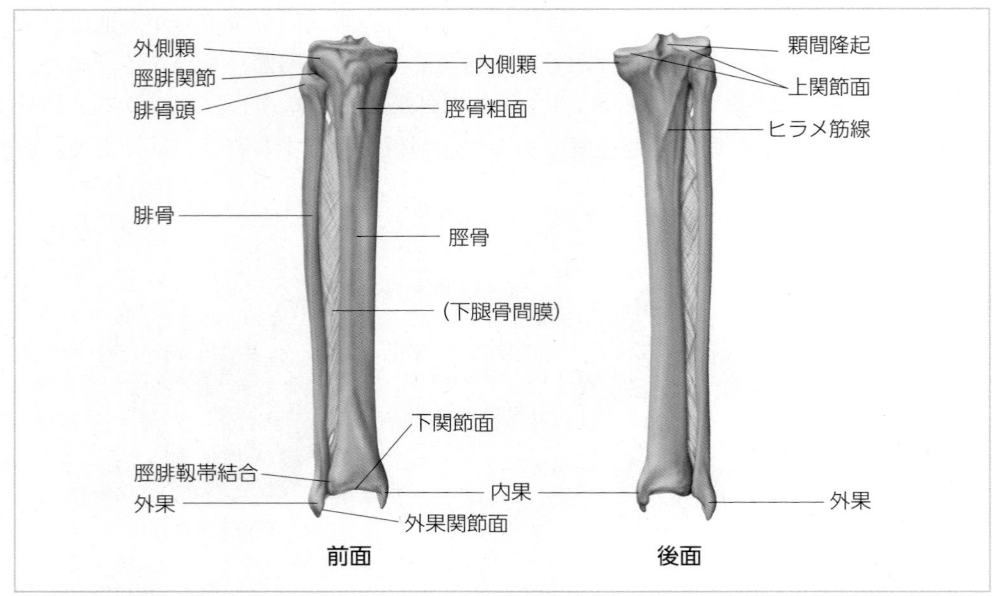

図 4-33 ● **脛骨と腓骨**

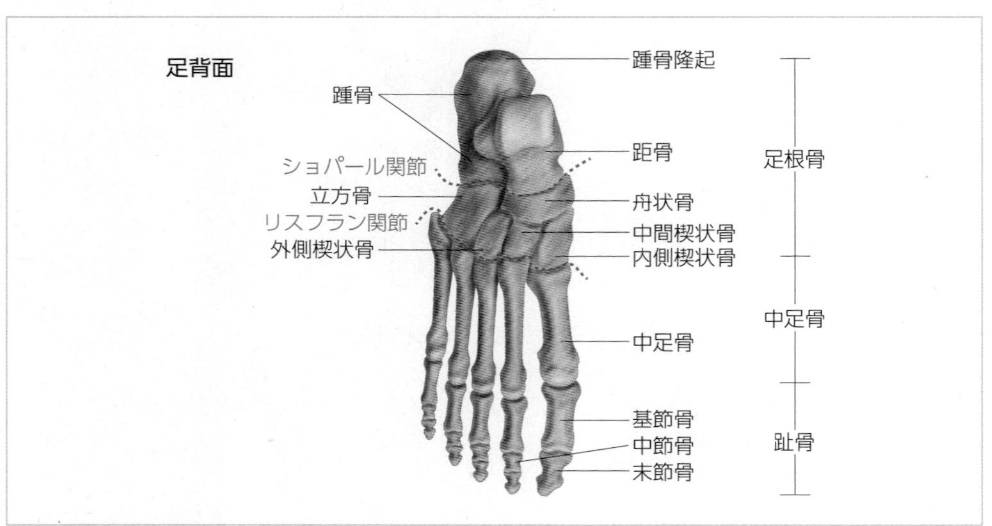

図 4-34 ● **足の骨**

の近位端は大腿骨(だいたいこつ)の内・外側顆(か)，膝蓋骨(しつがいこつ)と膝関節をつくる。腓骨は膝関節に参加しない。

●**足根骨**(そっこんこつ)　**足根骨**は，近位列と遠位列に分けられる。近位列は距骨，踵骨(しょうこつ)の２骨からなる。距骨は下腿骨と距腿関節をつくり，踵骨はかかとをつくる。遠位列は舟状(しゅうじょう)骨，内側楔状骨(けつじょうこつ)，中間楔状骨，外側楔状骨，立方骨の５骨からなる。舟状骨を除く４骨は中足骨と関節をつくる。距骨と舟状骨間および踵骨と立方骨間の２つの関節を合わせて横足根関節（ショパール関節）という（図 4-34）。

●**中足骨**　**中足骨**は，５本の小長骨からなり，中手骨に類似している。足根骨遠位列の４骨との間で足根中足関節（リスフラン関節）をつくる。

●**足の趾骨（指骨）**　足の趾骨は手と同様に母趾は２節，他趾はそれぞれ３節からなり，関節も手と同様である（図 4–34）。

4. 股関節

股関節は寛骨の寛骨臼と大腿骨頭との間の球関節である。関節窩が非常に深く，関節包がいくつかの靱帯で補強されているとともに，大腿骨頭の先端部から寛骨臼の下縁に向かう大腿骨頭靱帯がある。これらの靱帯によって脱臼が起こるのを防止しているが，同時に運動も制限されている（図 4–35）。

5. 膝関節

膝関節は大腿骨の下端と脛骨の上端と膝蓋骨の間の関節であるが，実質的には大腿骨と脛骨の間の関節で１軸性の蝶番運動を行う。関節窩となる脛骨上端の関節面は浅い凹みであり，内側と外側にある半円形の関節半月（内側半月と外側半月）が凹みを深くしている。関節包が内側側副靱帯，外側側副靱帯などの靱帯で補強されているのに加え，前面には大腿四頭筋の腱，膝蓋骨，膝蓋靱帯があり，さらに大腿骨と脛骨の間には膝十字靱帯（前十字靱帯と後十字靱帯）という関節内靱帯があって，脱臼を防いでいる（図 4–3，付章図 8 参照）。

相対的に動く部位 関節名	運動方向	
大腿 股関節	屈曲	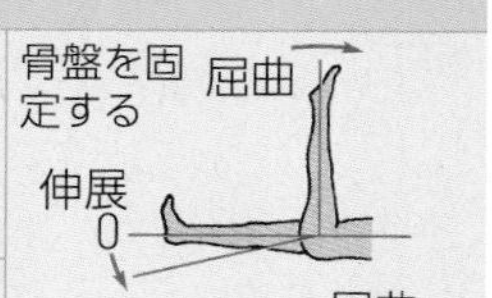 骨盤を固定する　屈曲　伸展　0
	伸展	屈曲
	外転	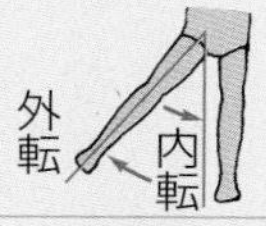 外転　内転
	内転	
	外旋	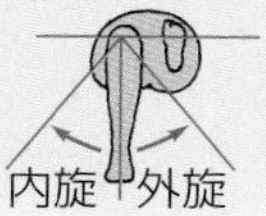 内旋　外旋
	内旋	

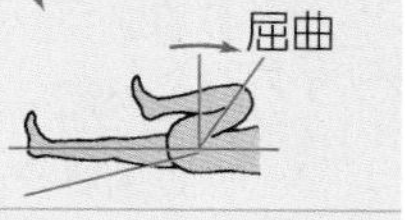

相対的に動く部位 関節名	運動方向	
下腿 膝関節	屈曲	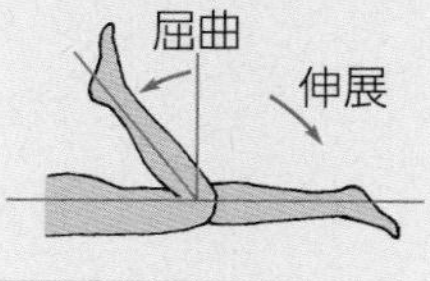 屈曲　伸展
	伸展	
	外旋	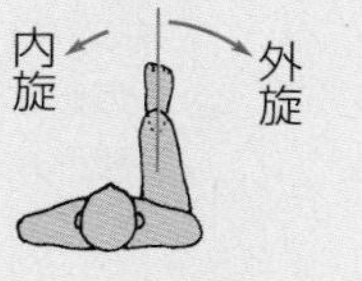 内旋　外旋
	内旋	
足 距腿関節	背屈	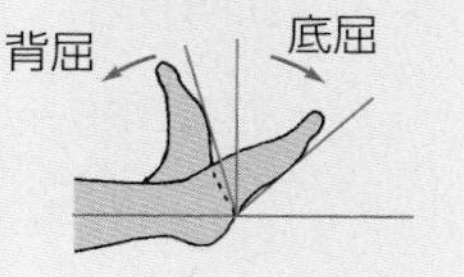 背屈　底屈
	底屈	

図 4–35 ● **下肢の運動**

B　下肢の筋

下肢帯の筋，大腿の筋，下腿の筋，足の筋の 4 群に分ける（図 4–36）。

1．下肢帯の筋

下肢帯およびその付近から起こって，大腿骨につく。内骨盤筋と外骨盤筋に分け，外骨盤筋はさらに殿筋群と外旋筋群に分けられる。

●**内骨盤筋**　内骨盤筋の**腸腰筋**は**腸骨筋**（腸骨窩から起こる）と**大腰筋**（第 12 胸椎と全腰椎から起こる）が合わさったもので，鼠径靱帯の下方外側部の筋裂孔を通って大腿骨の小転子につく（図 4–37，図 4–15 参照）。大腿を前方に挙上（屈曲）し，大腿が固定されている場合には体幹を前方に屈曲する働きがある（図 4–36）。ほかに小腰筋（大腰筋の前面の小筋）がある（図 4–37）。

●**外骨盤筋**　外骨盤筋の**殿筋群**には浅層より大腿筋膜張筋（腸脛靱帯を経て，脛骨の

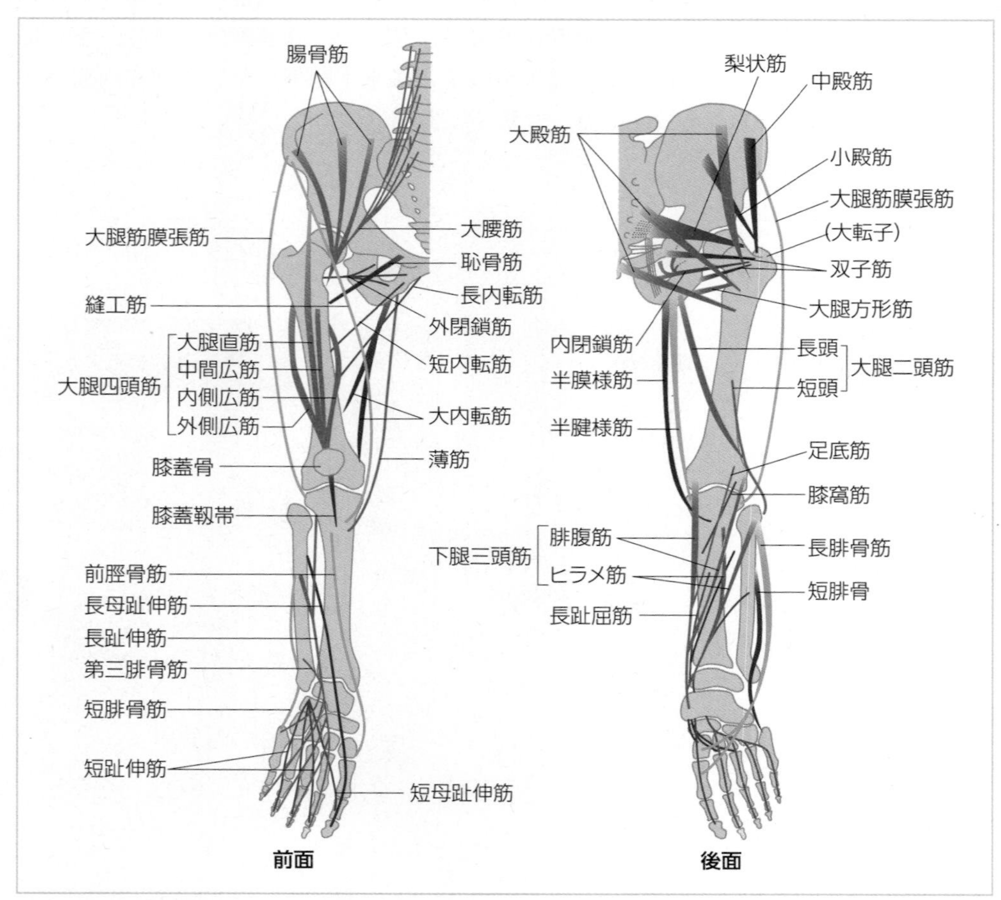

図 4–36 ● 下肢の筋（走行を示す）

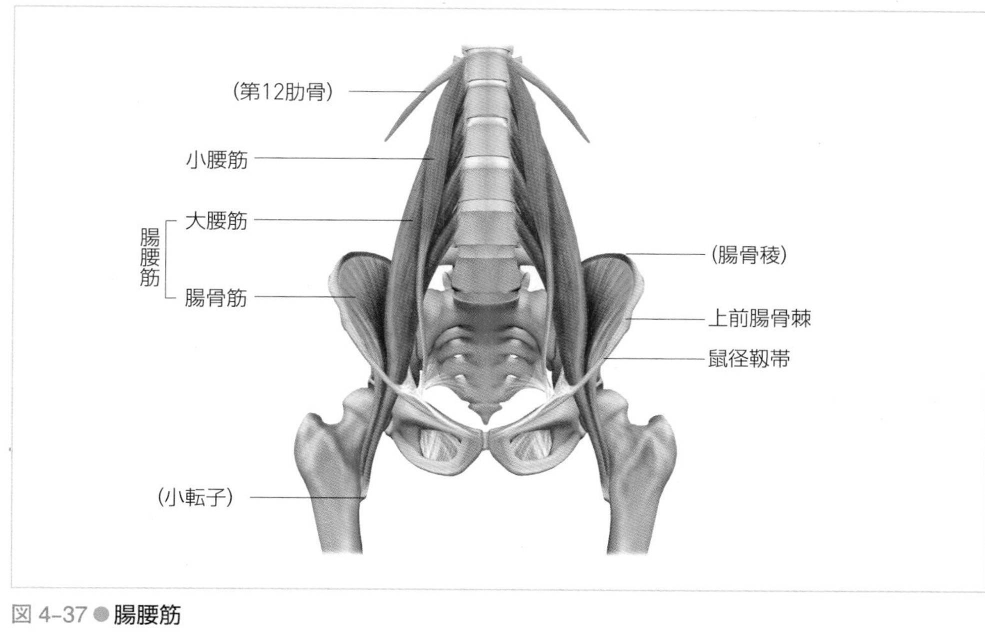

図 4-37 ● **腸腰筋**

外側顆につく)，**大殿筋**（仙骨と腸骨から起こり大腿骨の殿筋粗面につく殿部の強大な筋)（図 4-28 参照)，**中殿筋**（腸骨から起こり大転子につく)，**小殿筋**（腸骨から起こり大転子につく）がある。これらの筋群では，大腿もしくは体幹の伸展と大腿の外旋（大殿筋)，大腿の外転と内旋（中殿筋と小殿筋）などの働きがある。

外旋筋群では，梨状筋（仙骨前面から起こり大坐骨孔を通って骨盤外に出て，大転子上端につく。この筋によって，大坐骨孔は梨状筋上孔と下孔に 2 分される)，内閉鎖筋，双子筋，大腿方形筋がある（図 4-36，図 3-3 参照)。これらは大腿の外旋を行う。

2．大腿の筋

前面にある伸筋群，内側にある内転筋群，後面にある屈筋群の 3 群に分ける。伸筋群は大腿神経，内転筋群は主に閉鎖神経，屈筋群は坐骨神経の支配を受ける。

● **伸筋群**　大腿の**伸筋群**には**縫工筋**（上前腸骨棘－脛骨粗面内側）と**大腿四頭筋**（四頭筋で，それぞれを大腿直筋，外側広筋，中間広筋，内側広筋という。筋尾が 1 つに集まり，膝蓋靱帯となって脛骨粗面につく。この筋の種子骨が膝蓋骨である）がある（図 4-28 参照)。これらは主に大腿の屈曲（大腿直筋）と下腿の伸展を行う。

● **内転筋群**　大腿の**内転筋群**は寛骨の恥骨枝上縁から坐骨枝下縁にいたる閉鎖孔の前縁の前面から起こって下外方に斜走し，多くは大腿骨粗線の内側につく。外閉鎖筋，恥骨筋，短内転筋，長内転筋，大内転筋，薄筋，などがある（図 4-28，図 4-36 参照)。これらは主に大腿の屈曲と内転，外旋を行い，大内転筋の下部は大腿の伸展に働く。

●**屈筋群** 後側の**屈筋群**には**大腿二頭筋**（長頭：坐骨結節，短頭：大腿骨後面より起こり，腓骨の上端につく），半腱様筋，半膜様筋（共に坐骨結節より起こり脛骨上端につく）がある（図 4-28，36 参照）。これらは下腿の屈曲と大腿の伸展を行う。

3．下腿の筋

前面にある**伸筋群**，外側にある**腓骨筋群**，後面にある**屈筋群**の３群を分ける。

●**下腿の伸筋群** 脛骨外側面，下腿骨間膜，腓骨前面などから起こり，下腿前面外側半部を下行し，その腱は上・下伸筋支帯[*]の下をくぐって足に至り，足根骨や趾骨に至る。前脛骨筋，長母趾伸筋，長趾伸筋，第三腓骨筋（腓骨筋という名前がついているが，長趾伸筋の一部で，外側より分離した小筋）があり，深腓骨神経の支配を受ける（図 4-28 参照）。これらは足を足背側に曲げ（背屈），足の指を伸展する。

●**腓骨筋群** 長・短腓骨筋がある。いずれも腓骨から起こってその外側を下行し，腱は上・下腓骨筋支帯（外果付近の前上方から後下方に向かう上下２つの支帯）の下をくぐって外果の後ろから下にまわって足底につく（図 4-28，36 参照）。浅腓骨神経の支配を受ける。足を底側に曲げ（底屈），足底を外方に向ける働きがある。

●**下腿の屈筋群** 下腿後面を下行する筋群で，浅・深の２層に分かれ，どちらも脛骨神経の支配を受ける。浅層の筋はおおむね大腿骨下端から踵骨にかけて張り，深層のものは下腿骨後面より起こり，内果の後ろを下へめぐり，足底に至る。浅層の**下腿三頭筋**は内・外側頭の２頭を有する**腓腹筋**と，その深部にあって下腿骨上部より起こるヒラメ筋からなる。腓腹筋と**ヒラメ筋**の筋尾の腱（停止腱）は合わさって強靱な**踵骨腱**（**アキレス腱**）となり，踵骨隆起につく（図 4-28 参照）。腓腹筋外側頭の内側に小さな足底筋があり，この筋の細長い腱も踵骨腱に合わさる。深層の筋には膝窩筋，後脛骨筋，長趾屈筋，長母趾屈筋がある。これらの筋は足を底側に曲げる（底屈）とともに，足の指を屈曲する。

4．足の筋

足背の筋と足底の筋に分け，足底の筋をさらに母趾球筋と小趾球筋および中足筋に分ける。足背の筋は深腓骨神経支配で足の指の伸展を行い，足底の筋は脛骨神経支配で足の指の屈曲や母趾の外転・内転などを行う。

＊（**筋**）**支帯**：皮下の結合組織が密に肥厚して靱帯のようになり，帯状に骨間を結んでいる部分。この深部を走行する腱が浮き上がるのを防いでいる。手根部にもあり，付章 A-3-3 および図 4 参照。

V 頭部の骨と筋

A 頭蓋

頭蓋は脊柱の上端に位置し，15 種 23 個の骨からなる。下顎骨と舌骨以外はすべて不動結合で連結している。脳を入れる頭蓋腔の形成にかかわる頭蓋骨（神経頭蓋，10 種 15 個）と，顔面の枠組みをなし，また消化器系，呼吸器系の初部を構成する顔面骨（顔面頭蓋，5 種 8 個）に分けられる。ただし，頭蓋骨と顔面骨の区別は厳密なものではなく，蝶形骨や篩骨などは両方の性質をもっている。

1．頭蓋骨

●**前頭骨**（1 個） 前頭部にある前方に軽く盛り上がった貝殻状の骨で，額（ひたい）や眼窩の天井をつくる。前頭鱗，鼻部，眼窩部の 3 部に分けられ（図 4-38，39），中に副鼻腔の一つである前頭洞という空洞が 1 対ある。

●**頭頂骨**（1 対） 頭頂部の左右にある四角形の扁平な骨で，左右は上方で**矢状縫合**により結合している。また前方では**冠状縫合**により前頭骨と，後方は**ラムダ縫合**により後頭骨と，下外側は**鱗状縫合**により側頭骨と結合する（図 4-39，40）。

●**後頭骨**（1 個） 後頭部にある木の葉の形をした骨で，後頭鱗，外側部，底部よりなり，この 3 者間に**大（後頭）孔**がある。この大後頭孔によって頭蓋腔は脊柱管と連続しており，脳と脊髄がつながっている。大後頭孔の外側には舌下神経管があ

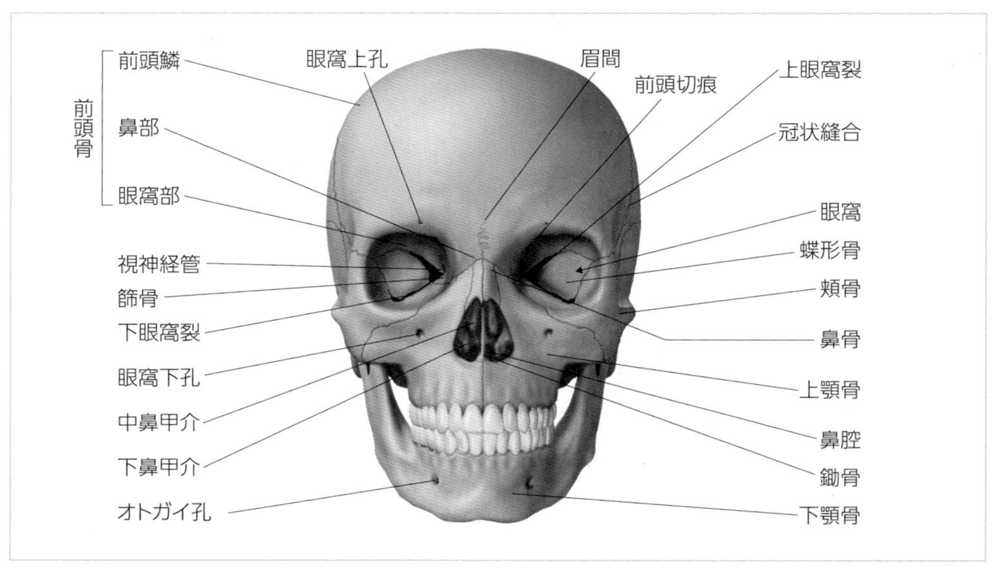

図 4-38 ● **頭蓋前面**

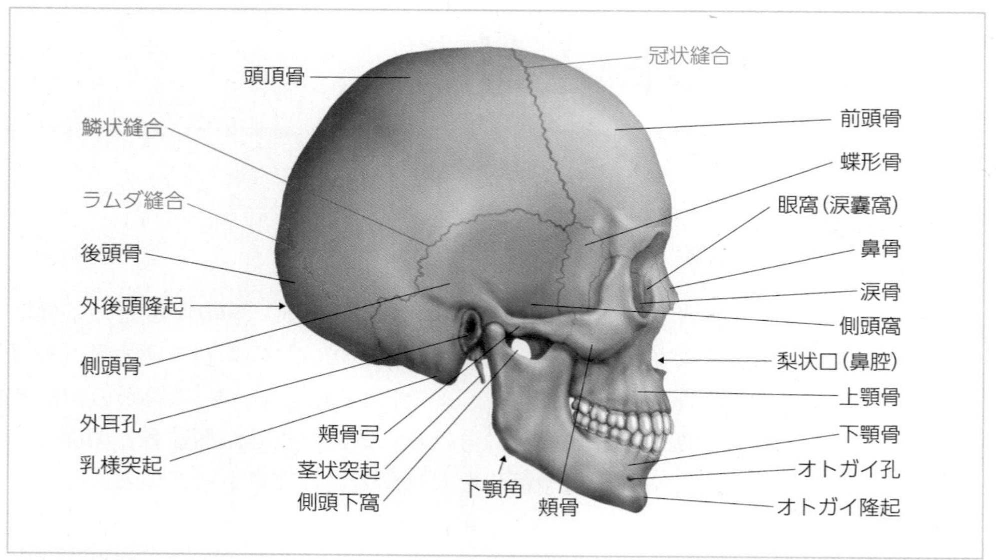

図 4-39 ● **頭蓋の外側面（右側）**

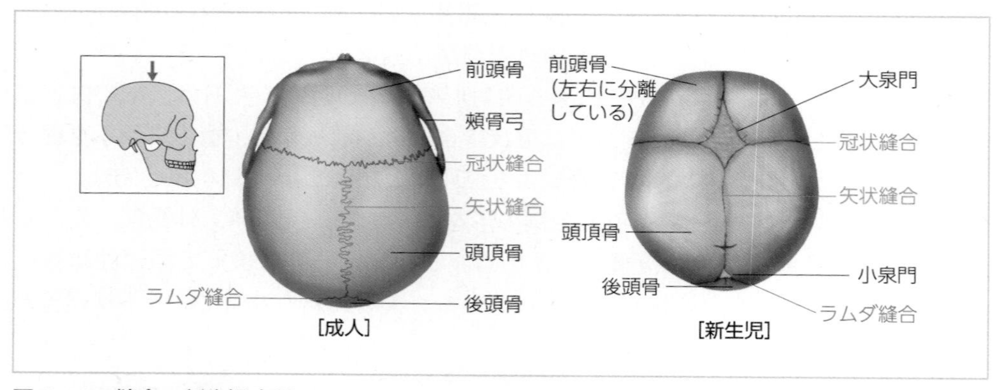

図 4-40 ● **縫合，新生児泉門**

る（図 4-41，42）。

- 頭蓋冠：頭蓋の上半分を頭蓋冠といい，縫合によって互いに結合された前頭骨，頭頂骨，後頭骨の上方部で形成される。出生時，これらの骨は未完成で，前頭骨と左右の頭頂骨の間，左右の頭頂骨と後頭骨の間には，骨がなく腱膜様の結合組織で覆われた部位が残っている。それぞれ**大泉門**，**小泉門**という（図 4-40）。大泉門は触診上，生後 1 年半～2 年くらいで触れなくなる。同様に，小泉門は生後 1～2 か月くらいで触れなくなる*。

● **蝶形骨**（1 個）　頭蓋底の中央部をなし，蝶が羽を広げた形をしている。中央部の蝶形骨体，左右の大翼，小翼，翼状突起からなり（図 4-44 参照），蝶形骨体の中

* 日本人の幼小児の骨格標本を調べた分部（長崎大学）の研究（長崎医学会雑誌 65,805-824,1990）によると，大泉門は 2 歳の終わりまでに，小泉門は生後 6 か月から 1 歳前半に閉鎖する。

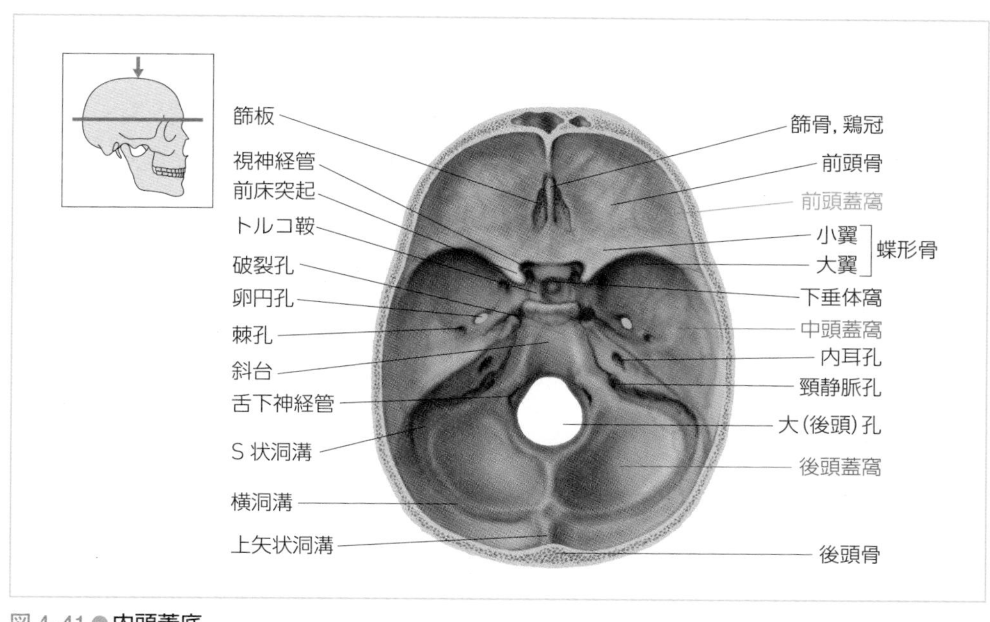

図 4-41 ● **内頭蓋底**

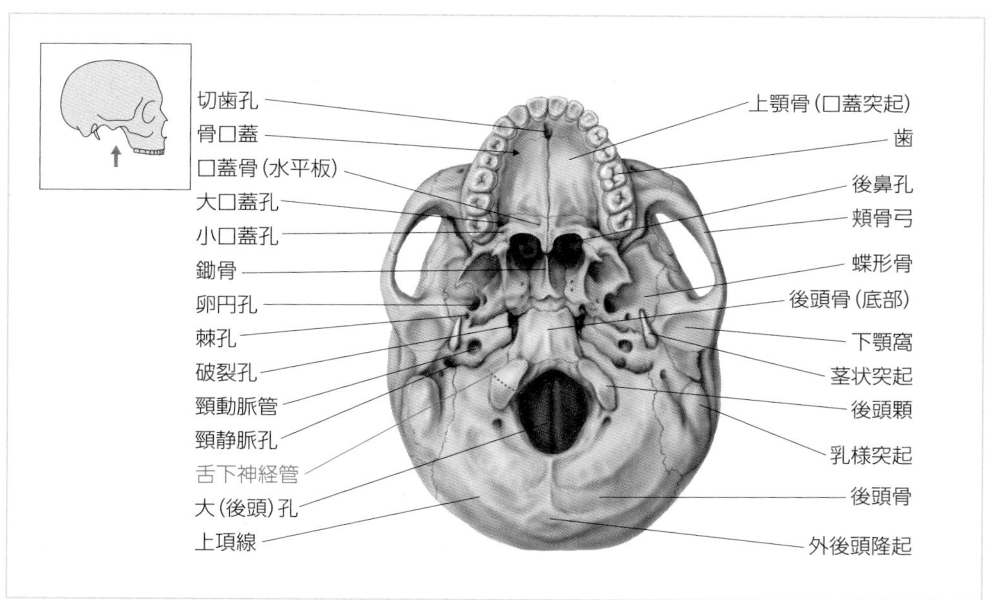

図 4-42 ● **外頭蓋底**

には副鼻腔の**蝶形骨洞**がある。蝶形骨体の上面を**トルコ鞍**といい，中央の**下垂体窩**というくぼみには，下垂体がはまる（図 4-41，43）。小翼の基部を視神経管が貫き，小翼と大翼の間に**上眼窩裂**がある（図 4-44）。大翼の外側には正円孔，卵円孔，棘孔がある。また，翼状突起の基部は翼突管が貫く（図 4-41，42，44）。

●**側頭骨**（1 対）　頭蓋の外側部と底部の一部となる。上方の扁平な鱗部と下方の岩

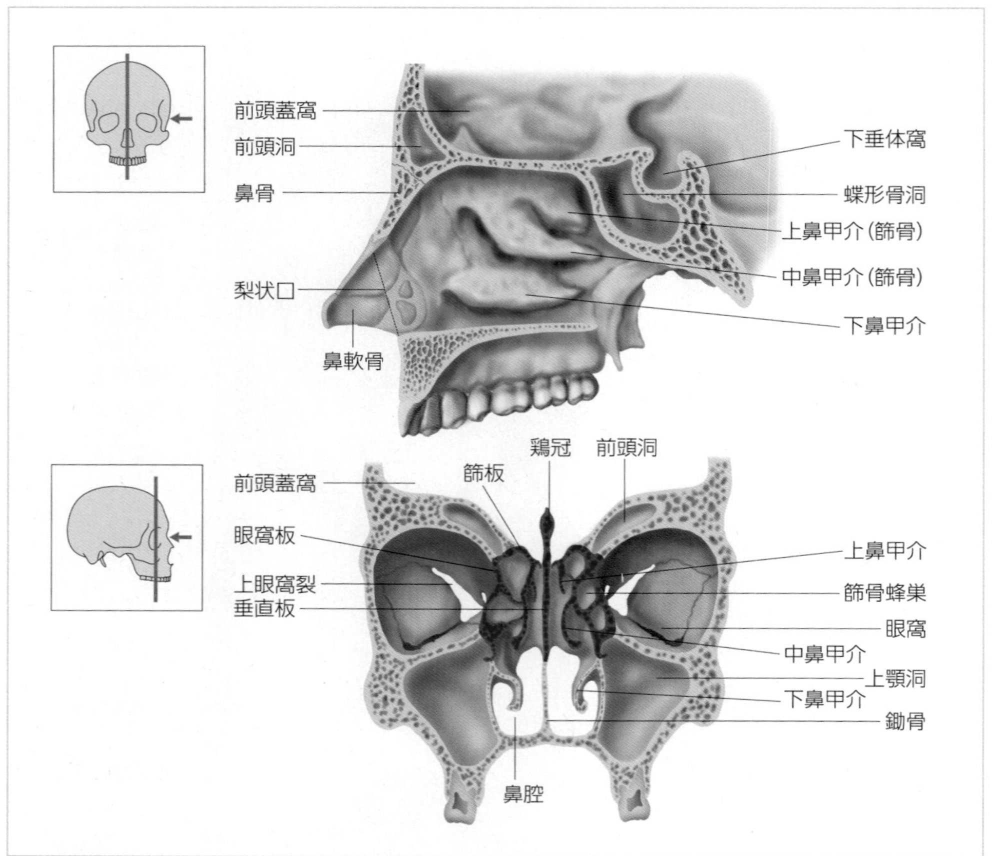

図 4-43 ● **頭蓋正中断面と前頭断面**

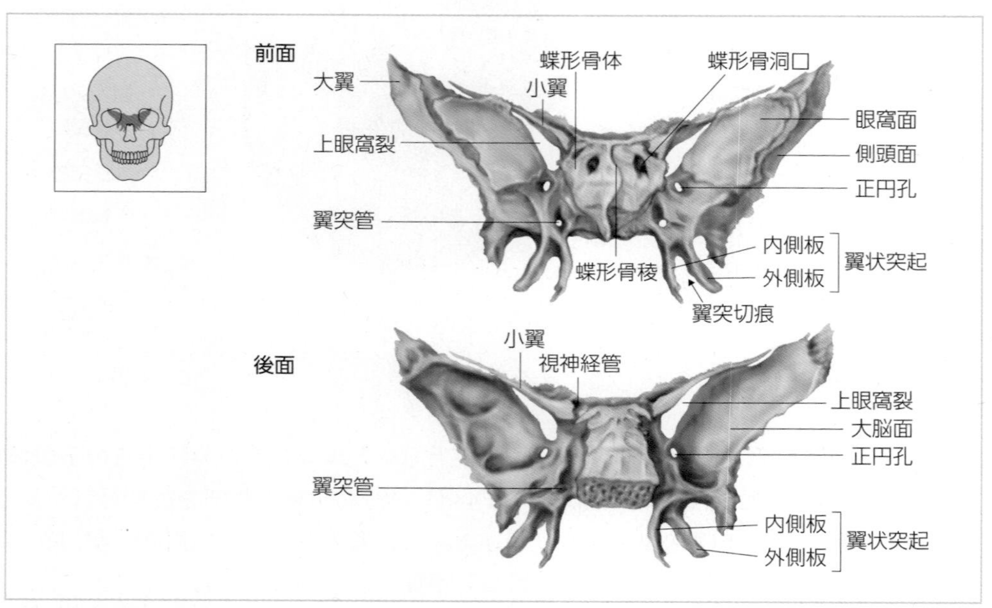

図 4-44 ● **蝶形骨**

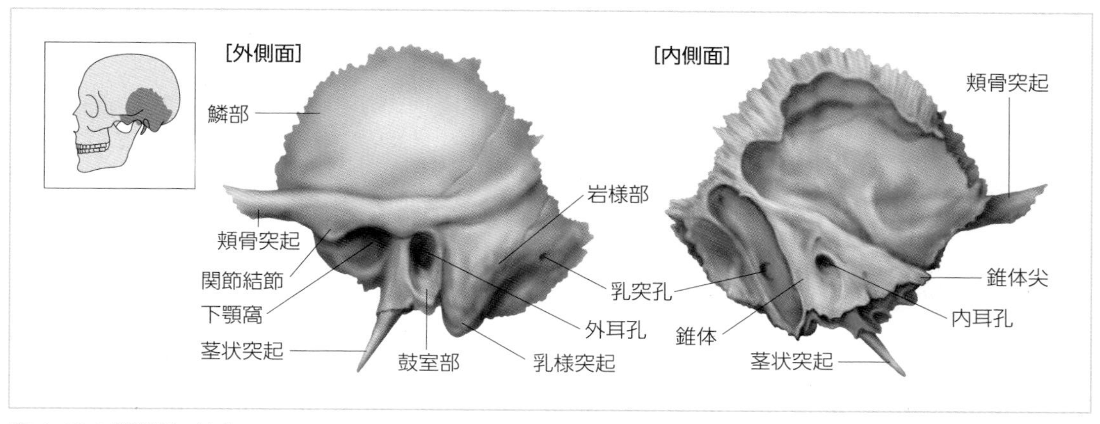

図 4-45 ● **側頭骨（左）**

様部，外耳孔周囲の鼓室部からなる。外側面の中央付近には前方に向かって突出する**頬骨突起**があり，頬骨弓の後半部を形成している。頬骨突起の下には下顎骨と顎関節をつくる下顎窩が，その前方には関節結節がある。下顎窩と外耳孔の間には茎状突起があり，外耳孔から続く鼓室（中耳）は鼓室部の内部にある（図 4-45）。岩様部は内側の**錐体**と外側の乳様突起に分けられる。錐体の内側面には内耳孔が開いており，その中には平衡・聴覚器が入る**骨迷路**（内耳）がある。錐体内は頸動脈管が下方から前方に向かってL字形に貫いている。また，内部を顔面神経管が通り，茎状突起と乳様突起の間の茎乳突孔に開いている。乳様突起の内部には**乳突洞**，**乳突蜂巣**という腔があり，いずれも鼓室とつながっている。

●**篩骨**（1 個）　蝶形骨と前頭骨の間にあり，鼻腔の天井や眼窩の内側壁をつくる。篩板と垂直板，篩骨迷路の 3 部からなる。**篩板**は前頭蓋窩の中央部を占め，鼻腔の天井をなし，嗅神経の通る多数の小孔がある。**垂直板**は鼻中隔の上前部をつくる。**篩骨迷路**の外側壁は眼窩の内側壁の一部をつくり，中に副鼻腔である**篩骨蜂巣**〔前・中・後部〕を入れ，内側は鼻腔の上外側部をなすとともに上・中鼻甲介を出す（図 4-43，46）。

●**鼻骨**（1 対）　鼻根部をつくる長方形の小骨である。

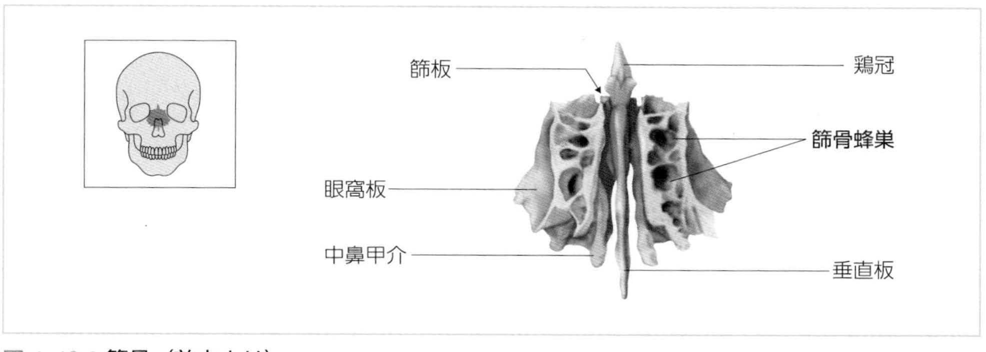

図 4-46 ● **篩骨（前方より）**

●**鋤骨**（1 個）　蝶形骨体の下方にある菱形の薄い板状の骨で，篩骨の垂直板と共に鼻中隔（後部）をつくる（図 4-42，43）。

●**涙骨（1 対）**　眼窩の内側壁前部にある四角形の小骨で，涙囊窩をつくる（図 4-39）。

●**下鼻甲介**（1 対）　鼻腔の外側壁下方（上顎骨鼻腔面）に付着し，内下方に突出する貝殻状の骨で，下鼻道の上壁をなす（図 4-38，43）。

2．顔面骨

●**上顎骨**（1 対）　顔の中央の鼻腔入口を囲む左右 1 対の骨で，中央の上顎体とこれから出る前頭・頬骨・歯槽・口蓋突起の 4 突起からなる。上顎体の内部には**上顎洞**という大きな空洞がある。上面は眼窩の下壁をつくるが，そこには眼窩下溝という溝がある。眼窩下溝は前方にくると，眼窩下管となり，前面の眼窩下孔に開いている。下方の歯槽突起には歯根が入る歯槽がある。口蓋突起は骨口蓋（硬口蓋の支柱となる）の前半部をつくる（図 4-38，39，42，43）。

●**頬骨**（1 対）　眼窩の外側壁と頬の隆起をつくる不正四角形の骨。側頭突起が後方に伸び，側頭骨の頬骨突起とつながり，**頬骨弓**をつくる（図 4-38，39，42）。

●**口蓋骨**（1 対）　L 字状の薄い骨で，鼻腔外側壁後部をつくる垂直板と骨口蓋の後半部をつくる水平板からなる（図 4-42）。

●**下顎骨**（1 個）　顔の下部を占める U 字形の骨で，**下顎体**と左右の下顎枝からなり，移行部を下顎角という。**下顎枝**の上端は前方の**筋突起**（側頭筋が付着）と後方の**関節突起**（側頭骨下顎窩と顎関節をつくる）に分かれる（図 4-39，47）。

●**舌骨**（1 個）　U 字形の小骨で，頸部から下顎への移行部の深部にあり，茎突舌骨靱帯で側頭骨につながっているが，他の骨との連結がない。

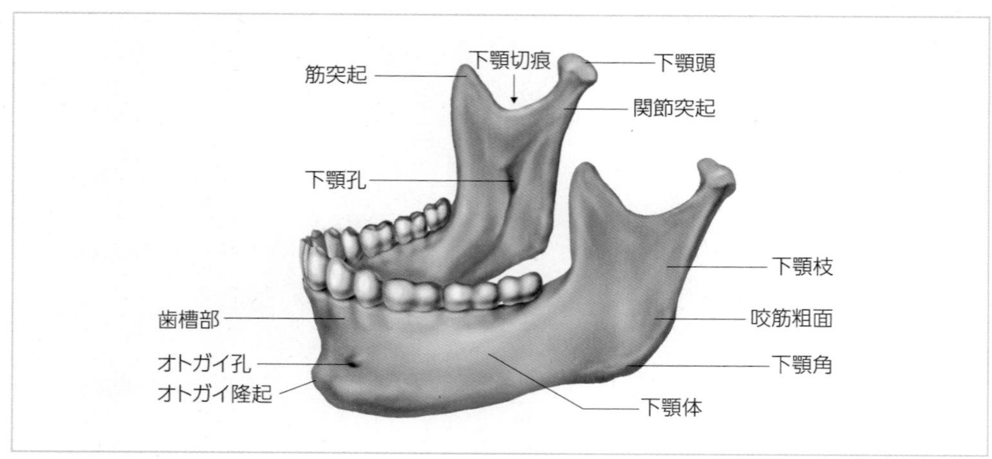

図 4-47 ● **下顎骨**

3．頭蓋腔

頭蓋骨によってつくられる大きい腔で，その中に脳が入る。半球状の天井をつくる部分が**頭蓋冠**であり，頭蓋腔の床を**頭蓋底**，頭蓋腔の上壁および後壁の内面の正中部に**上矢状洞溝**（上矢状静脈洞を入れる）が走る（図 4–41）。

頭蓋底の外面を外頭蓋底，内面を内頭蓋底といい，内頭蓋底は前・中・後頭蓋窩の３部に分かれる。頭蓋底には血管，神経などが頭蓋腔に出入りする孔，溝，管，裂などがある。頭蓋底を構成する骨に開いている孔や管は前述したが，それら以外にも後頭骨の外側部と側頭骨の錐体の間にある頸静脈孔，側頭骨錐体の先端と蝶形骨体との間の破裂孔などがある（図 4–41，42）。

4．眼窩・鼻腔

●**眼窩**　顔面の上部に開く四角錐形の腔所で，左右１対あり，眼球およびその付属器を入れる。眼窩は視神経管および上眼窩裂によって頭蓋腔とつながり，下眼窩裂で頭蓋側方の翼口蓋窩とつながっている。

●**鼻腔**　顔面骨の中央にある腔で，鼻中隔（篩骨垂直板と鋤骨）で左右に分けられる。前方の開口部を梨状口，後方の開口部を後鼻孔という（図 4–38，39，43）。

5．側頭窩，側頭下窩，翼口蓋窩

頭蓋の側面で頬骨弓の上方にある浅い凹みを**側頭窩**といい，側頭筋が埋めている。頬骨弓の下内方にある陥凹部が側頭下窩で，上方は蝶形骨大翼，前方は上顎体，内側は蝶形骨翼状突起で境される。側頭下窩には卵円孔と棘孔が開く。側頭下窩の前内側の上顎体と翼状突起の間には翼口蓋窩という狭い隙間がある（図 4–39，42）。

翼口蓋窩には翼突管，正円孔が開き，下眼窩裂で眼窩と交通している。

B　頭部の筋

頭部の筋には，**表情筋**と**咀嚼筋**がある。

1．表情筋（浅頭筋）

表情筋（浅頭筋）は，頭蓋表面，眼裂，鼻孔，耳介，口裂などの周囲にある筋で，ほかの筋とは異なり皮膚に停止している。このような筋を皮筋といい，収縮することでその皮膚が引っ張られる。表情筋には前頭筋，大・小頬骨筋などがあるが，すべて顔面神経の支配を受け，表情をつくる。また，眼輪筋や口輪筋は眼瞼（まぶた）や口唇内を眼裂や口裂を取り巻くように走行しており，収縮することによって眼や口を閉じる（図 4–48）。

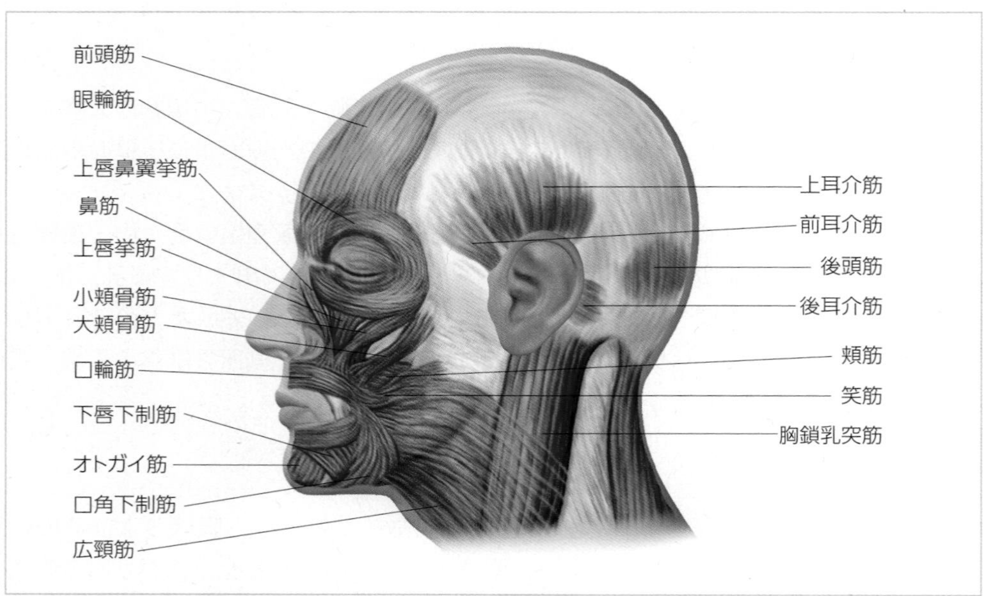

図 4–48 ● 表情筋と胸鎖乳突筋（胸鎖乳突筋は外側頸筋である）

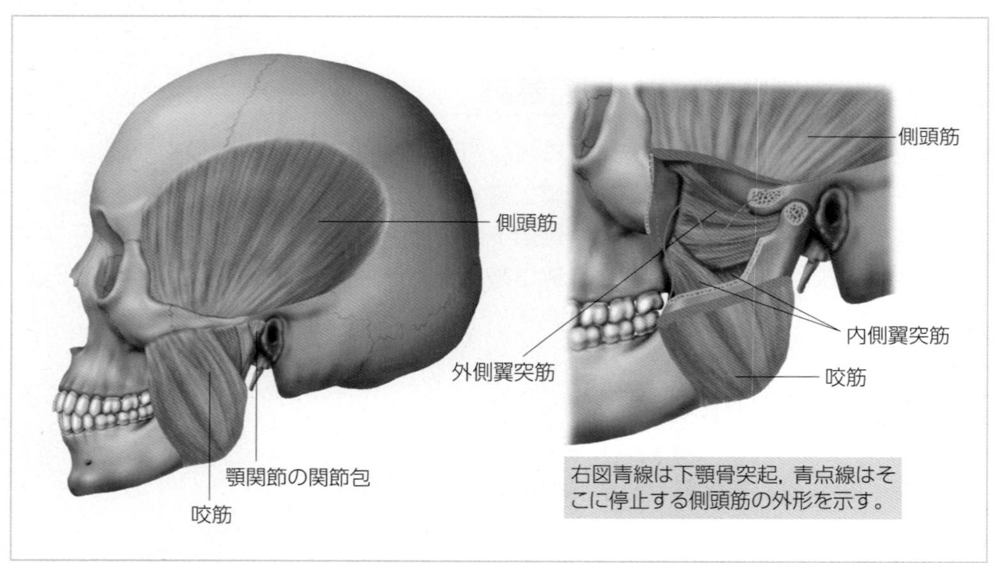

図 4–49 ● 咀嚼筋

2．咀嚼筋（深頭筋）

咀嚼筋（深頭筋）はすべて下顎骨に停止し，咀嚼運動を行う。側頭筋（側頭窩－下顎骨筋突起），咬筋（頬骨弓－下顎角外側面），内側翼突筋（蝶形骨翼突窩－下顎角内側面），外側翼突筋（蝶形骨翼状突起－下顎頸）の４筋があり（図 4–49），いずれも下顎神経（三叉神経第３枝）の支配を受ける。口を開く際に，外側翼突筋は下顎を前方に引くが，ほかの３筋は下顎を引き上げ，口を閉じる。

Ⅵ 骨と軟骨の生理

A　骨の成分

骨は，既述のように，結合組織の主成分である有機質のコラーゲンという線維たんぱく質（膠原線維）に，無機質の硬い大型結晶であるリン酸カルシウム化合物（ハイドロキシアパタイト）が沈着したものである。成人のカルシウム量は体重の約1.5％で，99％は骨にある。リン酸量は500～800gで，85～90％は骨にある。骨内の無機質の量を骨（塩）量という。成人の骨のカルシウムは1年で約18％が交代している。

●**骨の成長と吸収**　長骨は骨幹と骨端の間に軟骨（骨端軟骨板）がある限り長さ方向に成長するが，軟骨が骨化してしまうと成長は止まる*。成長の止まった骨でも，**骨芽細胞**による骨の形成と**破骨細胞**による骨の吸収が絶えず行われ，骨は常につくり変えられている。

●**骨の血管**　骨は非常に血管に富んだ組織である。血管は骨膜から貫通管（フォルクマン管）を通って骨質に入り，髄腔に達する。その間に細かく枝分かれし，中心管（ハバース管）を通って，骨に栄養を与えている（図4-2参照）。成人の骨全体の血流量は200～400mL/分である。

column

骨の疾患

最も一般的な骨疾患である**骨粗鬆症**は，骨の形成と吸収のバランスが崩れ，骨の吸収が進んで骨量が減少し，骨組織がスカスカになる疾患である。軽微な外力で骨折する。閉経後および老人性骨量減少によるものが多い。閉経後の女性では，エストロゲン（女性ホルモン）の欠乏がパラソルモン（上皮小体ホルモン）に対する破骨細胞の感受性を高めると考えられている。

骨粗鬆症の予防では，十分なカルシウムの摂取と適度の運動，腸管でカルシウムを吸収するのに必要なビタミンD（第8章Ⅲ-C-6「ビタミン，電解質，水の吸収」参照）が重要である。カルシウムの推奨量は成人では1日当たり約0.7gである。高齢者ほどカルシウムの吸収率が低下することも考慮に入れなければならない。

＊臨床では，骨端軟骨板があると，レントゲン画像では，骨幹と骨端が分かれて見えることから，この状態を「骨端線が開いている」といい，骨端軟骨板が骨化すると，やや太い白い線に見えることから，「骨端線が閉じている」という。

B 骨の機能

骨は，第一に身体の**力学的支持組織**としての働きをもつ。からだの支柱として正常に働くためには，骨に適度な負荷をかける必要がある。骨折などで骨を使わないでいたり，無重力状態の宇宙空間に滞在すると，骨量が著明に失われる。

第二は血液の**無機質（ミネラル）の恒常性を保つ**働きである。カルシウム，マグネシウム，リン酸などは，適正な濃度でなければ，細胞の機能を阻害し，組織は円滑な働きができない。破骨細胞が骨を壊すと，骨のカルシウムなどのミネラルは血液中に放出され，血液中のカルシウム濃度が上昇する。骨芽細胞が新たな骨をつくる際には，血液中のカルシウムを利用するため，血液中のカルシウム濃度が低下する。このように，骨の吸収と形成が，血液中のミネラルの恒常性を保つのに利用される。血漿中のカルシウムの正常値は約 10mg/dL，リン酸は約 2.6～4.5mg/dL である。

第三は骨髄の**造血機能**である。血液に富み赤く見える骨髄を**赤色骨髄**といい，赤血球，各種白血球，血小板を産生する。赤色骨髄は，小児ではほぼ全身の骨にあるが，成人では主に胸骨，肋骨，腸骨中にある。成人の長骨の骨幹の骨髄は脂肪組織に置換されていて黄色を示すので，**黄色骨髄**という。黄色骨髄には造血機能はない。

C 軟骨の生理

軟骨の多くは骨の関節面にあり，**関節軟骨**とよばれるが，気管や喉頭内の軟骨のように器官の支柱となるものもある。

軟骨には，血管，リンパ管，神経が存在しないが，適度な弾力性と圧縮性が備わっている。関節軟骨の栄養は，軟骨に加わる機械的な圧力の変化による滑液（関節内液）の出入りにより行われている。

関節軟骨の機能は，関節運動を抵抗なく滑らかに行わせ，運動時に骨に加わる衝撃を和らげるクッションの役目を果たすことにある。

Ⅶ 興奮性組織の一般生理

ある種の組織や細胞に特定の反応を引き起こす原因となるものを**刺激**という。電気的・機械的・化学的刺激などの種別がある。刺激の結果起こる電気的な反応を**興奮**という。興奮は神経細胞だけでなく，骨格筋細胞，心筋細胞，平滑筋細胞でも起こり，多くの内分泌細胞にもみられる。

A　静止電位と活動電位

1．細胞膜と静止（膜）電位

細胞は厚さ約 7.5nm の細胞膜（形質膜）で囲まれており，細胞内には細胞が生きていくのに必要な，あるいは都合のよい物質が溶けた液体を囲い込んでいる。この細胞内にある液体を細胞内液というが，その組成は細胞の周囲にある細胞外液とは大きく異なっている（第５章参照）。細胞内と細胞外で濃度に大きな違いがある電解質（イオン）は細胞膜を越えて移動しようとするが，脂質の二重層でできている細胞膜は電解質を透過させない。しかし，細胞膜にはある特定のイオンだけが通過できるチャネル（通路）があるので，そのイオンはチャネルを通って濃い方から薄い方に移動しようとする。ところが，細胞内外の溶液内ではプラスとマイナスのイオンの数が等しい電気的中性の状態を保とうとする力が働くため，拡散しようとする力と電気的中性を保とうという力が等しくなったところでバランスが取れることになる。このとき，細胞膜を挟んだ微小な領域ではプラスイオンとマイナスイオンが細胞膜の内外に分かれるため，細胞膜の内外で電位に差を生じることになってしまう。細胞膜の外側を 0mV（ゼロミリボルト）とすると，細胞膜の内側は電位が低く（-60～-90mV），この状態を細胞膜は電気的に外側がプラス，内側がマイナスに分極しているという。このときの電位差を膜電位といい，細胞が興奮せず静止状態にあるときの膜電位なので，これを**静止（膜）電位**という。

細胞膜には，チャネル以外にもイオンを運搬する輸送体というたんぱく質があり，細胞内外のイオンの濃度差（濃い方から薄い方へ）や電位差に従った拡散を助けるだけでなく，エネルギーを使ってイオンを濃度の低い方から高い方に運搬するポンプとよばれるたんぱく質も存在する。これらのチャネル，輸送体，ポンプなどの働きによって，細胞内はカリウムイオン（K^{+}）の濃度が高く，細胞外はナトリウムイオン（Na^{+}），カルシウムイオン（Ca^{2+}）と塩化物イオン（Cl^{-}）の濃度が高い状態に保たれて，静止電位を生じている。

2．活動電位

静止電位の状態にある細胞が何らかの刺激を受けると，細胞膜にあるチャネルが開いて，細胞外から細胞内に陽イオンである Na^{+} あるいは Ca^{2+}（細胞や刺激の種類によって開くチャネルが異なる）が流入してくる。その結果，細胞内の電位がプラスに向かうので，静止電位は上昇していく（-60～-90mV から 0mV に近づいていく）。これを**脱分極**という。

興奮性の細胞では，強い刺激により脱分極が進んで，静止電位がある閾値（これを閾値膜電位という）に達すると，一挙にチャネルが開いて陽イオンである Na^{+} あるいは Ca^{2+} が細胞内に流入するため，急速に膜の内側がプラス，外側がマイナ

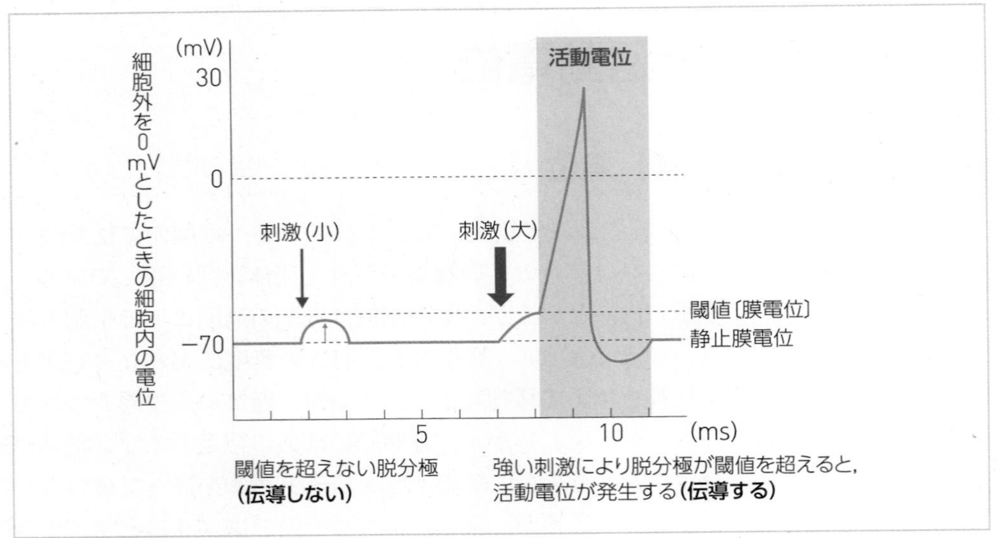

図 4-50 ● **脱分極と活動電位**

スになり，膜(まく)電位は逆転する。そうすると，今度は細胞膜の K^+ を通すチャネルが開き，陽イオンである K^+ が流出していくので，膜電位は急速にマイナスに向かい，元の静止電位に戻っていく。この膜電位の急速な変化を**活動電位**といい（図 4-50），活動電位の発生を**興奮**とよんでいる。興奮によって細胞内に流入した Na^+ や Ca^{2+} はポンプによって細胞外に汲み出され，K^+ は細胞内に取り込まれる。このような性質を示す細胞膜を興奮性膜という。また，脱分極とは逆に静止電位がよりマイナスに向かって増大することを**過分極**(かぶんきょく)という。

B　閾値と全か無かの法則

興奮を起こさせるために必要な最小の刺激の強さを**閾値**(いきち)という。刺激を閾値以上に強くしても，刺激の強さにかかわらず興奮の大きさが一定であるとき，その反応は**全**(ぜん)**か無**(む)**かの法則**に従うという。すなわち閾値以下の刺激は無効であり，閾値以上の有効刺激では常に一定の大きさの活動電位，すなわち興奮を生じる。この法則は，一般に 1 本の筋線維，1 本の神経線維のような単一の細胞で成立する。

C　興奮の伝導と伝達

1．興奮の伝導

神経や筋では，刺激によって起こった興奮（活動電位）は，その刺激点から次々に周囲に伝播していく。これを興奮の伝導という（図 4-51）。興奮部の細胞膜の内側はプラスの電荷をもった陽イオンが流入して電位がプラスになるのに対して，そ

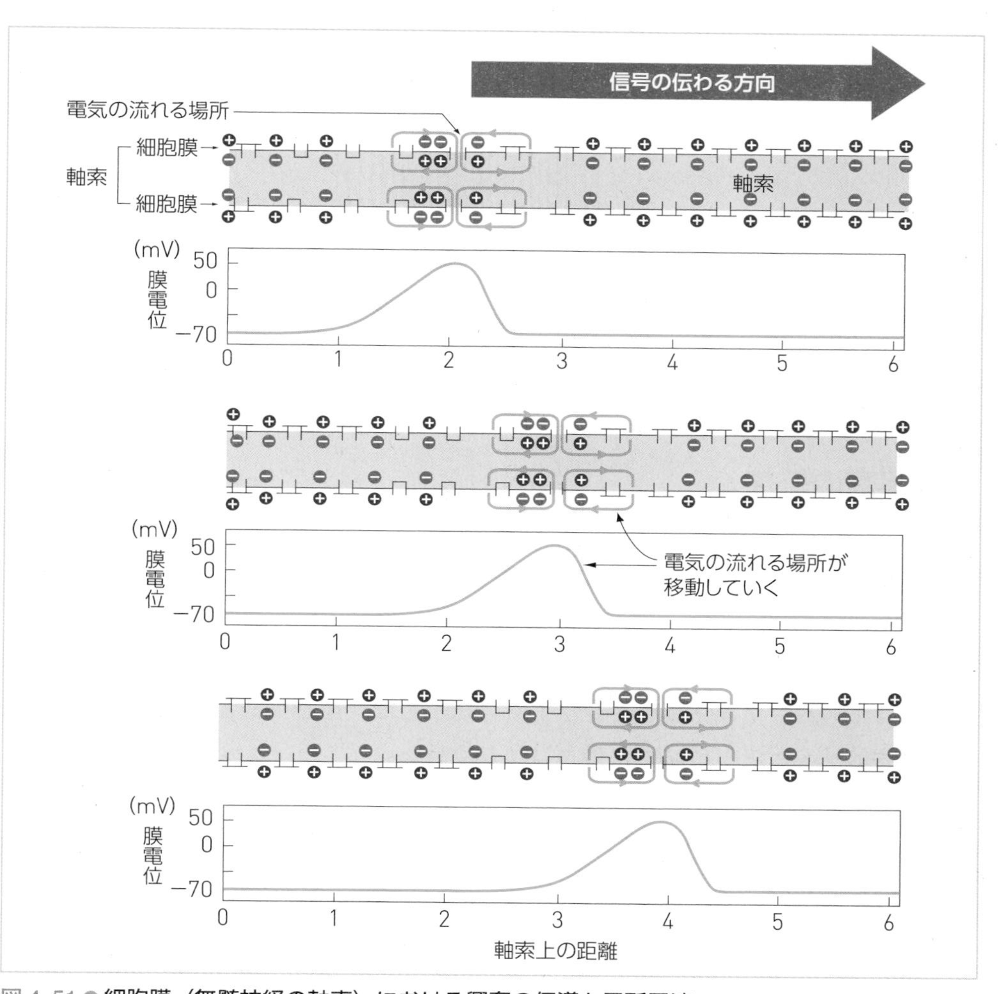

図 4-51 ● **細胞膜（無髄神経の軸索）における興奮の伝導と局所電流**

の周囲はマイナスであるので，陽イオンは周囲に運ばれていく。また，細胞膜の外側では，興奮部がマイナスになるため，周囲から陽イオンが入ってくる。このような電荷をもったイオンの動きは，電気の流れになるので，興奮部と周囲の非興奮部との間で電流が生じるとみなすことができる（**局所電流**）。この陽イオンの動きによって生じた電流のために，興奮部の周囲の膜は脱分極して膜電位が上昇し，閾値を超えるとそこに新たに活動電位が発生することになる。このような過程を繰り返して次々に活動電位が伝わっていく。

2. インパルス

神経線維を伝導する活動電位は，非常に短い時間で電位が変化するスパイク状なので，これを**インパルス**（impulse）という。インパルスの伝導速度は線維の太さにより異なるが，それぞれ一定の速度で線維の末端まで伝導される。またインパルスは全か無かの法則に従うため，インパルスの大きさは変わらない。インパルスは

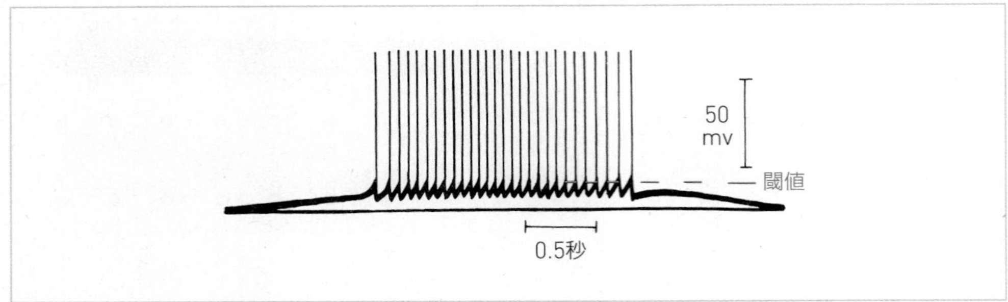

図 4-52●インパルス

不応期（ふおう）*が短く，多数のインパルスを連続して伝導することができる（図 4-52）。

3．興奮の伝達

1つの細胞からほかの細胞へ興奮が伝えられることを興奮の伝達という。神経線維の興奮の伝導のように，均一な構造の細胞膜（まく）上を興奮が伝わるのとは異なり，細胞と細胞の間ではそれぞれの細胞膜が存在し，2つの細胞膜の間には隙間（すきま）がある。そのため，異なる機序で興奮が伝えられるので，伝導と伝達を区別する。興奮の伝達には原則的に化学物質を必要とする。たとえば，運動神経と筋のつなぎめ（神経筋接合部）の伝達物質はアセチルコリンである。

Ⅷ 筋の生理

筋組織には骨格筋組織，心筋組織，平滑筋（へいかつきん）組織の3種があるが，筋（いわゆる筋肉，骨格筋）をつくるのは骨格筋組織であり，横縞模様のある横紋筋（おうもんきん）で，自らの意志で動かすことのできる随意筋（ずいいきん）である。

1つの筋は，長軸（ちょうじく）方向に走る多数の骨格筋線維（多核の骨格筋細胞，直径約50～100μm）が集合したもので，1本の筋線維内にはさらに細い筋原線維（直径1～2μm）が多数，規則的に並んでいる。骨格筋線維の長さは数mmから20cm以上に及ぶ。骨格筋の80%は水，残りの20%の大部分はたんぱく質で，そのほか塩類や種々の有機成分を含んでいる。たんぱく質の約80%は収縮に直接関与する**ミオシン**，**アクチン**である。

筋が収縮する際には,熱が生じる。骨格筋が収縮時に産生するエネルギーのうち，実際に収縮に使用されるのは約20%で，残りの約80%は熱に変わる。寒いときに体がふるえるのは，骨格筋を収縮させて熱を産生しているからである。

＊**不応期**：第1の刺激で組織や細胞に興奮が起こっているとき，非常に短い間隔で第2の刺激を与えると，第2刺激は無効となり，第2の興奮は起こらない。この刺激に応じない時期を不応期という。

A　筋の収縮

1．骨格筋の収縮のしくみ

筋線維を光学顕微鏡で観察すると，線維の横方向に明暗の縞目（横紋）が見える。この縞目は筋原線維の縞目と一致している。明るい部分を**明帯**（**Ｉ帯**），暗い部分を**暗帯**（**Ａ帯**）といい，Ｉ帯の中央にはＺ線が，Ａ帯の中央にはやや明るく淡いＨ帯があり，その中央に微細なＭ線が存在する（図 4–53，54）。

隣り合うＺ線からＺ線まで（長さ約２μm）が最小収縮単位で，**筋節**とよぶ。筋が収縮するということは，すべての筋節が縮み，それが合わさって筋全体の収縮になるということである。筋が収縮すれば，すべての筋節の間隔は狭くなる。

この収縮の基本過程は，**ミオシン**と**アクチン**の相互作用により行われる。筋節の中には，ミオシン分子の集まりである太いミオシンフィラメントと，アクチン分子の集まりである細いアクチンフィラメントが，交互に整然と配列されている（図 4–54A 中央）。収縮する際には，櫛どうしを噛み合わせるように，アクチンフィラメントがミオシンフィラメントの間に滑り込んでいく（滑り説）。両フィラメント間に滑りが生じるときに，筋の収縮力が発生する（図 4–54，55）。

ミオシンフィラメントとアクチンフィラメントが相互作用して筋が収縮するためには，カルシウムイオン（Ca^{2+}）とエネルギーが必要である。Ca^{2+}は筋細胞内の筋小胞体という袋に貯えられており，筋細胞膜が刺激を受けて興奮（活動電位が発生）すると，筋細胞膜に接するように存在する筋小胞体からCa^{2+}が細胞

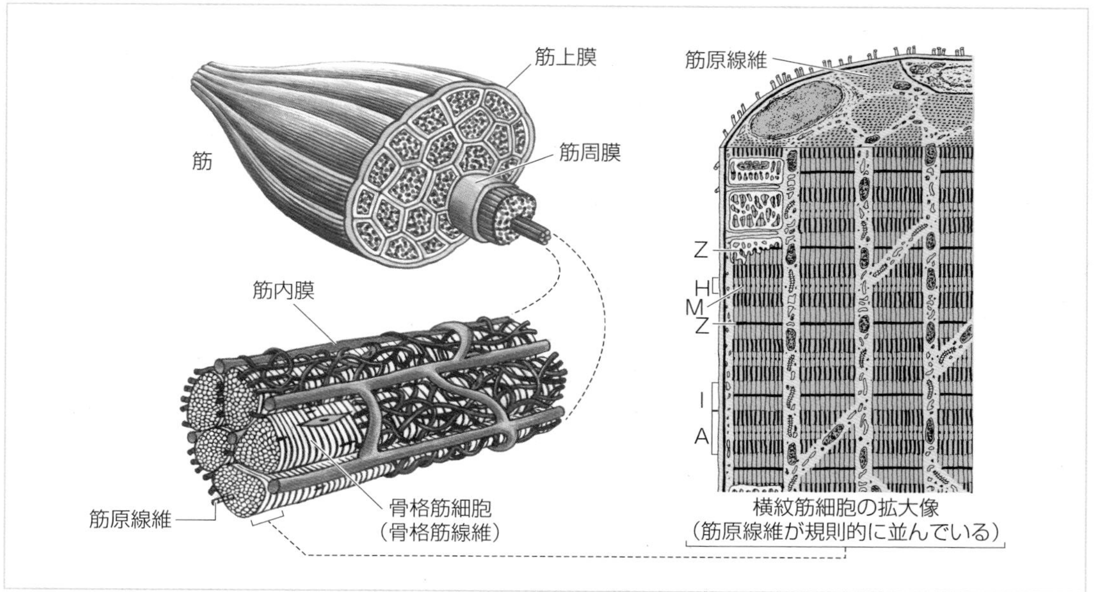

図 4–53 ● 筋の構造

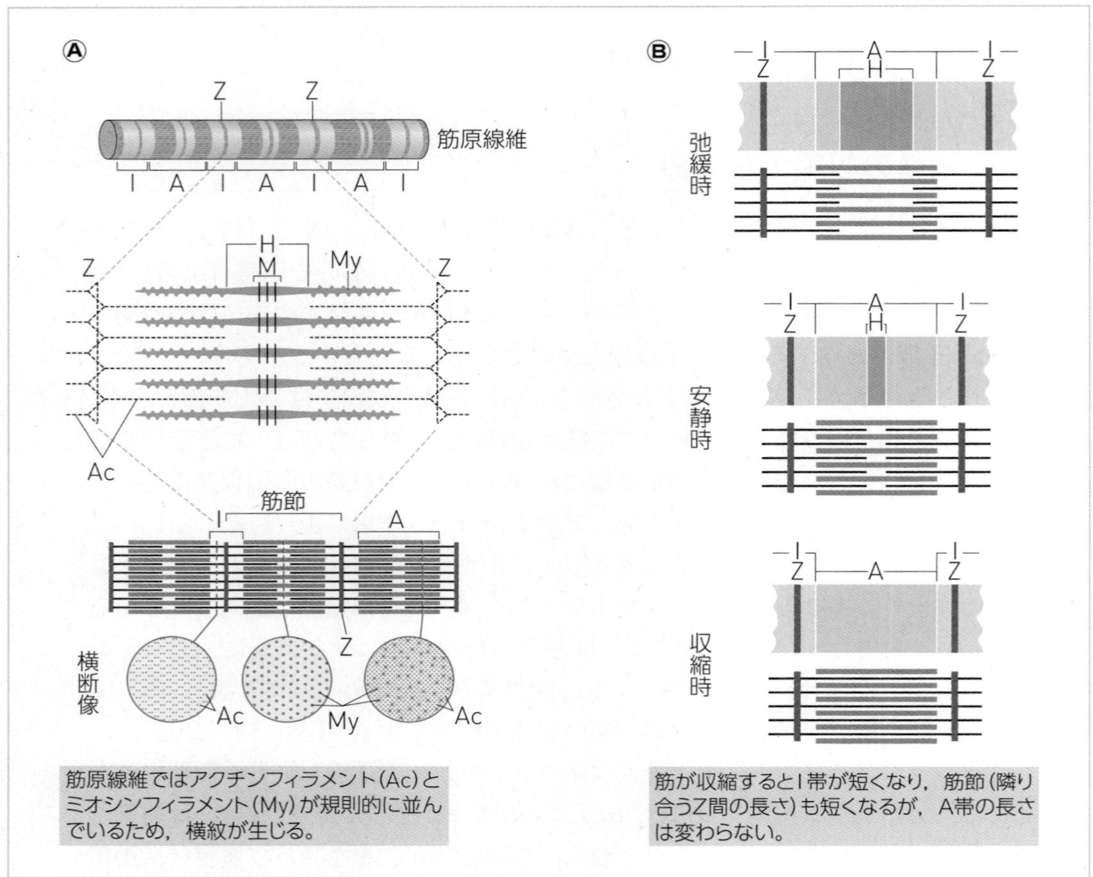

図 4-54 ● 筋の収縮と横紋

質内に放出される。放出された Ca^{2+} によって両フィラメント間で相互作用ができるようになる（図 4-55）。筋細胞膜の興奮が終わると細胞質に放出された Ca^{2+} は筋小胞体に回収され，細胞質の Ca^{2+} が減少するので，両フィラメント間は分離して滑りが元に戻る。

2．筋収縮のエネルギー

筋収縮の直接のエネルギー源は，筋細胞内に存在する**アデノシン 3 リン酸**（**ATP,** アデノシンにリン酸が 3 個結合した物質）である。筋が収縮するとき，ATP はアデノシン 2 リン酸（ADP）とリン酸（P）に分解され，そのときに発生する化学エネルギーが 2 つのフィラメント間の滑りの力に変換される。

ATP がなくなれば，筋は収縮することができない。筋細胞内にはエネルギーの補給源としてクレアチンリン酸（CP）が存在し，これがクレアチン（Cr）とリン酸に分解されるときのエネルギーを用いて，ADP から ATP が再合成される。

しかし筋に貯蔵されている ATP，CP の量は少なく，筋が活動を続けるために

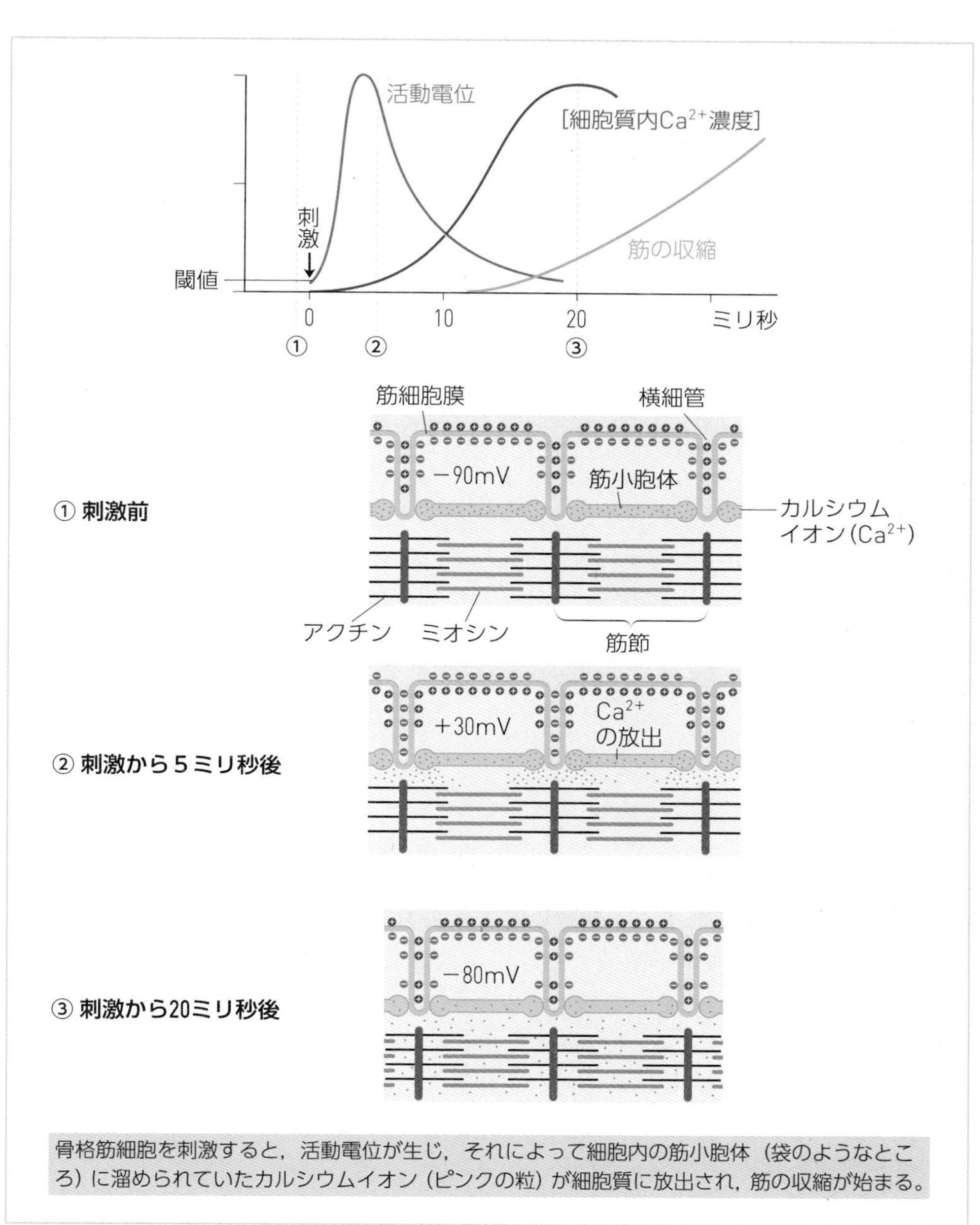

図 4–55 ● 骨格筋の刺激から収縮開始までの過程

はATPを補充しなければならない。補充のしくみは2通りある（図 4–56）。

●無酸素下でのエネルギー生産　1つは，グリコーゲンを無酸素下で分解し，その過程でATPを生産する解糖系という方法である。このATPの生産様式は効率が悪く，そのうえ最終的に乳酸を発生する。乳酸はまだ十分エネルギーをもった物質であるが，骨格筋の活動に対してはマイナスに働き，筋肉中の乳酸の濃度が0.3%程度になると筋は収縮不能となる。この方式による運動を無酸素的運動といい，ごく短時間しか続かないが，瞬間的に大きなエネルギーを必要とする運動（短距離走，重量

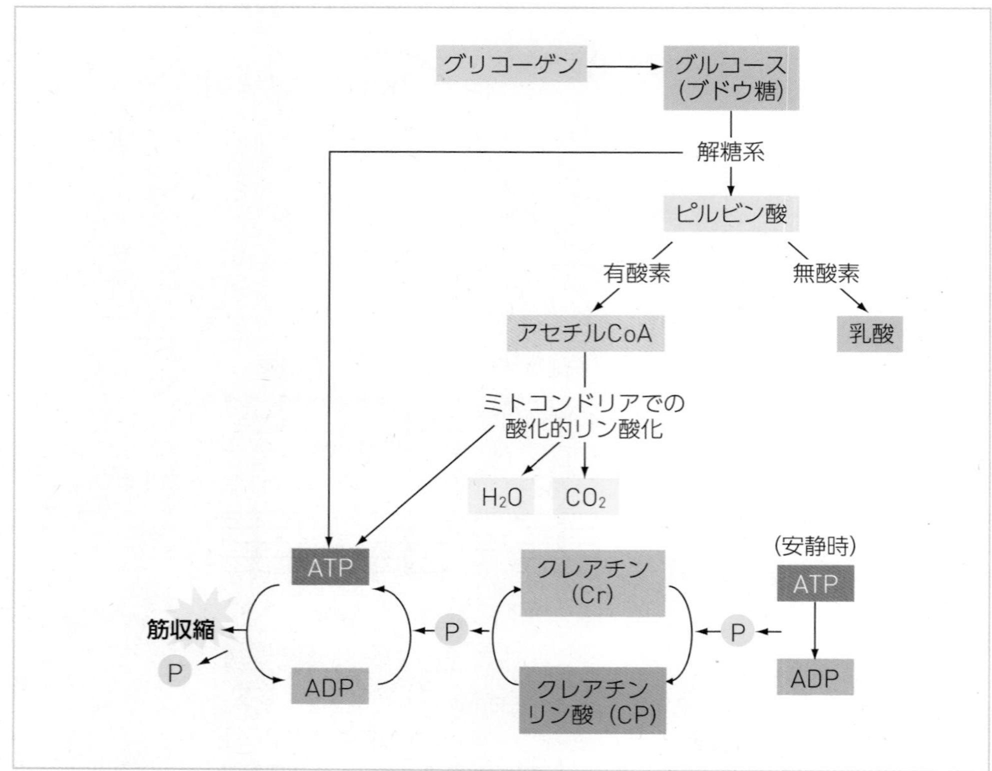

図 4-56●筋細胞のエネルギー源

挙げなど）は，主としてこの**無酸素的エネルギー**が使われる。

●**有酸素下でのエネルギー生産**　もう1つは，グリコーゲンや脂肪(しぼう)を酸素の供給が十分な環境下で燃焼させ，そのエネルギーでATPを生産する酸化的リン酸化という方法である。このATPの生産様式は非常に効率がよく，最終的に水と二酸化炭素を発生する。この方式による運動を**有酸素的運動**といい，長時間の持続的な活動を必要とする運動（マラソン，ジョギングなど）では，主としてこの有酸素的エネルギーが使われる。

3．筋収縮の種類と特徴

1 単収縮，加重と強縮

実験的に，生体から筋を取り出して実験器具につるし，筋に1回電気刺激を与えると，筋は1回だけ急速に収縮して元に戻る。これを**単収縮**といい，筋収縮の基本型である。筋に適度な間隔で2回の刺激を与えると，1回だけ刺激を与えたときよりも収縮が大きくなる現象を単収縮の加重という（図 4-57）。

適度な間隔で筋に刺激を繰り返し与え続けると，各単収縮が加重されて，持続的な強い収縮を起こす。これを**強縮**(きょうしゅく)という。身体運動はすべて強縮によって行われる（図 4-57）。

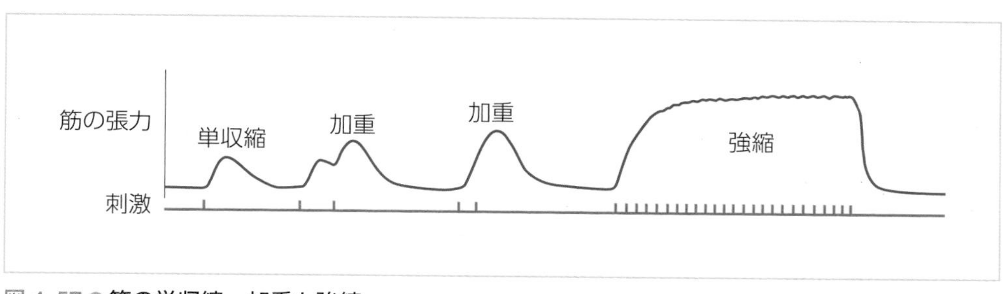

図 4-57 ● **筋の単収縮，加重と強縮**

2 緊張

多くの骨格筋は生体内では運動神経からの刺激により，常に軽い持続的収縮状態にある。これを**筋の緊張**といい，姿勢の保持に役立っている。

虫垂炎などでは，患部を覆う腹筋が板のように固くなる。これは虫垂炎で刺激された腹膜からの情報が脊髄に入り，同じ高さの脊髄にある運動神経に反射的に刺激が伝えられ，運動神経が興奮するために支配されている腹筋が強く収縮し，筋の緊張が高まったことによる。これを**筋性防御**という。

3 硬直

硬直は筋の異常な収縮で，筋内の ATP がなくなり，筋が硬くなった状態である。生体が死んだあと全身に起こる硬直を**死後硬直**という。

4 等尺性収縮と等張性収縮

筋の両端を固定し，筋の長さが変わらないようにして収縮を起こさせると，筋の長さは変わらないが，筋の両端には張力が発生する。これを**等尺性収縮**という。最大発生張力は筋の横断面積 $1cm^2$ 当たり約 2～4kg である。

筋の一端を固定し，ほかの一端におもりを下げて収縮させると，おもりの負荷による一定の張力がある状態で，筋は短くなる。これを**等張性収縮**という。負荷としたおもりの重さや収縮して短くなった長さから筋のした仕事の大きさが分かる。

また，筋は，早く収縮させると，発生する張力が減少するので，ゆっくり収縮させるほうが力がでる。

4．筋の疲労

筋を繰り返し刺激し，単収縮を起こさせて続けて記録していくと，しだいに収縮の大きさが減少し，ついには筋は収縮不能になる。これを**筋の疲労**といい，この記録を筋の**疲労曲線**（図 4-58）という。これは筋収縮に伴う ATP の消費に産生が追いつけず，筋細胞内の ATP が減少してくることによるもので，酸素がないとより早く疲労する。

5．活動性肥大

スポーツ選手のように絶えず筋を使っていると，筋の収縮にかかわるたんぱく質

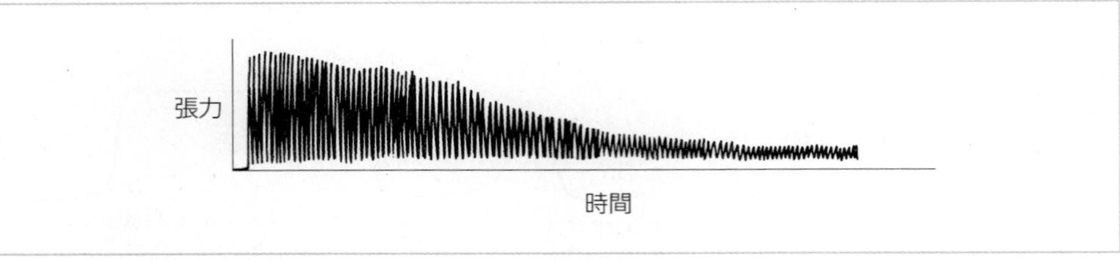

図 4–58 ● 筋の疲労曲線

が増加し，筋は太くなる。これを**活動性肥大**という。筋を使わないでいると，筋は細くなる。これを**非活動性萎縮**(いしゅく)という。両方とも筋線維の数は変わらず，筋線維の太さが変わる結果である。

6．赤筋と白筋

骨格筋には単収縮時間の速い速筋(そくきん)と遅い遅筋(ちきん)がある。速筋は色素たんぱく質であるミオグロビンの含有量が少ないため白く見え，遅筋は多いため赤く見えるので，それぞれ，**白筋**(はくきん)，**赤筋**(せききん)ともいう。

ミオグロビンの作用は筋内酸素貯蔵である。赤筋はミオグロビンから酸素が供給され，筋細胞内に ATP を産生するミトコンドリアが豊富にあるので疲労しにくく，姿勢保持や持続的運動に適している。白筋は疲労しやすいが，瞬発的な力を発揮する運動に適している。多くの筋は赤筋と白筋の筋線維が混ざり合っている。眼球の運動を行う眼筋や横隔膜は赤筋が多い。また，姿勢保持に重要な働きをしているヒトの下腿(かたい)三頭筋では，ヒラメ筋は赤筋が多く，腓腹(ひふく)筋は白筋が多く含まれている。

7．運動単位（神経筋単位）

生体では筋は運動神経の支配を受ける。運動神経の終末と筋がつながる部位を**神経筋接合部**という。筋が収縮するのは，運動神経の興奮が伝導して神経筋終末に達し，これが神経筋接合部でアセチルコリンという伝達物質を介して運動終板に伝達され，刺激となって筋線維に興奮が起こった結果である（図 4–59)。

1 本の運動神経線維は，枝分かれして多数の筋線維とつながり，収縮させる。枝分かれの程度は筋の種類によって異なり，舌や眼の運動に関する筋では 10 本前後であるのに，下肢の筋では 100 本以上に及ぶ。このように 1 本の運動神経線維とその支配下にある筋線維群を併せて**運動単位**（**神経筋単位**）という。運動単位では，1 本の運動神経の興奮によって支配下の筋線維群がすべて収縮するので，神経筋活動の基本的単位である。たくみな運動を要求される筋では 1 つの運動単位に含まれる筋線維の数が少なく，運動単位の数が多い。1 つの運動単位に属する筋線維の生理的性質は同じであり，白筋線維と赤筋線維が混在することはない。

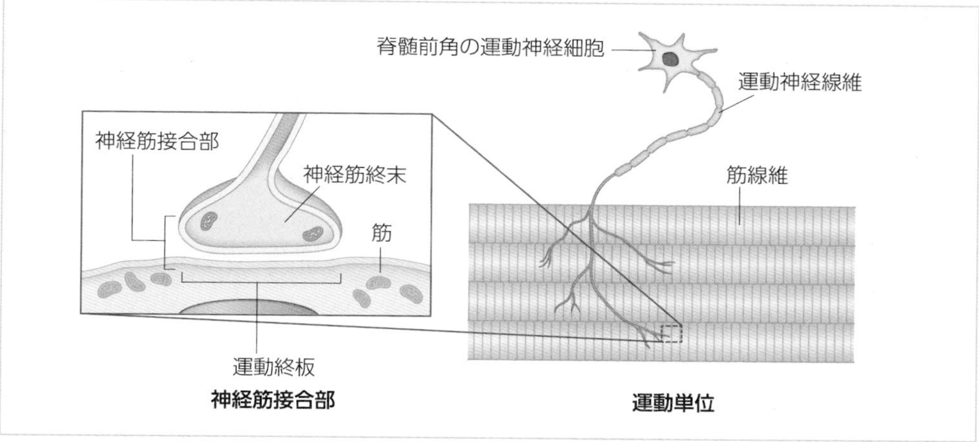

脊髄前角の運動神経細胞
運動神経線維
神経筋接合部
神経筋終末
筋線維
筋
運動終板
神経筋接合部
運動単位

図 4-59 ● 神経筋接合部（左）と運動単位（右）

8．筋と関節，拮抗筋と協力筋

1 つの筋の両端が同一の骨の上にあることはない。筋は必ず関節を挟んで付着する。一般に 1 つの関節をまたぐ筋よりも，2 つの関節をまたぐ筋（たとえば上腕二頭筋や腓腹筋）のほうが発生張力は大きい。

上腕二頭筋（屈筋）と上腕三頭筋（伸筋）は，肘関節の屈伸において相反する（拮抗する）働きをしている。このような筋を併せて**拮抗筋**という（図 4-60）。腓腹筋は，足関節では前脛骨筋と拮抗しているが，膝関節では大腿四頭筋と拮抗している。

協力して同一の方向に働く筋群を**協力筋**（あるいは共同筋）といい，肘関節の屈曲における上腕二頭筋と上腕筋などである。

9．筋電図

単一あるいは複数の運動単位の筋群の活動を，皮膚の上に置いた電極や，筋の中

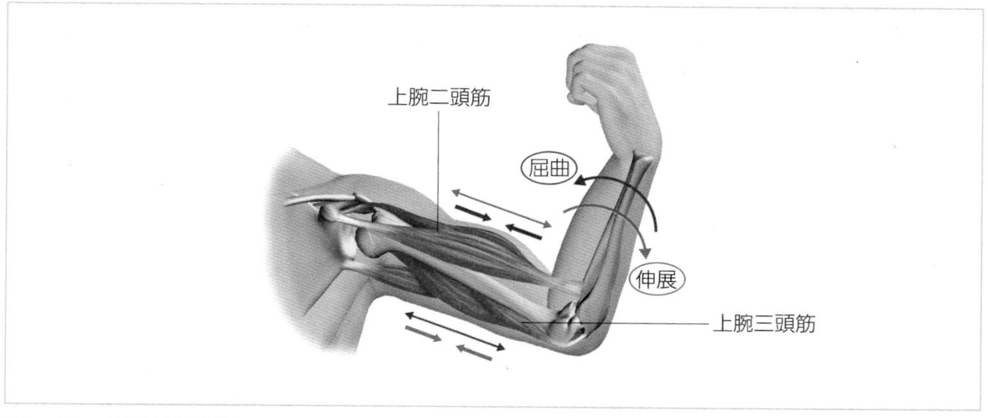

図 4-60 ● 拮抗筋模型図

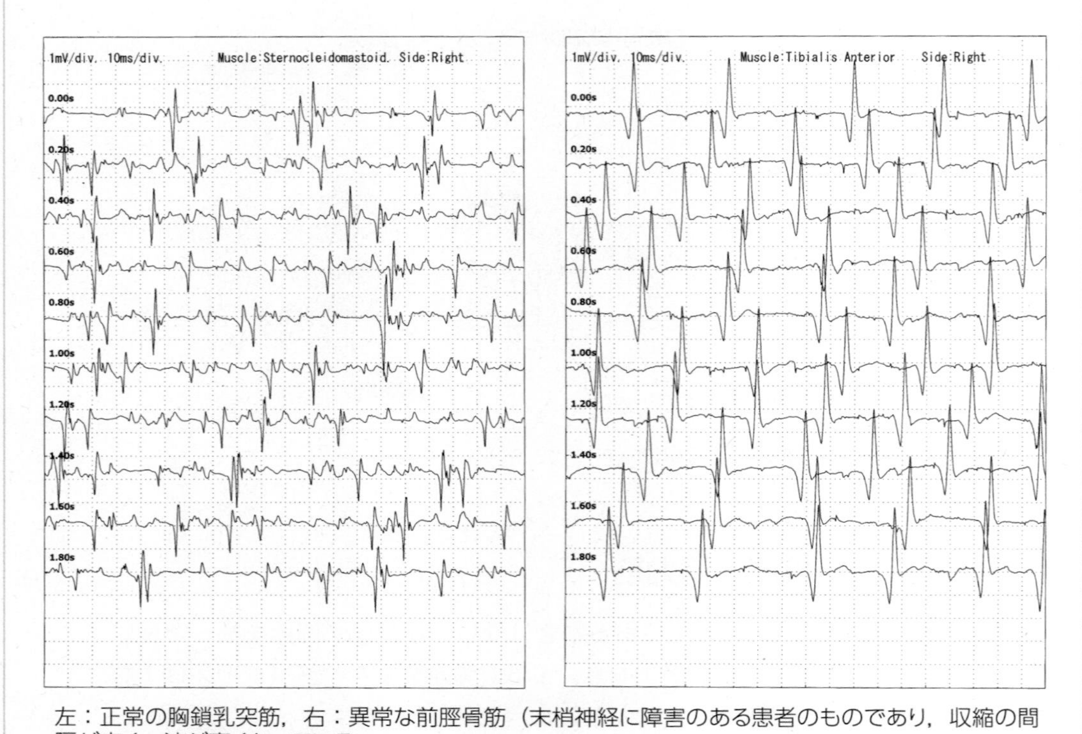

左：正常の胸鎖乳突筋，右：異常な前脛骨筋（末梢神経に障害のある患者のものであり，収縮の間隔が広く，波が高くなっている。

図 4-61 ● **筋電図の例**

に差し込んだ電極から導いて記録したものを筋電図とよび，筋の働き方の研究や臨床診断に広く用いられている（図 4-61）。

記録する装置を**筋電計**とよび，これによる検査法を**筋電図法**という。

B　平滑筋

平滑筋（へいかつきん）は消化管や血管，膀胱（ぼうこう）など，主として内臓器官にあり，自分の意志では動かせない不随意筋（ふずいいきん）で，自律神経の支配下にある。存在する部位や収縮状況によって異なるが，平滑筋細胞は骨格筋細胞より小さく，直径約 5 μm，長さ 100～200 μm の紡錘形（ぼうすいけい）で，単核であり，収縮すると短く，太くなる。平滑筋ではアクチンフィラメントとミオシンフィラメントが規則正しい配列をしていないため，横紋が生じない。

平滑筋（へいかつきん）は，存在する器官あるいは部位によって収縮の強さや持続時間が異なるが，骨格筋に比べて収縮速度ははるかに遅く，引き伸ばされたときの伸展性は非常に大きい。熱や化学的刺激にもよく反応を示すが，受動的に引き伸ばされた場合も著明に反応して収縮する。また，刺激がなくても，自発的に収縮するものもある。多くの器官内の平滑筋細胞は電気的に結合しており，活動電位が次々と伝わって，収縮の波が伝播していく。平滑筋は元の長さの 20％以下にまで短縮することができる。

文献

1）朝倉啓文：骨盤計測，日産婦誌，59（6）：179-185，2007.
2）前掲書 1）.

看護の観点

本章に関連する主な看護技術

移乗・移動の介助／良肢位／転倒予防／フレイル予防／褥瘡予防／筋肉注射

● 動きや姿勢と筋・骨格系の働き　ベッド上仰臥位から座位にする際には，どちら側に麻痺があるかで，介助者の立ち位置が決定する。また，車椅子への移乗動作を行う場合，麻痺側の膝関節の固定を行うことで，健側を使いながら，自分の力で車椅子に移乗することができる。からだの支持・運動のしくみの知識をもとに，必要な介助のみ行うことが可能となる。

● 寝たきりなどによる筋・骨格系の変化と予防の重要性　高齢者の筋力低下はサルコペニアとよばれる。寝たきりや加齢による筋肉，骨，関節への影響，どの筋肉に対して，どのような運動負荷を与えれば効果的に筋力が維持できるかを理解していれば，転倒予防やフレイル（虚弱）予防や回復のための適切な支援を行うことができる。

　麻痺や，寝たきりの状態になると，同じ体位で寝ているために，褥瘡が起こる。仰臥位，側臥位，腹臥位などよく使われる体位において，どの部分が床面と接するかを把握しておくことは褥瘡予防に重要であり，長時間同じ体位にさせないように体位変換を行うこと，その際に圧迫部分の観察をすることが大切である。

● 筋肉注射に必要な知識　筋肉に関する知識は「動く」ための援助に必要であるが，それだけでなく，筋肉注射を正確に行うためにも必要となる。筋肉層が表皮からどのくらいの位置にあるのか，それらの筋肉に関与する神経はどこを走行しているのかなどを知っておくことは，安全に処置を行うために重要である。

学習の手引き

1. 骨はその形状により区別できる。その区分名と代表的な骨を復習しておこう。
2. 骨の連結の仕方にはどのようなものがあるか。模式的に示してみよう。
3. 関節の種類を復習しておこう。
4. 胸郭をつくる骨の名称を復習しておこう。
5. 頸部の筋は 4 群に分けられるが，それぞれ整理しておこう。
6. 胸部の筋について，分類して整理しておこう。
7. 横隔膜の孔とその中を通る器官名を復習しておこう。
8. 腹部の筋について，復習しておこう。
9. 上肢を構成する骨，下肢を構成する骨の名称を復習しておこう。
10. 上肢，下肢にはそれぞれどのような筋があるか，分類して整理しておこう。
11. 骨盤を構成する骨をあげ，骨盤の性差を説明してみよう。
12. 頭蓋を構成する骨について，整理しておこう。
13. 頭部の筋にはどのような筋があるか，分類して整理しておこう。
14. 骨にはどのような機能があるか，あげてみよう。
15. 筋の形，作用について復習しておこう。
16. 全か無の法則とは何か説明してみよう。
17. 強縮とはどんな収縮か説明してみよう。
18. 筋電図とはどんな電気現象か，またどんな目的で使われるか理解しておこう。
19. 等尺性収縮と等張性収縮の違いを復習しておこう。
20. 骨格筋と平滑筋の性質の違いを復習しておこう。
21. 静止電位と活動電位を説明してみよう。

第 4 章のふりかえりチェック

次の文章の空欄を埋めてみよう。

1 骨学総論（骨の形状）

長骨の細長い中央部を［ 1 ］という。両端は膨れていて骨端と呼ばれる。成長中の［ 1 ］と骨端の境には［ 2 ］という軟骨がある。

2 骨学総論（骨の連結）

［ 3 ］や［ 4 ］は，［ 5 ］関節といい，最も可動性の高い関節である。

3 体幹の骨と筋（脊柱）

脊柱は上から［ 6 ］(7 個)，［ 7 ］(［ 8 ］個)，［ 9 ］(5 個)，仙骨（1 個），尾骨に分かれる。

4 下肢の骨と筋（自由下肢骨）

下腿の 2 本の長骨のうち，太いほうを［ 10 ］，細いほうを［ 11 ］という。

5 頭部の骨と筋（頭蓋）

左右の頭頂骨間の結合を［ 12 ］，頭頂骨と前頭骨間の結合を［ 13 ］という。

■人体のしくみと働き

第5章 体液

▶学習の目標

- ●体液の組成，当量と当量濃度について学ぶ。
- ●血液の成分，性状，血液凝固，血液型について学ぶ。
- ●組織液やリンパなどについて学ぶ。
- ●体液，血液，リンパの異常について理解する。

I 体液

ヒトの身体は細胞と細胞間質で構成されているが，そのどちらにも多量の液状成分である**体液**が含まれている。体液は標準的な体型の男性では，体重の約60%を占め，女性では約55%，肥満者では約40%ほどであるが，乳児では約80%を占める（図5-1）。乳児や小児はもともと身体に占める体液の割合が高いため，下痢などが続いて身体内の水分が失われた脱水の状態を示すときには，成人よりもはるかに多量の体液が失われていることが多く，注意する必要がある。

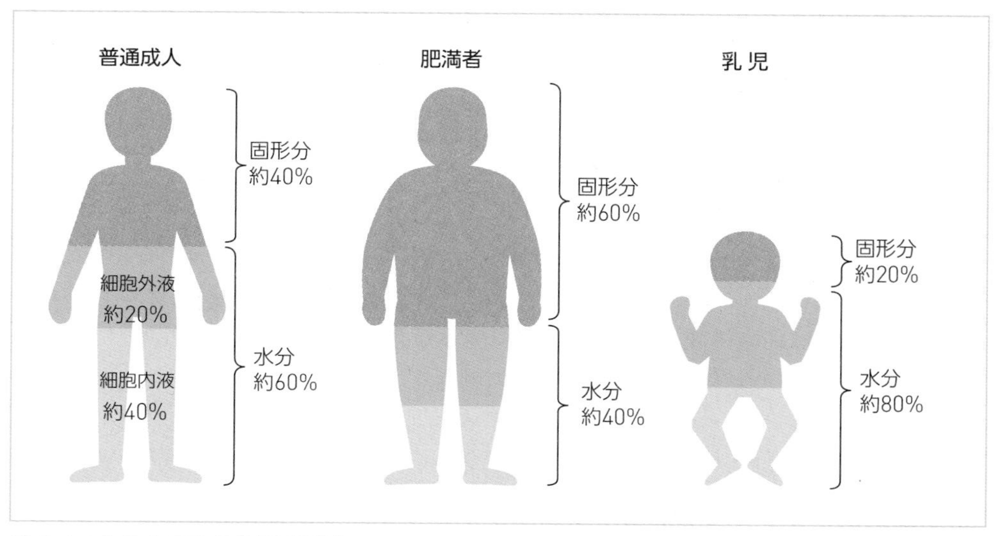

図5-1 ●生体に占める体液の割合

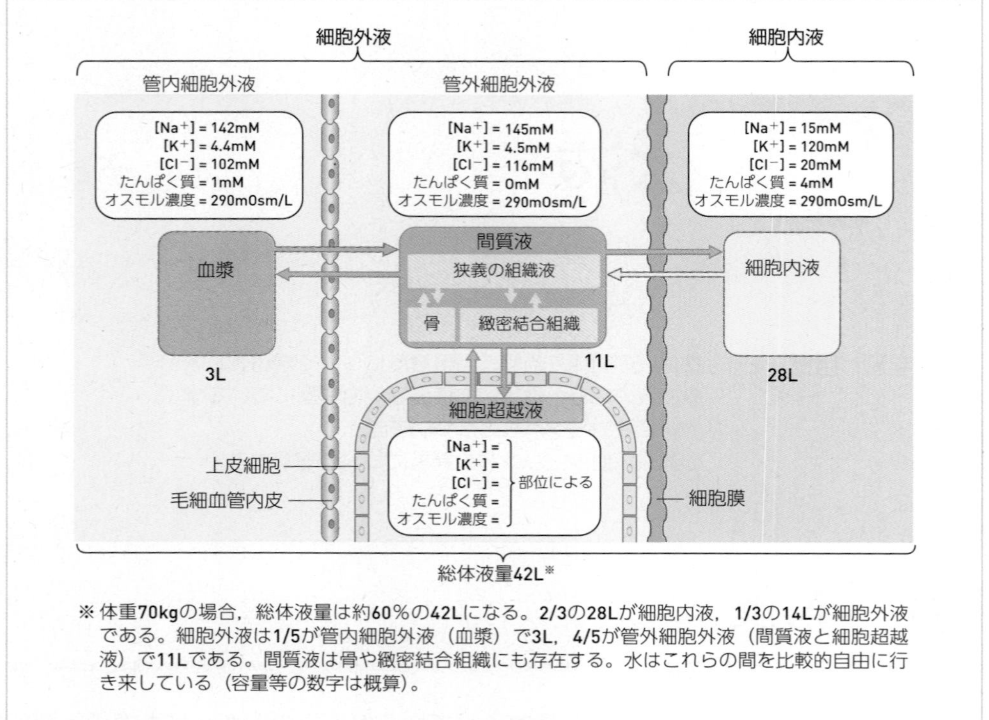

図 5-2 ● 体液の分布と主な組成（体重 70kg の成人男性の体液量の例）

体液は細胞内に存在する**細胞内液**と細胞間などに含まれる**細胞外液**に分けられ，体液の約 2/3 が細胞内液，約 1/3 が細胞外液である。細胞外液はさらに血管内に存在する管内細胞外液（血液の液体成分である**血漿**），結合組織の細胞間質などに含まれる組織液（**間質液**）や**リンパ**などの**管外細胞外液**，そして脳脊髄液や関節腔の**滑液**などの**細胞超越液**に分けられる（図 5-2）。

A　体液の組成

細胞内液と細胞外液は，電解質（イオン）やたんぱく質などの組成が大きく異なっている。細胞を囲んでいる細胞膜は，水や脂溶性の物質は通しやすいが，電解質は通さないためで，細胞内液にはカリウムイオン（K^+）とリン酸イオン*（HPO_4^{2-}）が多くナトリウムイオン（Na^+）が少ないのに対し，細胞外液は Na^+ と塩化物イオン（Cl^-）が多く K^+ が少ない（図 5-2，3）。また，細胞内液のカルシウムイオン（Ca^{2+}）は細胞外液の 1 万分の 1 程度しか含まれていない。細胞膜にはこれらのイオンの通路やイオンを運ぶポンプの働きをするたんぱく質があり，イオンの動

* H_3PO_4（リン酸）は $H_3PO_4 \rightleftarrows H^+ + H_2PO_4^-$（リン酸二水素イオン）$H_2PO_4^- \rightleftarrows H^+ + HPO_4^{2-}$（リン酸一水素イオン）$HPO_4^{2-} \rightleftarrows H^+ + PO_4^{3-}$（リン酸イオン）の 3 段階で解離し，リン酸とそれぞれのイオンの存在する割合は溶液の pH に依存している。細胞内液の pH（7.0）では，大半がリン酸一水素イオンとリン酸二水素イオンであり，リン酸やリン酸イオンはほとんど存在していないが，ここでは，この 3 種のイオンを総称してリン酸イオンとしている。

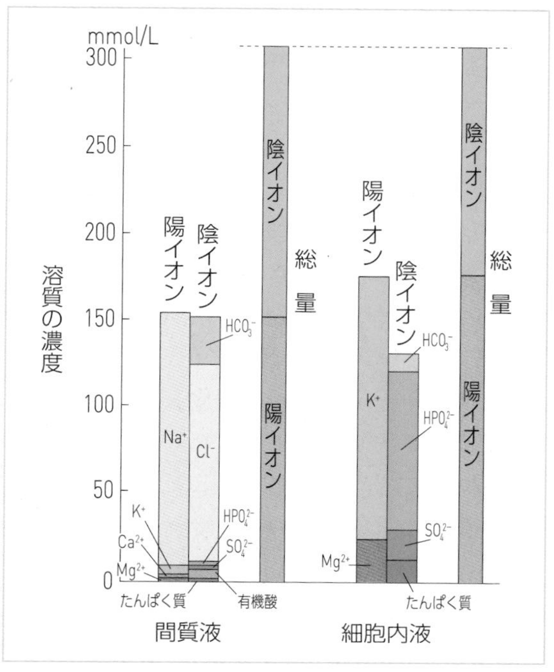

図 5-3 ● **体液の組成 1（モル濃度で示す）**

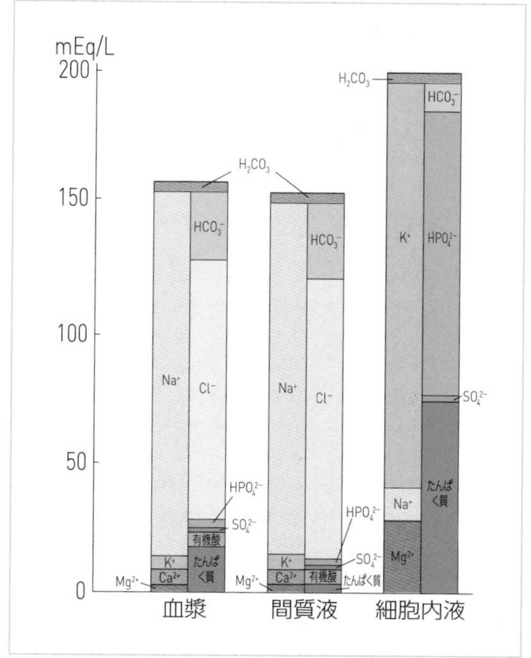

図 5-4 ● **体液の組成 2（当量で示す）**

きを調節してこのような組成の違いをつくり出している。

毛細血管の壁で境される，血漿（管内細胞外液）と間質液（管外細胞外液）の組成を比べると，電解質の組成はほぼ同じであるが，血漿にたんぱく質が多い。これは毛細血管の壁では濾過（ろか）が起こり，水や電解質は容易に通過できるが，分子量の大きなたんぱく質は通常は行き来できないからである（図 5-2，4）。

B 当量と当量濃度

体液中の**電解質濃度**は，溶液 1L 中の溶質の重さを示す g/L や溶液 1L 中の溶質のモル数を示すモル濃度 mol/L（M）ではなく，当量濃度である Eq/L あるいはその 1/1000 の濃度を示す **mEq/L** で表されることが多い。**当量**（正しくは**電気当量**，Eq；equivalent）とは，あるイオンの 1 モルの重さ（原子量あるいは分子量）をそのイオンの電荷数（原子価）で割ったものであり，あるイオンの**当量濃度**はそのイオンのモル濃度にイオンの電荷数を掛けた値になる（表 5-1）。

体液の電解質濃度をこのような当量濃度を用いて表すと，体液は電気的に中性な

表 5-1 ● **電解質の重量濃度，モル濃度，当量濃度の例**

イオン	原子量	電荷数（原子価）	当量	1M 溶液		
				重量濃度	モル濃度	当量濃度
Na^{+}	23g	1	23g ÷ 1 = 23g	23g/L	1mol/L	1 × 1 = 1 Eq/L
Ca^{2+}	40g	2	40g ÷ 2 = 20g	40g/L	1mol/L	1 × 2 = 2 Eq/L

1 総論 2 人体の構成 3 人体の器官系 4 運動器系 5 体液 6 循環器系（脈管系） 7 呼吸器系 8 消化器系 9 体温 10 泌尿器系 11 生殖器系 12 内分泌系 13 神経系 14 感覚器系 付 上肢・下肢の構成

ので，陽イオンの当量濃度の和は陰イオンの当量濃度の和と等しくなり（図 5-4），体液の電解質バランスが崩れたときに理解しやすくなる。

C　浸透圧と等張液

●**浸透圧**　水は通すが電解質などの溶質（溶けている粒子）を通さない半透膜を隔てて，溶質の濃度が異なる溶液があると，濃度の薄い液から濃い液に水が移動し，両者の濃度が等しくなろうとする。このような水を引っ張り込む力を**浸透圧**という。浸透圧の大きさは，溶液に溶け込んでいる溶質がイオンや低分子化合物の場合は，ナトリウムイオン，グルコースといったイオンや分子の種類に関係なく，それぞれのイオンや分子の数を足し合わせた総数によって決まる（図 5-3 の総量）。

浸透圧を生じる溶質の数は Osmol（オスモル，Osm と略することもある）という単位で表され，単位体積あるいは単位重量当たりの溶質の数（オスモル濃度，これを浸透圧濃度ということもある）は Osmol/L（Osm/L）あるいは Osmol/kg（Osm/kg）で表される。1Osmol の溶質の数は 1mol と同じアボガドロ数（6×10^{23} 個）である。塩化ナトリウム（NaCl）のような電解質の場合は，溶液中で完全に解離したとすると，0.1mol/L の NaCl 水溶液には，0.1mol/L の Na^+ と 0.1mol/L の Cl^- が含まれるので，この水溶液は 0.1 ＋ 0.1=0.2Osmol/L になる。

浸透圧は圧力なので，その単位は正しくは Pa（パスカル）あるいは mmHg であるが，オスモル濃度に比例するので，オスモル濃度（Osmol/L あるいは Osmol/kg）で浸透圧の大きさを表すことが多い。

細胞膜は半透膜の性質を持っている。そのため，平衡状態では，細胞内液と細胞外液の溶質濃度の総和（＝オスモル濃度）は等しく（図 5-2，3），細胞内液と細胞外液の間に浸透圧は生じない。これを両者は**等張**であるという。

●**等張液**　医学分野では細胞内液（＝体液）を基準と考え，細胞内液と等張な溶液を**等張液**という。0.9％食塩水（これを**生理的食塩水**といい，補液に用いる），5％ブドウ糖溶液などが等張液である。さらに，塩化ナトリウムにカルシウム，カリウムなどの塩類を加えて血漿のイオン組成に近似させた溶液をリンゲル液，リンゲル液にブドウ糖を加え，さらに血液組成に近づけた溶液を**リンゲル－ロック**液という。

●**細胞内浮腫と細胞内脱水**　細胞内液よりもオスモル濃度が低いと**低張**といい，高いと**高張**という。何らかの原因によって細胞外液が低張になってしまうと，細胞内に水が引き込まれて細胞が膨れてしまう。この状態を**細胞内浮腫**という。また，細胞外液が高張になった場合には，細胞から水が引き出されて細胞が萎縮する。この状態を**細胞内脱水**という。

細胞を純水に入れると，純水は低張（細胞内液が 290mOsm/kg に対して，純水は 0mOsm/kg である）なので，細胞内浮腫を生じるが，さらに多量の水が引っ張り込まれ，ついには細胞が破裂してしまう。また，逆に細胞を高張な海水（約 900mOsm/kg）に入れると細胞内脱水が起こり，細胞は萎縮してしまう。

D 膠質浸透圧

たんぱく質は1つの分子が大きく，まわりに水分子や電解質を引きつけるため，電解質や低分子の溶質とは異なった浸透圧を生じる。そのため，たんぱく質分子による浸透圧を特に**膠質浸透圧**という。正常な毛細血管壁は電解質や低分子の物質を通すが，たんぱく質は容易には通さないため，たんぱく質の豊富な血漿と，たんぱく質の乏しい間質液の間での，毛細血管壁を介した水の移動には膠質浸透圧が深くかかわっている（図5–2，4）。

Ⅱ 血液

血液は血球（赤血球，白血球，血小板）と液体成分（血漿）からなる。全血液量は体重の約1/12～1/13といわれ，このうち約90％は体内を循環しており，残りの10％は肝臓や脾臓内にある。血液の機能は酸素（O_2）や二酸化炭素（CO_2）の運搬，栄養素・ホルモン・ビタミンなどの運搬，代謝産物の排泄，細菌などに対する防御作用，免疫作用などである。

A 血液の細胞成分

1．赤血球

赤血球は核がなく，直径約7.7μm，厚さ約2μmの，両面とも中央が凹んだ円板状である（図5–5，5–7参照）。機能は酸素（O_2），二酸化炭素（CO_2）の運搬である。

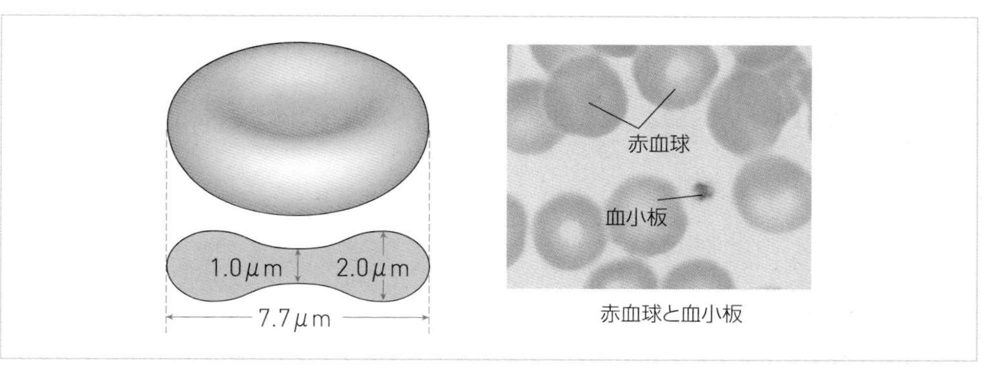

図5–5 ● 正常赤血球の模型図と塗抹標本の写真

赤血球は骨髄(こつずい)でつくられ，寿命は約120日で，古くなると脾臓や肝臓で壊される。すなわち，毎日，全赤血球の1/120が壊され，新たにつくられているのである。赤血球の数は成人男子で約500万個/μL，成人女子で約450万個/μLである。小児期には男女の差はない。

赤血球は絶えずつくり変えられながら，その数をほぼ一定に保っている。この調節は腎臓で産生される**エリスロポエチン**の血中濃度により行われている。多量の出血などで全身が酸素不足*になるとエリスロポエチンの濃度が高まり，骨髄での赤血球の生成と放出が増加する。逆に赤血球数が正常以上に増えると，エリスロポエチンの濃度は低下し，骨髄の赤血球生成活動が低下する。

●**ヘマトクリット**　血液中の細胞成分（赤血球）の占める割合を，**ヘマトクリット**（hematocrit；Ht）という。血液の比重は成人男子1.055～1.063（成人女子1.052～1.060）であるが，血漿(けっしょう)と赤血球の比重はそれぞれ約1.027，約1.097と異なるので，遠心(えんしん)分離すると，比重の一番重い赤血球は下に沈み，その上に白血球と血小板が集まった薄い層，その上が血漿となる。**ヘマトクリット値**は成人**男子で40.0～52.0%**，成人**女子で33.5～45.0%**である。

●**ヘモグロビン**　赤血球は，O_2，CO_2を運搬する働きのある**ヘモグロビン**（Hb，血色素ともいう）を大量に含んでいる*。ヘモグロビンは，グロビンというたんぱく質と鉄（Fe）を含むヘムという分子がつくるサブユニット4つでできる赤色の色素たんぱくである（図5-6）。1つのサブユニットは1分子のO_2と結合したり解離(かいり)したりできるので，ヘモグロビンの1分子は最大で4分子のO_2と結合できる。O_2と結合していないヘモグロビンを還元ヘモグロビンまたは脱酸素化ヘモグロビ

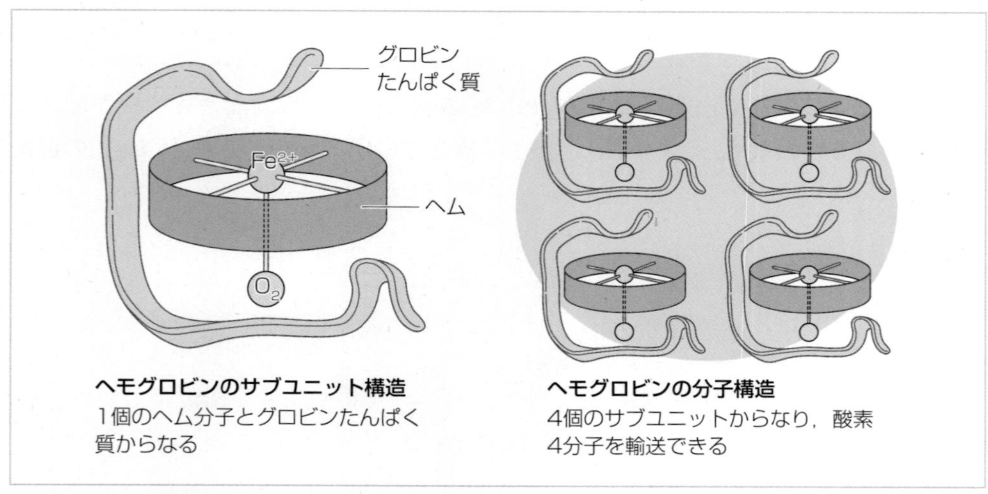

図5-6●ヘモグロビンの構造

＊スポーツ選手が空気の薄い（酸素の少ない）高地でトレーニングするのは，身体を酸素不足の状態にして，エリスロポエチンの濃度を高め，赤血球の生成を促進するためである。
＊赤血球は水約64%，ヘモグロビン約34%，その他2%からなっている。

ン（**デオキシヘモグロビン**；Hb）といい，O_2 と結合したヘモグロビンを酸（素）化ヘモグロビン（**オキシヘモグロビン**；HbO_2）といって区別する。ヘモグロビンが完全に酸素化すると，ヘモグロビン 1g あたり 1.34mL の O_2 が結合している。

血液中の Hb 量は**成人男子**で **16g/dL**，**成人女子**で **14g/dL** で，± 2g を基準範囲とする。Hb を 16g/dL 含む血液では，Hb と結合した O_2（結合酸素）の最大量は 1.34 × 16 = 21.4mL/dL となる（第 7 章Ⅱ－D「血液ガス」参照）。

一酸化炭素（CO）も Hb と結合して**一酸化炭素化ヘモグロビン**（HbCO）をつくる。CO と Hb の結合は O_2 よりもはるかに強く，結合しやすい。そのため，一酸化炭素を吸入すると大量の Hb が HbCO となり，組織に O_2 を運搬できなくなる。この状態を一酸化炭素中毒という。

●**赤血球のエネルギー**　赤血球にはミトコンドリアがないので，解糖系によるブドウ糖の代謝のみでエネルギーを得ている。赤血球はブドウ糖の取り込みにインスリンを必要とせず，安静絶食中の血糖の約 20%は赤血球で消費される。

●**溶血**　赤血球の膜が破れて，ヘモグロビンなどが外に流れ出る現象を**溶血**という。赤血球を低張の食塩水に入れると，水が血球内に入り，赤血球は膨れ，ついには壊れて内部のヘモグロビンは外に流れ出てしまう。これを**浸透圧溶血**という。逆に高張な食塩水に入れると，赤血球内の水は外に出て，赤血球は小さく変形する。

溶血は浸透圧の変化によって起こるだけでなく，採血を行うときの器具や操作が不適切であったときにも起こることがある。これは物理的な力によることが多い。赤血球も細胞であり，細胞内液にはカリウムイオンが多く含まれている。溶血するとカリウムイオンが血漿中に溶け出してくるため，血漿カリウムイオン濃度の検査値が異常に高くなってしまうことがあるので注意が必要である。

●**赤血球沈降速度**　血液に凝固阻止薬（クエン酸ナトリウム）を加え，細いガラス管（赤沈管）に入れて正確に垂直に立てて放置すると，赤血球は血漿より比重が大きいため下方に沈んでいく。この沈む速さを赤血球沈降速度（**血沈**，**赤沈**）といい，1 時間後, 2 時間後, 24 時間後の赤沈管上部の血漿層の長さを読む*。基準値は 1 時間値で男子 10mm 以内，女子 15mm 以内である。

●**老化した赤血球**　老化した赤血球は細胞膜が脆くなり，狭いところ，とりわけ脾臓の赤脾髄を通るときに破裂してしまう。破裂した赤血球からはヘモグロビンが放出され，ヘモグロビンは脾臓をはじめとする全身の大食細胞や肝臓のクッパー細胞に貪食され，グロビンとヘムに分解される。グロビンはアミノ酸に分解され，ヘムはさらに鉄とビリベルディンに分解される。ビリベルディンの大部分はビリルビンとなり血液中に出る。

ビリルビンはアルブミンと結合して肝臓に運ばれ，水溶性ビリルビンになって胆汁中に分泌され，十二指腸に排泄される。その後，ビリルビンは腸内細菌の作用を

＊この測定法をウェスターグレン法という。下降が速いほど病的な意味があるといわれており，感染症や炎症があると促進される。これは赤血球が凝集し，その容積に比較して，血漿による抵抗が小さくなって沈降しやすくなるためである。

受けてウロビリノーゲンとなり，大部分は糞便とともに排泄されるが，一部は再吸収され尿中に排泄される。

鉄は，血液を介して骨髄に入り，再び新しい赤血球のヘモグロビンの材料になるか，肝臓などで貯蔵される。

2．白血球

白血球の機能は**生体防御作用**である。白血球（図 5-7）には核がある。全白血球数は男女とも約 5000～8000 個 / μL である。炎症性の疾患や感染症にかかったときは増加して 2 万～3 万個 / μL に達することがある。

白血球は，細胞質に特異的な顆粒をもつ顆粒白血球（**好中球**，**好酸球**，**好塩基球**）と無顆粒白血球（**リンパ球**，**単球**）に分けられる。顆粒白血球，単球は骨髄でつくられ，リンパ球は骨髄やリンパ系組織で産生される。

白血球は毛細血管壁を通過することができる。これを血管外遊出という。この作用は好中球が最も強い。

●**好中球**　血中の白血球の半数以上を占め（表 5-2），中性色素で染まる多数の顆粒をもつ。

好中球は体内のどこであろうと，細菌感染などの病巣があると，アメーバ様運動*をして集まり，主に細菌を貪食する。細胞内の顆粒は細菌のたんぱく質を分解し，細菌を死滅させる。好中球を小食細胞ともいう。

●**好酸球**　酸性色素で赤く染まる（好酸性の）多数の大型の顆粒をもつ。アレルギー疾患やある種の寄生虫疾患に罹患したときに数が増加し，寄生虫を殺す働きがある。

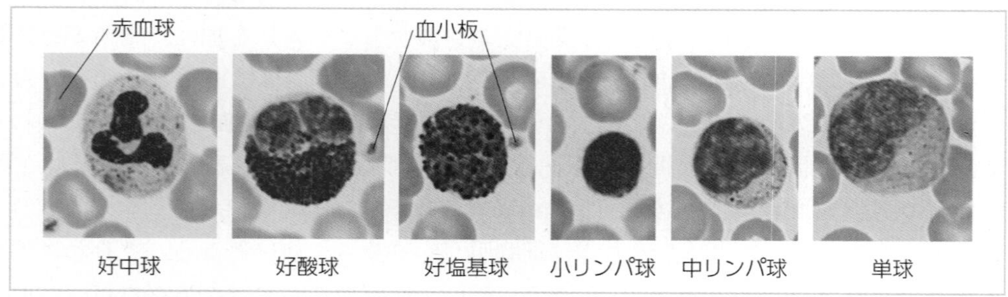

図 5-7 ● **白血球**

表 5-2 ● **白血球の種類と百分率**

		直径（μ m）	全白血球数に対する百分率（%）
顆粒白血球	好中球	10～15	43～79
	好酸球	10～15	1～5
	好塩基球	8～10	0～1
無顆粒白血球	リンパ球	6～10	15～47
	単球	15～20	3～10

＊**アメーバ様運動**：アメーバのように偽足を出して行う運動。

●好塩基球 塩基性色素で青く染まる（好塩基性の）多数の大型の顆粒をもつ。顆粒にはヒスタミンやヘパリンが含まれる。顆粒が放出されると，ヒスタミンはアレルギー反応を起こす。ヘパリンが血液凝固の調節に働いているかどうかは明らかでない。

●リンパ球 胸腺で成熟するＴ細胞と，胸腺以外で成熟したＢ細胞に分ける。**Ｔ細胞**（第６章Ⅷ-Ｄ「胸腺」参照）は抗原を直接攻撃する細胞性免疫に関与し，**Ｂ細胞**は抗体を産生し，体液性免疫に関与する。リンパ球の寿命は平均100～200日といわれるが，数日，あるいは数年以上の寿命をもつものも存在する。

●単球 大型の細胞で，血管外に出ると**マクロファージ**（**大食細胞**ともいう）となり，ウイルスなどに傷害された細胞や異物などに対し食作用を行う。細胞１個当たりの食作用は好中球よりはるかに強い。また，マクロファージは免疫反応において抗原提示細胞としてリンパ球を助ける。

3．血小板

血小板の直径は2～3μmで，核はなく，形は不定形である（図5-7）。血液中に約15万～40万/μL存在し，寿命は7～8日である。血小板の主要な機能は**血液凝固作用**である。

血小板が異常に減少すると血液が凝固しにくくなり，皮内や皮下に出血斑が出現する（血小板減少性紫斑病*）。

B 血漿

血漿は血液の液体成分で，約90％は水であり，たんぱく質7～8％，糖質0.1％，脂質1％，無機イオン0.9％を含む。

●血漿たんぱく質 **血漿たんぱく質**は血漿の主成分で，約7.5（7.0～8.0）g/dL含まれている。血漿たんぱく質の種類は100に及ぶが，全量の約60％は**アルブミン**であり，残りの大半は**グロブリン**と総称され，これら以外に，血液凝固に関わるフィブリノゲンなどがある。グロブリンはさらにα，β，γに分けられる。

血漿たんぱく質の主要な機能は，①血漿の膠質浸透圧（約25mmHg）の維持，②物質の運搬，③免疫，④血液凝固，に大別される。①の膠質浸透圧の約80％はアルブミンによるものであり，②ではアルブミンに脂肪酸，ビリルビン，電解質，ビタミン，ホルモンなどが結合し，運搬される。③は免疫抗体としてγ-グロブリンが，④はフィブリノゲンとプロトロンビンが主要な役割を受け持っている。

●毛細血管壁を介した血漿成分の移動 毛細血管の壁には，ろ紙のような性質があり血管内圧によって水，イオン，小分子の物質は管外に出ていくが，血漿たんぱく質

＊**血小板減少性紫斑病**：自己免疫による特発性（本態性）のものと，再生不良性貧血，白血病，薬物中毒，感染症，抗腫瘍薬投与などに続発する２次性のものがある。

は通れない。そのため，血管内圧が下がって残された血漿たんぱく質による膠質浸透圧のほうが高くなると，管外から水が血管内に引き戻される（図 5–8 参照）。もし，肝臓や腎臓の疾患で血漿たんぱく質が減少してしまうと，膠質浸透圧が低下し，管外から血管内に水が戻らなくなり，管外の間質液が増加する原因の一つとなる。このような状態を**浮腫**という。

●**血糖** 血液中のブドウ糖（グルコース）を血糖といい，全身の細胞のエネルギー源となる。**空腹時血糖値 70～100mg/dL** を基準値とする。血糖はインスリンやグルカゴンというホルモンの働きによって一定に保たれているが，一般に 110mg/dL 以上を高血糖（メタボリックシンドロームの診断基準），60mg/dL 以下を低血糖という。食後には一時的に 150～170mg/dL に達することがあるが，これを食事性高血糖という。

●**血液の pH 調節（酸塩基平衡）** 血液（体液）の pH は 7.4 ± 0.05 で一定に保たれている。これを酸塩基平衡という。血液中には種々のイオンが含まれているが，pH の維持に最も深く関与しているのが，二酸化炭素（CO_2）が水と結合してできる炭酸（H_2CO_3）と，これが解離（$H_2CO_3 \rightarrow H^+ + HCO_3^-$）して生じる重炭酸イオン（$HCO_3^-$）である。血液の pH は，この重炭酸イオンの濃度と炭酸（溶解している CO_2）の量の比で決まり，腎臓で調節される HCO_3^- が増えれば高くなり，呼吸で調節される血中の CO_2 量が増えれば低くなる＊。

●**アシドーシスとアルカローシス** pH が低くなる（酸性側に傾くという）状態を**アシドーシス**，pH が高くなる（アルカリ性側に傾くという）状態を**アルカローシス**という。原因により呼吸性と代謝性（非呼吸性）がある。

アシドーシスの原因は，肺の機能障害で CO_2 の排出量が組織で産生される CO_2 より少なくなり，血液中に CO_2 が蓄積した場合（呼吸性）や，腎臓の機能障害で酸の排出量が減少し，酸が体内に異常に増加した場合（代謝性）などがあげられる。

アルカローシスの原因としては，過呼吸で肺からの CO_2 の排出が産生される CO_2 より大きくなり，血液中の CO_2 が減少する場合（呼吸性）や，長期間の激しい嘔吐で胃の塩酸が失われた場合（代謝性）などがあげられる。

C 血液凝固

血管壁の損傷などで，血液が漏れ出したとき，漏出を止めるために血液が固まりをつくる。これを血液凝固という。

●**一次止血と二次止血** 血管が損傷して出血が起こると，まず血管が収縮し，損傷した血管壁の露出部に血小板が粘着し，血小板の凝集塊が形成される（一次止血）。次いで，種々の血液凝固因子＊が活性化され，フィブリンが赤血球にからみついて凝

＊**血液の pH** ＝ 6.1 ＋ log（HCO_3^-濃度／溶解 CO_2 の量）で決定される。

＊**血液凝固因子**：第Ⅰ因子（フィブリノゲン）から第Ⅱ，Ⅲ，Ⅳ，Ⅴ，Ⅶ，Ⅷ，Ⅸ，Ⅹ，Ⅺ，Ⅻ，XIII 因子まで認められている（第Ⅵ因子は欠番）。第Ⅳ因子はカルシウムイオンであるが，それ以外はたんぱく質である。

集（赤血球が互いに集合する現象）させ，出血部位を閉鎖する（二次止血）。

●**二次止血（血液凝固）の機序**　血液凝固では以下の一連の反応が連続して起こる。

一次止血で凝集した血小板から放出された物質の働きや損傷した血管壁との接触，およびカルシウムイオン（第Ⅳ因子）によってたんぱく質の血液凝固因子が連続して活性化される（たんぱく分解酵素の働きをもつようになる）。活性化した血液凝固因子が血小板の表面でプロトロンビンを分解し，トロンビンに変える。トロンビンの働きにより，**フィブリノゲン**（線維素原）が**フィブリン**（線維素）に分解される。フィブリンはカルシウムイオン（第Ⅳ因子）などの作用で相互に結合し，長い糸状の網目構造をつくり，この中に赤血球を取り込み，凝固させる。このときつくられる凝固塊を**血餅**という。これにより，破れた血管は閉じ，出血が止まる。

●**フィブリンの溶解**　出血が止まって血管が修復されると，フィブリンの塊は，血漿中でプラスミノゲンから生成される活性物質プラスミンにより，分解され溶解される。これを**線維素溶解**（**線溶**）という。

●**凝固阻止薬**　凝固阻止薬にはクエン酸ナトリウムやヘパリンなどがある。クエン酸は凝固に必要な第Ⅳ因子のカルシウムイオンと結合して取り除き，ヘパリンは血液や細胞間質に存在し，トロンビンの生成と働きを抑える。

●**血清**　試験管内で血液を放置すると，血液は凝固する。このとき得られる上澄み液を血清という。血清はフィブリノゲンなどの凝固因子を欠いている。

D　血液型

ヒトの血液型で代表的なものはABO式血液型とRh式血液型である。これらは，いずれも赤血球表面の抗原（凝集原）と血液に含まれる抗体（凝集素）との関係によって判別される。血液型は，輸血の際に重要な意味をもつ。

1．抗原抗体反応と赤血球の凝集反応

●**免疫と抗原抗体反応**　体内に微生物などの異物が入り込むと，無毒化して排除するために，異物と特異的に結合する物質，すなわち**抗体**（**免疫抗体**）が産生される*。この異物のように抗体の産生を引き起こす物質を**抗原**といい，抗原と抗体の反応を**抗原抗体反応**という。一度，細菌やウイルス，特に感染症を引き起こすような病原性のある細菌やウイルスが入り込んで抗体の産生が引き起こされていると（これを感作という），二度目に，同じ細菌やウイルスが入り込んできた場合には迅速に抗体が産生され，抗原抗体反応によって体内から排除される。これを**免疫**という。

ワクチンなどの予防接種は，あらかじめ死滅させた細菌や病原性をなくしたウイルスを人為的に体内に入れて，抗体を産生させておき，次に同じ細菌やウイルスが侵入してきた際には，速やかに抗体を産生して，抗原抗体反応によって排除できる

＊抗体はB細胞（Bリンパ球）によって産生される（p.109参照）。

ようにする，すなわち免疫をつけるためのものである。

●赤血球の凝集反応　ヒトの体内には，抗原となる物質が侵入してこなくても産生されている抗体があり*，その代表的なものが，赤血球の細胞膜にある抗原に対する抗体である。

表 5-3 のように，赤血球の表面には 2 種類の抗原（A 抗原と B 抗原）があり，これらの抗原のない赤血球をもったヒトの血漿にはこれらの抗原に対する抗体（抗 A 抗体と抗 B 抗体）が含まれている。

抗 A 抗体は A 抗原と結合して，赤血球を凝集させて沈殿を生じるので，A 抗原のある赤血球を抗 A 抗体のある血漿に混合すると，赤血球が凝集して沈殿が生じる。この現象を**赤血球の凝集反応**という。これは B 抗原のある赤血球と抗 B 抗体の場合も同様である。

このように，A 抗原をもつ赤血球は抗 A 抗体で凝集するので，A 抗原を凝集原 A，抗 A 抗体を凝集素 α といい，B 抗原を凝集原 B，抗 B 抗体を凝集素 β という。凝集原は，その有無が赤血球の型を決めるので血液型物質ともいわれ，これらは糖たんぱく質（たんぱく質に多糖類が結合したもの）でできている。

表 5-3 ● 赤血球，血漿の性状と血液型

	血液の性状	赤血球の抗原（凝集原）	血漿中の抗体（凝集素）	抗体との反応 抗 A　抗 B	血液型（ABO 式）
①	B抗原　抗体なし　A抗原	A 抗原 B 抗原	なし	どちらでも凝集	AB
②	A抗原　抗B抗体　赤血球	A 抗原	抗 B 抗体 (β)	抗A抗体で凝集	A
③	B抗原　抗A抗体	B 抗原	抗 A 抗体 (α)	抗B抗体で凝集	B
④	抗A抗体　抗B抗体	なし	抗 A 抗体 (α) 抗 B 抗体 (β)	どちらでも凝集しない	O

ヒトによって赤血球の表面にある抗原が異なる。赤血球の表面に 2 種類の抗原（A 抗原と B 抗原）があるヒト（①），片方の抗原（A 抗原か B 抗原かのどちらか）しかないヒト（②，③），赤血球にどちらの抗原もないヒト（④）がいる。そして，赤血球に A 抗原がないヒトの血漿には A 抗原に対する抗体（抗 A 抗体）が（③，④），B 抗原がないヒトの血漿には B 抗原に対する抗体（抗 B 抗体）が存在し（②，④），A 抗原と B 抗原の両方がないヒトには抗 A 抗体と抗 B 抗体の両方があり（④），両方の抗原があるヒトにはどちらの抗体も存在しない（①）。

抗 A 抗体は赤血球の A 抗原と結合して赤血球を凝集させ，抗 B 抗体は B 抗原のある赤血球を凝集させる。このように，抗 A 抗体は，A 抗原をもつ赤血球を凝集させる働きがあるので，凝集素 α とよばれ，抗 B 抗体は凝集素 β とよばれる。さらに，A 抗原は凝集原 A と，B 抗原は凝集原 B とよばれ，その有無が赤血球の型を決めるので血液型物質といわれる。

＊このような抗体を**規則抗体**という。抗 A 抗体，抗 B 抗体は規則抗体である。

2．ABO 式血液型

赤血球の凝集原 A,B の有無によって分類される血液型を**ABO 式血液型**（表 5-3）という。

凝集原 A のみがある赤血球をもつヒトの血液型を A 型といい，A 型の血漿中には凝集素 β のみがある（②）。同様に，凝集原 B のみがあるヒトを B 型といい，凝集素は α のみである（③）。凝集原 A と B の両方があるヒトは AB 型であり，凝集素はどちらも存在しない（①）。逆に，凝集原 A と B のどちらもないヒトを O 型といい，凝集素は α と β の両方を持っている（④）。

●**赤血球凝集反応と輸血**　赤血球の凝集反応（表 5-4）は，凝集原 A と凝集素 α，あるいは凝集原 B と凝集素 β が混ざったときにのみ生じるので，もし，A 型のヒトに B 型の血液を輸血したとすると，A 型血液の赤血球の凝集原 A に B 型血液の血漿中の凝集素 α が反応し，B 型血液の赤血球の凝集原 B に A 型血液の血漿中の凝集素 β が反応するため，赤血球が凝集してしまう。そのため，A 型の血液のヒトに B 型の血液を輸血することはできない。AB 型のヒトの血液中には凝集原 A と B はあるが，凝集素 α と β はないので，どの型の赤血球でも輸血することが可能であり，O 型の赤血球には凝集原 A，B がないので，どの型の血液にも輸血することが可能である。しかし，同種の血液型の血液以外だと，血漿中の凝集素が加わったりするため，凝集を起こす可能性があり，同一の血液型以外の輸血は行われていない。しかも，赤血球の表面には A，B 以外の因子（たとえば Rh 因子など）も存在するため，それらによって凝集を起こすことがあり，輸血を行うときには，あらかじめ受血者の血漿（血清）と供血者の血球,受血者の血球と供血者の血漿（血清）を交互に混合し，凝集の有無を確かめなければならない（**交差試験**）。

●**血液型の遺伝**　血液型はメンデルの法則に従って遺伝する。

ABO 式血液型を決める遺伝子は，A，B，O のどれか 2 つの組み合わせなので，それぞれの**遺伝子型**は，A 型では AA と AO，B 型では BB と BO，AB 型では AB，O 型では OO である。遺伝子 A と B は共に優性（顕性）で両者に優劣はないが，A と B に対して O は劣性（潜性）である。したがって，AO は A 型，BO は B 型になる。このように，AO や BO などを遺伝子型というのに対し，遺伝子型によって表現される形質という意味で，A 型，B 型，AB 型，O 型を**表現型**という。

表 5-4 ●凝集反応の起こる組み合わせ（＋は凝集）

		血漿			
	赤血球，血漿が由来した血液型	A 型	B 型	AB 型	O 型
赤血球	A 型	−	＋	−	＋
	B 型	＋	−	−	＋
	AB 型	＋	＋	−	＋
	O 型	−	−	−	−

両親の遺伝子型が AA と BB であれば，AA × BB なので可能な 4 通りの組み合わせはどれも AB となり子どもの血液型は AB 型になる。両親の遺伝子型が AO と BO であれば，AO × BO で子どもの遺伝子型と血液型は AB（AB 型），AO（A 型），BO（B 型），OO（O 型）のいずれかになる。

3．Rh 式血液型

ABO 式血液型とは別に，**Rh 式血液型**が存在する。**Rh 因子**は赤血球の凝集原の一種で，この凝集原をもつ人を Rh 陽性（Rh〔＋〕），もたない人を Rh 陰性（Rh〔－〕）という。Rh（－）の人が Rh（＋）の人から輸血を受けると，表面的には何ごとも起こらないが，Rh（－）の人にとって Rh 因子は異物となるため，血液中に Rh 因子に対する抗体（抗 Rh 凝集素）がつくられる。もし，再度，Rh（＋）の輸血を受けると，凝集原と凝集素の間に反応が起こり，赤血球が破壊されて溶血性貧血が起こる。

Rh（－）の女性と Rh（＋）の男性との間にできた胎児が Rh（＋）の場合，胎児の Rh（＋）の赤血球が出産の際や胎盤を経て母体の血液に入ると，母体内では抗 Rh 凝集素がつくられる。そして，母親の血液の抗 Rh 凝集素は胎盤を通過して胎児の血液に入り，胎児の体内で赤血球の Rh 因子と反応する結果，溶血性貧血が起こり，重症の場合は流産や死産を起こす。この状態を胎児赤芽球症という。この反応は通常第 1 子に起こることは少なく，第 2 子以降に高度に発生する。

日本人の Rh（＋）の占める割合は約 99％で，欧米人の Rh 陽性（約 85％）より多い。日本人は Rh（－）の人が少ないので，Rh 式血液型によって起こる事故は少ない。

column

血液の異常

脱酸素化ヘモグロビンは暗色で，毛細血管内に異常に増加（5g/dL 以上）すると，皮膚，粘膜が青紫色になる。これを**チアノーゼ**という。

血液中の赤血球数あるいはヘモグロビンが異常に減少した状態を**貧血**という。生体内の鉄が減少し，ヘモグロビンの生成が低下した状態を**鉄欠乏性貧血**といい，女性に多い。鉄の推奨摂取量は成人男子で約 7.5mg/ 日，成人女子で約 10.5mg/ 日である。赤血球の産生よりも破壊が上まわり，赤血球数の減少をきたす貧血を**溶血性貧血**という。

骨髄の造血機能が低下し，全血球の形成が不全となって赤血球数が減少した貧血を**再生不良性貧血**という。白血球が無制限に分裂し，増殖していく疾患を**白血病**という。白血病や再生不良性貧血といった血液の難病には骨髄移植が有効である。

血中の中性脂肪，コレステロール，リン脂質，脂肪酸の多くが，またはその一部が異常に増加している状態を**脂質異常症**（高脂血症）という。

Ⅲ リンパ

　結合組織の細胞間など，組織の細胞と毛細血管との間は組織間隙(かんげき)とよばれ，間質液（**組織液**，管外細胞外液である）によって満たされている。間質液は毛細血管から漏れ出てきたものであり，これを仲立ちとして組織と血液のガス交換，物質交換が行われている。組織液は再び毛細血管に吸収されるが，一部は毛細リンパ管に入ってリンパ（リンパ管内を流れる体液をリンパあるいはリンパ液という）となる（第6章-Ⅷ「リンパ系とリンパ組織」参照）。つまり，リンパ系は間質液の排水ならびに回収装置である（図 5-8）。

　毛細リンパ管は毛細血管の約2倍の太さをもち，末梢端は閉じている（盲管(もうかん)）。毛細リンパ管の透過性は，毛細血管よりはるかに高い。リンパの性状は血漿(けっしょう)と類似しているが，たんぱく質の含有量は少ない。

　下半身のリンパが回収されて流れる胸管のリンパ流量は3～4L/日である。

　リンパ節はリンパの濾過(ろか)装置で，リンパ球産生，異物の除去，ある種の抗体の生

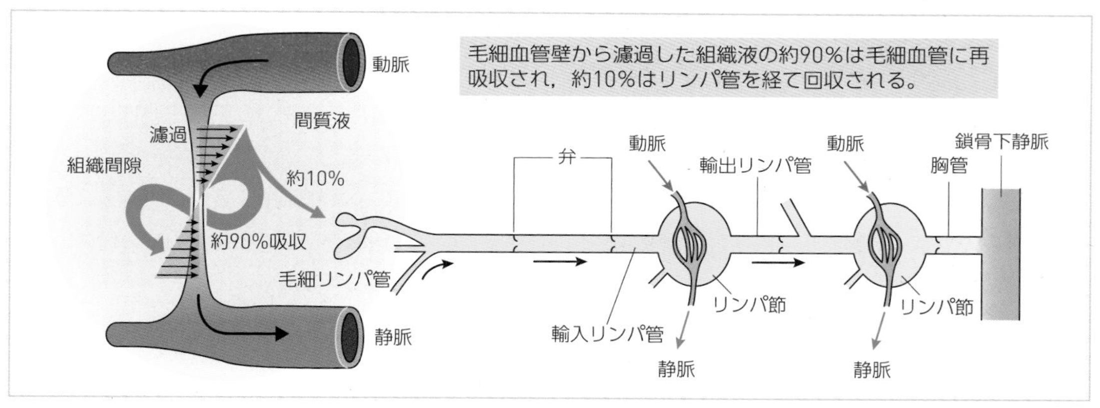

図 5-8 ● リンパ系模式図

column

浮　腫

　組織間隙に水が異常にたまった状態を**浮腫**(ふしゅ)（むくみ）という。浮腫は毛細血管から組織間隙へ水が出すぎたり，出た水の吸収が低下したりすることによるが，原因として低たんぱく血症による血漿の膠質浸透圧(こうしつしんとうあつ)の低下（腎(じん)ネフローゼなど），静脈圧の高まりによる毛細血管内圧の上昇（うっ血性心不全など），毛細血管の透過性の増大（局所性炎症など）があげられる。時にはリンパ管の流れが悪くなってしまい，浮腫を生じることもある。

成を行っている。リンパは最終的には鎖骨（さこつ）下静脈に注いで血液に返る。

看護の観点

本章に関連する主な看護技術

血液検査／輸血療法／止血法／体液の酸塩基平衡

● **血液検査に伴う看護技術**　採血の際には，検査によって使用する抗凝固剤の種類が異なる。これらの準備や検体の扱いに関しても，血液と各成分の性質を知ることで正確な検査を行うことができる。

● **輸血療法における看護技術**　輸血療法においては，貧血の有無や感染症，免疫低下の治療など，患者の状態によって投与する成分が異なる。血液成分の働きを熟知し，投与後に生じる変化をいち早くとらえることが大切である。また，濃厚赤血球の輸血の場合，血液型の知識も必要となる。

輸血を行う際には，患者氏名や血液型などを複数人で確認する。準備の際には血液パックを上下左右に静かに振って混和し，血液の色の変化，溶血，凝血など異常がないかを確認する。凍結血漿は 30〜37°C の温湯で，完全に融解させてから輸血を行う。輸血後には副作用の有無の確認を行う。

● **止血法**　採血後や血管造影などの検査を行った際にも止血する必要があるが，静脈か動脈かによって，圧迫する方法や観察する内容，患者の体動制限などに違いが生じる。

外傷などで出血した場合には，止血のメカニズムや循環の働きを理解したうえで止血ケアを的確に行う。出血部の圧迫では止血ができない場合は，出血部位よりも心臓に近い側の動脈を圧迫したり，止血帯で縛ったりするため，血管の走行や位置関係の理解も大切である。

● **体液の酸塩基平衡**　糖尿病などの疾患や手術などでは，体液の pH が変化することがある。患者の体内でうまく調整できない場合は輸液などで補正する。患者の病態を正しくとらえるためには，これらの反応を理解し，患者の身体がその状況に適応できるように援助する。

学習の手引き

1. 体液の区分，それぞれの組成を理解しておこう。
2. 血液の機能を理解しておこう。
3. 脱酸素化ヘモグロビンと酸素化ヘモグロビンの違いを説明してみよう。
4. 生理的食塩水，リンゲル液の役割を整理しておこう。
5. 血液の凝固のしくみを理解しておこう。
6. 血液の凝集反応について整理しておこう。
7. 輸血してはならない血液型を ABO 式血液型の各々について図示してみよう。

第5章のふりかえりチェック

次の文章の空欄を埋めてみよう。

1 体液

体液は，標準的な体型の男性では，体重の約［ 1 ］%を占める。女性では約［ 2 ］%，肥満者では約40%程度，乳児では約［ 3 ］%を占める。

2 体液（浸透圧と等張液）

［ 4 ］と等張な溶液を等張液という。［ 5 ］%食塩水，5%ブドウ糖溶液などは等張液である。塩類とブドウ糖を加えて血液組成に近づけた溶液を［ 6 ］という。

3 血液

赤血球は［ 7 ］でつくられ，古くなると［ 8 ］や［ 9 ］で壊される。寿命は約［ 10 ］日である。赤血球数は［ 11 ］で産生される［ 12 ］により調整されている。

4 血液（血漿）

血漿たんぱく質は，［ 13 ］と［ 14 ］に大別される。

5 血液凝固（二次止血の機序）

二次止血は，血液凝固因子が血小板の表面で［ 15 ］を分解し，トロンビンに変える。トロンビンの働きにより，［ 16 ］が［ 17 ］に分解される。

6 血液型

体内に異物が入り込むと，無毒化して排除するために，抗体が産生される。抗体の産生を引き起こす物質を［ 18 ］といい，［ 18 ］と抗体の反応を［ 19 ］という。

■ 人体のしくみと働き

第6章 循環器系（脈管系）

▶**学習の目標**
- ●心臓の構造，機能などを学ぶ。
- ●血管の種類と構造および上肢，下肢，頭部の血管系と血液の循環について理解する。
- ●リンパ管の分布およびリンパ節の構造，種類，その機能を学ぶ。

ポンプの働きをする心臓によって血液およびリンパが循環する器官系を，循環器系または脈管系という。循環器系は血管系とリンパ系に大別される。

Ⅰ 心臓

A 心臓の構造

心臓は，胸腔内で左右の肺に挟まれた縦隔（第７章－Ⅰ－G「縦隔」参照）の下部で，横隔膜の上にある。おおよそ逆円錐形をしており，大きさは握り拳大，重さは 250～300g である。心臓の３分の２は正中線よりもやや左側にあり，その長軸は右後上方より斜めに左前下方に向かう。尖った下端部を**心尖**，底面側の上端の広い部分を**心底**という。心尖は通常左第５肋間隙で乳頭線（鎖骨中線）のやや内側に位置し，前胸壁に接するので，心尖拍動を触知することができる。心底は左第２肋軟骨下縁と右第３肋軟骨上縁とを結ぶやや斜めの線上にある。ここに心臓に出入りする動静脈がつく。心臓は上方の心房と下方の心室に分けられるが，その境界は表面では冠状溝で印され，この溝内に左･右冠状動脈や冠状静脈洞がある。また，心房・心室共に左右に分けられ，左右の心室の境界（心室中隔）は表面では前・後室間溝で印される（図 6-1，図 6-4 参照）。

1．心膜腔

心臓が拍動できるのは，そのまわりに**心膜腔**という漿膜腔があるからである。心膜腔の外壁である**心嚢**と心臓は，心臓に出入りする大動脈，肺動脈，上大静脈，下

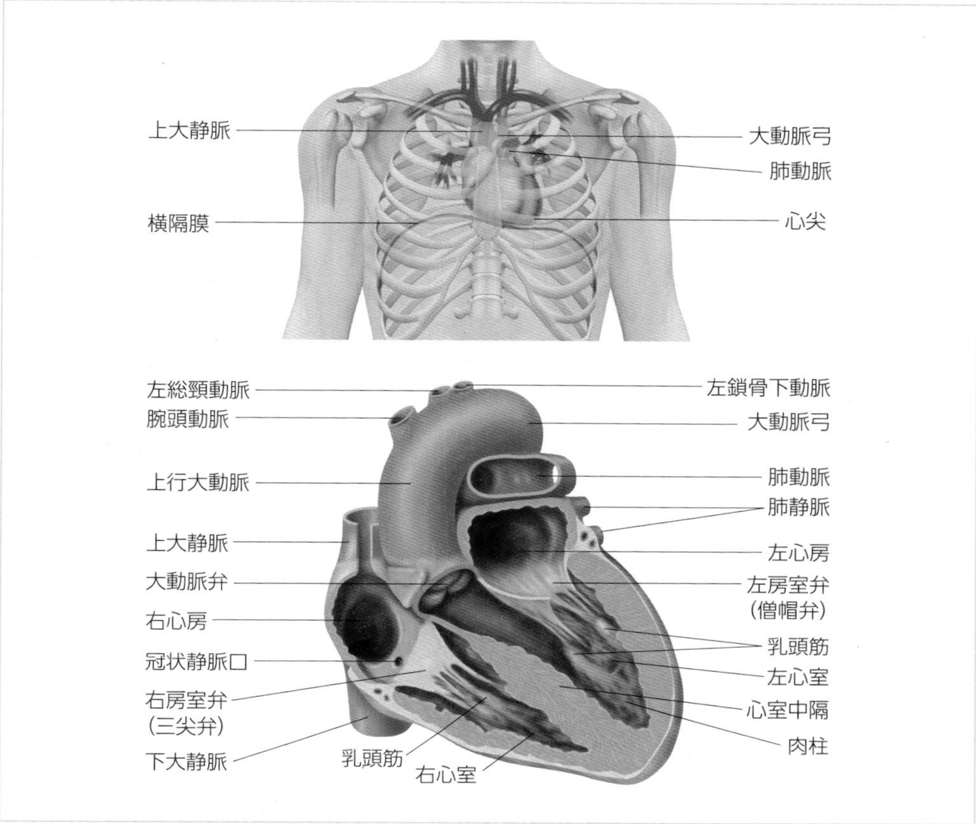

図 6-1 ● **心臓の位置と構造**〔下図：左右の心房・心室を通る面で切った像（肺動脈の基部はこの面よりも腹側にあるので取り除かれている）〕

大静脈，肺静脈の基部のみで固定されているので，心臓自体はこれらの大血管で心嚢の壁からぶら下げられた状態になっている。心嚢は心膜腔に面する漿膜性心膜（心膜の壁側板）とそのまわりの線維性心膜でできており，漿膜性心膜は大血管が出入りする部分で折れ返って心臓の周囲を包む**心外膜**（心膜の臓側板）になっている。

2．心臓壁

心臓壁は，心内膜，心筋層，心外膜の３層からなる。

心内膜は内腔面を覆う薄膜で表面は血管と同様に内皮細胞で覆われている。**心外膜**は最外層の薄い層で，表面は心膜の臓側板であり，その下に脂肪組織に富む疎性結合組織の層があり，心臓に分布する動静脈や神経が走行している。**心筋層**は心内膜と心外膜の間にあり，心臓の主体となる厚い部分で，特に左心室は右心室の３倍も厚い。心筋層は心筋線維からなるが，心筋細胞が分岐して網状につながり，全体として心尖部から冠状溝に向かって渦を巻くように広がっている。

このほかに**刺激伝導系**とよばれる**特殊心筋線維**がみられる。これは刺激を伝えることに特化した特殊な心筋線維であり，心臓全体が律動的で調和した収縮をするように，心筋層に刺激を伝えている（本章 -V-A「自動能と刺激伝導系」，図 6-16 参照）。

3．心臓の内腔

心臓内部は心房中隔，心室中隔，左右の房室口により，左右の心房，左右の心室の 4 部屋に分けられる*。

- **右心房**：全身から戻ってくる血液を集めた上・下大静脈が開く。また，冠状静脈洞が開口する。
- **右心室**：右房室口により右心房とつながり，肺動脈口で肺動脈に連なっている。
- **左心房**：肺からの血液が戻る，左右各 2 本の肺静脈が開口する。
- **左心室**：左房室口により左心房とつながり，大動脈口で大動脈に連なる。

4．心臓の弁膜

心臓には 4 か所に血液の逆流を防ぐ弁膜がある。2 か所の房室口にある房室弁（尖弁）と 2 か所の動脈口にある動脈弁（半月弁）である。（図 6-2，3）。

- **右房室弁**：**三尖弁**ともいい，右心房と右心室の間の右房室口にある。
- **左房室弁**：**僧帽弁**ともいい，二尖弁で左心房と左心室の間の左房室口にある。
- **肺動脈弁**：3 つの半月弁からなり，右心室の肺動脈口にある。
- **大動脈弁**：3 つの半月弁からなり，左心室の大動脈口にある。

房室弁の尖端は腱索という強靱な結合組織によって心室内の乳頭筋とつながれている。乳頭筋は心室筋と共に収縮して弁を閉じ，血液が逆流するのを防いでいる。

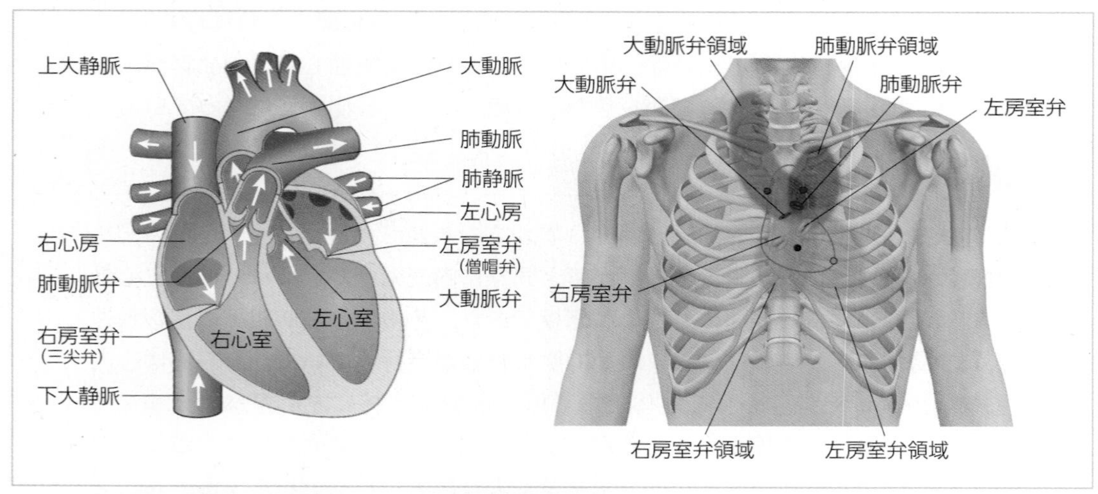

図 6-2 ●心臓の動脈口と房室口（左），心音の聴取領域（右）

＊左右の心房間にある心房中隔には胎生時の卵円孔のなごりの卵円窩がみられる。

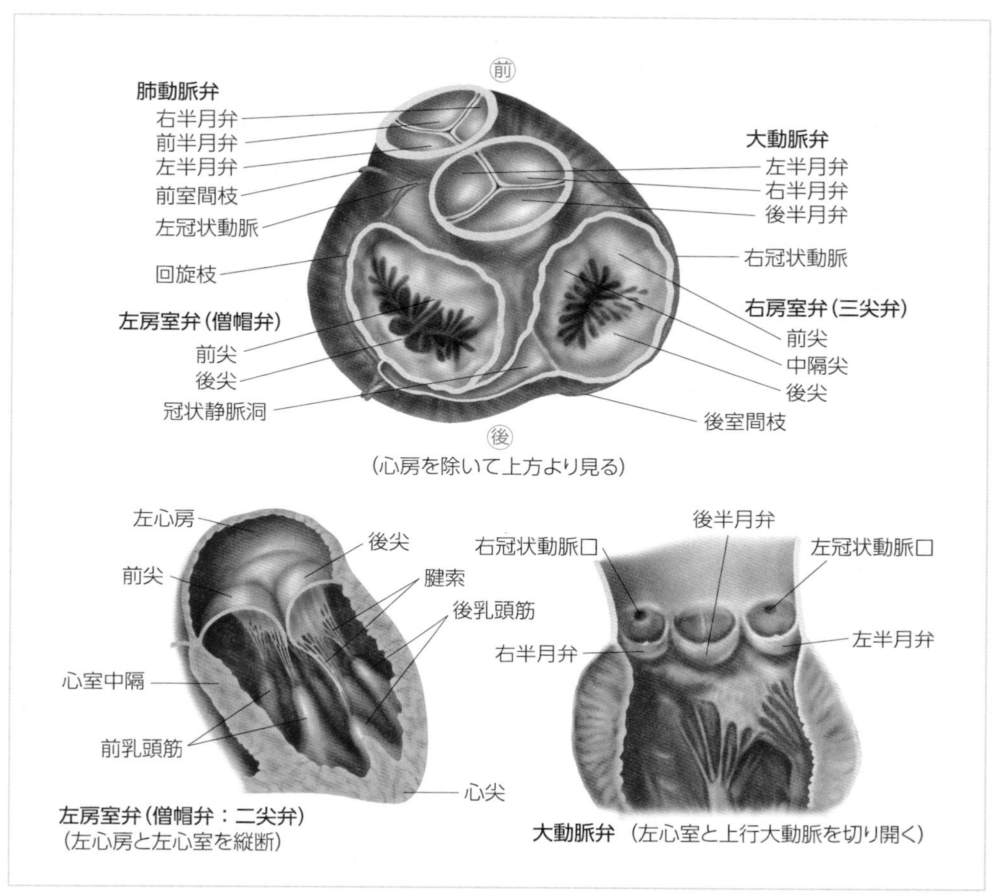

図 6-3 ● 心臓の弁膜と大動脈弁口

B 心臓壁に分布する血管

心臓壁は左右の**冠状動脈**によって養われる。どちらも半月弁のすぐ上で上行大動脈から分枝し，**左冠状動脈**は前室間溝(こう)を下る前室間枝と冠状溝を左方から後方に向かう回旋枝(かいせんし)に分岐(ぶんき)し，心室中隔前部と左心室・左心房に分布する。**右冠状動脈**は冠状溝を右方から後方に向かい，後室間溝を下る後室間枝となって，心室中隔後部と右心室・右心房に分布する（図 6-4）。

静脈は基本的に動脈に伴行(ばんこう)しているが，心筋層から出てくると，大部分は心外膜を走る大・中・小心臓静脈，左心室後静脈に集まり，最後は**冠状静脈洞**（冠状溝内にある）となって右心房後壁に注ぐ。また，心房壁および心房中隔からの血液の一部はごく細い静脈によって右心房の冠状静脈洞開口部（冠状静脈口）の周囲で内腔(ないくう)に直接注ぐ。

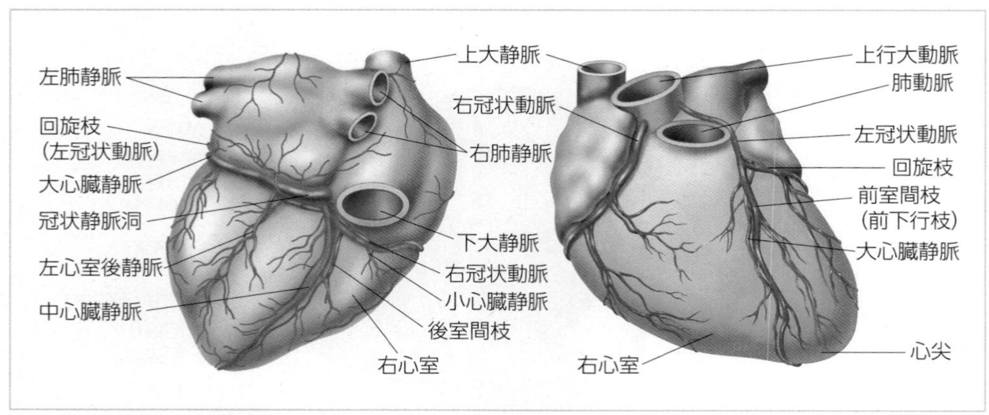

図 6-4 ● **心臓に分布する血管**

C　心臓に分布する神経

心臓を支配するのは**交感神経**と**副交感神経**（迷走神経）で，交感神経は促進的に，副交感神経は抑制的に働いている（第 13 章 - Ⅳ「末梢神経系の構造と機能」参照）。

Ⅱ　血管の種類と構造

A　血管の種類と構造

血管は**動脈**，**毛細血管**，**静脈**に区別され，部位により構造に違いがあるが，基本的には，内膜，中膜，外膜の 3 層からなる（図 6-5）。

心臓を含め，血管の内腔面には，必ず単層扁平上皮である内皮細胞が存在する。

1．動脈

動脈は，内膜（内面の 1 層の内皮細胞と膠原線維と弾性線維の層からなる），中膜（平滑筋と弾性線維の層），外膜（線維性結合組織の層）の 3 層からなる。

心臓から出てきた大動脈は中膜がほとんど弾性線維の層で占められ，平滑筋は少ない。それに対して，大動脈から分枝する枝では，中膜はほとんどが平滑筋で，弾性線維は中膜と内膜の境に内弾性板，中膜と外膜の境に外弾性板という層を構成するのみである。大動脈が弾性線維に富むのは，心臓から拍動性に出てくる血液の圧の差を減少させるためであり，その枝の動脈壁に平滑筋が多いのは，収縮によって血流を調節するためである。動脈はしだいに細くなって，中動脈，小動脈となり，

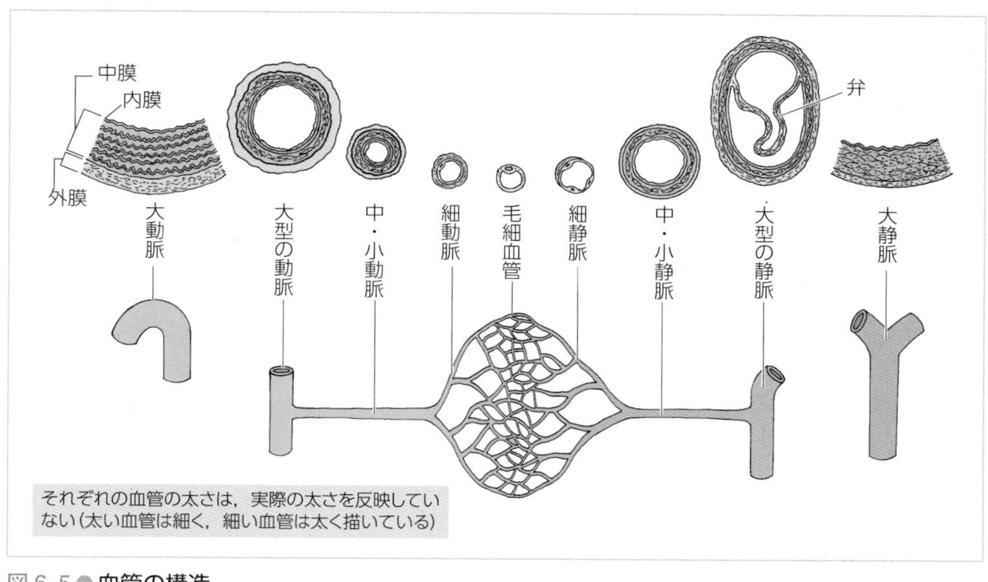

図 6-5 ● **血管の構造**

末梢は細動脈となる。細動脈は内皮細胞でできた内膜，１～２層の平滑筋の中膜，少量の結合組織の外膜でできる。

2．毛細血管

毛細血管は，細動脈と細静脈とを結ぶ網の目状に枝分かれした血管で，太さ 8～12 μm，内皮細胞のみ，もしくはそれを取り巻く周皮細胞とからなる。ここで血液と周囲の組織との間で，栄養素，酸素，二酸化炭素などが交換され，また，細胞間隙を通って白血球が出ていく。

3．静脈

静脈は，動脈とほぼ同じ構造をしているが，一般に管径に比して壁が著しく薄い。特に中膜の平滑筋が少なく，弾性に乏しい。同部位で比べると，動脈は壁が厚いので断面が円形であるが，静脈は壁が薄いので楕円形ないし不整形であり，管径は大きい。静脈の内面にはところどころ半月状の弁があり，血液の逆流を防ぐ。弁は上肢や下肢の静脈に多く，門脈系や頭頸部の静脈にはない。毛細血管からつながる部位を細静脈といい，次いで小静脈，中静脈，大静脈となる。

4．吻合と側副循環

多くの血管系は分岐と合流を繰り返して血管網を形成しているが，時には異なった経路をたどってきた血管どうしがつながっていることがある。これを吻合という。動脈間，あるいは静脈間を基本とするが，皮膚などでは動脈が毛細血管を経ないで直接静脈に移るところがあり，これを**動静脈吻合**という。

吻合があると，ある血管が詰まったり，圧迫されたりして血流が途絶しても，ほかの血管系を介して血液が流れる。これを側副循環といい，このような血液の経路を側副循環路（側副路）という。

側副循環路をもたない動脈を**終動脈**という。もし，終動脈が閉塞してしまうとその還流域の組織は血流が途絶して壊死に陥る。これを梗塞という。このような終動脈は脳，肺，肝臓，脾臓，腎臓にある。

心臓壁の動脈は互いに吻合しているが，一つの枝が詰まってしまうと側副路からの血液供給では十分でないため，その枝が血液供給していた領域の心筋は死んでしまう。これを心筋梗塞という。このような動脈は実際は終動脈ではないが，機能的終動脈とよばれる。

Ⅲ 血液の循環

心臓から血液が出て末梢を巡り，再び心臓に戻ってくることを循環とよぶが，この経路は肺のみを巡る**肺循環**（**小循環**）と全身を巡る**体循環**（**大循環**）に分けられる（図 3-4 参照）。

- 肺循環：血液が右心室から出て肺動脈を通って左右の肺に分布し，再び肺静脈に集まり，左心房に返るまでの経路をいう。
- 体循環：左心室から出た血液が大動脈を通って全身の毛細血管網を構成した後，再び静脈に集まり，上・下大静脈を通って右心房に返るまでの経路をいう。

すなわち，次のような流れを繰り返している。

右心室→肺循環→左心房→左心室→体循環→右心房

肺循環の肺動脈を流れる血液は，全身の臓器で酸素を供給して二酸化炭素を回収してきた血液なので，酸素に乏しく**静脈血**とよばれる。この静脈血は肺の毛細血管網を巡る間に酸素を取り込み，二酸化炭素を放出して，酸素を豊富に含んだ**動脈血**になる。そして動脈血は肺静脈に集まり，心臓に戻ってくる。すなわち，肺動脈は静脈血が流れ，肺静脈と大動脈は動脈血が流れ，大静脈は静脈血が流れる。

A 肺循環の主な血管

心臓の右心室から**肺動脈**が出てくるが，左右に分岐した後の肺動脈と区別する場合には，肺動脈幹とよぶ。肺動脈幹は，左右の肺動脈に分かれてそれぞれの肺に入り，気管支の分岐に合わせて分岐し，最終的に肺胞を取り巻く毛細血管となる。

肺胞周囲の毛細血管は合流し，静脈となる。静脈は動脈や気管支には伴行せずに独立して走行し，最終的に左右の肺からそれぞれ上下２本の肺静脈となり，計４本が左心房に開く。

B　体循環の主な血管（動脈系）（図 3–5 参照）

大動脈とは，動脈系の幹となるものをいう。大動脈は左心室の大動脈口から始まり，わずかに上行（上行大動脈）した後，左後方に弓状（大動脈弓）をなして曲がり，食道の左側で脊柱に沿って下行（下行大動脈）する。下行大動脈の胸腔内を走行する部分を胸大動脈といい，横隔膜の大動脈裂孔を貫いて腹腔に入ると腹大動脈に名前が変わる。その後は第４腰椎の前面で，左右の総腸骨動脈と正中の細い正中仙骨動脈に分かれる。

1．上行大動脈

大動脈弁のすぐ上で，心臓に分布する左右の冠状動脈が分岐する（図 6–4）。

2．大動脈弓

近位部から順に腕頭動脈，左総頸動脈，左鎖骨下動脈の３本の太い枝を出す。

腕頭動脈は，右上方に行くとまもなく右胸鎖関節の後方で右総頸動脈と右鎖骨下動脈に分かれる。

3．胸大動脈

第４胸椎の左側で大動脈弓に続いて始まり，脊柱の前を下行する（図 3–5 参照）。胸壁に９対の肋間動脈（第３～11 肋間動脈）*と１対の肋下動脈を出すほかに，気管支，食道に枝を出す。

4．腹大動脈

横隔膜の大動脈裂孔を出て，まず前面から１本の**腹腔動脈**を出す。腹腔動脈は短く，すぐに総肝動脈，脾動脈，左胃動脈の３本に分岐し，胃・十二指腸，肝臓，胆嚢，膵臓，脾臓，大網などに分布する。腹腔動脈の少し下で前面から１本の**上腸間膜動脈**（小腸から横行結腸まで分布），側面からは１対の**腎動脈**（左右の腎臓に分布），１対の精巣動脈（女性は卵巣動脈）が出る。さらに，その下方より**下腸間膜動脈**（下行結腸から直腸まで分布）が前面から１本出る。

また壁側枝として，側面から対の下横隔動脈，４対の腰動脈が出る。

5．総腸骨動脈

第４腰椎の高さで腹大動脈は左右の総腸骨動脈に分かれ，斜めに外下方に走る。

＊**肋間動脈**：第１・２肋間動脈は，鎖骨下動脈（最上肋間動脈）から分枝する。

総腸骨動脈は仙腸関節の前で，内腸骨動脈と外腸骨動脈に分かれる。内腸骨動脈は下肢帯と骨盤内臓に分布し，外腸骨動脈は腹壁に向かう２本の細い枝を出した後，血管裂孔を通って大腿動脈となり下肢に分布する。

C 体循環の主な血管（静脈系）（図 3-6 参照）

体循環の静脈には皮静脈と深静脈があり，特殊なものとして静脈洞がある。

皮静脈は皮下を走る比較的太い静脈であり，動脈と伴行しない。**深静脈**は深部を走行しており，四肢では１本の動脈に２本の静脈が伴行することが多い。皮静脈も最終的には深静脈に注ぐが，その途中でも深静脈と吻合している。**静脈洞**は静脈の内腔が広がったもので，脳硬膜の内・外両葉間にある上矢状静脈洞はその例である（図 13-24 参照）。

体循環の静脈系を上大静脈，下大静脈に分けてみていく。

1．上大静脈

上大静脈は，上半身すなわち頭，頸，上肢および胸郭からの静脈を受ける。頭頸部の静脈血は主に内頸静脈に，上肢は鎖骨下静脈に集まり，内頸静脈と鎖骨下静脈が合流して**腕頭静脈**になる。この合流部を静脈角といい，左の静脈角には胸管が，右静脈角には右リンパ本幹が注ぐ。

左右の腕頭静脈が合流して上大静脈となる。また，後腹壁や胸壁の静脈を集めた奇静脈も上大静脈に注ぐ。

2．下大静脈

下大静脈は，横隔膜以下の下半身の血液を集める本幹である。第５腰椎の高さで左右の総腸骨静脈の合流によって始まり，脊柱の前，腹大動脈の右側を上行し，横隔膜の大静脈孔を貫いて胸腔に入り右心房の前下部に注ぐ。その経過中，腰静脈，腎静脈，肝静脈などを受ける（図 6-7 参照）。

3．門脈

門脈は，胃から下の消化管および脾臓からの血液を集めて肝臓に運ぶ太い静脈で，肝臓内で再び毛細血管となった後，合流して肝静脈となり，下大静脈に注ぐ。そのため，門脈を流れる血液は消化管や脾臓で一度，肝臓でもう一度の計２か所で毛細血管網を流れることになる（第８章－Ⅱ－A－2「消化管の静脈」参照）。同様に２か所で毛細血管網をつくる循環系は脳の視床下部と脳下垂体を循環する血管系にもあり，視床下部と脳下垂体の間を結ぶ静脈を下垂体門脈という。このように，最初の毛細血管が合流してつくる静脈を門脈といい，このような走行をする循環系を門脈系という。

D　体壁の血管系

1．体壁の動脈（図 6-6，7）

頸部には鎖骨下動脈から分枝した甲状頸動脈の枝と総頸動脈が分岐した外頸動脈の枝が分布する。鎖骨下動脈の枝の内胸動脈は前胸壁の内面を下行し，前腹壁の中に入って上腹壁動脈となる。

胸大動脈や鎖骨下動脈から分枝した肋間動脈は，各肋間隙を肋間神経と共に走り，前方で内胸動脈もしくは上腹壁動脈と吻合している。また，胸大動脈からは 1 対の上横隔動脈が出て横隔膜に分布している。腹大動脈からは 4 対の腰動脈が出て腰部や腹壁に分布し，外腸骨動脈から分枝する下腹壁動脈は前腹壁を上行して腹直筋内で上腹壁動脈と吻合している。

2．体壁の静脈

体壁の静脈は合流して，①内胸静脈から腕頭静脈を経て上大静脈，②肋間静脈から奇静脈系を経て上大静脈，③腰静脈から下大静脈，④下腹壁静脈から外腸骨静脈を経て下大静脈，といった経路を経て心臓に戻る。このうち，**奇静脈系**は，右の奇静脈と左の半奇静脈よりなるが，どちらも腰静脈間を結ぶ上行腰静脈として始まり，横隔膜を貫いて胸腔に入る。奇静脈は右の肋間静脈の血液を集めて上大静脈に注ぐが，半奇静脈は下位の左肋間静脈の血液を集めた後，奇静脈に注ぐ。上位の左肋間静脈は副半奇静脈に集まり，半奇静脈もしくは奇静脈に注ぐ（図 6-7，3-6 参照）。左の上位 2 本の肋間静脈は合流して左腕頭静脈に注ぐこともある。

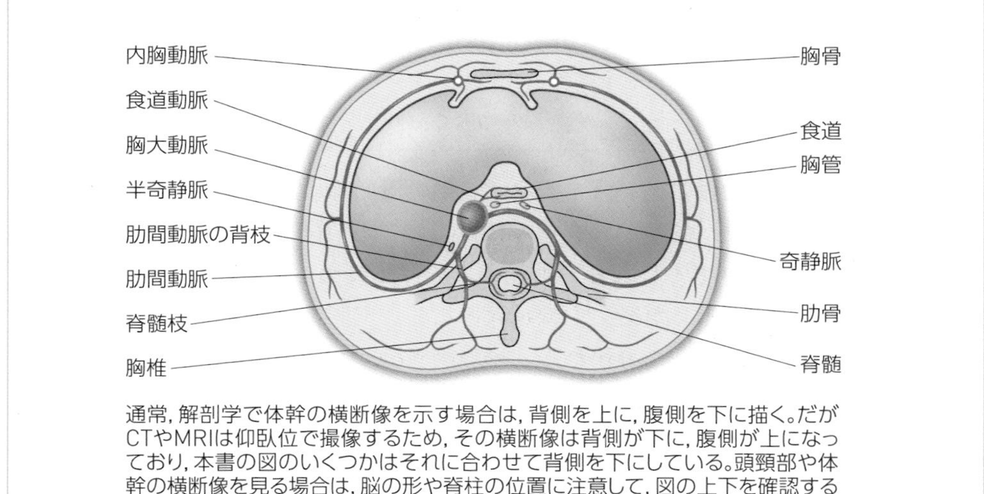

通常，解剖学で体幹の横断像を示す場合は，背側を上に，腹側を下に描く。だがCTやMRIは仰臥位で撮像するため，その横断像は背側が下に，腹側が上になっており，本書の図のいくつかはそれに合わせて背側を下にしている。頭頸部や体幹の横断像を見る場合は，脳の形や脊柱の位置に注意して，図の上下を確認する必要がある。

図 6-6 ● 胸部における動脈の分布

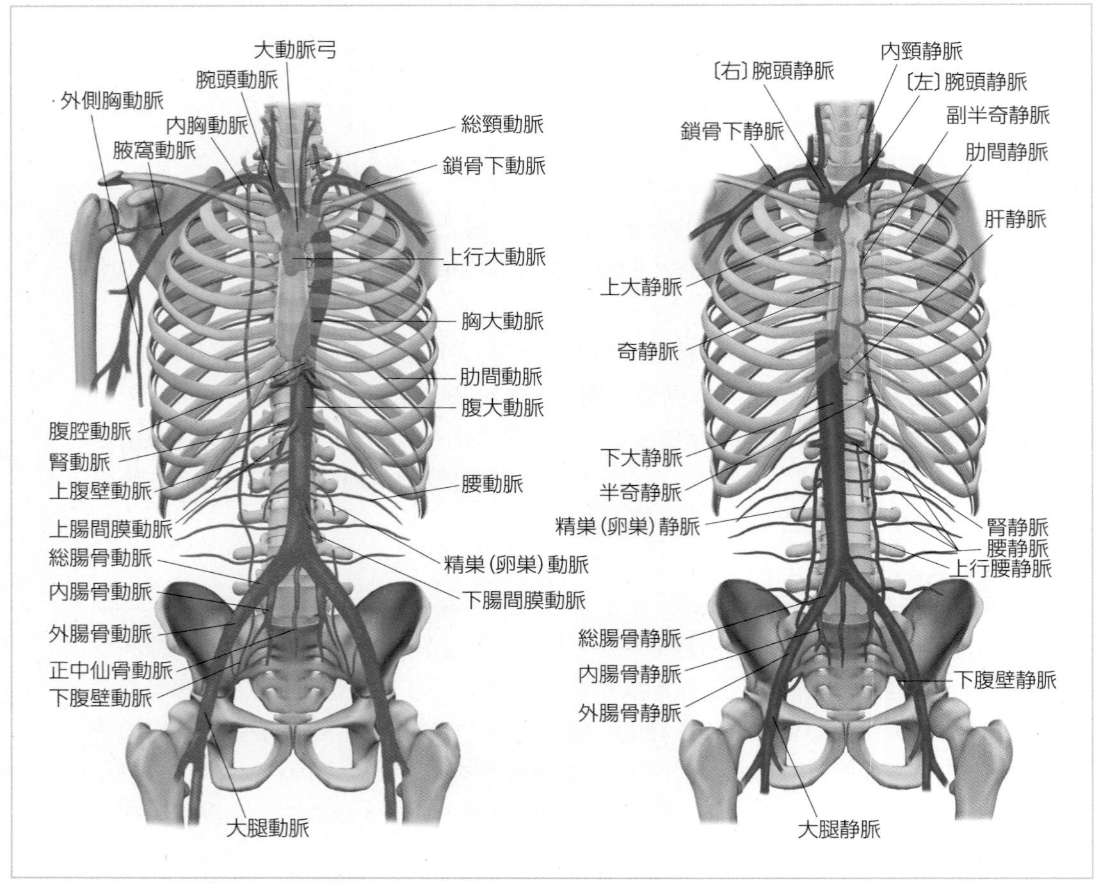

図 6-7 ● **体壁の血管系（左：動脈系，右：静脈系）**

E　上肢の血管系（付章 -A 参照）

1．上肢の動脈

上肢には**鎖骨下動脈**の枝が分布する。右鎖骨下動脈は腕頭動脈，左鎖骨下動脈は大動脈弓から起こり，斜角筋隙を通って外方に走る（図 6-7）。その間，脳，頸部，胸壁に分布する枝を出す。鎖骨下動脈の本幹は鎖骨の下で**腋窩動脈**と名前を変え，上肢帯に向かう枝を出した後，上腕動脈となる。上腕動脈は上腕の内側を下り，肘部で橈骨動脈と尺骨動脈に分かれる。橈骨動脈は前腕前面の橈側を，尺骨動脈は同じく尺側を下り，手掌で互いに吻合して浅・深掌動脈弓をつくる（図 6-8）。

2．上肢の静脈

深静脈と皮静脈に大別される。

深静脈はほぼ動脈に伴行して同名をもち，橈骨静脈と尺骨静脈が合流して上腕静

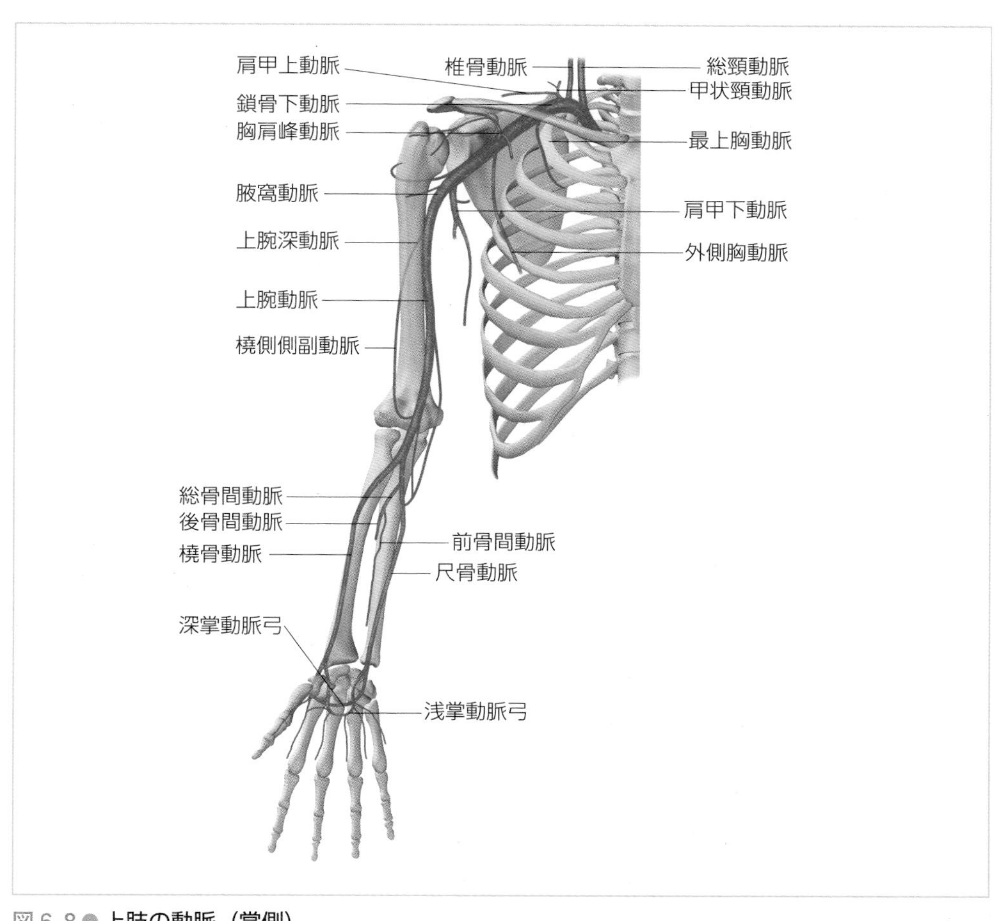

図 6-8 ● **上肢の動脈（掌側）**

脈となり，腋窩静脈を経て鎖骨下静脈となる。

皮静脈は手背または手掌の静脈網に続いて橈側皮静脈，尺側皮静脈，前腕正中皮静脈となる。**橈側皮静脈**は腋窩静脈，**尺側皮静脈**は上腕静脈に注ぐが，両者は肘窩で肘正中皮静脈に連絡している。前腕正中皮静脈は前腕前面の中央部を上行し，肘窩で橈側皮静脈，尺側皮静脈，あるいは肘正中皮静脈に合流する（図 6-9）。

F　下肢の血管系

1．下肢の動脈

下肢帯には，**内腸骨動脈**の壁側枝が分布する。

下肢に向かう**外腸骨動脈**は，鼠径靱帯の下方の血管裂孔を通って大腿に入り，大腿動脈となる。大腿動脈は，大腿深動脈などを分枝しながら内転筋腱裂孔を通って大腿後面に向かい，膝窩に至って膝窩動脈となる。次いで前後の脛骨動脈に分岐する。前脛骨動脈は，下腿前面を下降して足背に至り足背動脈となる。後脛骨動脈は，

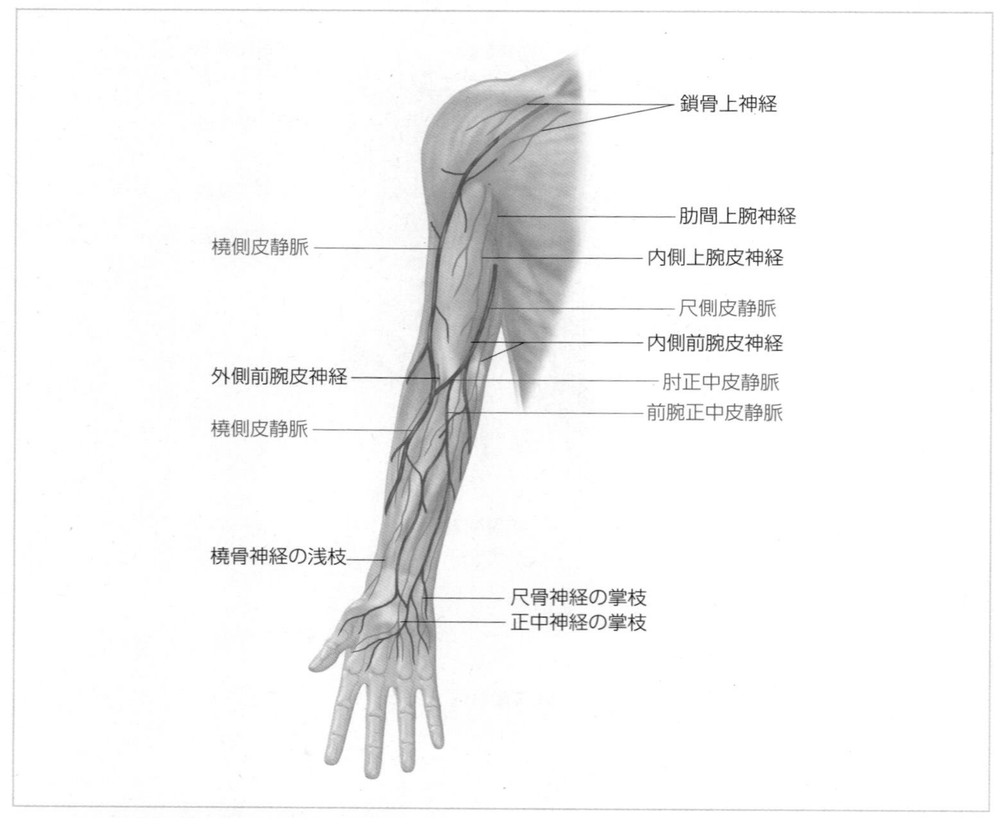

図 6-9 ● **上肢の皮静脈と皮神経（前面）**

腓骨動脈を分枝した後，ヒラメ筋の下層を下り，内果の下を通って足底に回り，足底動脈となって足底の深層で足底動脈弓をつくる（図 6-10）。

2．下肢の静脈

深静脈と皮静脈に大別される。深静脈は同名の動脈に伴行し，大腿静脈に集まって外腸骨静脈に続く。

皮静脈は**大伏在静脈**，**小伏在静脈**の２本がある。大伏在静脈は足背静脈弓から始まり内果の前を通って下腿と大腿の内側を上行し，伏在裂孔（鼠径部の大腿筋膜欠損部）で大腿静脈に注ぐ。小伏在静脈は足背外側部の血液を集め，腓腹神経と共に外果の後ろを回って下腿後面を上り，膝窩で膝窩静脈に注いでいる（図 6-11）。

G　頭部の血管系

1．頭部の動脈

頭部には**総頸動脈**と**椎骨動脈**の枝が分布する（図 6-12）。

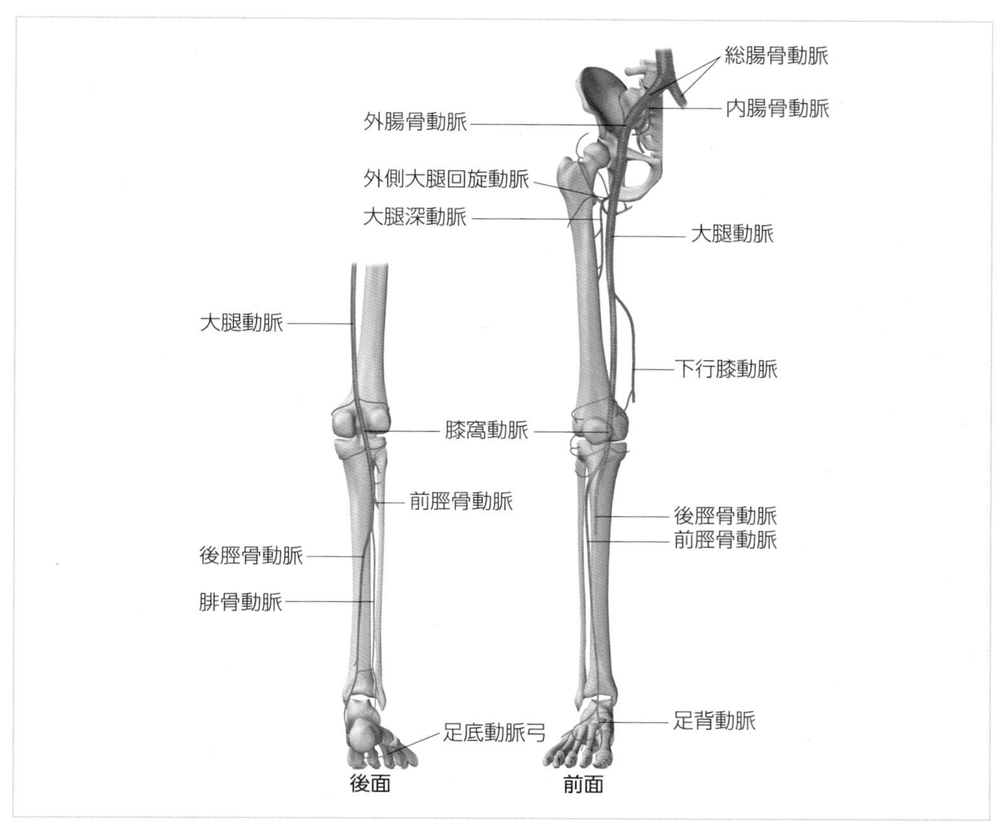

図 6-10 ● **下肢の動脈**

● **総頸動脈**　右総頸動脈は腕頭動脈から，左総頸動脈は大動脈弓から分枝してくる。気管の外側を上行し，甲状軟骨の高さで，内頸・外頸動脈に分かれる。この分岐部には**頸動脈小体***や血圧を感知する**頸動脈洞**がある。**内頸動脈**は枝を出すことなく，頸動脈管を通って頭蓋腔に入り，眼窩に向かう眼動脈を出した後，椎骨動脈と共に**大脳動脈輪**（ウィリス動脈輪ともいう）をつくり，主として脳（中・前大脳動脈）や内耳に分布する（第 13 章「神経系」，図 13-25 参照）。

● **外頸動脈**　外頸動脈は，顔面や頭部に分布する。最初に甲状腺に向かう上甲状腺動脈を分枝した後，舌に向かう舌動脈，顔面動脈（下顎角のやや前方で顔面に出て，顔面に分布），後頭部に向かう後頭動脈や後耳介動脈を出し，下顎頸の後方で**浅側頭動脈**（前頭部，頭頂部，側頭部に分布する）と**顎動脈***に分かれる（図 6-12）。

● **椎骨動脈**　鎖骨下動脈の最初の枝で第 6 頸椎より上位の頸椎横突孔の中を上行し，大（後頭）孔を通って頭蓋腔に入る。そこで，左右の椎骨動脈が合流して**脳底動脈**となり，延髄，橋，小脳に分布する枝を出した後，内頸動脈と共に大脳動脈輪をつ

＊**頸動脈小体**：動脈血中の二酸化炭素分圧を感知する化学受容器である。

＊**顎動脈**：側頭下窩から翼口蓋窩を通って眼窩に入り，眼窩下孔から顔面に出る。その間に頭蓋腔で脳硬膜に分布する中硬膜動脈や上顎，下顎，鼻腔，口蓋などに分布する枝を出す。

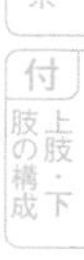

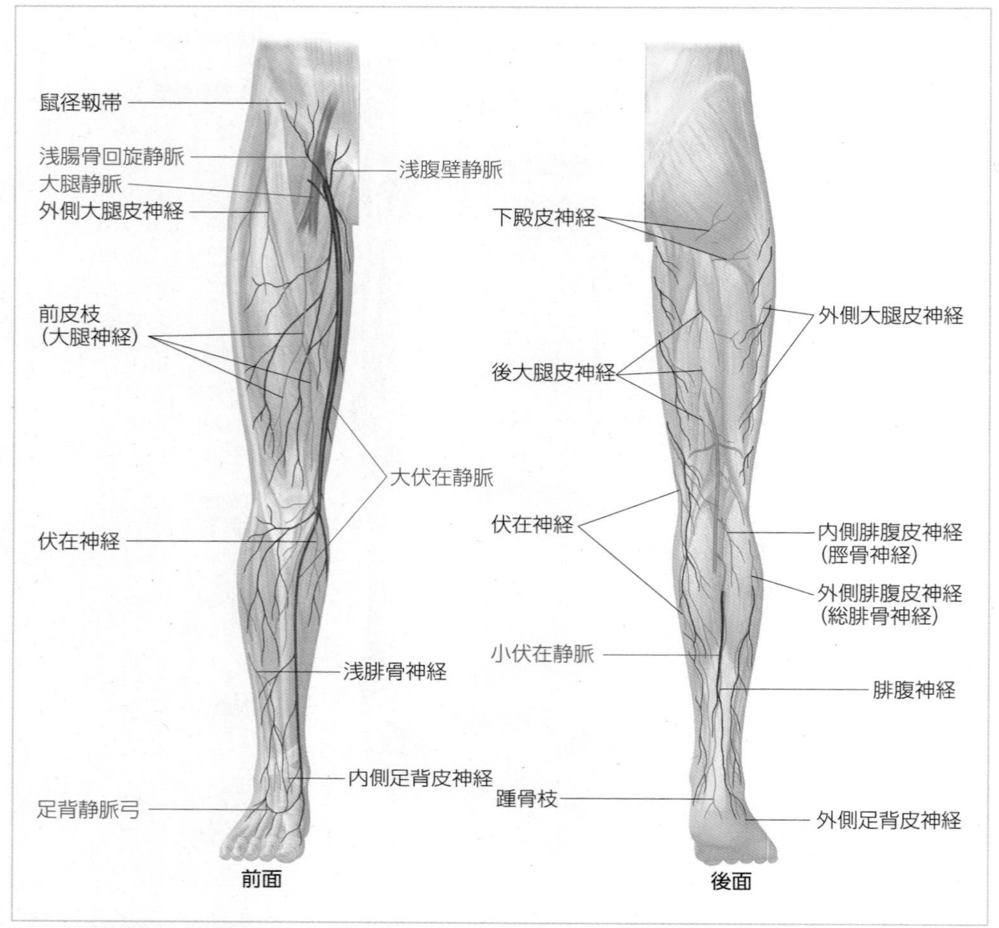

図 6-11 ● **下肢の皮静脈と皮神経**

くり，大脳の後部に分布する（図 13-25 参照）。

2．頭部の静脈

頭蓋（とうがい）と脳の血液は主として**内頸（ないけい）静脈**に集まるが，一部は外頸静脈や椎骨（ついこつ）静脈に注ぐ（図 6-13）。

脳の血液は**硬膜（こうまく）静脈洞**に注ぐ。硬膜静脈洞は，脳硬膜の内葉と外葉との間に挟まれた静脈洞で，上・下矢状（しじょう）静脈洞，直静脈洞，海綿（かいめん）静脈洞，横（おう）静脈洞などがある。硬膜静脈洞は，最終的にS状静脈洞になり，頸静脈孔（こう）を通って頭蓋から出て，内頸静脈になる。頭蓋骨を貫いて硬膜静脈洞と頭蓋外の静脈間を結ぶ導出静脈も多数ある。頭蓋外の血液は浅側頭静脈や顔面静脈に集まって内頸静脈に注ぐ。また，後頭部からの血液は主として外頸静脈に注ぎ，鎖骨下静脈に入る。

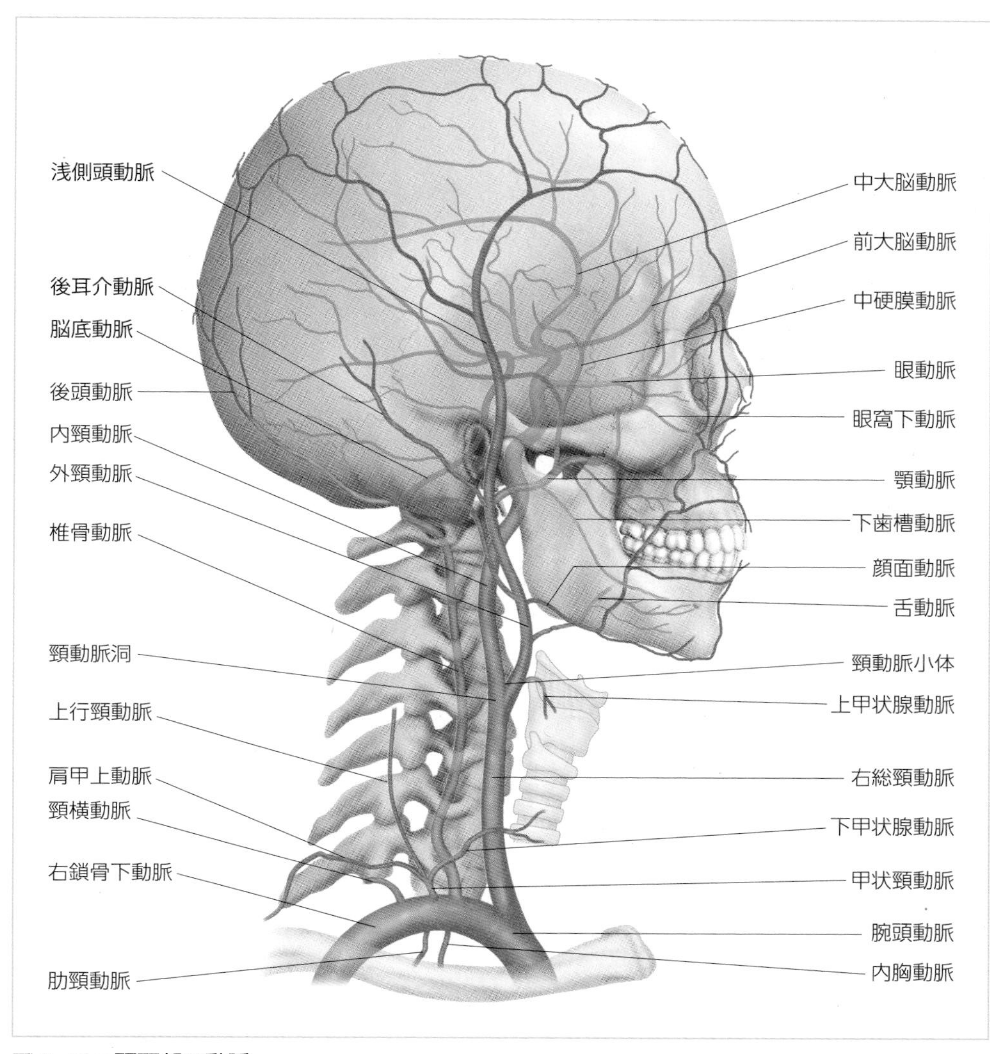

図 6-12 ● **頭頸部の動脈**

Ⅳ 胎児の循環

胎児(たいじ)は肺や消化器がまだ活動していないので，すべての栄養分や酸素は母体の子宮に結合している**胎盤**(たいばん)を通して供給され，そこに二酸化炭素や老廃物(ろうはいぶつ)を排泄(はいせつ)する。胎児と胎盤の間は臍帯(さいたい)によってつながれ，その中を２本の臍(さい)動脈（胎児から胎盤に向かう血液が流れる）と１本の臍静脈（胎盤から胎児に向かう血液が流れる）が走っている。

●**胎児の循環系の特徴**　胎児の循環系の特徴は，臍動静脈による**胎盤循環**があること，臍静脈を通って戻ってきた血液を，肝臓をバイパスして下大静脈に戻す静脈管があ

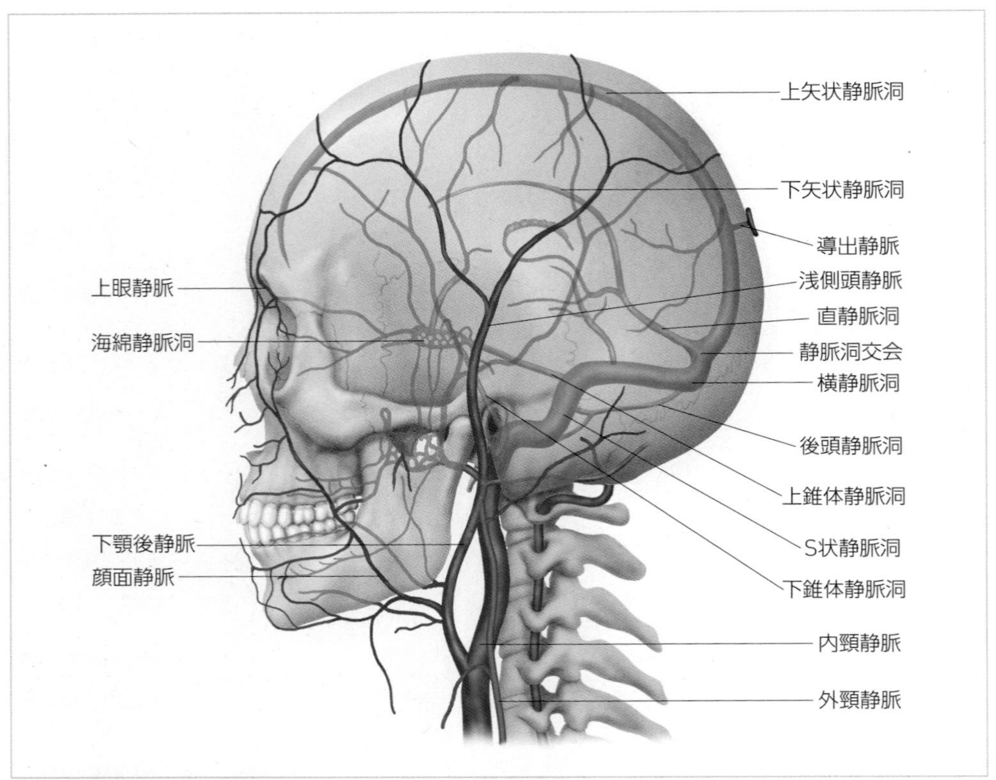

図 6-13 ● **頭部静脈と静脈洞**

ること，肺循環を回避して血液を体循環に流すしくみとして動脈管や卵円孔（らんえんこう）があることである（図 6-14）。

- 臍（さい）動脈：胎児の左右の内腸骨動脈から起こる 1 対の**臍動脈**は，臍（へそ）に向かって走り，臍帯内を通って胎盤に行く。胎盤では絨毛内で毛細血管となり，胎児血は，絨毛（じゅうもう）の壁の細胞を通して，絨毛間腔（かんくう）を流れる母体血から酸素や栄養素を受け取り，二酸化炭素や老廃物（ろうはいぶつ）を受け渡す。
- 臍静脈と静脈管（アランチウス管）：臍静脈（1 本）は，胎盤絨毛内の毛細血管が合流して形成される。臍帯を通って胎児に戻った臍静脈は，肝臓に向かって上行し，門脈と合流するが，その続きが静脈管として下大静脈にまで伸びている。

胎盤の絨毛を流れた胎児血は浄化されて酸素や栄養素に富んだ動脈血になる。この動脈血は，臍静脈を通って胎児に戻り，一部は門脈を通って肝臓に向かうが，大半は静脈管を通って下大静脈に注ぐ。下大静脈では下半身からくる静脈血と混合されて右心房に戻る。

- 卵円孔（らんえんこう）：心房中隔にある**卵円孔**は右心房と左心房をつないでおり，右心房の血液が左心房に入る。

右心房には，上下の大静脈が注ぐが，下大静脈から右心房に入った血液の大半は，卵円孔を通って左心房に入り，左心室から体循環に入る。一方，上大静脈から入っ

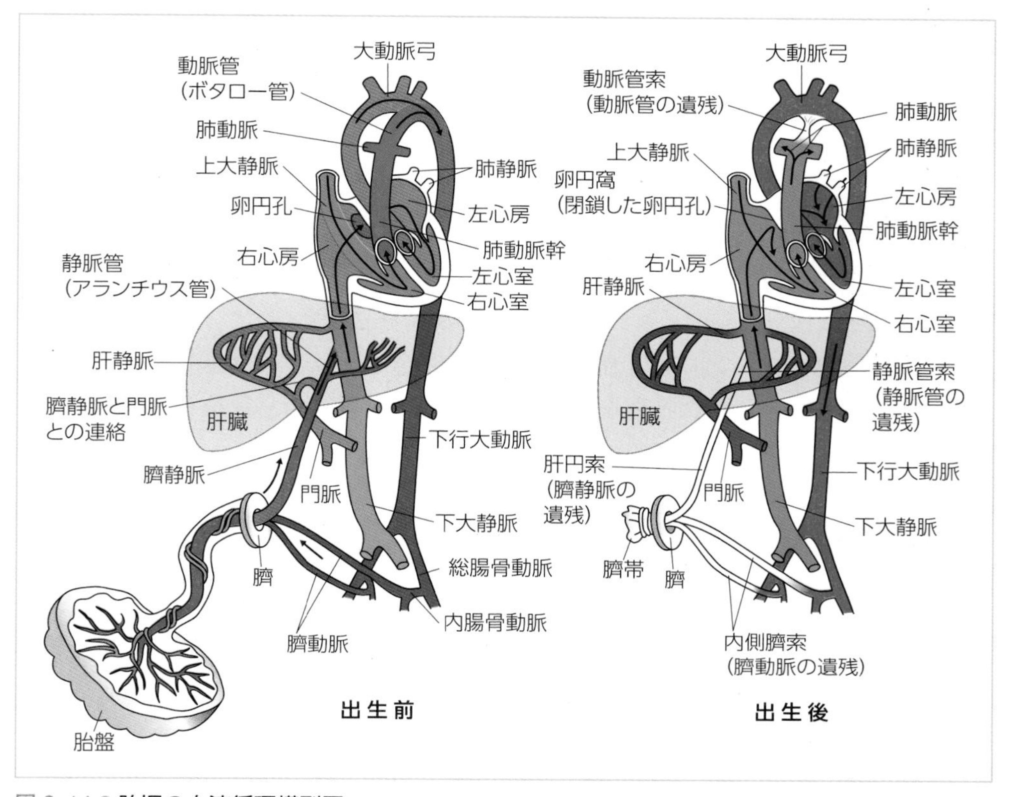

図 6-14 ● **胎児の血液循環模型図**

た血液は，右心室に向かい肺動脈に入る。

- 動脈管（ボタロー管）：肺動脈と大動脈弓（きゅう）を結んでいる。肺が機能していないので，肺に血液を回す必要がない。そのため，肺循環に入った血液の大部分はこの動脈管を通って大動脈に注がれる。

●**出生に伴う循環系の変化**　胎児が出生すると，肺呼吸を行うために肺循環が機能しはじめ，胎盤（たいばん）への循環は閉鎖される。その結果，臍動脈，臍静脈，静脈管，動脈管，卵円孔が自然に閉じて正常の循環が行われるようになる。そして，これらの構造物は以下の結合組織性の索状（さくじょう）構造物や名残りとして残る。

- 臍動脈　→　内側臍索（さいさく）。前腹壁の腹膜に内側臍ヒダをつくる。
- 臍静脈　→　肝円索。臍から門脈に向かう部分で肝鎌状間膜（かんかまじょうかんまく）の下縁をなす。
- 静脈管　→　静脈管索。肝臓の下面で門脈と下大静脈の間にある。
- 動脈管　→　動脈管索。左肺動脈と大動脈弓の間を結ぶ。
- 卵円孔　→　卵円窩（らんえんか）。閉鎖したあとの心房中隔（ちゅうかく）にみられる浅いくぼみ。

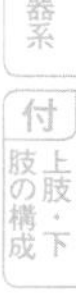

V 心臓の生理

心臓の機能は，全身に血液を供給するためのポンプ作用である（図 6-15）。

A 自動能と刺激伝導系

心臓はからだから切り離されても神経が切断されても，適切な液中に入れておけば，しばらくは自動的に拍動（はくどう）を続ける。これは，心臓に自ら反復して興奮・収縮する能力が備わっているからで，これを心臓の自動能という。

●**刺激伝導系**　心臓には興奮性の細胞として，心筋細胞と，心筋細胞が変化して刺激の伝導に特化した特殊心筋線維とよばれる細胞群がある。特殊心筋線維の刺激の伝導速度は心筋細胞より 10 倍も速く，心臓全体に刺激を伝導することから**刺激伝導系**といわれ，**洞房結節**（どうぼうけっせつ）（洞結節），房室結節*，ヒス束，プルキンエ線維からなる（図 6-16）。刺激伝導系の細胞はどれもある周期で自発的に興奮するという性質があるが，洞房結節の細胞が最も興奮の周期が短い。そのため，洞房結節で興奮が起こる

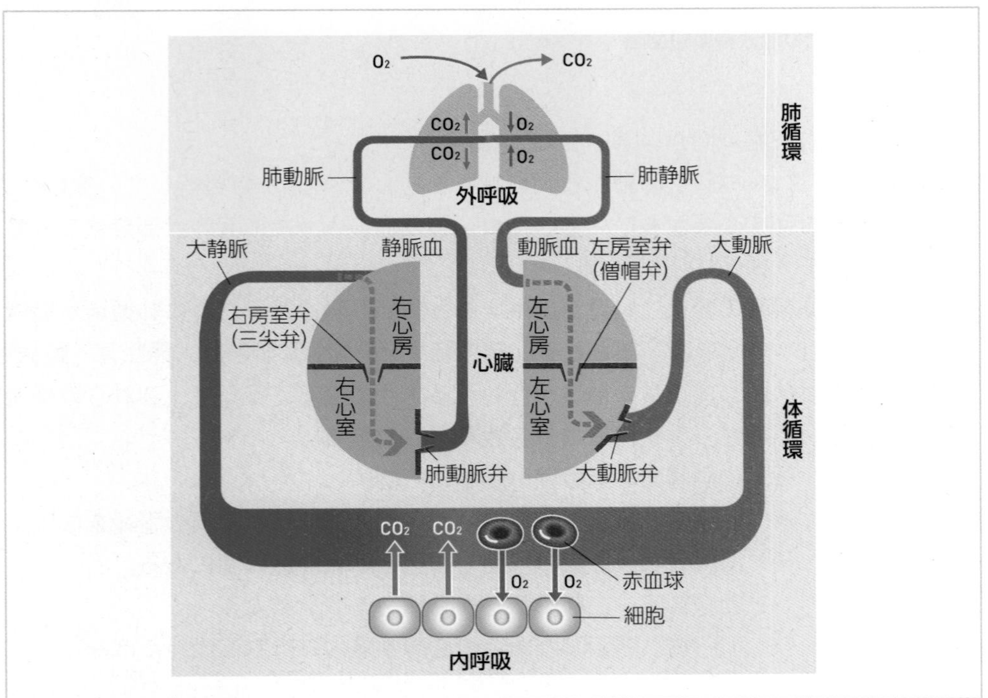

図 6-15●循環系と呼吸

＊**房室結節**：発見者の名をとって田原結節（田原の結節）ともよばれる。

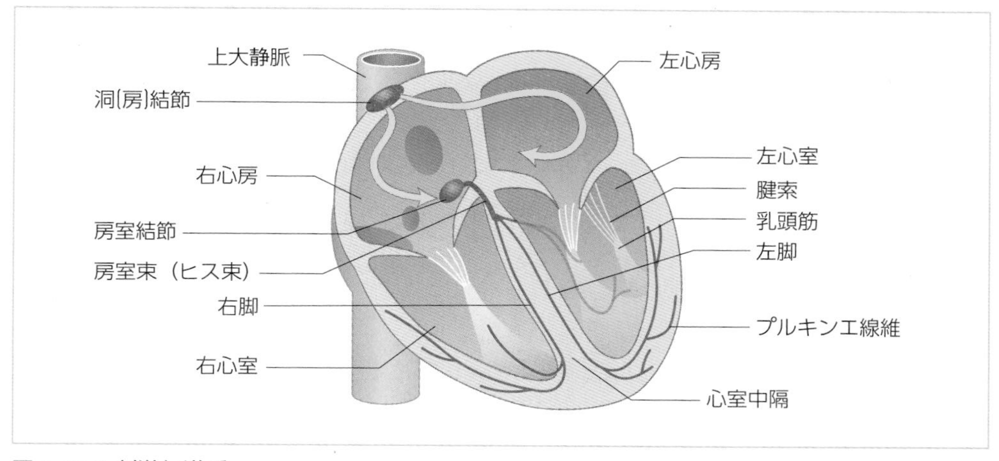

図 6-16 ● **刺激伝導系**

と，ほかの部位は自発的な興奮が起こる前に，洞房結節の興奮が伝わって興奮してしまう。その結果，心臓の自動的な興奮のリズムは，洞房結節でつくられることになり，ここを**ペースメーカー**という。

洞房結節で起こった興奮は周囲の心房筋に伝わって心房筋を収縮させながら，房室結節に伝わり，これを興奮させる。ここから興奮は心室の中隔部を下行するヒス束を伝わり，その左右の枝であるプルキンエ線維を経て，心尖部付近の心筋から順に心室壁に伝えられて，心筋が収縮していく。

● **刺激伝導系の乱れ**　刺激伝導系はどれも自動能をもっているが，正常時は最もリズムの早い洞房結節に支配され刺激伝導系を興奮が伝わっていく。しかし，種々の原因による心臓障害などで，房室結節の興奮伝導が遮断されると，心室は，心房と無関係にヒス束などのリズムで拍動を行う。これを心臓の**房室ブロック**といい，毎分40 程度の非常に遅いリズムである。

心筋細胞は刺激に反応しない**不応期**が著しく長いため，骨格筋のように収縮が加重することがない。しかし，一定のリズムで収縮を行っている心筋でも別の刺激が入った場合は，それに応じて収縮する。正しいリズム以外の時期に生じた収縮を**期外収縮**といい，代表的な不整脈である。このような異常な刺激は，心筋細胞や房室結節の異常な自動能によって生じることが多い。心室に異常な刺激が加わり期外収縮が生じたときは，次の正常な収縮は起こらず，心拍周期が延びて，普通より長い休止期が続く。これを**代償性休止**という。

B　心（臓）周期

心臓は刺激伝導系の支配の下で，周期的に収縮，拡張を繰り返すことによって血液を送り出す。この周期的活動を心周期という（図 6-17）。心房，心室のそれぞれが収縮と拡張を繰り返すが，心室を基に収縮期と拡張期に分けて見ていくと理解し

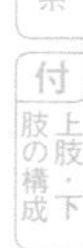

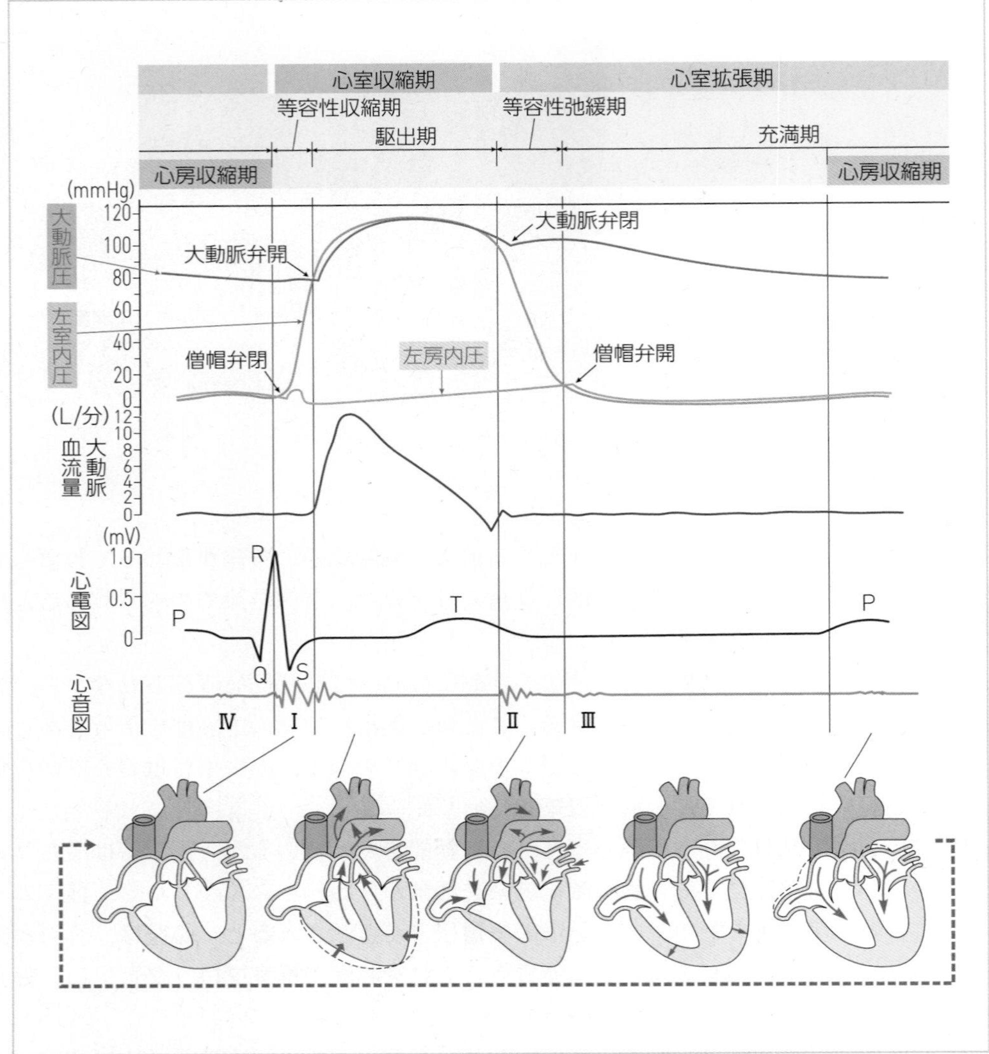

図 6-17 ● 心周期に伴う諸現象

やすい。心室収縮期はさらに等容性収縮期と駆出期に，心室拡張期は等容性弛緩期と充満期に分けられる。充満期の後半に心房収縮期があり，心室収縮期に続く。

1．心房収縮期

心室拡張期（充満期）の後半で，洞房結節で起こった興奮が伝わり，心房が収縮する。その結果，心房内圧が上昇し，心房内の血液が心室に送り込まれる。心電図上ではＰ波の出現とともに心房収縮期が始まる。

2．心室収縮期

心室に血液が充満するとともに，房室結節からヒス束を経てプルキンエ線維に興奮が伝わり，心室収縮期が始まる。最初は等容性収縮期で，心室の内圧が心房内圧よりも高くなると房室弁が閉じるが，大動脈圧よりも高くならないと大動脈弁は開かない。そのため，心室内の容積は変わらず（等容性）に，心室内圧だけが上昇していく。次いで，心室内圧が動脈圧よりも高くなると，動脈弁が開き，血液が大動脈や肺動脈に送り出されていく。これが駆出期である。心室内圧はしばらくは上昇を続けるが，ある程度血液を送り出すと，下がり始める。心室内圧が大動脈圧よりも低くなると，大動脈弁は閉鎖し，心室収縮期は終了する。心室の収縮の始まりは，心電図上ではR波で示され，T波で心室の興奮が終わる。

3．心室拡張期

大動脈弁が閉じる前に心室筋の収縮は終了しており，閉じた後には急激に心室筋は弛緩して心室内圧が低下していく。しかし，心室内圧が心房内圧よりも高い間は房室弁が開かないので，心室の容積は変わらない（等容性）。この時期が等容性弛緩期である。心室内圧がさらに低下して心房内圧よりも低くなると房室弁が開き，血液は心房から心室に流れ込んできて，心室が充満する。そして，充満期の後半には上記の心房収縮期が始まり，心房内の血液が心室に送り込まれる。

安静時においては，心臓の（心室）収縮期は約0.3秒，（心室）拡張期は約0.5秒で，両者を合わせた心周期はおよそ0.8～0.9秒である。心拍数が増加するときは，主として拡張期が短縮する。

C　心音と心拍数

1．心音

心周期では，1周期ごとに通常2つの音が発生する。第1音は心室収縮期の初めに発生する音（図6-17のⅠ音）で，房室弁（僧帽弁と三尖弁）が閉じることによって起こる。第2音は心室収縮期の終わりに生じる音（図6-17のⅡ音）で，大動脈弁と肺動脈弁が閉じることによって起こる。心音は一種の雑音で，振幅や振動数も一定していないが，弁に障害があると，2つの弁の音がずれたり，音質が変化して様々な振動音（**心雑音**）が混入してくるため，心臓弁の疾患の診断には欠かせないものである。心雑音は必ずしも弁の位置を体表に投影した部位で明瞭に聴取できるものではなく，それぞれの弁で聴きとりやすい領域がある（図6-2参照）。

2．心拍数

単位時間（1分間など）に心臓が拍動する回数を心拍数という。成人では安静時に1分間およそ70である。乳幼児は成人に比べて心拍数が多く，また女子は男子よりも多い。鍛練されたスポーツ選手は心拍数が少なく，毎分50前後を示すこともある。心拍数は，発熱，新陳代謝の増加，精神的興奮，運動などによって増加する。

心拍数が正常範囲より多いものを**頻脈**，少ないものを**徐脈**といい，心拍間隔が一定のものを**整脈**，不規則なものを広い意味で**不整脈**という。不整脈とは，心臓の興奮形成異常，興奮伝導障害を含む広い範囲の概念を示す用語である。心拍数は呼吸とも関連があり，吸息時には心拍数が増加し，呼息時には減少する。これを呼吸性不整脈というが，病的なものではない。

D　心拍出量

左心室の1回の収縮によって動脈系へ拍出される血液量を1回拍出量という。左右の心室の1回拍出量はほぼ等しい。安静時の1回拍出量は，健康成人で約70mLである。安静時には心臓内の血液は全部排出されず，1回拍出量と同量の血液が心室に残る。1分間に拍出する血液量を心拍出量（**分時［毎分］拍出量**）といい，1回拍出量と1分間の心拍数の積として表される。約4～5L/分である。

E　心電図（あるいはECG）

心臓の収縮・拡張は心筋細胞の興奮による電気的な活動の集まりであり，人体は電気を通すので，心臓の電気的な活動を体表から記録することができる。心筋の活動電位を記録したものを心電図（ECG*），その記録装置を心電計という。心電図は心臓疾患の診断に重要である。一般に右手，左手，左足に電極を装着し，記録する。右手－左手，右手－左足，左手－左足をそれぞれ第Ⅰ，第Ⅱ，第Ⅲ誘導といい，体表の2カ所の電位差を記録するので，双極肢誘導という（図6-18）。これら以外に，地面（アース）に対する右手，左手，左足の電位の変化を記録したり（単極肢誘導），胸部の6か所に電極を装着して電位の変化を記録したり（胸部誘導）する。

いずれの場合も，心電計の記録紙は5mmごとに太い線の入った1mm方眼で，縦軸は10mmが1mVの電位を示し，横軸は25mm/秒になるように記録する。

心電図の波形は誘導の仕方によって異なるが，心周期ごとに繰り返されるPQRSTと名づけられた波がある。**P波**は心房の興奮，**PR間隔**（**PQ時間**）は興奮が洞房結節から心室筋に到着するまでの時間，**QRS波**は心室の興奮，**T波**は心室の興奮の消退，**QT間隔**は心室に興奮が始まってから終わるまでの時間で，電気的心室興奮時間という（図6-19）。**U波**は正常でもみられることのあるT波の後のゆるやかな波で成因は明らかではない。

＊**心電図**：electrocardiogram（ECG）

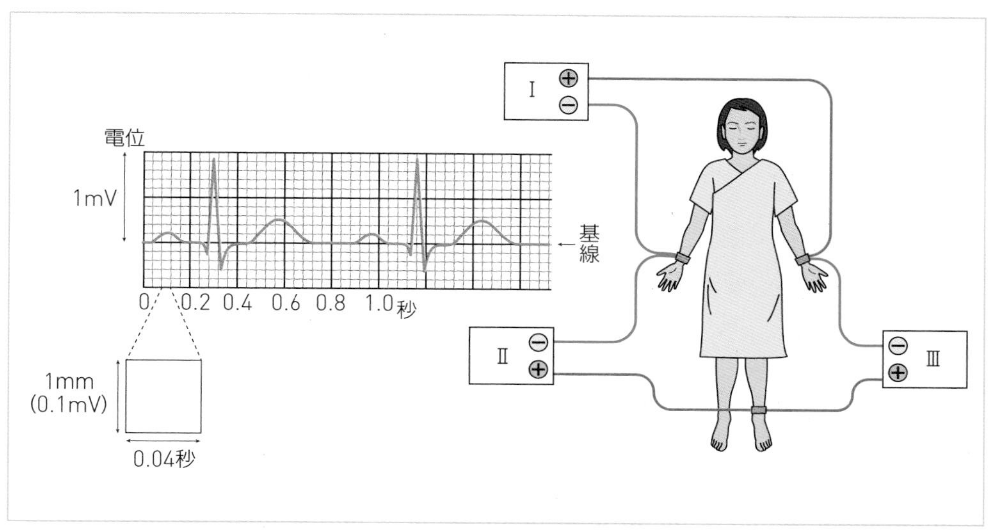

図 6-18 ● 第一誘導で記録された心電図と心電図標準肢誘導法

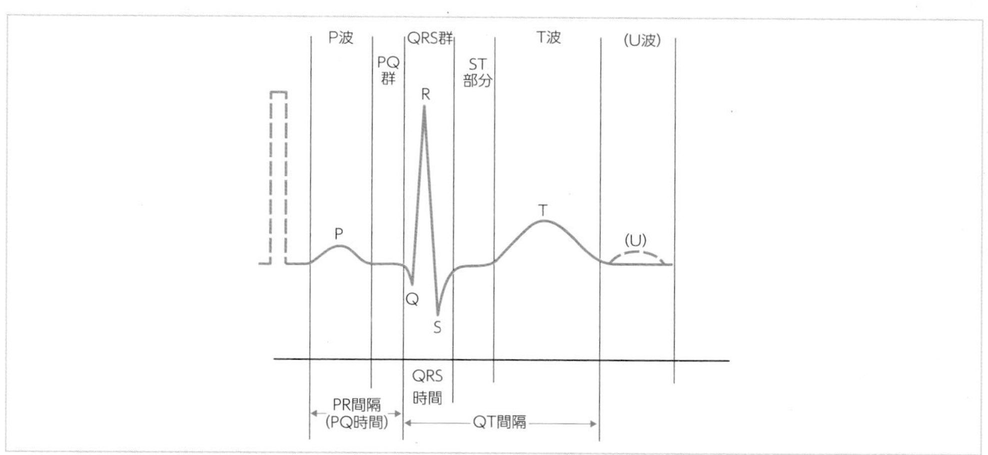

図 6-19 ● 第Ⅱ誘導で記録された安静時正常心電図波形

F　心筋収縮の特性

1．全か無かの法則

心筋は横紋筋（おうもんきん）であるが，骨格筋と異なり不随意筋（ふずいいきん）である。

個々の心筋細胞の長さは約 100 μm であるが，分岐（ぶんき）し，さらに隣り合う細胞と介在板（輝線（きせん））によって結合しているので，全体として網（あみ）のような構造である。介在板では，細胞どうしが電気的につながっているため，刺激が伝わって活動電位が発生し，連続的に興奮して収縮していく。心房の心筋層と心室の心筋層は電気的に絶縁（ぜつえん）されているが，それぞれの心筋層は全体が 1 つの筋線維として収縮し，全（ぜん）か無かの法則に従う（第４章 -Ⅶ-Ｂ「閾値と全か無かの法則」参照）。また，心筋細胞の活動電位は再分極に要する時間が長く，その間は刺激に反応しない（不応期）ため，心筋の収縮は単収縮で，強縮しない。

2．フランク-スターリング（の心臓）の法則

心拍出量は動脈血圧と無関係に，拡張期の右心房への静脈血流入圧によって決まり，心筋の収縮の強さは心筋線維の長さに比例する。すなわち心臓へ流入する血液量（静脈還流量）が多ければ，心室はより拡張されて心筋が引き伸ばされ，その分，心筋の収縮力が増し，心臓から押し出される血液量が増える。これをフランク - スターリングの心臓の法則という。

G　心臓機能の調節

心臓機能の促進作用は交感神経，抑制作用は副交感神経によって行われる。このため交感神経を**心臓促進神経**，副交感神経を**心臓抑制神経**ともいい，両者は拮抗的に作用する。交感神経は心拍数を増やし，刺激伝導系の伝導速度を早くし，心筋の収縮力を強くするが，副交感神経は心拍数を減少させ，伝導速度を遅くする。副交感神経は心房の心筋の収縮力を低下させるが，心室には分布していないので，作用しない。

ベインブリッジ反射とは，右心房への静脈還流量が増加して心房壁が伸展したことを感知し，中枢神経（延髄）に伝えられると，反射的に交感神経が興奮し，心拍数が増して心収縮力が強くなることをいう。上記のフランク - スターリングの心臓の法則が心筋そのものの特性によるのに対して，ベインブリッジ反射は交感神経を介した反射である。

このような調節系によっても，体組織の代謝のために要求される十分な血液を拍出できなくなった状態を**心不全**という。

Ⅵ 循環の生理

A　血管の性質

1．動脈

●**大動脈**　動脈系の主要な働きの一つは，心臓の左心室から一定のリズムで断続的に拍出される血流を，連続的で平滑な流れに変えることにある。この役割を果たすの

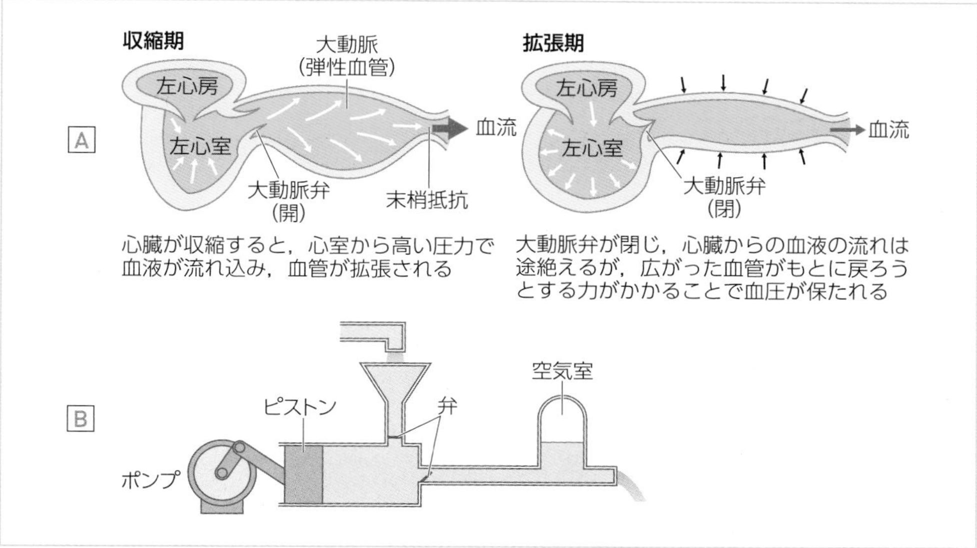

図 6-20 ● 心臓から拍出された血液の流れ方（A）とその模型（B）

は，**大動脈**およびこれに続く太い**動脈**である。これらの動脈は弾性線維に富むので，高い圧にも耐えることができ，**弾性血管**ともよばれる。拍出期には内圧が上昇するため，図 6-20A のように，血管壁は伸展して血液をため込み，拡張期には，自らの弾性によって，ため込まれた血液を末梢に送り出し，元の状態に戻る。図 6-20B の模型の空気室と似た働きである。これにより断続した流れがより平滑な波状の流れになる。このような大動脈の起始部で生じた内圧の上昇と壁の伸展は波状に血管壁を伝わり，末梢の動脈へ伝播する。これを**脈波**という。橈骨動脈などの体表面近くにある動脈では，脈波を手に触れることができる。これを**脈拍**という。

大動脈内の血流速度は，上行大動脈で毎秒 60cm 程度，下行大動脈で毎秒 20cm 程度であるが，脈波はこの 10～15 倍の速さで伝わっていき，末梢の動脈では 100 倍近くにまでなる。

●**細動脈**　末梢を流れる血流は，種々の環境下に調節が行われている。この役割は**細動脈**が受け持っている。血管内の血流量は，圧が一定ならば，血管の内径の変化によって大きく左右される*。細動脈は中膜に 1～2 層の平滑筋があり，平滑筋に分布する支配神経が豊富であるから，血管の内径を容易に変化させて血流に対する抵抗を変え，末梢血流の組織への流入を調節している。また，血流に対する抵抗が変わると，それに反比例して血液の流れやすさが変わり，拍出された血液を流すために血圧が変化する。そのため，細動脈を**抵抗血管**ともよび，血管の抵抗を変えて，血圧の調節を行っている（図 6-21）。

＊一般に管内を摩擦のある液体が流れる場合は，流量は管の長さに反比例し，管の半径の 4 乗に比例する（ポアズイユの法則）。すなわち，血管の半径が 1/2 になれば，血流量は 1/16 になる。

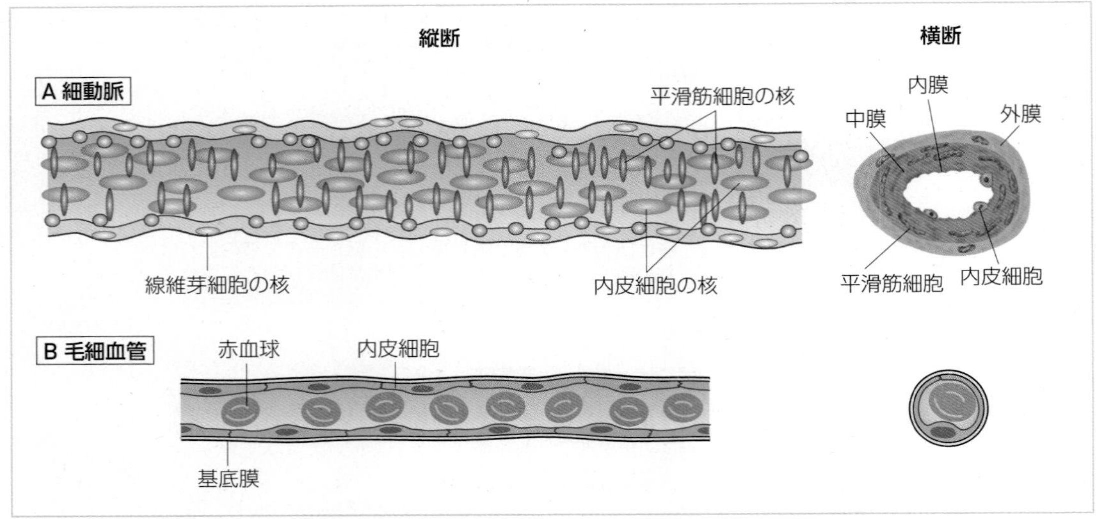

図 6-21 ● 細動脈（A）と毛細血管（B）の模型

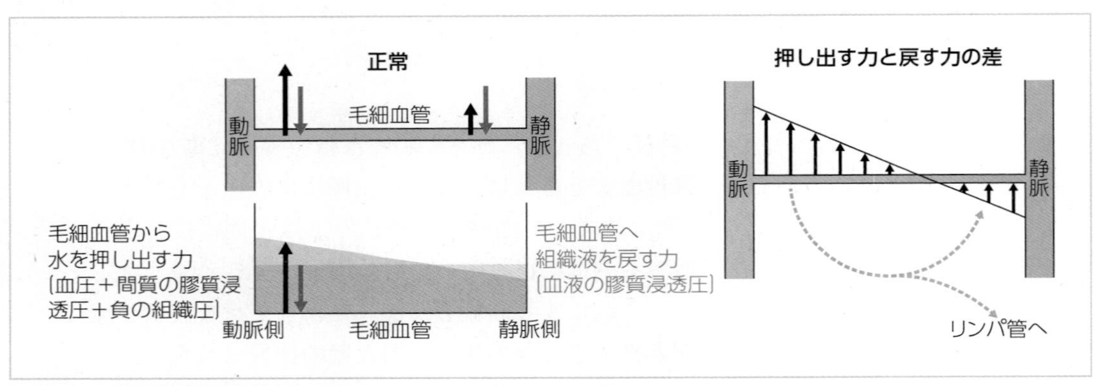

図 6-22 ● 毛細血管系模型図

●**血管運動の調節**　血管壁の平滑筋（へいかつきん）の収縮・弛緩（しかん）による血管の収縮や拡張を血管運動といい，主に交感神経性の収縮神経によって調節されている。交感神経線維の末端からノルアドレナリンが放出されると平滑筋が収縮する。この作用は細動脈に特に強く，神経を伝導するインパルスが多ければ血管は収縮し，交感神経が抑制されてインパルスが少なくなれば，血管は拡張する。ただし，心臓や骨格筋に分布する血管を支配する交感神経のなかには，同じノルアドレナリンによって平滑筋を弛緩させて血管を拡張させるものがある*。

2．毛細血管

毛細血管は組織のすみずみまで入り込み，血液と組織の間で物質交換を行う（図6-22）。毛細血管の壁は，水や電解質，糖などの低分子化合物は容易に通過できるが，

＊骨格筋の血管の交感神経には，アセチルコリン（ネコの実験結果，ヒトではまだ不確定）を放出して血管を拡張させる骨格内血管拡張性交感神経線維がある。

たんぱく質のような高分子化合物は通さない（第５章参照）。そのため，毛細血管の動脈側では，血管内圧によってたんぱく質などの巨大分子を除く血漿成分が組織に押し出されて組織液となり，静脈側の毛細血管では血管内圧が低下し，血漿の膠質浸透圧の方が高くなるので，組織液が毛細血管に吸収される＊。吸収されなかった組織液は毛細リンパ管に流入していく。この働きから毛細血管を**交換血管**ともよぶ。

毛細血管は内皮細胞でできており，ところどころに周皮細胞がある。その内径は赤血球をやや上回る程度（約 10μm）であるため，赤血球は血管を１列に並んで流れる（図 6-21）。通常は一部の毛細血管にのみ血液が流れ，組織の活動状態が増すと，多数の毛細血管に血液が流れるようになる。ただし脳では血液が流れている毛細血管の数は一定している。毛細血管での血流速度は，毎秒 0.5～0.8mm である。

3．静脈

静脈は動脈に比べ，弾性線維も平滑筋もはるかに少なく，外力により容易に内腔を変化させる。したがって容積が大きくなり，管の中に血液を貯えるのに適している。血流速度も遅く，大静脈で毎秒 7～8cm 程度である。そのため静脈を**容量血管**ともよぶ。なお静脈には血液の逆流を防ぐ弁が随所に存在する。

4．動静脈吻合

動静脈吻合は皮膚に多くみられ，毛細血管を介することなく，動脈が直接静脈につながっている。これは物質の交換には関係せず，皮膚の静脈に血液を流すことで，静脈からの体熱の放出を促し，体温調節にかかわっている。

B　冠循環

心臓を巡る血液の循環を冠循環という。心臓のポンプ作用を維持する心筋に酸素や栄養素を供給するのは，大動脈の基部で分枝する左右の２本の冠状動脈である。冠状動脈は冠状溝や室間溝を走り，順次枝分かれしてほぼ直角に心筋層に入り込み，全心筋に動脈血を供給する。

全身の動脈は心臓の収縮期に血圧が高くなって血流が増加するが，これとは逆に，冠状動脈には心臓の拡張期に血流が増加する。すなわち，収縮期には左心室内圧は大動脈圧よりも高いため，冠状動脈の枝は心筋の収縮によって圧迫され，血流が減少してしまう。それに対して，拡張期には，心筋が弛緩して冠状動脈は圧迫から開放され，大動脈の弾性によって血流が生じる（図 6-23）。

心筋の酸素消費量と冠循環の血流量（冠血流量）との間には正の相関があり，心筋の酸素消費量が増大すれば，冠血流量は直線的に増加する。血液中の酸素分圧が低下すると，冠状動脈は拡張し，冠血流量は急速に増加して，酸素の供給を維持す

＊動脈側の毛細血管に流入する血液の 1% 足らずが押し出されていくといわれている。

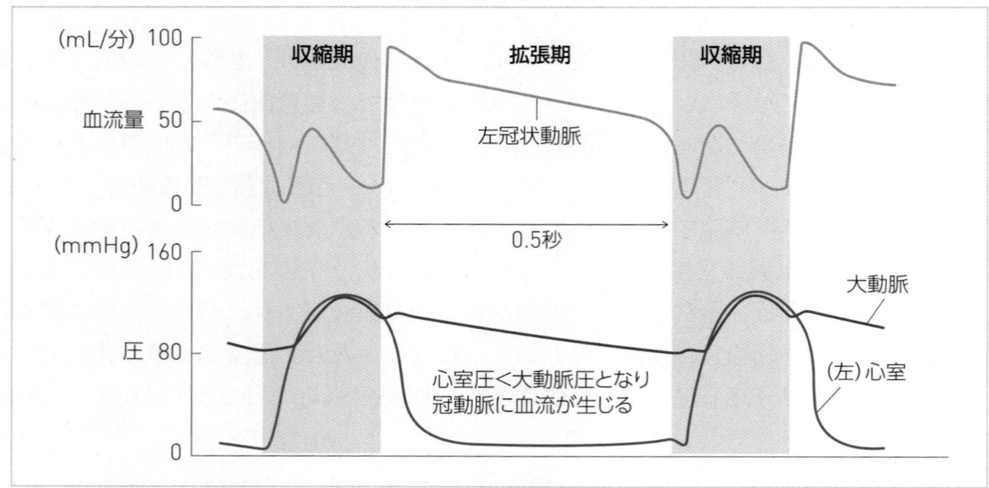

図 6-23 ● 心周期における冠状動脈圧の変化と血流の生じる期間

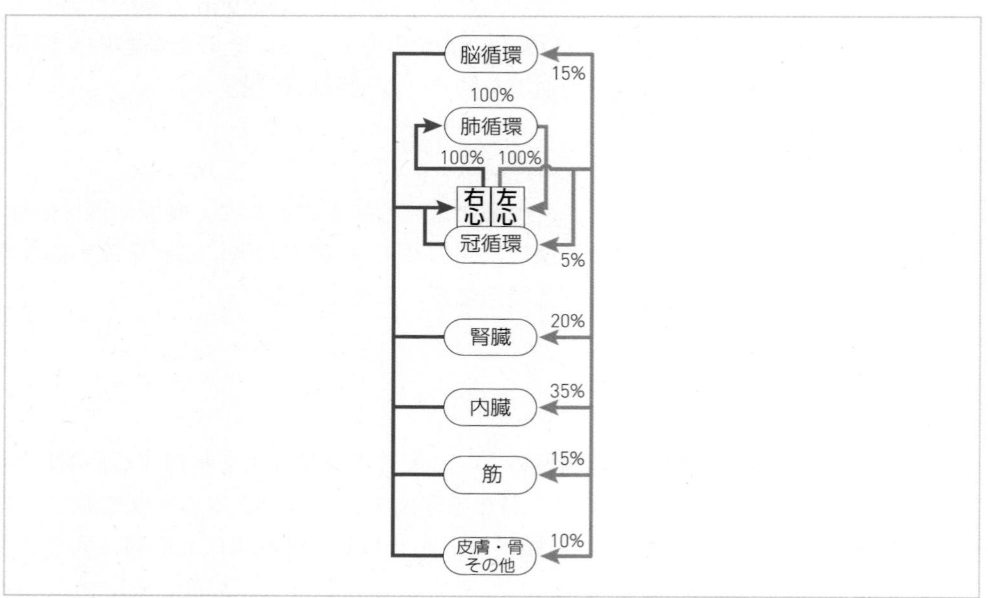

図 6-24 ● 血液の配分

る。心筋のエネルギー源は，遊離脂肪酸，ブドウ糖（血糖），乳酸であるが，安静時は脂肪酸が多く使われ，運動時は乳酸が主要なエネルギー源となる。

ヒトの安静時の冠血流量は約 250mL/ 分で，心拍出量の約 5％である（図 6-24）。激しい運動のときには 4～5 倍にも増加する。

C　脳循環

●脳の血流　脳は頭蓋骨内にあるため，脳の実質量と脳脊髄液量と血液量を足した量は一定であり，これを**モンロー－ケリーの原理**という。そのため，脳内では局所的に血流量の増減があっても，脳全体の血流量はほぼ一定である。睡眠時でも，脳を活発に活動させていても，脳全体の血流量に変化はない。

成人の脳血流量は約750mL/分で，心拍出量の約15%にあたる。脳の酸素消費量は多く，全身の酸素消費量の約20%にあたる。脳は血流量の減少に敏感で，両側の総頸動脈を数秒間，圧迫閉塞しただけで失神する。

●**脳のエネルギー源**　脳の神経細胞活動のエネルギー源はブドウ糖（血糖）だけで，脳は大量のブドウ糖消費器官である。成人で脳100g当たりのブドウ糖消費量は約5mg/分であり，これを供給するためにも大量の血流を必要としている。

●**血液脳関門**　血液と脳組織との間の物質の移行は，選択的制限を受ける。これは脳の毛細血管の内皮細胞が，他の組織の毛細血管の内皮細胞よりはるかに密着して結合しているためである。水，酸素，二酸化炭素は容易に毛細血管壁を通り，ブドウ糖はゆっくり通過する。他の物質の通過は脳以外の組織に比べてきわめて遅く，物質の分子量が大きくなるほど通過は制限される。したがって薬物などには脳組織に入ることができないものが多い。これを**血液脳関門**という。関門は中枢神経系全体に存在するが，これはニューロンの外部環境を一定に保つためと考えられている。

Ⅶ 血圧

A 動脈血圧

●**大動脈血圧（大動脈圧）**　血液が血管内で示す圧力を血圧という。左心室の収縮によって拍出された動脈血は大動脈に流入し，壁を伸展させて大動脈を拡張する（図6-17，20）。このときの大動脈血圧を**最高血圧**（収縮期血圧）という。成人男女ともに，平均120mmHg程度である。

左心室からの拍出が終わると大動脈弁は直ちに閉じる。大動脈壁を伸展させた動脈血は末梢に向かって流れていき，大動脈内の血圧はしだいに低下していく一方で，心室の拡張期が始まり，左心室に血液が充満していく。左心室が次の収縮を開始する直前の大動脈の血圧を**最低血圧**（拡張期血圧）という。成人男女ともに，平均80mmHg程度である。

最高血圧と最低血圧の差を**脈圧**という。通常，40～50mmHg程度である。脈圧は一般に心拍出量に比例して増減する。

大動脈血圧を決定する因子は心拍出量×末梢血管抵抗と表現できる。心拍出量が多くなれば血圧は高くなる。大動脈や太い動脈（たとえば上腕動脈）では血管抵抗は低く，血管抵抗の主体をなすのは末梢の細動脈である（本章Ⅵ-A「血管の性質」

参照)。細動脈が収縮すれば，血管抵抗が高まり血圧は上昇する。大動脈から太い動脈の間では血管抵抗が低いので，血圧はほとんど変化しない。そのため，通常は上腕動脈で血圧を測定している。血圧は種々の身体的・精神的条件で変動する。年齢が高くなると動脈壁の伸展性が低下し，最高血圧が高くなる。

●**平均血圧**　**平均血圧**とは，心臓の1拍動間に連続的に変化するすべての血圧値の平均という意味である。上腕動脈の平均血圧（図6–25）は次の式で求める。

平均血圧＝脈圧／3＋最低血圧

●**血圧の異常**　日本高血圧学会は血圧を性，年齢と関係なく，表6–1のように分類している。また，めまいや失神などを起こすほど血圧が低下した状態を低血圧という。慢性的に血圧が低い状態，すなわち，男性では最高血圧が100mmHg以下，女性では90mmHg以下の場合を低血圧症というが，明確な基準はなく，症状がなければ治療の対象にはならない。

column

循環の異常

●動脈硬化

動脈が硬く脆くなり，血管腔も狭くなった状態を**動脈硬化**という。コレステロールは細胞膜の構成成分，胆汁酸の合成，ステロイドホルモンの前駆物質として重要であるが，血中のコレステロールが多すぎると動脈壁に蓄積して塊をつくり，動脈壁を変性させ，動脈を詰まらせる。これを**アテローム性動脈硬化**という。大動脈，冠状動脈，脳の動脈に起こりやすい。アテローム性動脈硬化を一般に動脈硬化とよんでいる。この脂肪性動脈硬化に高血圧が加わると動脈硬化はいっそう促進される。

●冠循環の障害

冠状動脈血流が阻害されて起こる疾患を**虚血性心疾患**という。冠状動脈硬化が大きな原因となる。その代表は**狭心症**と**心筋梗塞**である。運動などで心筋が多量の血液（酸素）を必要とするとき，それに応じることができず，心筋が酸素不足になった状態を労作狭心症という。また，動脈硬化はないのに安静時や睡眠中に突然冠状動脈が収縮し，心筋が虚血に陥った状態を安静狭心症という。冠状動脈の一部または大部分が詰まり，本来その血液が流れるべき心筋に血液が流れず，心筋が壊死した状態を心筋梗塞という。

●脳循環の障害

脳の循環障害のため急速に意識障害と運動障害を起こした状態を**脳卒中**という。血管が破れる**脳出血**，**クモ膜下出血**と血管が詰まる**脳梗塞**（脳軟化）に分ける。脳出血の原因は脳細動脈壊死と高血圧で，内包と大脳基底核の付近に多発する。クモ膜下出血はクモ膜下腔を走行する動脈に生じた動脈瘤の破裂により起こり，激痛を伴う。

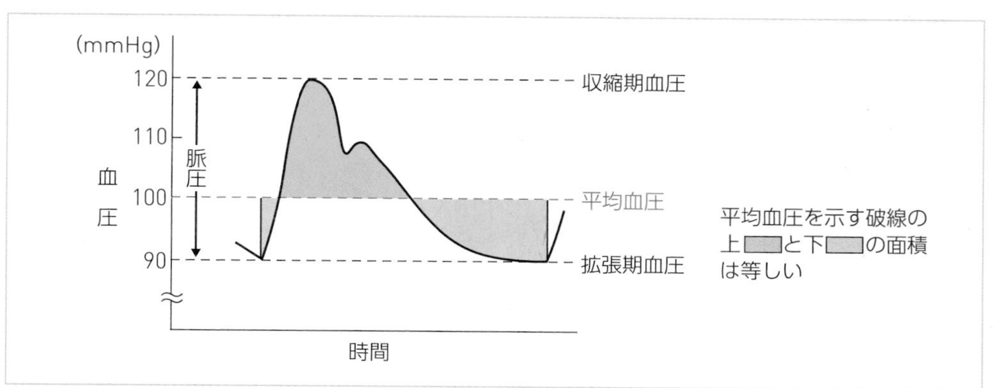

図 6-25 ● 上腕動脈血圧曲線

表 6-1 ● 血圧値の分類（成人血圧，単位は mmHg）

分類	診察室血圧			家庭血圧		
	収縮期血圧		拡張期血圧	収縮期血圧		拡張期血圧
正常血圧	＜ 120	かつ	＜ 80	＜ 115	かつ	＜ 75
正常高値血圧	120 ～ 129	かつ	＜ 80	115 ～ 124	かつ	＜ 75
高値血圧	130 ～ 139	かつ / または	80 ～ 89	125 ～ 134	かつ / または	75 ～ 84
Ⅰ度高血圧	140 ～ 159	かつ / または	90 ～ 99	135 ～ 144	かつ / または	85 ～ 89
Ⅱ度高血圧	160 ～ 179	かつ / または	100 ～ 109	145 ～ 159	かつ / または	90 ～ 99
Ⅲ度高血圧	≧ 180	かつ / または	≧ 110	≧ 160	かつ / または	≧ 100
(孤立性)収縮期高血圧	≧ 140	かつ	＜ 90	≧ 135	かつ	＜ 85

出典／日本高血圧学会高血圧治療ガイドライン作成委員会編：高血圧治療ガイドライン 2019，ライフサイエンス出版，2019，p.18.

B 動脈血圧の測定

通常は，上腕（じょうわん）動脈内圧を聴診法で測定する。上腕に帯状の圧迫帯（カフまたはマンシェットという）を巻き，これに空気を送り込み，血流を止める。カフの位置（測定部位）は心臓と同じ高さにする。カフ圧を下げていき，上腕動脈部位に当てた聴診器で最初に血管音が聞こえたときのカフ圧が最高血圧，さらにカフ圧を下げ血管音が聞こえなくなったときの圧が最低血圧である。この血管音を**コロトコフ音**ともいう（図 6-26）。

カフの幅が狭いと血圧は高く，広いと低く出る。肥満者の太い腕には大きいカフが，子どもには小さいカフが必要である（表 6-2）。

●体位と血圧　測定時の体位は座位でよいが，一般に，最高血圧は立位＜座位＜臥位（がい）（寝た状態）の順に高く，最低血圧は立位＞座位＞臥位の順に低くなる。血液にも重さがあるので，血圧は重力の影響を受ける。そのため，測定部位は心臓と同じ高さにする必要がある。測定部位が心臓よりも高い（上腕を挙上（きょじょう）させる）と血圧は低くなり，心臓よりも低くなると血圧は高くなる。

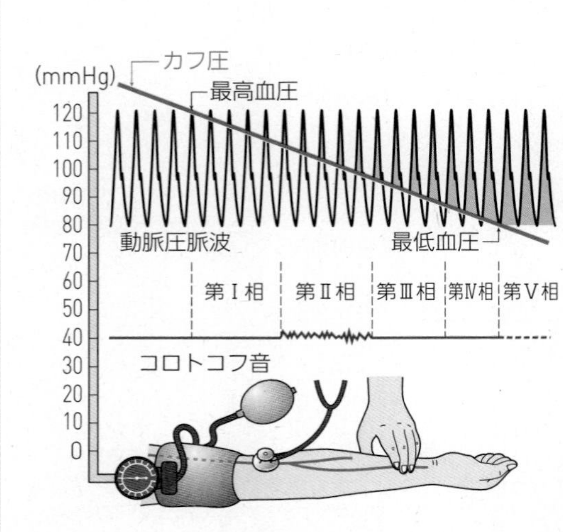

スワンによるコロトコフ音の分類

第Ⅰ相：最初に弱い音が生じ，カフ圧の下行に伴って次第に澄んだ大きな音に変わっていく（清音）。第Ⅰ相の始まる，音が聞こえ始めた点を第１点といい，このときの圧を最高血圧とする。

第Ⅱ相：澄んだ音から雑音に変わる（雑音）。雑音に変わった点を第2点という。

第Ⅲ相：雑音が消失し，短く，より強い音に変わる（清音）。澄んだ強い音に変わった点を第３点という。

第Ⅳ相：強く澄んだ音が，急にこもったようにくすんだ音に変わる。音がこもって小さくなり始めた点を第４点という。

第Ⅴ相：音が完全に消失する。音が聞こえなくなった点を第５点という。通常は，第５点の圧を最低血圧とする。

図 6-26 ● **上腕動脈血圧の測定記録**

表 6-2 ● **カフの大きさ**

	カフ内ゴム嚢の幅（cm）		カフ内ゴム嚢の幅（cm）
新生児～３か月	3	6～9歳	9
3か月～3歳	5	9歳～成人	12～13
3～6歳	7	肥満者	17

出典／金井正光監，奥村伸生，他編：臨床検査法提要，改訂第 35 版，金原出版，2020，p.1645（伊澤淳：血圧測定法）.

測定時，深呼吸をさせた後の血圧値は，30 分間安静にした後で測定された血圧値とよく一致する。

● **血圧測定時の注意**　①衣類が上腕を圧迫しないよう注意して，十分に上腕を露出し，肘関節は軽く伸ばす，②安静にし，緊張を除き，楽な姿勢をとらせる，③カフを巻く前にカフ内の空気を完全に取り除く，④カフのゴム嚢の中央部が上腕動脈の上にくるようにする，⑤重力の影響を避けるため，上腕に巻いたカフの部分は心臓の高さにする，⑥カフを巻いたときの固さは，指が１～２本入る程度にする，⑦カフの下縁は，肘関節部より２～3cm ほど上にする，などがあげられる。

C　血圧の調節

総頸動脈が内頸・外頸動脈に分岐する部分の内頸動脈の根元（頸動脈洞）に，血圧の上昇を感知する**圧受容器**が存在する。血圧が上昇し血管壁が伸展されると，圧受容器は興奮しインパルスを延髄にある循環中枢に送る。循環中枢は心臓へ行く副交感神経を興奮させて心拍数を減らし，心拍出量が減少する。さらに，循環中枢は血管を支配する交感神経の働きを抑制するため，全身の血管が拡張する。この両作用により血圧は下降する。これを**頸動脈洞反射**という。圧受容器は大動脈弓にも分布しており，頸動脈洞反射と同じ働きをもっている（**大動脈反射**）。

姿勢の変化や出血などで血圧が低下すると，圧受容器から循環中枢へのインパルスが減り，交感神経が興奮して，容量血管（静脈）が収縮し，静脈内の血液が急速に心臓に送られて心拍出量を増すとともに，細動脈が収縮して末梢血管抵抗が上がり，血圧を上昇させる。この調節がうまくいかないと，座っていて急に立ち上がったときに，意識が遠のいたり，ふらついたりすることがある（起立性低血圧）。

D 血管収縮物質と血管拡張物質

1．血管収縮物質

主な血管収縮物質は，ノルアドレナリン，アドレナリン，バソプレシンなどであり，レニン・アンジオテンシン・アルドステロン系も血管を収縮させ，体液を保持して血圧を上昇させる働きがある。

●**アドレナリン** 一般的な血管収縮物質であるが，骨格筋，肝臓，心臓，脳は例外で，特に骨格筋と肝臓では血管を拡張させる。そのため，全身でみると，血管拡張効果が収縮効果より優（まさ）り，総末梢循環抵抗は減少方向に向かう。

●**レニン** 腎臓の輸入細動脈の血圧が低下したり，尿量が減少したりすると，腎小体に近い輸入細動脈の細胞からレニンが血中に分泌される。レニンは血圧に対する直接作用はもたないが，血液中のアンジオテンシノーゲンを分解して，アンジオテンシンⅠ，Ⅱという物質を生成する。アンジオテンシンⅡは強力な血管収縮物質である。また，アンジオテンシンⅡは，副腎皮質（ふくじんひしつ）のアルドステロンの分泌を増加させ，尿量を減少させて体液の保持を図る。血圧が上昇し，輸入細動脈の血圧も高くなる

column

血圧の異常

高血圧の約90%は明らかな原因が特定できず，これを**本態性**（1次性）**高血圧**という。残りは腎臓疾患や内分泌の異常などで起こる**症候性**（2次性）**高血圧**である。高血圧に由来する症候を総称して**高血圧症**という。中高年者では遺伝素因による本態性高血圧が多く，35歳以下では症候性高血圧が多い。本態性高血圧では軽度（境界域）高血圧が最も多い。高血圧が持続すると細動脈硬化を起こしやすい。食塩の摂り過ぎは高血圧を発現させる危険が大きい。

高血圧の症状としては脳動脈硬化，心肥大，冠不全，腎動脈硬化などがあり，全身の臓器に影響が現れる。

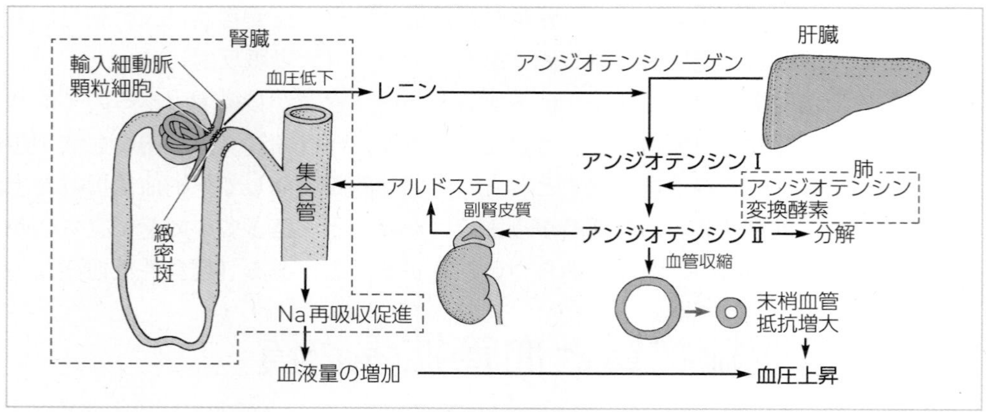

図 6-27●レニン・アンジオテンシン・アルドステロン系

と，レニンの分泌が抑制される。これをレニン・アンジオテンシン・アルドステロン系という（図 6-27）（第 10 章参照）。

2．血管拡張物質

血管拡張物質としては，NO（一酸化窒素），CO_2，乳酸，アデノシン，カリクレインなどがある。CO_2 は脳血管拡張物質として重要である。運動により筋肉内に CO_2 や乳酸が増大すると，それによって骨格筋の血管は拡張し，血流が増大する。古くから狭心症（きょうしんしょう）の治療薬として用いられてきたニトログリセリンは，体内で分解されて NO を生じ，この NO が冠状動脈を拡張させる。

Ⅷ リンパ系とリンパ組織

●**リンパ系**　リンパ系はリンパの循環系である。通常は，間質液，栄養分やホルモンを運ぶ一方で，病的には炎症の拡大，悪性腫瘍（しゅよう）の転移などに関連している。リンパ系はリンパ管とリンパ節からなる。

●**リンパ組織**　リンパ組織は，細網（さいもう）組織の支質（ししつ）*にリンパ球が密在する組織をいい，ほかの器官内に入り込んでいるものや，リンパ節，脾臓（ひぞう），胸腺（きょうせん）など独立した器官を形づくっているものもある。

リンパ球浸潤（しんじゅん）はリンパ球がびまん性に集まっているリンパ組織をいい，消化管や呼吸器系の器官の壁内などにみられる。リンパ球がさらに密集して結節状になるとリンパ小節とよばれる。リンパ球が集合しているだけのものを 1 次リンパ小節，その中心部に胚（はい）中心がある（リンパ球が増殖している）ものを 2 次リンパ小節という。

*リンパ組織の場合には，リンパ球などを支えるという意味で支質ということが多い。

A　リンパ管

リンパ管は静脈に似て管壁が薄く，多くの弁がある。末梢の**毛細リンパ管**は盲端で始まる細い管（盲管）で，単層の扁平な内皮細胞でできている。毛細血管よりもやや太く，ところどころで拡張し，互いに吻合して毛細リンパ管網をつくっている。毛細リンパ管は全身の結合組織中にあり，組織液が流入してくる。この流入してきてリンパ管内を流れる液をリンパという。毛細リンパ管網はリンパ管に注ぎ，リンパ管は合流しつつ途中で多くのリンパ節を経由して**リンパ本幹**になり，最終的には，左右の静脈角で静脈に注いでいる（図 6-28）。

●**主なリンパ管**　**胸管**は，下半身と左上半身のリンパを集める本幹*で，全長 35～

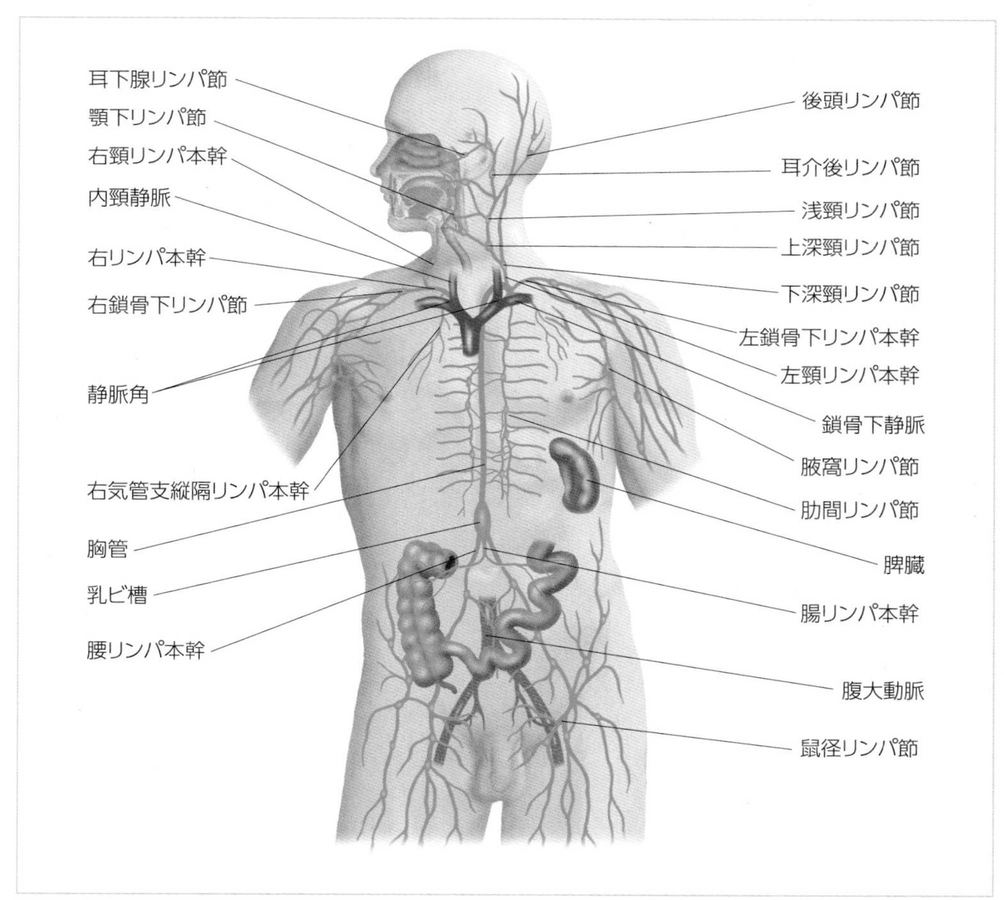

図 6-28●**リンパ管系の本幹と主なリンパ節**

＊それぞれ，どの部位からのリンパを集めるか決まっている。腰リンパ本幹：下肢と骨盤内臓，腸リンパ本幹：腹部内臓，左頸リンパ本幹：左頭・頸部，左鎖骨下リンパ本幹：左上肢，右鎖骨下リンパ本幹：右上肢，気管支縦隔リンパ本幹：胸郭内リンパ節の輸出管

1 総論
2 人体の構成
3 人体の器官系
4 運動器系
5 体液
6 循環器系（脈管系）
7 呼吸器系
8 消化器系
9 体温
10 泌尿器系
11 生殖器系
12 内分泌系
13 神経系
14 感覚器系
付 上肢・下肢の構成

40cm の管である。第 2 腰椎の前面で，左右の**腰リンパ本幹**と 1 本の**腸リンパ本幹**の合流によってできる**乳ビ槽**に始まる。小腸で吸収された脂質がリンパと混ざり合って乳白色の懸濁液である乳ビとなり，これが腸リンパ本幹を通って胸管の起始部に運ばれてくるので，ここを乳ビ槽という。胸管は腹大動脈の右後側を上行し，横隔膜の大動脈裂孔を通って胸腔に入り，胸大動脈と脊柱の間，次いで食道と脊柱の間を上行し，左方に向かって，左頸リンパ本幹，左鎖骨下リンパ本幹を受けて左静脈角で静脈に入る。

右リンパ本幹（右胸管）は，右上半身のリンパを集める本幹で，右頸リンパ本幹，右鎖骨下リンパ本幹と気管支縦隔リンパ本幹などが合流してできる。右静脈角より静脈に入る。

B　リンパ節

リンパ節は，リンパ管の経路上に存在する楕円体形ないしソラマメ形の実質器官である。大きさは粟粒大からソラマメ大まで様々であり，単独または群在する。

リンパ節には，その凸面側から数本の**輸入リンパ管**が入り，凹面側の門から 1～2 本の**輸出リンパ管**が出る。この門からは，血管や神経も出入りする（図 6-29）。

●**リンパ節の構造**　リンパ節の表面は線維性結合組織の**被膜**で覆われ，これから梁柱がリンパ節内に入る。実質は周縁部の**皮質**と中心部から門に至る**髄質**に分けられるが，基本的に細網組織でできており，その網の目にリンパ球が入り込んでいる。皮質にはリンパ小節があり，髄質には細網組織とリンパ球が索状に並んだ髄索がある。被膜の直下や梁柱の周囲，そして髄索と髄索の間には**リンパ洞**（辺縁洞，中間洞，髄洞）があり，輸入リンパ管からリンパ節に入ってきたリンパはリンパ洞を流れ，輸出リンパ管から出ていく。

●**主なリンパ節**　主なリンパ節は一般に浅・深リンパ節に分ける。**浅リンパ節**は主に筋膜の上にあり，静脈に沿って存在する。**深リンパ節**は深部および内臓付近にあり，

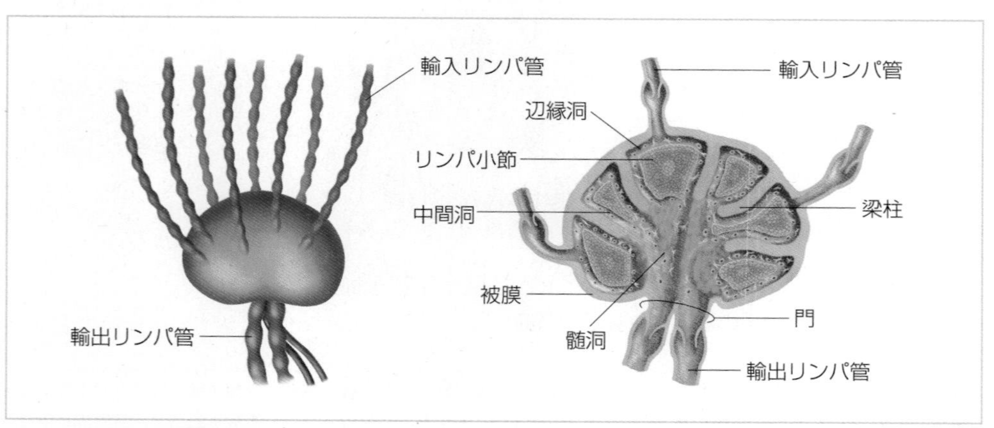

図 6-29●リンパ節の構造

主に動脈に沿って並ぶ。顎下リンパ節，浅・深頸リンパ節，腋窩リンパ節（上肢，乳房部），浅・深鼠径リンパ節，腰リンパ節などの体壁のリンパ節や，気管傍リンパ節，上・下気管気管支リンパ節，気管支肺リンパ節，腸間膜リンパ節，胃リンパ節，肝リンパ節，腹腔リンパ節などの内臓リンパ節がある。

C 脾臓

腹腔の左上部で膵臓の左端部（膵尾）に接して存在する，重さ約 200g，長さ約 10cm，幅約 6cm，厚さ約 3cm の握り拳大の実質臓器である（図 3-8 参照，6-28）。赤褐色で，その後外側面（横隔面）は凸面をなすが，前内側面（**臓側面**）は胃底，左腎，膵臓，結腸などに接して凹面を示す。臓側面の中央に脾動静脈の出入りする**脾門**があり，脾門を除いて全面腹膜に包まれる。

●**脾臓の構造**　生体の脾臓の断面を見ると，実質は赤っぽい部分と白っぽい部分とがまだら模様になっている。この赤っぽい部分を赤脾髄といい，赤血球が豊富にある。白っぽい部分は白脾髄といい，リンパ球が集まっている（図 6-30）。

脾臓の表面の腹膜直下には線維性の被膜があり，そこから内部の実質に向かって柱状に結合組織が伸びている。これを脾柱という。

脾門で出入りする動静脈は脾臓の表面を分枝しながら走行し，脾柱内を通って内部に入り，脾柱から実質内に入っていく。脾臓もリンパ器官であるので支質は細網組織でできている。白脾髄は，わずかな細網組織の網目に多量のリンパ球が集積している部位であり，脾柱から実質内に入り込んできた動脈の周囲の動脈周囲鞘とその脇にある脾リンパ小節（マルピギー小体）をつくる。リンパ小節は胚中心をもっており，ここでリンパ球が増殖している。赤脾髄は脾洞と脾索でできている。脾洞

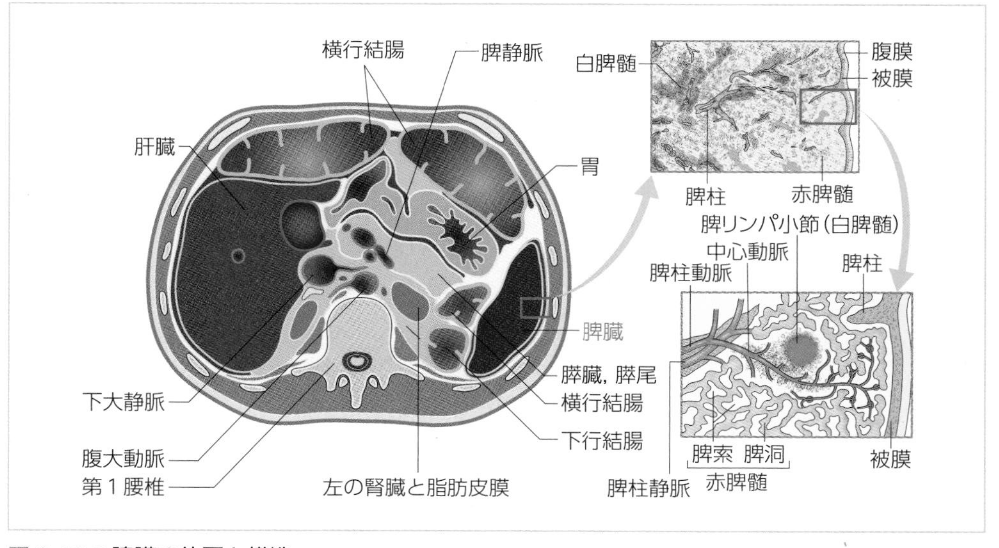

図 6-30 ● 脾臓の位置と構造

は網目状に広がる内腔の大きな洞様の毛細血管である。脾洞の間を埋める脾索は細網組織で，そのスポンジの目の部分には細網細胞や大食細胞がいる。脾洞は毛細血管であるが，その壁は杆状あるいは紡錘(ぼうすい)状の内皮細胞が軸方向に並んで，周囲を輪状の細網線維で束ねられているだけであり，内皮細胞間には大きなすき間がある。

白脾髄を出てきた動脈は脾洞あるいは脾索内に開いており，脾索内にも多量の赤血球が存在する。赤血球は内皮細胞間のすき間を通って脾洞と脾索の間を行ったり来たりしており，その際に老化して弾力性の失われた赤血球は壊れてしまい，脾索の大食細胞に食べられてしまう。脾洞は脾柱の静脈を経て，脾静脈に開いている。

●**脾臓の働き**　脾臓では老化した赤血球が破壊されている。また，リンパ球がつくり出され，貪食能のある細胞が豊富で，血液中の異物の処理を行っている。正常な脾臓では血液貯蔵能はわずかであるが，血小板を貯蔵している。しかしながら，生命維持に不可欠な臓器ではない。

D　胸腺

胸腺は胎生末期から思春期前までよく発達し（30～40g），思春期以降は急速に脂肪(しぼう)変性を起こして退化する。胸骨のすぐ内側，心嚢(しんのう)の前面にある器官で，左右両葉からなり，線維性の被膜(ひまく)に包まれる。

●**胸腺の構造**　実質は暗調な**皮質**とその内側の明調な**髄質**(ずいしつ)からなるが，その違いは胸腺細胞（胸腺リンパ球）の多少による差異だけである。髄質には**胸腺小体**（**ハッサル小体**）が散在する。胸腺小体は上皮性の円形の小体で，核の大きい明るい扁平な上皮細胞が同心円状に重なり合ったもので，中心部はしばしば軟化(なんか)，または変性し，石灰の沈着(ちんちゃく)がみられることもある。

●**胸腺の働き**　胸腺は免疫(めんえき)システムの中心器官である。胸腺内で選別され，成熟したT細胞は，ウイルスのような微生物に感染し侵(おか)された細胞を破壊し，排除したり，抗体産生細胞のB細胞を活性化し活動を促すなど多様な働きをもっている。

看護の観点

本章に関連する主な看護技術

バイタルサインとアセスメントの関連性／脈拍・血圧測定／心電図計測／末梢循環促進

● **バイタルサイン（脈拍と血圧）のアセスメント**　患者のバイタルサインの異常を見落とさず問題点を見出し，対応することが，患者の状態を悪化させず，回復に導くことになる。特に，循環反応を示す心拍（脈拍）と血圧の変化は自律神経系の反応や血管の状況などをとらえる指標となる。

● **脈拍のアセスメント**　正常であれば心拍数＝脈拍数であるため，バイタルサインには脈拍の測定が行われることが多い。そのため，脈拍が測定できる血管がどこにあるかを知っておく必要がある。正確に脈拍をとることができれば，脈拍数，リズム，大きさ，そして緊張度などから，通常の状態との違いを見極めることができる。

● 血圧のアセスメント　血圧は血圧計で測定するが，カテーテルを血管内に留置して動脈内圧を測る直接法と，一般に用いられている間接法がある。間接法には聴診法と触診法があり，通常，聴診器を用いる聴診法で測定する。血圧の測定時には，マンシェットの大きさ，巻き方，そして，マンシェットの高さと心臓の位置などに注意が必要となる。

● 生体検査のための心電図　心電図の結果から心臓の状態を判断できるため，重要な検査である。正常時の波形や波形の意味をしっかり把握しておくことで，すぐに異常に気づき迅速に対応することができる。

● 浮腫（むくみ）や血栓予防のケア　浮腫が生じる場合は，循環を良くするケアが必要で，下肢の挙上，末梢を温めること，マッサージや末梢を動かす運動や，弾性ストッキングを利用した圧迫などがある。循環が滞ると浮腫だけでなく，血栓が生じることもある。循環が悪いことで生じた血栓が肺循環を詰まらせると肺塞栓となる。術後安静や寝たきりの状態では，下肢の筋肉がポンプとして作用せず，血液を心臓へ押し戻すことができなくなるので特に注意が必要である。循環を促すケアは浮腫（むくみ）の程度や罹患している疾患の程度などを把握したうえで行う。

学習の手引き

1. 心臓の弁膜について理解しよう。
2. 心臓の栄養血管は何か説明してみよう。
3. 肺循環，体循環とは何か説明してみよう。
4. 血液の体循環を経路に沿って説明できるようにしておこう。
5. 体壁の血管系について，どのような動脈・静脈があるか整理しておこう。
6. 上肢の血管系にはどのような動脈・静脈があるか，復習しておこう。
7. 下肢の血管系にはどのような動脈・静脈が分布しているか整理しておこう。
8. 頭部に分布する動脈と静脈の種類を整理しておこう。
9. 胎児の血液循環の特徴を復習しておこう。
10. 心電図とは何か説明してみよう。
11. 心臓の促進神経，抑制神経は，それぞれ何という神経か説明してみよう。
12. 心臓の毎分拍出量はどのくらいか説明してみよう。
13. 運動すると心拍数はどう変化するか，またその理由は何か，まとめておこう。
14. 成人の安静時の血圧の最高，最低を覚えておこう。
15. 抵抗血管，容量血管とは何か説明してみよう。
16. リンパ節の構造と役割，主要なリンパ節を復習しておこう。
17. 胸管の役割は何か，まとめよう。
18. 脾臓の位置とその役割を復習しておこう。

第６章のふりかえりチェック

次の文章の空欄を埋めてみよう。

1 心臓（心臓壁）

心臓壁は［ 1 ］，［ 2 ］，［ 3 ］の３層からなり，心臓の周りには［ 4 ］という漿膜腔がある。

2 血管の種類と構造（動脈）

動脈は，内膜，［ 5 ］，外膜の３層からなる。心臓から出てきた大動脈は［ 5 ］がほとんど［ 6 ］の層で占められ，［ 7 ］は少ない。

3 血液の循環

体内での血液の循環は，右心室→肺循環→［ 8 ］→［ 9 ］→体循環→［ 10 ］（→右心室）となる。

4 心電図

心電図のＰ波は［ 11 ］の興奮，QRS 波が［ 12 ］の興奮，［ 13 ］波は［ 12 ］の興奮の消退を示す。

5 循環の生理（脳循環）

脳は頭蓋骨内にあるため，脳の実質量と［ 14 ］と血液量を足した量は一定であり，これを［ 15 ］という。

6 血圧・心拍

成人では男女ともに，最高（収縮期）血圧は平均［ 16 ］mmHg，最低（拡張期）血圧が平均［ 17 ］mmHg である。心拍数は１分間に平均［ 18 ］回である。

7 リンパ系とリンパ組織

リンパ節の表面は線維性結合組織の［ 19 ］で覆われ，これから［ 20 ］がリンパ節内に入る。実質は周縁部の皮質と中心部から門に至る［ 21 ］に分けられる。

■人体のしくみと働き

第7章 呼吸器系

▶**学習の目標**
- 気道の位置と構造を理解する。
- 肺の構造と機能を学ぶ。
- 呼吸の役割を理解し，呼吸の生理について学ぶ。
- 呼吸にかかわる酸素，二酸化炭素の体内での流れを理解する。

I 呼吸器系の器官

呼吸器系の器官には鼻腔，咽頭，喉頭，気管，気管支，肺および胸膜などがある。咽頭は消化器系にも属し，喉頭は発声器でもある。空気を肺に導く通路のうち外鼻，鼻腔，咽頭，喉頭，気管，気管支などを**気道**という。気道は内腔がつぶれないように骨や軟骨で支えられ，空気中のほこりなどの異物を肺に送り込まないように，内腔は粘膜で覆われている。ほこりの大部分は粘膜表面の粘液に付着し，粘膜上皮細胞の線毛運動によって咽頭に向かって運ばれるが，刺激が強い場合は咳やくしゃみによって除去される。

A 鼻腔

1．外鼻

鼻腔の出入り口である外鼻孔は外鼻の下方に左右一対開いている。外鼻は皮下に軟骨があるので，その形態を保ち，外鼻孔を開いた状態に保持している。外鼻は鼻根（眉間の下方の鼻の付け根），鼻背（ハナスジ），鼻尖（ハナサキ），鼻翼（コバナ）を区別する。

2．鼻腔

鼻腔は，前方では外鼻孔で外界に，後方では後鼻孔で咽頭腔に通じており，どちらも閉じられることがない。鼻腔の外側壁は下方が上顎骨，上方が篩骨，後方が口蓋骨で形づくられ，鼻中隔（篩骨の垂直板，鋤骨，鼻中隔軟骨）により左右両半に

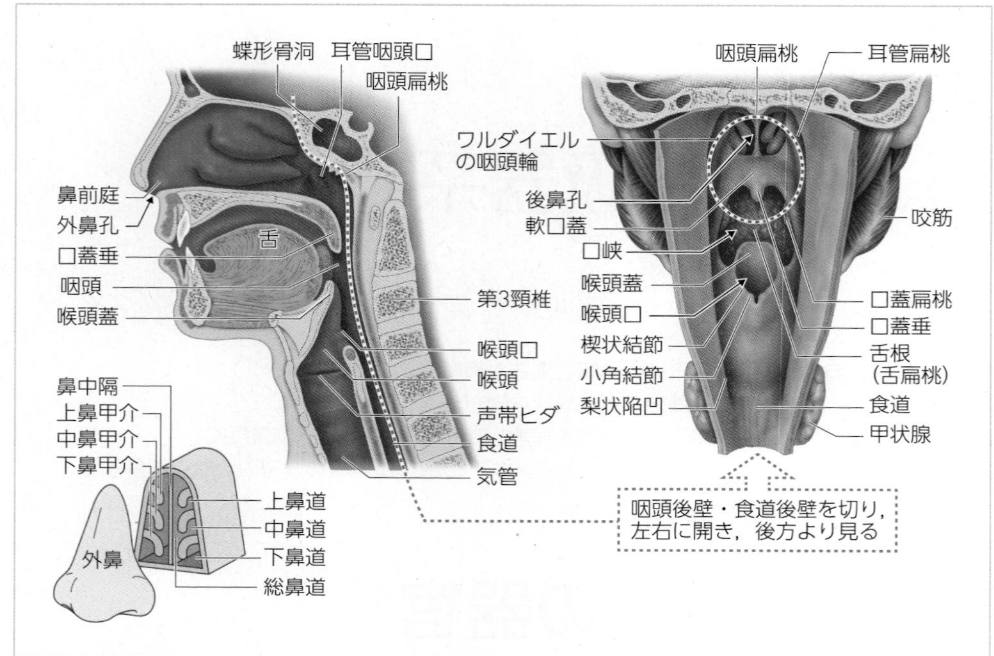

図 7-1 ● **鼻腔，咽頭，喉頭**

分けられる。鼻腔は外鼻孔付近の鼻前庭（皮膚部。外皮で覆われ鼻毛がある）と鼻粘膜に覆われた固有鼻腔とに分ける（図 7-1）。

● **固有鼻腔**　固有鼻腔の内側壁（鼻中隔面）は平滑であるが，外側壁は前後に長い 3 つの甲介，すなわち**上鼻甲介**，**中鼻甲介**，**下鼻甲介**が内腔に向かって突出する。それらの下の部分をそれぞれ上・中・下鼻道，甲介と鼻中隔との間を総鼻道といい，後方の咽頭腔に続く。上・中鼻道には副鼻腔が開口し，下鼻道には**鼻涙管**が開口する。鼻涙管は眼窩の涙嚢につながっており，眼の表面を流れた涙が排泄されてくる。

● **鼻粘膜**　後上部の**嗅部**（嗅上皮，嗅覚を感じる部位，図 14-7，8 参照）と，下半を占める呼吸部*（多列線毛上皮で覆われる。粘膜固有層には静脈叢が発達している）とに分けられる。鼻粘膜の線毛，腺，および豊富な血管網は，肺を保護するために空気を浄化し，湿らせ，温める働きをしている。

● **副鼻腔**　鼻腔の周囲の頭蓋骨中の空洞で，鼻腔と交通する。以下の 4 種類がある。

- 上顎洞：上顎骨内。中鼻道の半月裂孔に開口
- 前頭洞：前頭骨内。半月裂孔の前上端に開口
- 蝶形骨洞：蝶形骨内。鼻腔上後部で蝶篩陥凹に開口
- 篩骨洞（蜂巣）：篩骨内。前・中・後部の 3 部に分けられるが，前・中部群は中鼻道，後部群は上鼻道に開口

＊鼻中隔の前下部はキーゼルバッハ部位とよばれ，出血しやすい

B 咽頭

咽頭は鼻腔，口腔，喉頭の後ろにある長さ約12cmの中空器官である。上は頭蓋底に始まり，下は食道に続くが，上方より鼻部，口部，喉頭部の3部を区別する。

鼻部の両側壁には鼓室（中耳腔）と交通する耳管の開口部，すなわち**耳管咽頭口**がある（このため咽頭炎は中耳に波及する）。また，後壁上部の粘膜下にはリンパ小節が集まって**咽頭扁桃**をつくっている。これが病的に肥大したものをアデノイド（小児に起こりやすい）という。口部は口腔の後ろの部で，口峡によって口腔と交通する。喉頭部は喉頭の後ろの部で食道に続く（図7–1）。

鼻腔や口腔から咽頭につながる部位には，咽頭扁桃以外に**耳管扁桃**，**口蓋扁桃**，**舌扁桃**があり，扁桃が咽頭への入り口を輪状に取り囲んでいる。これを**ワルダイエルの咽頭輪**（**扁桃輪**）とよぶ。

C 喉頭

喉頭は**舌根**から気管まで続く（第3～第6頸椎の高さ，図7–1），肺への空気の通路であると同時に発声器でもある。内腔を**喉頭腔**という。喉頭の上端は**喉頭口**に始まり，下は気管に移行する。その壁は，**喉頭軟骨**（前・側壁：甲状軟骨［1個］，輪状軟骨［輪状軟骨弓］［1個］，後壁：輪状軟骨［輪状軟骨板］，披裂軟骨［2個］，小角軟骨［2個］，楔状軟骨［2個］，上壁：喉頭蓋軟骨［1個］），靱帯，喉頭筋，粘膜から構成される。成人男子では甲状軟骨の正中上部（上甲状切痕のすぐ下）が前方に隆起するので，これを**喉頭隆起**という（図7–2①）。

喉頭腔のほぼ中央部の高さの側壁に前後に走る上下2対の粘膜のヒダがある。下内側のヒダが**声帯ヒダ***（中に声帯筋，声帯靱帯を含む）で，左右のヒダの間の隙間を**声門裂**という。声門裂と声帯ヒダを合わせて**声門**という。もう1対は声帯ヒダの上外側に平行して走る**前庭ヒダ**で，左右間の隙間を前庭裂という。声門裂よりも広く，ふちは鋭くない（図7–2②，③）。

喉頭腔は上から上・中・下喉頭腔，すなわち**声門上腔**（喉頭前庭ともいう。喉頭口－前庭ヒダの間，内腔は上の広いロート状），**声門間腔**（前庭ヒダと声帯ヒダの間，粘膜は外側上方に伸びて喉頭室をつくる），**声門下腔**（声帯ヒダより下で，内腔は下方に広くなり気管腔に続く）の3部に分けられる（図7–2③）。

嚥下の際は，喉頭全体が挙上されるため，喉頭口は喉頭蓋に押しつけられて閉ざされる（第8章–Ⅲ–A–3「嚥下」参照）。

喉頭粘膜は多列線毛上皮であるが，声帯ヒダは非角化重層扁平上皮で覆われる。

輪状軟骨と甲状軟骨や披裂軟骨の間などには関節がある（図7–2①）。

＊**声帯ヒダ**：一般に女性の声が高いのは，声帯ヒダの長さが男性のそれより短いためである。

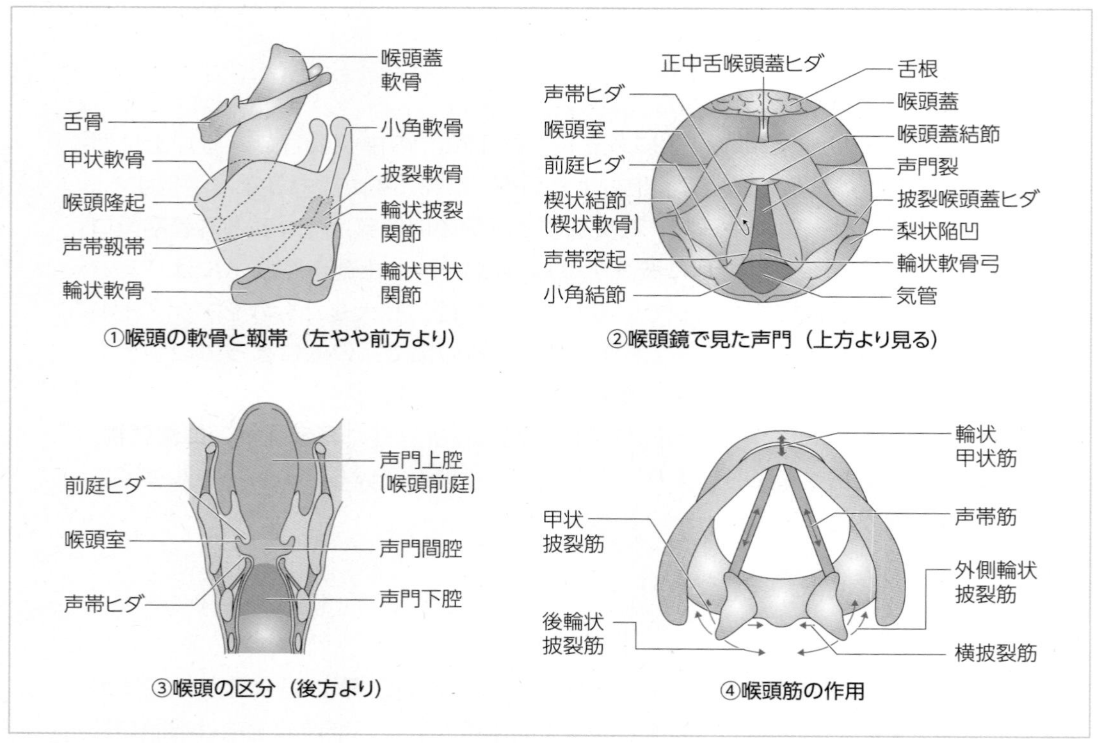

図 7-2 ● **喉頭**

喉頭軟骨の外側面には輪状甲状筋があり，この筋が収縮すると，喉頭の前後径が長くなり，声帯ヒダが引っ張られて緊張度が増す。この輪状甲状筋のみが迷走神経の枝の上喉頭神経に支配される。喉頭軟骨の内腔面にある筋肉は披裂軟骨に付着しており，披裂軟骨の動き，すなわち声帯ヒダの動きに関係する（図 7-2 ④）。これらの筋肉はすべて迷走神経の枝の反回神経に支配されている。

声帯ヒダを広げて声門裂を閉じる筋には，横披裂筋（左右の披裂軟骨間を結ぶ），外側輪状披裂筋（披裂軟骨と輪状軟骨の外側方との間を結ぶ），甲状披裂筋（披裂軟骨と甲状軟骨の外側壁を結ぶ）などがある。逆に声帯ヒダを縮めて声門を開く筋には後輪状披裂筋がある。声帯筋（披裂軟骨と甲状軟骨の正中部との間を結ぶ）は声帯ヒダ内を走行しており，この筋が収縮すると声帯ヒダの緊張度が高くなる。

D　気管および気管支（図 7-3）

●**気管**　気管は，喉頭に続く半円筒状の管（長さ約 10.5cm）で，第 6 頸椎の高さに始まり，第 4 胸椎の高さで左右の主気管支に分かれる。ここを**気管分岐部**という。

●**気管支**　気管が分岐した主気管支は外下方に走る。**右主気管支**は 2～3cm，左主気管支よりも短く，太く，垂直に近い経過をとり，**左主気管支**は 5～6cm，細く，長く，緩く傾斜する。そのため，気管内に入った異物は右主気管支に入ることが多い。

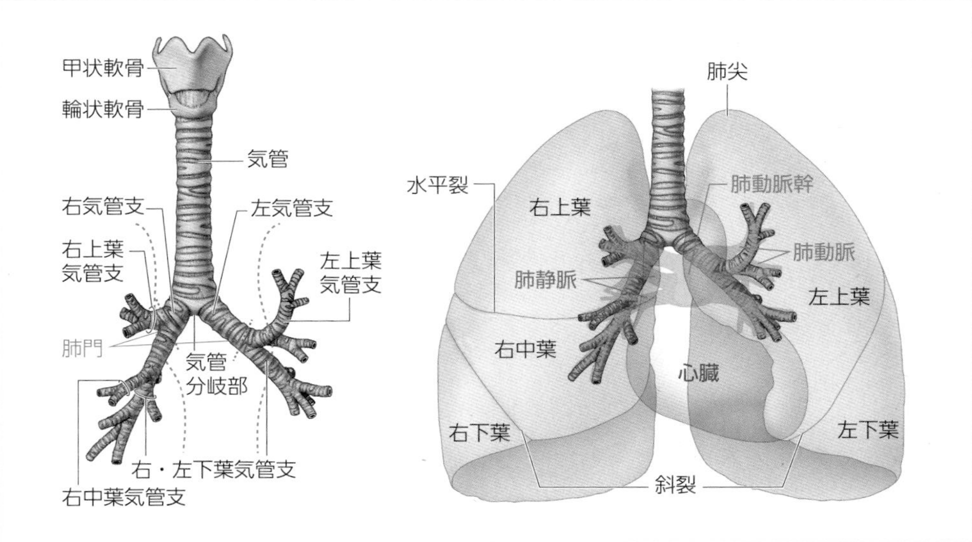

図 7-3 ● 喉頭，気管，気管支，肺（前面）

主気管支は肺門から肺に入り，樹枝状に分かれる。これを気管支樹* という（図 7-4）。

●気管・気管支の構造　気管および気管支の壁には多数の馬蹄形の軟骨が，一定の間隔で並んでいる。これを**気管軟骨**，**気管支軟骨**といい，気管および気管支の前・外側壁の支柱となる。これに対し，後壁は軟骨がなく，膜性壁（内部に 2 層の平滑筋層がある）という。

粘膜上皮は多列線毛上皮で，線毛運動によって痰などの異物を喉頭方向に運び咽頭に排出する。粘膜下組織には気管腺・気管支腺がある。

E　肺

肺は，胸腔内で心臓の両側にある 1 対の半円錐状の実質器官で，右肺が左肺よりもやや大きい。幼児の肺は紅バラ色であるが，成人の肺は暗赤色である。肺の上端はとがり（**肺尖**），胸膜頂に覆われ鎖骨の上 2～3cm に達する（図 7-5）。肺の底は**肺底**といい，凹面をなして横隔膜の上にのっている（横隔面）。肺の内側面（凹面をなす）の中央部には，気管支，肺動静脈，リンパ管，神経などが出入りする**肺門**がある（外側面は肋骨面）。

●肺葉と気管支　肺は後上部から前下方に斜めに走る斜裂により上・下両葉を分け，さらに右肺は水平裂（第 4 肋骨に沿う）により中葉を分ける（図 7-3，5）。すなわち**右肺は 3 葉**，**左肺は 2 葉**からなるが，完全に区切られているわけではない。

＊**気管支樹**：主気管支→葉気管支→区〔域〕気管支→区〔域〕気管支枝→細気管支→終末細気管支。各終末細気管支はさらに分岐を繰り返して呼吸細気管支→肺胞管→肺胞嚢となり，これを肺胞樹という。

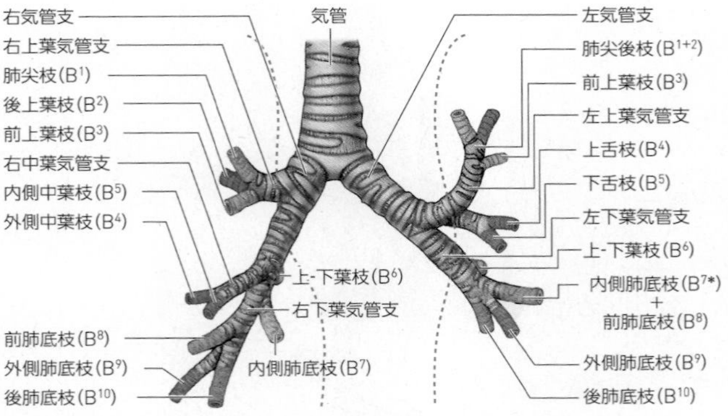

右気管支
右上葉気管支
肺尖枝(B^1)
後上葉枝(B^2)
前上葉枝(B^3)
右中葉気管支
内側中葉枝(B^5)
外側中葉枝(B^4)
気管
上-下葉枝(B^6)
右下葉気管支
前肺底枝(B^8)
外側肺底枝(B^9)
後肺底枝(B^{10})
内側肺底枝(B^7)
左気管支
肺尖後枝(B^{1+2})
前上葉枝(B^3)
左上葉気管支
上舌枝(B^4)
下舌枝(B^5)
左下葉気管支
上-下葉枝(B^6)
内側肺底枝(B^{7}*)
+
前肺底枝(B^8)
外側肺底枝(B^9)
後肺底枝(B^{10})

＊左のB^7は独立して出たり，欠如したりすることもある

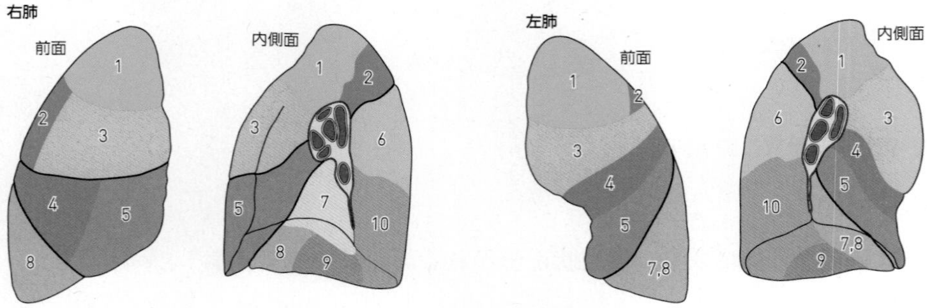

	右　肺	
上葉	S^1	肺尖区
	S^2	後上葉区
	S^3	前上葉区
中葉	S^4	外側中葉区
	S^5	内側中葉区
下葉	S^6	上-下葉区
	S^7	内側肺底区
	S^8	前肺底区
	S^9	外側肺底区
	S^{10}	後肺底区

左　肺		
S^{1+2}	肺尖後区	上葉
S^3	前上葉区	
S^4	上舌区	
S^5	下舌区	
S^6	上-下葉区	下葉
S^7	内側肺底区 (欠けることも多い)	
S^8	前肺底区	
S^9	外側肺底区	
S^{10}	後肺底区	

右肺
前面
内側面
左肺
前面
内側面

肺尖枝（B^1）に対して肺尖区（S^1）などの名称があり，枝（B）と区（S）は対応関係にある。

図 7–4 ● **肺区域**

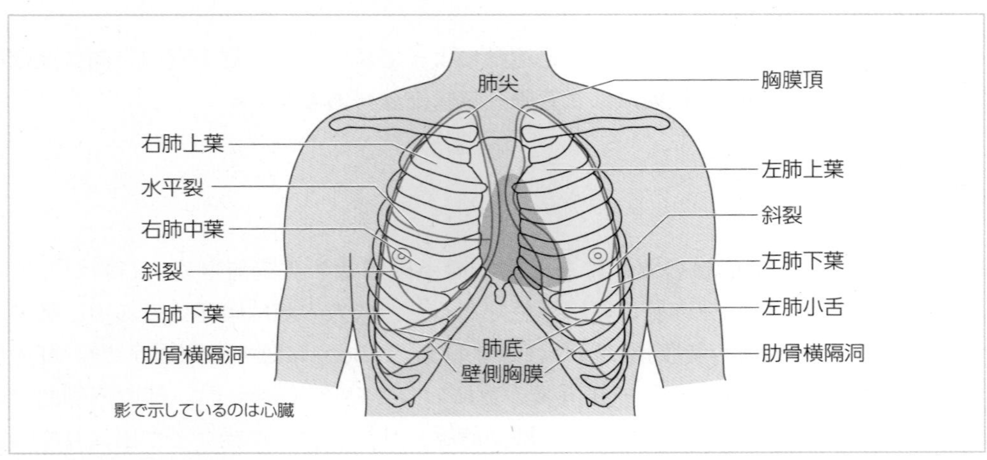

図 7–5 ● **肺の位置と葉間裂**

左右の主気管支は，肺門から入ると各肺葉に向かう**葉気管支**に分かれ，葉気管支はさらに数本の**区域気管支**に分岐する。区域気管支はそれぞれ肺実質の一定の区域（**肺区域**）の換気を担う。（図 7–4）。

●**肺胞**（はいほう）　区域気管支は分岐（ぶんき）を繰り返して細くなり，**細気管支**，次いで**終末細気管支**と

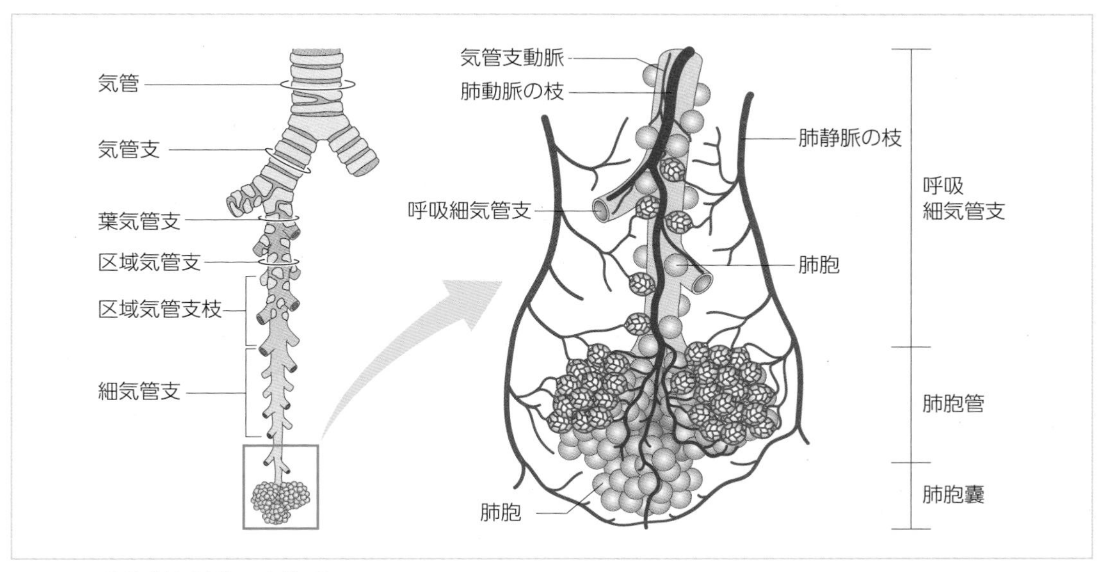

図 7-6 ●肺胞樹と肺胞の血管系

なる。さらに分岐して細くなると，壁に小さな半球状の嚢（のう）である肺胞を生じるようになり，**呼吸細気管支**とよばれる。さらに分岐を繰り返し，壁のほぼ全周が肺胞で取り囲まれた肺胞管となり，数回分岐した後，**肺胞嚢**となって終わる（図 7-6）。

肺胞壁の内面は極めて薄く扁平（へんぺい）な扁平肺胞上皮細胞（I 型肺胞上皮細胞，ガス交換を担うので，機能的に呼吸上皮ともよばれる）と大肺胞上皮細胞（II 型肺胞上皮細胞）で覆（おお）われ，上皮直下の間質には毛細血管が密な網（あみ）目状に走り，弾性（だんせい）線維に富む。大肺胞上皮細胞は肺胞内面の表面張力を低下させる界面活性物質を分泌しており，不足すると肺胞は膨らむことができず，つぶれて（虚脱（きょだつ）して）しまう。特に未熟児では生死にかかわる問題となる。

●**肺の血管**　肺の機能血管は**肺動静脈**（肺循環）であるが，肺を養う栄養血管は気管支の壁を走る**気管支動静脈**である（体循環）。ただし，気管支静脈の一部は肺静脈にも注いでいる。

F　胸膜

肺と胸壁の間のすき間である胸膜腔を囲む一連の漿膜である。肺の表面を覆う臓側胸膜（**肺胸膜**）と，胸壁の内面を覆う**壁側胸膜**（肋骨胸膜，横隔胸膜，縦隔胸膜）からなり，両者は**肺間膜**（まく）で移行している。胸膜腔（きょうまくくう）は少量の漿液（しょうえき）で充たされている*。

＊病的に増加した場合はこれを胸水という。

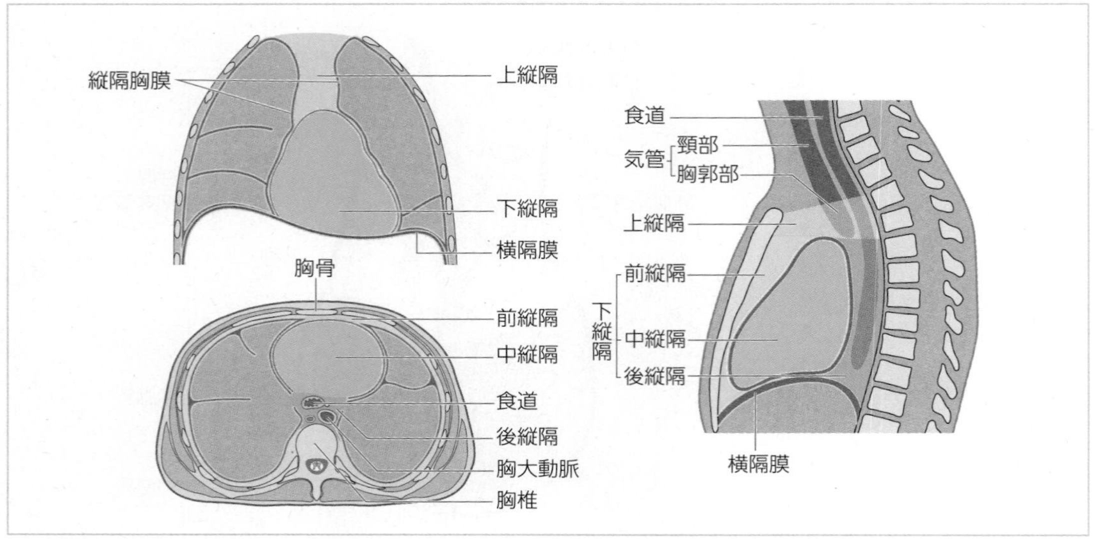

図 7-7 ● **縦隔**

G　縦隔

縦隔（じゅうかく）は，左右の肺によって挟まれた胸腔中央部の総称である。前は胸骨，後ろは胸椎（きょうつい），左右には縦隔胸膜があり，上方は頸部（けいぶ）につながるが，下方には横隔膜（おうかくまく）がある。縦隔には心臓があるので，心臓の上縁を境にして上方を上縦隔，下方を下縦隔といい，下縦隔は心臓がある部分を中縦隔として，前縦隔と後縦隔を区分する。

上縦隔には，大動脈弓や上大静脈，腕頭静脈，胸腺，気管，食道などがあり，前縦隔には胸腺の下部やリンパ節，中縦隔には心臓と上行大動脈や肺動脈，肺静脈，上大静脈などがあり，後縦隔には気管支，食道，胸管，迷走神経，胸大動脈，奇（き）静脈，半奇静脈，交感神経幹などがある（図 7-7）。

II　呼吸の生理

A　外呼吸と内呼吸

酸素（O_2）を摂取し，二酸化炭素（CO_2）を排出する過程を**呼吸**といい，肺で行われる外呼吸と末梢の組織内で行われる内呼吸がある。一般に呼吸といえば外呼吸のことを指し，外呼吸を営む器官が呼吸器である。

●**外呼吸（肺呼吸）**　肺で行われる呼吸で，空気中から O_2 を血液に取り込み，同時に血液で運ばれてきた CO_2 を，空気中に排出する過程である。つまり，空気と血液との間のガス交換である。

●**内呼吸（組織呼吸）**　血液と末梢の細胞とのガス交換を**内呼吸**という。外呼吸で血液に取り込まれた O_2 は毛細血管で血液から出て各組織の細胞に供給され，細胞は内呼吸を行って O_2 を細胞内に取り込み，細胞内で生じた CO_2 を排出する。この CO_2 が血液に回収され，肺に運ばれる（図 6-15 参照）。

B　呼吸運動

肺は，ゴム風船のように，外力によって膨(ふく)らまされると，肺自身の弾力性で縮むことはできるが，自ら膨らむことはできない。そのため，肺に空気を出し入れする呼吸運動は，肺を囲む胸郭(きょうかく)の容積を拡大する運動と，その際に肺や胸郭に蓄えられた弾性収縮力によって生じるものである。

呼吸運動を行う内・外肋間(ろっかん)筋は，共に肋間神経の支配を受け，横隔膜は頸(けい)神経叢(そう)の横隔神経に支配される。

1．吸息

胸腔と腹腔(ふくくう)の境となっている横隔膜には中央部の腱中心から放射状に広がる骨格筋があり，弛緩(しかん)しているときは胸腔内にドーム状に盛り上がっている。横隔膜が収縮すると，盛り上がりが引き下げられて，胸郭の上下幅が増大する。また，外肋間筋が収縮すると，肋骨の前部が挙上し，胸郭の前後径が拡大する。これらにより胸腔の容積は拡大し，胸腔内が大気圧よりも陰圧(いんあつ)になるので，空気は気道を通って肺内に受動的に流入する（図 7-8）。

2．呼息

安静時は，吸息(きゅうそく)の際に収縮した横隔膜や外肋間筋が収縮を止めて弛緩すると，拡張された胸郭と肺の弾力性によって，肺から空気が出て行く。それに伴って，横隔膜が挙上して胸郭の上下幅が減少し，肋骨が下がって前後径が減少する。安静時以上に息を呼出する際や息を強く吐き出す際には，呼息筋である内肋間筋が収縮して肋骨を引き下げ，胸郭を縮小して肺を圧縮する。より強く吐き出す際には，腹壁の筋が収縮して腹圧を上げ，横隔膜を押し上げる（図 7-8）。

3．胸式呼吸と腹式呼吸

呼吸運動で主として肋間筋が働くものを**胸式呼吸**，主として横隔膜が働くものを**腹式呼吸**という。胸式呼吸は女性に多く，腹式呼吸は男性に多い。胸腔を拡大する働きは胸式呼吸のほうがはるかに大きい。深呼吸の際には，両方を行っている。

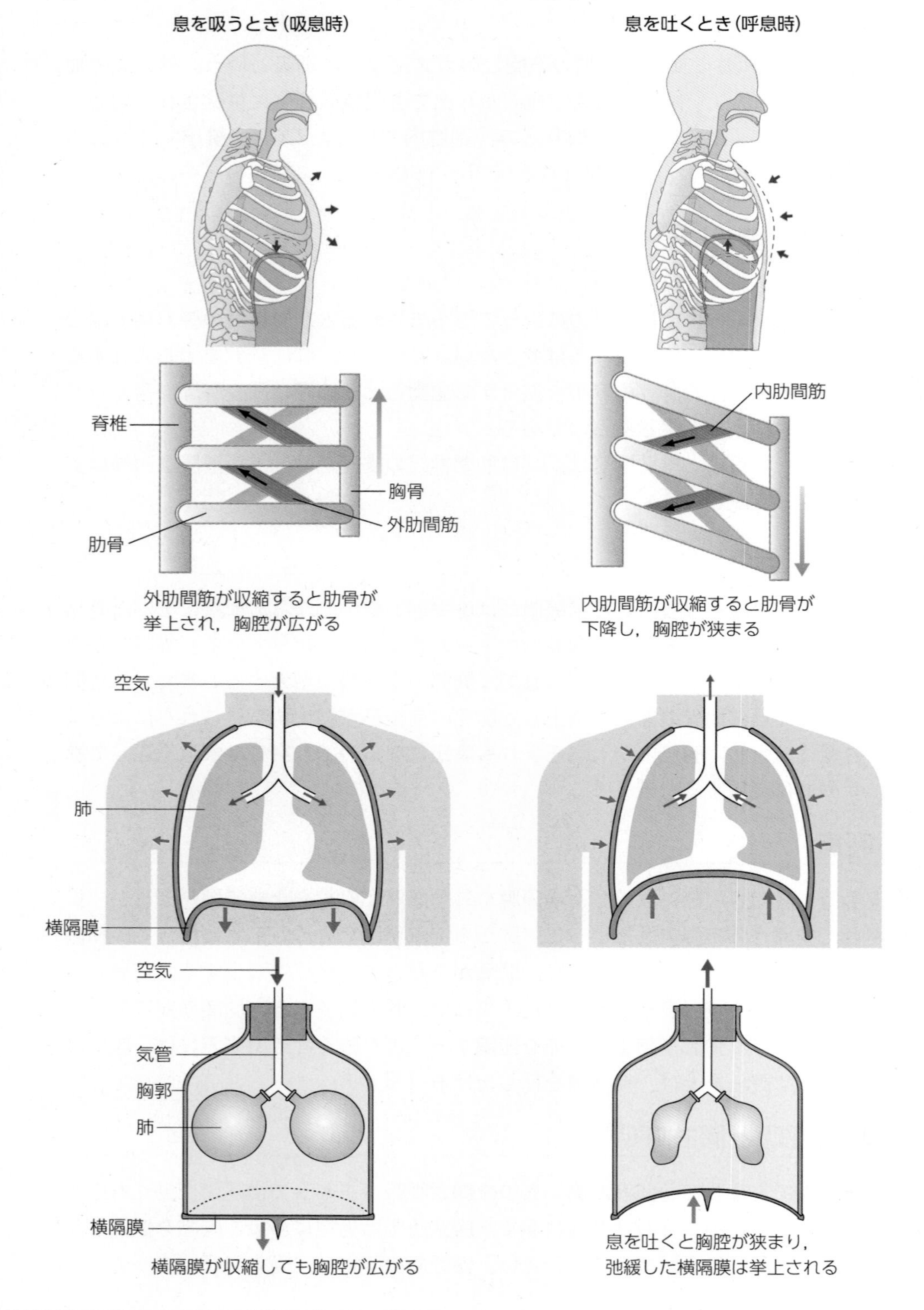
息を吸うとき（吸息時）
息を吐くとき（呼息時）
内肋間筋
脊椎
胸骨
外肋間筋
肋骨
外肋間筋が収縮すると肋骨が
挙上され，胸腔が広がる
内肋間筋が収縮すると肋骨が
下降し，胸腔が狭まる
空気
肺
横隔膜
空気
気管
胸郭
肺
横隔膜
横隔膜が収縮しても胸腔が広がる
息を吐くと胸腔が狭まり，
弛緩した横隔膜は挙上される

図 7-8 ● **呼吸運動**

C 呼吸数，換気量，肺活量，呼吸量

1．呼吸数

呼吸数は年齢によって異なり，およその目安として，健康な成人で1分間に10～20回，新生児では40～50回となる*。呼吸数は睡眠時には少なく，運動時に増加する。また体位や外気温，精神状態（興奮など），体温，そのほか種々の原因で変動する。

2．換気量

安静呼吸で，1回に吸入される量，あるいは呼出される量を**1回換気量**といい，約0.5Lである。正常の吸息後，さらに努力して吸い込むことのできる空気量を**予備吸気量**という。呼息後にさらに努力して吐き出すことのできる空気量を**予備呼気量**という。肺活量（努力性肺活量）はこの3者の和である（図7-9）。

予備呼気量まで吐き出した後にも，なお肺内には約1.5Lの空気が残っており，これを**残気量**という。予備呼気量と残気量の和を機能的残気量という（図7-9）。

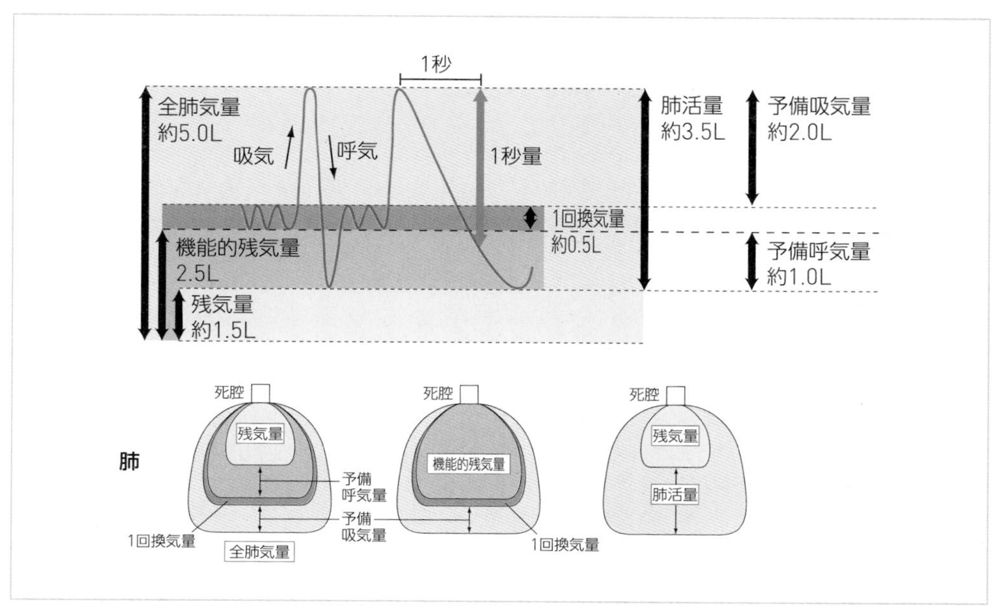

図7-9 ● 換気量と1秒量（$FEV_{1.0}$）

＊成人の呼吸数の正常値は教科書によって様々であり，日本呼吸器学会では1分間に12回から20回と記しているものの，根拠は不明である。ぜひとも，自分自身が体調良好で安静にしているときに，座位と臥位で，1分間に何回呼吸しているかを数えてみてもらいたい。

3．肺活量

●**努力性肺活量**　最大呼吸運動で呼出し得る空気量を**努力性肺活量**という。肺活量は右肺が約 55%を占め，左肺は約 45%である。

成人男性でおよそ 3～4L，女性で 2～3L で，年齢，身長により影響を受ける。

●**1 秒量と 1 秒率**　換気能力を調べる目的では，単位時間当たりの呼出量である**時間肺活量**が用いられることが多い。通常は，スパイロメーター（図 7-10）で最大呼気曲線を記録し，初めの 1 秒間に呼出される量である 1 秒間最大呼気量（略して **1 秒量**）を求める（図 7-9）。努力性換気の際の呼気時間が 1 秒前後であるため，1 秒量の値は換気能力の指標として大切な値である。

1 秒量／努力性肺活量× 100（%）で求められる割合を **1 秒率**（$FEV_{1.0}$%）という。1 秒率とは，努力性呼出時の最初の 1 秒間に努力性肺活量全体の何%を呼出したかを示すものである。1 秒率は，体表面積，性別と関係なく，70%以上を正常範囲とするが，若年成人は通常 80%以上を示す。加齢とともに低下する傾向にある。

4．呼吸量

●**分時換気量**　呼吸量は 1 分間の呼吸数と 1 回換気量の積として表され，**分時（毎分）換気量**という。成人で約 6～8L で，運動時には 50～70L，激しい運動時には 110～120L にも達することがある。

●**最大換気量**　単位時間（15 秒）に意識的にできるだけ早く，深く呼吸運動を行わせたときの**最大呼吸量**を最大換気量といい，分当たりに換算して L/ 分で表す。

●**換気予備率**　換気の予備率は，次の式で表す。

換気予備率（%）＝（最大換気量－安静時の分時換気量）／最大換気量× 100

健康成人では 88～95%で，60～70%になれば呼吸困難となる。

●**分時肺胞（はいほう）換気量**　呼吸により，空気は気道を通り肺に達するが，気道内の空気はガ

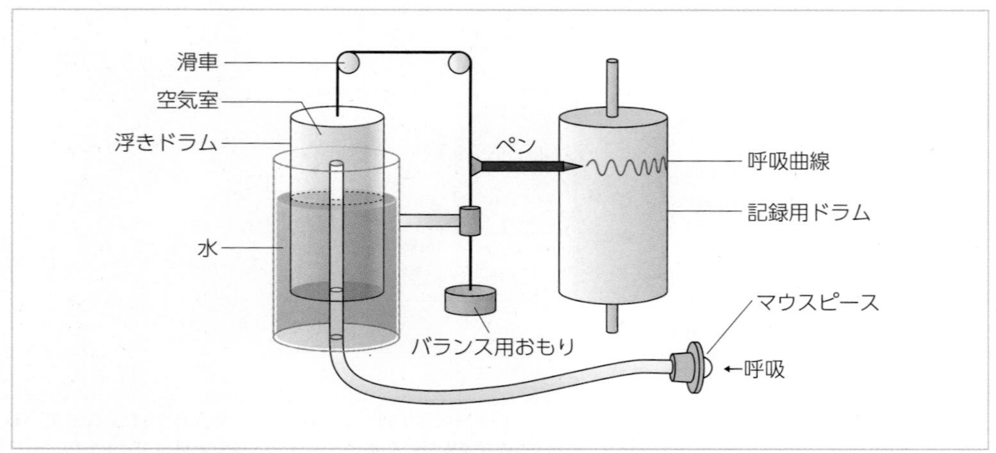

図 7-10●スパイロメーター（呼吸量計）の原理

ス交換に関与しない。このガス交換をしていない空間を**死腔**(しくう)といい，約150mLである。

死腔が存在することから，実際に肺胞に達して換気する量（**肺胞換気量**）は［1回換気量－死腔量］となる。［1回の肺胞換気量×1分間の呼吸数］を**分時**（**毎分**）**肺胞換気量**という。したがって，分時換気量は同じであっても，呼吸数が少なく1回換気量の大きく深い呼吸は，呼吸数が多く1回換気量の少ない浅い呼吸に比べて肺胞換気量が多く，換気効率がよい。安静時の分時肺胞換気量で摂取されるO_2量は約250mL，排出されるCO_2量は約200mLである。

D　血液ガス

血液100mLには約60～70mLの血液ガスがあり，N_2などはすべて血液に溶け込んでいるが，O_2とCO_2の大部分はほかの物質と結合している。

1．ガス分圧

● **血液ガスを表す指標**　呼吸における基本的な値は，量，圧，濃度である。気体の量はV，血液の量はQで表し，混合気体のそれぞれの気体が占める割合（分画）はF，血中濃度はC，圧はPで表す。

● **ガス分圧とその表記**　吸入気である乾燥空気は混合気体で，およそ$O_2$21％（F_IO_2=0.21），CO_2：0.04％，N_2：79％（ほかの不活性ガスを含む）の容積100分率（vol%）で構成され，海抜0mでは760mmHg（1気圧）を示す。空気を構成するそれぞれの気体のガス圧（分圧）はその割合に比例するので，O_2分圧（P_IO_2）は，760×21/100＝159.6mmHgとなり，N_2分圧（P_IN_2）は，760×79/100＝600.4mmHgとなる（表7-1，小数点以下の数値の違いは濃度を概算値で計算しているためである）。

F_IO_2やP_IO_2の，やや小さいIは吸入気を表し，肺胞内の空気（肺胞気）の場合はF_AO_2（肺胞気の酸素の割合）やP_AO_2（肺胞気の酸素分圧）のように大文字のAで表す。血液中のO_2分圧やCO_2分圧も同様で，動脈血の場合は小文字のaをつけて，それぞれPaO_2（動脈血O_2分圧），$PaCO_2$（動脈血CO_2分圧）のように表す*。

● **肺胞気のガス分圧**　肺胞気は水蒸気で飽和(ほうわ)されている。飽和水蒸気圧（PH_2O）は37℃（内部体温）で47mmHgである。また，機能的残気量があるために肺胞(はいほう)内の空気は完全に置換されないので，肺胞気のO_2分圧（P_AO_2）は大気よりも低く，100mmHgである。一方，CO_2分圧（P_ACO_2）は血液からCO_2が放出されてくるので，40mmHgである。肺におけるガス交換は，肺胞気と血液の間でガスの分圧の高いほうから低いほうへ，肺胞壁を通しての拡散によって行われる。拡散する

＊正しくは，O_2やCO_2といった成分を表す記号は，表7-1のように小さく記すのであるが，本文中では読みやすさ，わかりやすさを考慮し，大きく記している。

表 7-1 ● 正常安静時の平均ガス分圧（mmHg）

	吸入気（大気）	肺胞気	動脈血	静脈血
P_{O_2}	159.2	100	95	40
P_{CO_2}	0.3	40	40	46
P_{N_2}	600.5	573	573	573
P_{H_2O}	0	47	47	47
計	760	760	755	706

速さ（拡散速度）は気体によって異なり，CO_2 の拡散速度は O_2 よりも早い。

この結果，肺胞壁の毛細血管に流入する静脈血の O_2 分圧は 40mmHg であるが，肺胞壁で O_2 を取り込み，O_2 分圧（PaO_2）が 95mmHg の動脈血になる。そして，CO_2 分圧が 46mmHg の静脈血は，CO_2 を放出し，CO_2 分圧が 40mmHg の動脈血になる。

PaO_2 は年齢により異なり，一般に 20～80 歳では，$PaO_2 = 110 - (0.5 \times$ 年齢$)$ の式で概算される。

2．血中の O_2 と CO_2

●血液への O_2 の物理的溶解量　物理的に血液中に溶ける O_2 の量は PO_2 に比例し，PO_2 1mmHg 当たり，血液 1dL に 0.003mL である。そのため，PO_2 が 100mmHg であっても，0.3mL/dL の O_2 しか溶けることができない。これだけでは体内の細胞の需要を賄（まかな）うことができず，血液中の O_2 の大半は赤血球内のヘモグロビンに結合して運ばれていく。

●血中 O_2 とヘモグロビン　1 分子のヘモグロビン（Hb）は最大 4 分子の O_2 と結合することができるが，ヘモグロビンに結合する O_2 分子の量は，その時の O_2 分圧に依存している。

一定量のヘモグロビンの O_2 結合部の総数に対する O_2 と結合している結合部の割合* を酸素飽和（ほうわ）度（SO_2）といい，O_2 分圧と酸素飽和度との関係を示した曲線を酸素解離（かいり）曲線（または酸素飽和曲線）という（図 7-11）。この曲線をみるとわかるように，O_2 分圧が 100mmHg から 60mmHg ぐらいまで下がっても酸素飽和度は 90% 以上あるが，それよりも低下すると，酸素飽和度は急激に減少していく。

肺胞気の P_AO_2 は 100mmHg で，肺胞を通過した血液の O_2 分圧（動脈血酸素分圧，PaO_2）もほぼ等しい。この O_2 分圧下では約 97％の Hb が O_2 と結合している*。この血液が O_2 分圧の低い末梢の組織を流れる際に，ヘモグロビンから多くの O_2 が遊離して放出され，静脈血になると O_2 分圧は約 40mmHg に低下して，わ

＊総ヘモグロビン量に対する酸（素）化ヘモグロビン量の割合である。

＊男女の平均として血液中の Hb 量を 15g/dL とすると，Hb1g あたり O_2 は 1.34mL 結合することができるので，結合 O_2 量は $15 \times 1.34 \times 0.97 = 19.497$ である。よって，動脈血の酸素含有量は，ヘモグロビンと結合している量に物理的に溶解している量を加えたものであるから，$19.497 + 0.003 \times 100 = 19.797$ で，約 19.8mL/dL。

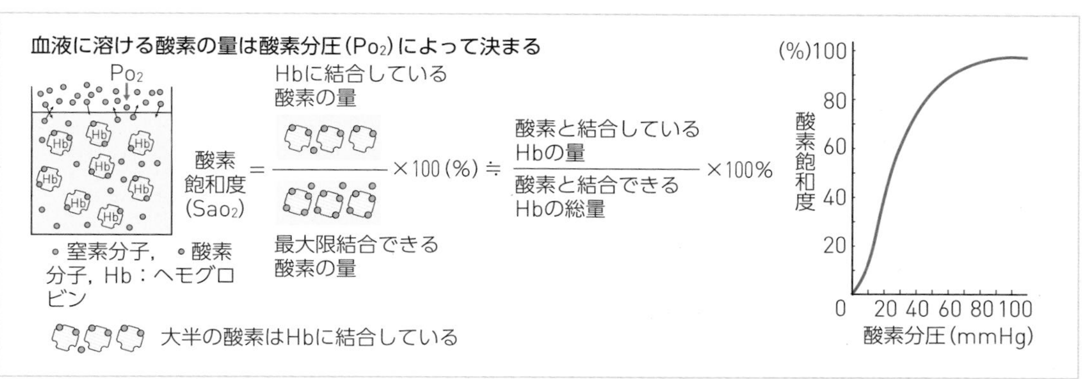

図 7-11 ● ヘモグロビン－酸素飽和曲線

ずか 75%の Hb が O_2 と結合しているにすぎない*。したがって，血液の Hb 量が 15g/dL だと，血液 1dL 当たり約 4.6mL（=19.8－15.2）の O_2 を末梢の組織に放出している。

● **血液に溶解した CO_2**　安静時の血液中の CO_2 量は，動脈血で約 46mL/dL（PCO_2 は 40mmHg），静脈血で約 50mL/dL（PCO_2 は 46mmHg）である。その差の 4 mL/dL は，血液が組織から受け取った CO_2 の量であり，肺で放出される量でもある。組織で産生された CO_2 は血漿に入り，拡散によって赤血球に入る。この CO_2 の大半は赤血球内の炭酸脱水酵素の作用で炭酸（H_2CO_3）になり，H^+ と HCO_3^-（炭酸水素イオン，重炭酸イオンともよぶ）に解離する。H^+ の大部分はヘモグロビンに結合し，HCO_3^- は血漿中に放出される。肺内で血漿中の HCO_3^- は赤血球に入ってふたたび CO_2 となり，血漿中に拡散して，肺胞気に放出される。

E 呼吸の調節

1．呼吸中枢

呼吸運動は，随意的に行うこともできるが，通常は無意識のうちに反射的に規則正しいリズムで行われている。安静時の呼吸運動は，基本的には延髄にある呼吸中枢の神経細胞群の相互作用によってつくり出されるリズムに従う。この呼吸中枢から律動的なインパルスが肋間筋や横隔膜に送られ，呼吸運動とその調節を行っている。

2．神経性調節

吸息により肺の容積が増大すると，肺の伸展受容器が刺激され，迷走神経を介し

* Hb 量が 15g/dL で酸素飽和度が 75% の場合，結合 O_2 量＝ 15 × 1.34 × 0.75 ＝ 15.075。よって，静脈血の酸素含有量は 15.075+0.003 × 40 ＝ 15.195 で，約 15.2mL/dL。

て求心性インパルスが呼吸中枢に送られ，吸息を抑制する反射が起こる。反射によって，吸息が停止し，呼息へ切り換わる。逆に呼息により肺の容積が縮小すると，迷走神経を介するインパルスが止み，再び吸息が始まる。この肺容積の増減に伴う肺迷走神経反射を**ヘリング・ブロイエル反射**という。吸息，呼息の交代に関与する反射として重要である。

このほか，頸動脈洞および大動脈の圧受容器が動脈血圧の上昇によって刺激されると，反射的に呼吸運動が抑制されるが，その効果はわずかである。また，皮膚，鼻の粘膜，気道などの反射により，呼吸運動が変化する。

3．化学的調節

●**中枢性化学受容器**　呼吸中枢に影響を与える最も強力な刺激は，血液中の CO_2 濃度である。血液中の CO_2 分圧が正常より高くなると，呼吸運動は大幅に増大する。CO_2 は延髄に存在する中枢性化学受容器を刺激し，呼吸中枢はこの受容器の興奮を受けて，反射的に呼吸を促進する。

血液中の O_2 濃度を感知する中枢性の化学受容器は存在せず，呼吸中枢に対する作用は弱い。ヘモグロビンの酸素飽和度は，PO_2 の低下に影響されにくいためである（図 7-11）。すなわち換気量が下がっても，PaO_2 75mmHg くらいまではヘモグロビンのほとんど全部が O_2 で飽和され（酸素飽和度が 95% 以上），換気を促進して PaO_2 を上昇させたとしても，O_2 と結合できるヘモグロビンがほとんど残っていないためである。

●**末梢性化学受容器**　内・外頸動脈分岐部の頸動脈小体や大動脈弓の大動脈小体には呼吸の末梢性化学受容器が存在し，血液中の CO_2 の増加，O_2 減少，pH の低下などに反応し，反射的に呼吸運動を増加させる。

column

呼吸困難

気管支を取り巻く平滑筋が収縮して気管支が狭くなり，呼吸困難を起こす症状を**気管支喘息**という。気管支粘膜の肥厚と粘液の貯留を伴う。生まれつき気管支筋が収縮しやすい気道過敏症の人に起こる。小児喘息の大半はアレルギー性（免疫グロブリン E をつくる体質）である。発作時の呼吸は，吸気より呼気が困難である。

肺の血管外組織や肺胞に水分が貯留する状態を**肺水腫**という。肺胞気と毛細血管の血液との間が厚くなってガス交換がうまく行われにくくなり，呼吸困難を起こす。多くの心疾患や肺疾患に発生する。

F　異常な呼吸

安静時の呼吸は主に横隔膜（おうかくまく）のリズミカルな収縮によってなされ，1回換気量の空気が出入りしているが，運動の際や，空気の薄い高地に行くと呼吸リズムや換気量を変化させて適応しようとする。

さらに，呼吸器系や中枢神経系を含む種々の疾患や薬物中毒などでは，異常な呼吸が出現することがある。

異常な呼吸には，呼吸回数の異常，呼吸量の異常，呼吸リズムの異常などがある。

● **頻（ひん）呼吸**　呼吸の深さは変わらないで，呼吸数が1分間25回以上に増加したもの。

● **徐（じょ）呼吸**　呼吸の深さは変わらないで，呼吸数が1分間9回以下に減少したのもの。

● **過換気**　深く速い呼吸によって換気量が異常に増加した状態である。CO_2が過剰に呼出され，血液中のCO_2量が低下した結果，血液のpHが上昇し，呼吸性アルカローシスになる。意識的に過換気する場合（随意的過換気），高山に登った場合や，情緒不安や過剰なストレスによって発作的に過換気が誘発される過換気症候群などでみられ，脳血管障害や頭部外傷で起こることもある。

● **低換気**　換気量が異常に減少した状態をいう。血液中のCO_2は上昇し，O_2は低下する。呼吸性アシドーシスになりやすい。原因として，意識的に呼吸を止める息こらえがあり，中枢神経系疾患で起こることもある。

● **チェーン・ストークス呼吸**　図7–12参照。

● **ビオー（Biot）呼吸**　図7–12参照。

● **クスマウル呼吸**　図7–12参照。

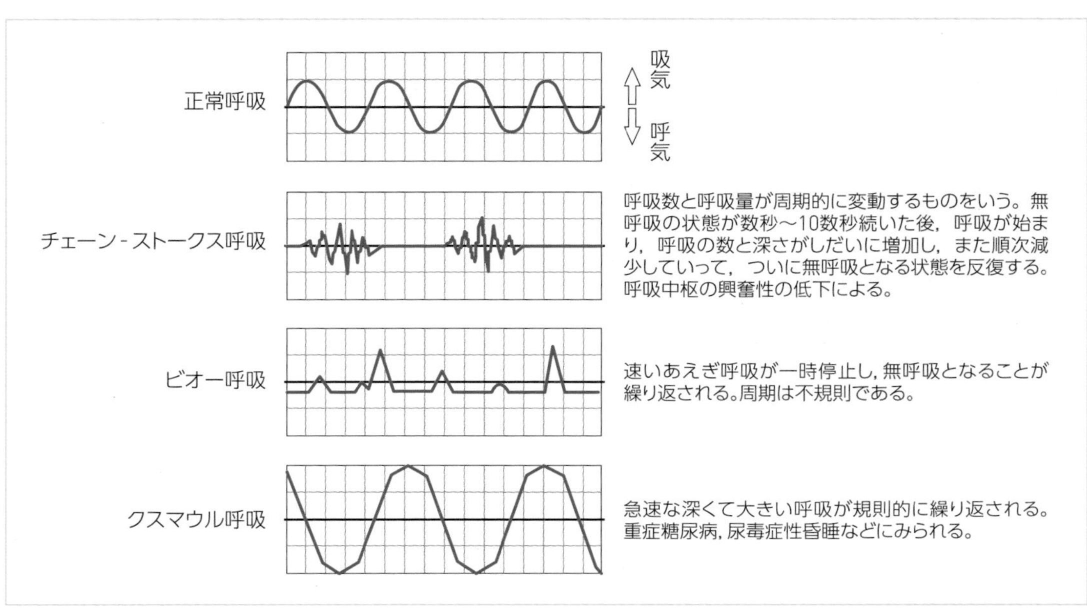

図7–12 ● **異常な呼吸**

●**起座呼吸** 心不全患者などで呼吸困難な場合，臥位では肺にうっ血を起こし，呼吸困難がひどく，上半身を起こすと軽くなる状態をいう。通常，座位では，下肢および体幹下部の静脈（容量血管）に血液が貯留（1/2～1L）しているが，臥位になることによって，これらの血液が還流し肺循環に回る血液が増加するためである。

G 酸素負債

運動をすると O_2 を必要とする。激しい運動の際，必要な O_2 量（O_2 需要量）を賄うには，運動中に肺から取り入れる O_2 量（O_2 摂取量）*では足りなくなる。筋は O_2 を使用せず収縮できるが，その回復には O_2 を必要とする。運動中に足りなかった O_2 を**酸素負債**といい，運動後，呼吸を促進してこの O_2 を返済する。酸素摂取量と酸素負債を足したものが**酸素需要量**である。

酸素負債には限度があり，人により異なる。一般人で 4L 前後である。トップアスリートでは 16～19L を示す人もいる（表 7-2）。

H 発声

1．声の成り立ち

言葉を話したり，歌を歌ったりするためには，声という意味をもつ音を体内で作り出さなければならない。声は発声と構音でつくられており，発声は肺と喉頭で，

表 7-2 ● 循環，呼吸の運動時の変化

	安静時	運動中	
		中等度	最大
循環			
心拍数	70	120～150	200
分時拍出量（L）	4～5	10～20	35
最高血圧（mmHg）	120	160	240
呼吸			
呼吸数	16～20	30	60
1回換気量（mL）	500	2000	2500
分時換気量（L/分）	6～8	50～70	120
酸素負債（L）	……	4～8	16～19
乳酸（mg/dL，血液）	4～15	70～140	210

*O_2 摂取量（O_2 消費量）は，生体の行った仕事量をよく示すものである。最大酸素摂取量（$\dot{V}O_2max$）は最大努力で運動や作業をしたとき，単位時間（通常は 1 分間）あたりに体内へ取り入れることができる最大の O_2 量で，最大酸素摂取量＝最大心拍数（拍／分）×最大 1 回心拍出量（mL）×｛動脈血酸素含有量（mL/mL）－静脈血酸素含有量（mL/mL）｝で表され，体持久力や作業能力の指標とされている。一般成人男子で，2.5～3.0L/ 分，体重 1kg 当たり 40～50mL/ 分で，女性は男性の 70～80%である。トップアスリートでは 5L/ 分を超える。

構音は下顎，舌，口蓋など口腔内の器官で行われ，鼻腔や副鼻腔も共鳴器官として声の微調整に関わっている。

2．発声

発声は喉頭の声帯を音源として，声門を通過する呼気の流れ（呼気流）に断続的な振動を与えて，声にしている。呼気流や声帯の振動の仕方を調節することで，声の波長の高低や強弱を変化させている。発声の際には，通常の呼吸運動とは異なって，速い吸気とゆっくりとした呼気が生じ，発声の間は，吸気筋と呼気筋の収縮のバランスをとって圧が一定の呼気流がつくられる。

幅を狭めた声門裂を呼気流が通過する際に，声帯が高速振動して声門の開閉が反復され，声の音源を生成する。声帯ヒダの緊張状態を変化させると音源の振動数（波長）が変化し，声の高低が変わる。また，呼気の強さを変化させると，音の強弱が変わる。声の高低は声帯の大きさでも変化する。声帯が大きければ，振動の波長は長く（振動数は少なく）なり，小さければ波長は短く（振動数は多く）なる。成人男性の声が低く，女性や小児の声が高いのは声帯の大きさの違いによる。

3．構音

構音は声から「話し言葉」の音をつくることで，具体的には，種々の音の要素を組み合わせて母音と子音をつくっている。

母音（ア，イ，ウ，エ，オ）の連続音は上顎や下顎，口唇，舌，口蓋などを使って声道（声門から口唇までの腔のこと）の形を変え，声の音源のある部分を共鳴させて作り出す。子音は舌や口唇により母音を発する空気の流れを一時的に妨げることで生じる。

構音に最も重要なのは舌で，全体を変形させて母音の形成に関与するとともに，舌先端を歯茎，口蓋などに付着させて気流の閉鎖や摩擦を生じさせ，子音を形成する。また，口唇も構音に重要な働きをしている。

人は言語を発達させることで，思考や他者との意志疎通などを可能にし，高度な文明を作り出してきた。発声は運動神経の刺激による筋運動で生じるが，母音や子音など細かい発声を調節し発話するためには，多くの筋の協調運動を必要とし，細かい制御には種々の感覚器官からの入力も必要となる。人の脳には，見たり聞いたりした言葉を理解する感覚性言語中枢（ウェルニッケ野）と発話の制御を行う運動性言語中枢（ブローカ野）があり，ブローカ野が発話のために口唇・舌・口蓋などを統合して動かすためのシグナルを運動野に送っている（詳細は第 13 章参照）。

看護の観点

本章に関連する主な看護技術

呼吸を安楽にするための技術／体位ドレナージ／吸引／呼吸療法

● **呼吸を安楽にするための技術**　呼吸が楽にできるようケアをするには，換気を維持するためのしくみを十分理解しておく必要がある。たとえば，仰臥位よりも座位のほうが呼吸しやすく，上体（ベッドの頭部）を挙上するようなファーラー位（図），オーバーベッドテーブルや大きなクッションを上体で抱え込むようにもたれかかる起座位（図）などの前傾姿勢をとることで，呼吸運動が円滑に行われる。

● **体位ドレナージと吸引**　痰で気管支が閉塞している場合，気道を確保するために，体位ドレナージで痰を太い気管支へ誘導したり，痰を柔らかくし，喀出しやすくするために吸入を行ったりする。また，直接，痰を取り除く吸引を行うこともある。その際，カテーテルを挿入する長さ，吸引圧，吸引する時間に注意し，気管の粘膜を傷つけないように行う必要がある。

● **呼吸療法・呼吸を補助する**　NPPVや人工呼吸器などの機器を用いて換気を補助する際にも，呼吸器の構造と機能についての知識が必要となる。酸素分圧の低下は，体内の酸素含有量に影響するため，状態に合わせて酸素吸入の流入量や吸入方法が決定される。肺胞でのガス交換の際には換気と肺胞周辺の血流のバランスが大切である。これを理解すれば，どのような体位が換気と血流に良いバランスをもたらすか，などを考えるうえでのヒントとなり，患者に合わせたケアが可能になる。

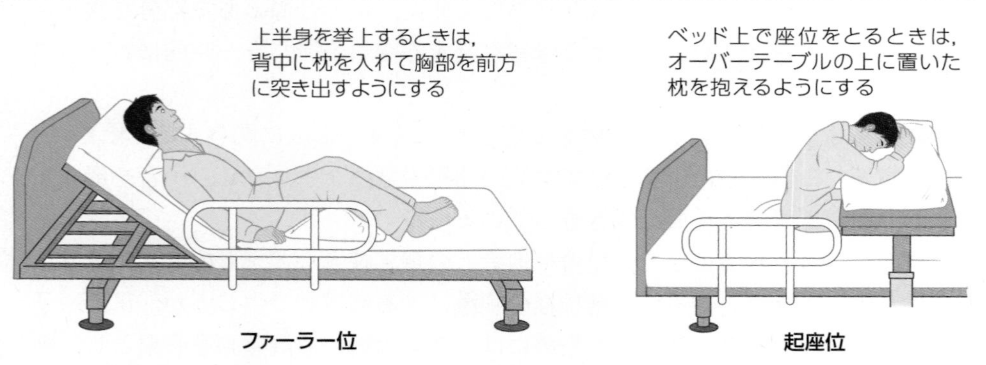

上体を挙上することにより腹部臓器による圧迫が軽減され，横隔膜が動きやすくなる。また，静脈還流量が減少し，肺上部のうっ血が軽減されることなどにより，呼吸面積（肺胞面積）が広がるとともに，換気と血流のバランスが良くなり，ガス交換が円滑にできる。

図 呼吸を楽にする姿勢

学習の手引き

1. 呼吸器系に属する器官を覚えよう。
2. 喉頭腔の構造とその役割を復習しておこう。
3. 左・右気管支の相違点について復習しておこう。
4. 肺の外形，構造，役割について復習しておこう。
5. 胸膜について復習しておこう。
6. 縦隔とは何か説明してみよう。
7. 外呼吸と内呼吸の違いを説明してみよう。
8. 肺活量とは何か，またどの程度の値を示すか説明してみよう。
9. 予備呼気量，および残気量，またその値を記憶しておこう。
10. 呼吸中枢はどこにあるか説明してみよう。
11. ヘーリング - ブロイアーの反射について理解しておこう。
12. チェーン - ストークス呼吸とは何か説明してみよう。
13. 酸素負債について説明してみよう。

第7章のふりかえりチェック

次の文章の空欄を埋めてみよう。

1 呼吸器系の器管（気管および気管支）

気管は約［ 1 ］cm の管で，［ 2 ］気管支よりも［ 3 ］気管支のほうが太く，垂直に近い経過をとる。そのため異物は［ 3 ］気管支に入ることが多い。

2 呼吸器系の器管（肺）

［ 4 ］は上葉，中葉，下葉に分かれ，［ 5 ］は上葉，下葉に分かれる。［ 4 ］の上葉と中葉の間は［ 6 ］骨によって分けられている。肺の先端はとがっていて（［ 7 ］という），鎖骨よりも 2～3cm 程度［ 8 ］の位置にある。

3 呼吸の生理

吸息時は横隔膜が［ 9 ］し，呼息時は［ 10 ］する。呼吸運動を行う肋間筋は［ 11 ］神経の支配を，横隔膜は［ 12 ］神経に支配される。

4 呼吸の生理（異常な呼吸）

呼吸数と呼吸量が周期的に変動するものを［ 13 ］呼吸という。

■人体のしくみと働き

第8章 消化器系

▶**学習の目標**

- ●各消化器官の位置や構造，機能について学ぶ。
- ●各消化器官の付属腺の構造，機能について学ぶ。
- ●消化・吸収がどのようなメカニズムで行われるか理解する。
- ●エネルギーの代謝について理解する。

I 消化器系の器官

消化器系は口腔に始まり，肛門に終わる長い管を中心に構成される器官系である（図 3-8 参照）。食物の摂取，その消化，消化された栄養物の吸収，さらに食物残渣の排泄を司るもので，次の 3 つに大別する。

①口腔，咽頭

②消化管（食道，胃，小腸，大腸）

③付属器官：唾液腺（口腔腺），肝臓，胆嚢，膵臓

咽頭は食物の通路であるが，呼吸に伴う空気の通路でもある。（構造については第 7 章Ⅰ－B「咽頭」を参照）。消化管は消化器系に固有の器官である。付属器官は，主に口腔あるいは消化管に消化液を分泌する腺である。

A 口腔

口腔は消化器系の始めの部分で，食物を摂取し，咀嚼によって食物を物理的に破壊するとともに，唾液と混合して嚥下（飲み込み）しやすくし，唾液に含まれる酵素によって化学的な分解を行う。さらに，発声器，味覚器として，また時に補助気道としての役割も担う。その入口が口で，開口部を口裂といい，口裂を上唇と下唇が上下より挟んでいる。口裂の左右の角を口角という。口腔の上壁は鼻腔との境界をつくる口蓋（硬口蓋，軟口蓋）であり，下壁は舌を含む口腔底で，側壁は頬粘膜である（図 7-1，8-3，4，5 参照）。口腔と後方に位置する咽頭（口部）との境は，やや狭まっていて，**口峡**（上壁：**口蓋帆**，**口蓋垂**。側壁：口蓋舌弓，口蓋咽頭弓があり，両者間のくぼみの**扁桃洞**に**口蓋扁桃**がはまる）とよばれる。

口腔は，上下の歯列弓より前方の**口腔前庭**と後方の**固有口腔**とに分けられるが，両者は歯列弓の後方で交通している。口腔前庭の上顎第２大臼歯の対側の頬粘膜に耳下腺の開口部である耳下腺乳頭がある。

1．歯

●**位置・構造**　上・下顎骨の歯槽部の上に配列してＵ字型の上・下歯列弓をつくる。

歯肉から外に突出している部分を**歯冠**といい，表層は人体で最も硬い**エナメル質**で覆われ，内部は象牙質である。歯槽中に隠れている部を歯根（尖端：歯根尖）といい，表層は骨と同じ構造のセメント質で内部は象牙質である（図 8–1）。

歯冠と歯根との境で，エナメル質とセメント質の境界が**歯頸**である。歯の内部にある腔を**歯髄腔**といい，そのうち歯根内にある部分を**歯根管**という。歯髄腔にある柔らかい幼弱な結合組織を**歯髄**といい，血管や神経に富んでいる。歯根と歯槽との間には結合組織性の**歯根膜**があり，シャーピー線維（膠原線維）が歯槽と歯根の間をつないでいて，歯を固定している。この歯と歯槽の結合様式を**釘植**という。

●**乳歯と永久歯**　歯は乳歯と永久歯に区別する。

乳歯＊は，生後６～８か月頃より，最初に下顎正中部の左右に萌出（歯が歯肉から出てくること）し始めて，３歳頃に上下顎左右に各５本ずつ計 20 本になる。７歳頃から順次脱落して永久歯に変わる。

永久歯＊は，上下顎左右に各８本ずつ計 32 本が生えそろう。最初に現れる永久歯は６歳頃に萌出する下顎の第１大臼歯であり，15 歳頃までに，第３大臼歯を除いて生え揃う。第３大臼歯は，いわゆる親知らずで，欠損する人も多い（図 8–2）。

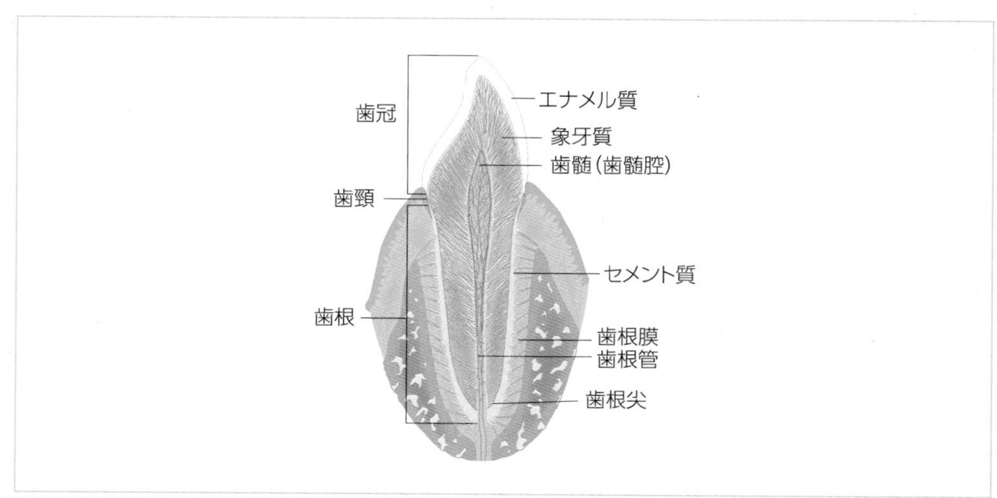

図 8–1 ● **ヒトの切歯縦断面**

＊**乳歯**：切歯 2，犬歯 1，小臼歯 2 が上下顎左右に各 5 本ずつある。
＊**永久歯**：切歯 2，犬歯 1，小臼歯 2，大臼歯 3 が上下顎左右に各 8 本ずつある。

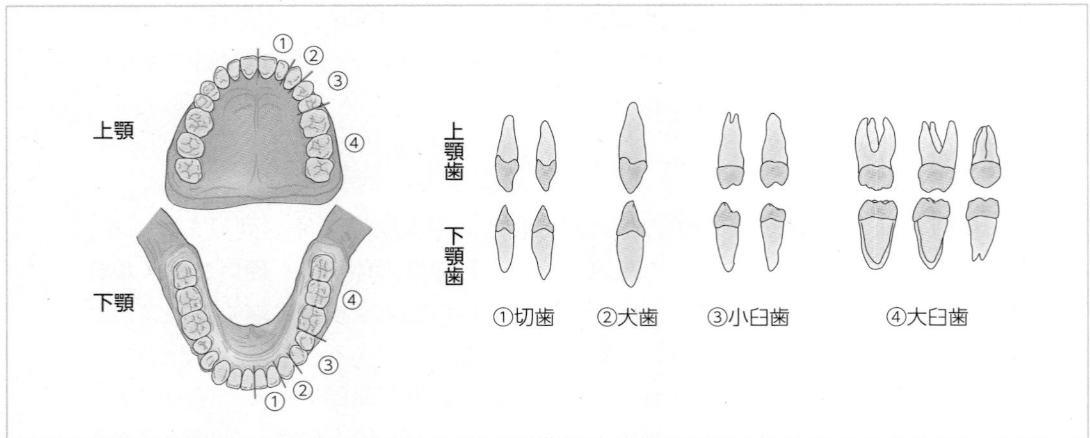

図 8-2 ● 上・下顎の永久歯

2．舌

●**位置・構造**　口腔底にあって，種々の方向に走る骨格筋群（**内舌筋**：横舌筋，縦舌筋，垂直舌筋，**外舌筋**：茎突舌筋，舌骨舌筋，オトガイ舌筋）と，その表面の舌粘膜で構成される。口腔内で食物を動かして咀嚼，嚥下を助けるほかに，味覚の受容器があり，発声器の一部となる（図 8-3）。

前方より**舌尖**，**舌体**，**舌根**に区分される。舌尖と舌体の境界は明らかではないが，舌体と舌根とは逆Ｖ字形の**分界溝**＊により分けられる。

舌の上・下面はそれぞれ舌背，舌下面といい，左右の外側縁を**舌縁**という。また舌背（舌体・舌尖）正中線には**舌正中溝**がある。

分界溝より前方の舌背には多数の**舌乳頭**（舌特有の粘膜の盛り上がり），後方にはたくさんの**舌扁桃**（舌小胞）がある。

舌乳頭はその形により次の４種に区別される。

①**糸状乳頭**：密生する細い糸状の乳頭で，表層は角化して白く見える。

②**茸状乳頭**：糸状乳頭の間に散在する針頭大の乳頭で，角化しないので血流によって赤い点として見える。

③**葉状乳頭**：舌縁後部（葉状部ともいう）に並ぶ横ヒダである。

④**有郭乳頭**：分界溝の前に両側数個ずつ並ぶ，周囲を溝で囲まれた円台状の乳頭である。

葉状乳頭と有郭乳頭の側壁には味覚を感じる**味蕾**がある。まれに茸状乳頭にも味蕾が見られる（第 14 章Ⅲ「味覚器の構造と生理」参照）。

●**舌下面**　舌下面と下顎歯槽突起後面正中線の歯肉との間には**舌小帯**という薄い粘膜ヒダがある。舌小帯の前端付近の両側にある小突起状の**舌下小丘**には顎下腺管およ

＊**分界溝**：分界溝の後端正中部には舌盲孔がある。

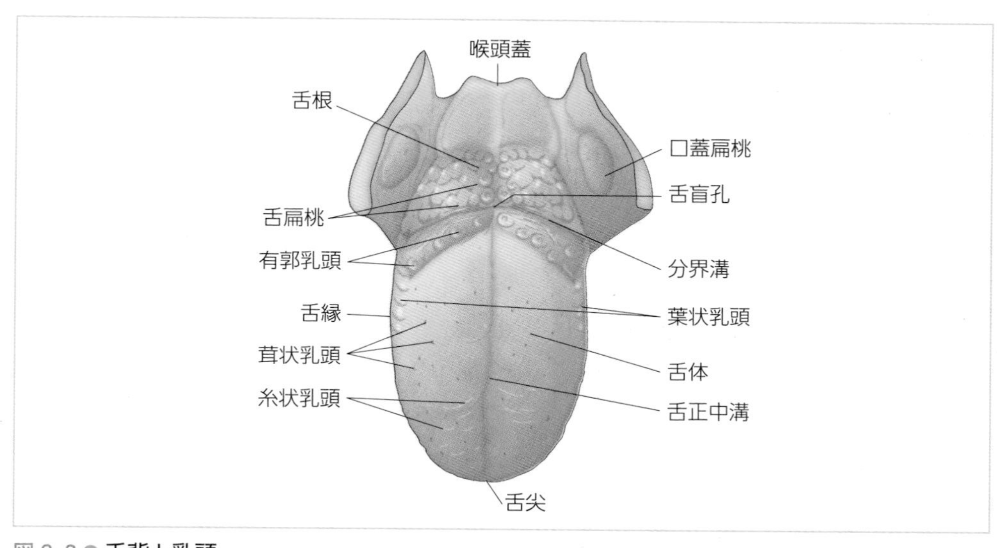

図 8-3 ● **舌背と乳頭**

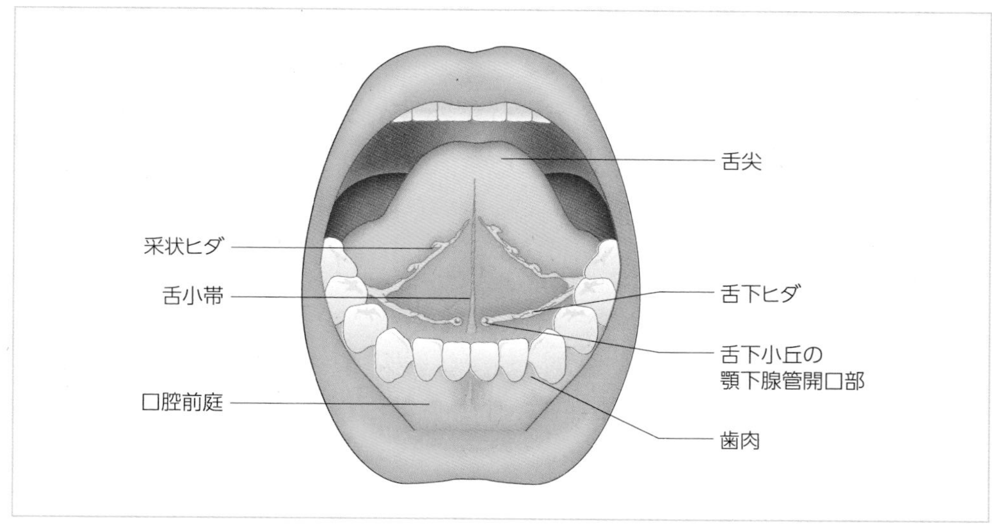

図 8-4 ● **舌下面**

び大舌下腺管が開口する。

舌下小丘より後外方に**舌下ヒダ**が走るが，ここには，小舌下腺管が多数開口している。舌尖の下面両側には鋸歯状の采状ヒダがある（図 8-4）。

3．唾液腺

唾液腺（口腔腺）は大唾液腺と小唾液腺に分けられる。**小唾液腺**は口腔壁の粘膜内にある小腺（口唇腺，頬腺，口蓋腺，舌腺など）である。**大唾液腺**は口腔から独立した，導管をもつ器官で，次の 3 種類がある（図 8-5）。

①**耳下腺**：耳介の前および下方にある純漿液腺で，導管である耳下腺管は頬粘膜

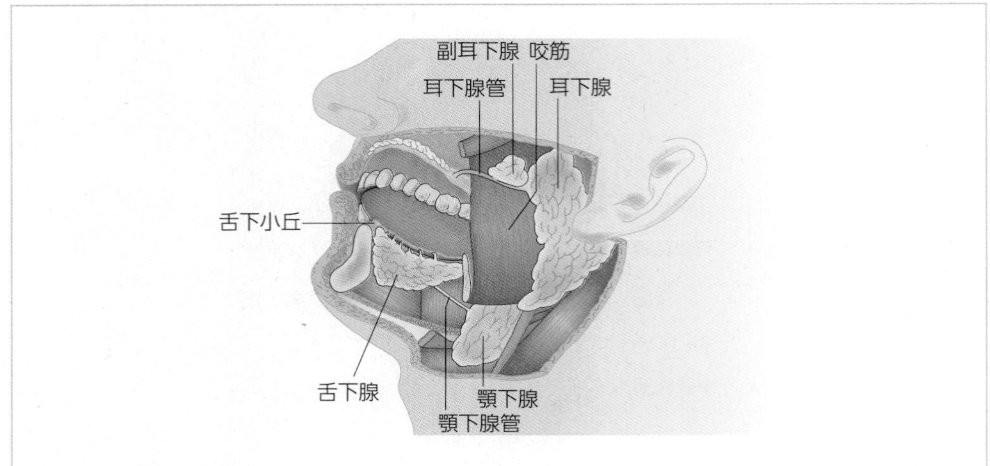

図 8-5 ● **大唾液腺（左側）**

の耳下腺乳頭に開いている。

②**顎下腺**：下顎下縁の内側（顎下三角）にある漿粘液腺（漿液腺に富んだ混合腺）で，顎下腺管は舌下小丘に開いている。

③**舌下腺**：顎舌骨筋（口腔底をつくる筋）の上にある漿粘液腺（混合腺）で，この筋によって顎下腺と隔てられている。導管の大舌下腺管は舌下小丘，多数の小舌下腺管は舌下ヒダに開口する。

B　食道

●**位置**　食道は消化管の始まり＊で，咽頭と胃をつなぐ長い筋性の管である。輪状軟骨の高さ（第 6 頸椎）で咽頭に続き，気管の後方，脊柱の前を通って胸腔を下り，横隔膜の食道裂孔を前後の迷走神経幹とともに貫いて腹腔に入り，第 11 胸椎の前左側で胃の噴門に達する（図 8-6）。

成人男性では全長約 25cm で，食物の通過時以外は前後に圧平されている。内腔の大きさは均一ではなく，**起始部**（第 6 頸椎の高さ，上顎切歯より 15cm），**気管分岐部**（第 4，5 胸椎，同 25cm），**横隔膜貫通部**（第 10 胸椎，同 40cm）の 3 か所の狭窄部があり，ここには食物が停滞しやすくがんの好発部位でもある。

●**構造**　粘膜は重層扁平上皮である。筋層は，上部 1/3 が咽頭に続く骨格筋，下部 1/3 は胃に続く平滑筋で，中部 1/3 は両筋が混在する。また，粘膜下層に固有食道腺がある。外層は疎〔線維〕性結合組織からなる外膜である。

●**機能**　食道では食物の消化は行われず，嚥下された食塊を筋層の蠕動運動で胃に運ぶのが主な仕事である。食道の入口と出口の筋層は括約筋（上食道括約筋と下食道

＊食道は胸腔の縦隔後部にあり，外層は結合組織で縦隔の結合組織に移行していく。胃以降の腹部消化管は腹腔にあり，十二指腸や結腸の一部は後腹壁に癒着しているが，それ以外の部分は腹膜に包まれ，後腹壁から間膜によって吊り下げられている。

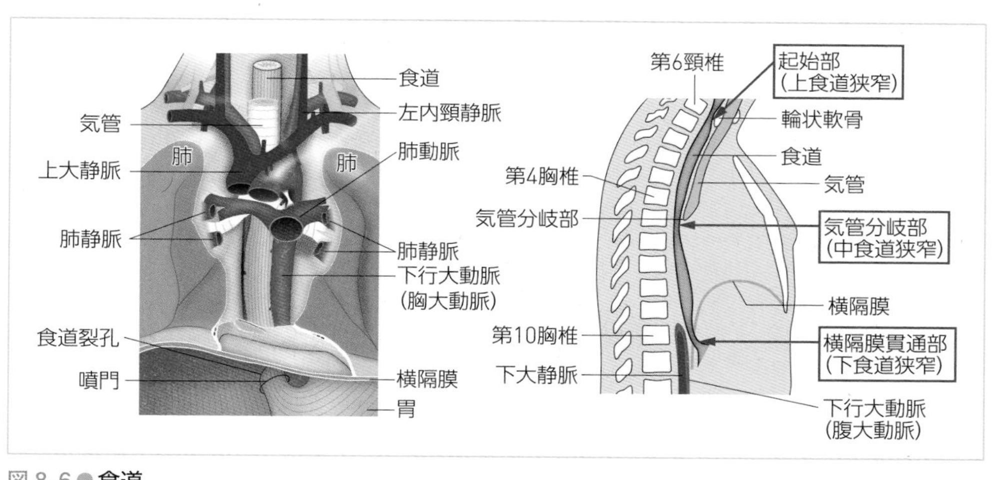

図 8-6 ● **食道**

括約筋）を形成しており，特に下食道括約筋は食塊が逆流するのを防止している。

C 胃

● **位置・機能**　胃は，正中線よりやや左寄りにある前後に扁平な囊状の器官で，J字形または逆C字形などを呈する。横隔膜の直下，第11胸椎の前左側にある胃の入口を噴門といい，食道に続く。噴門から左上方に膨らみをつくりつつ，右下方に向かい，第1腰椎の前右側の幽門（胃の出口）で十二指腸に移行する（図 8-7）。

胃は食物を一時的に貯蔵し，胃液と混合して粥状（お粥のような状態）にし，食物中のたんぱく質の消化を行い，少しずつ小腸に送り出していく。

● **解剖学的構造**　胃は**噴門**，**胃底**（左上方への膨出部），**胃体**（中央の広い部），**幽門部**，**幽門**の5部に分けられ，上・下両縁をそれぞれ**小彎**，**大彎**という（図 8-7）。小彎には腹膜のヒダである小網が付着し，大彎には同じく腹膜のヒダの大網が付着する。胃の前面は前壁，後面は後壁という。

粘膜の表面には多数の胃粘膜ヒダが縦横に走るが，胃が拡張するとヒダは消失する。粘膜は浅い溝によって多数の胃小区に分けられ，溝の交わるところは凹んでいて**胃小窩**とよばれる。胃小窩には胃液などを分泌する腺が開口する。

● **組織学的構造**　内腔側から粘膜，筋層，漿膜の3層* でできている。

胃の粘膜は**胃粘膜**ともいい，単層円柱上皮で，固有層には腺が発達しており，胃小窩に開口している。腺は部位により噴門腺（噴門部：粘液腺），固有胃腺（胃底腺ともいう。胃底・胃体部にあり，胃液を分泌する），幽門腺（幽門部：粘液腺）に区別される。**固有胃腺**にはペプシノゲンを分泌する**主細胞**と塩酸を分泌する**壁細胞**（**傍細胞**）があり，さらに粘膜上皮を保護する粘液を分泌する**副細胞**などがある。

＊粘膜を粘膜と粘膜下層に分け，筋層，漿膜の4層に分けることもある。

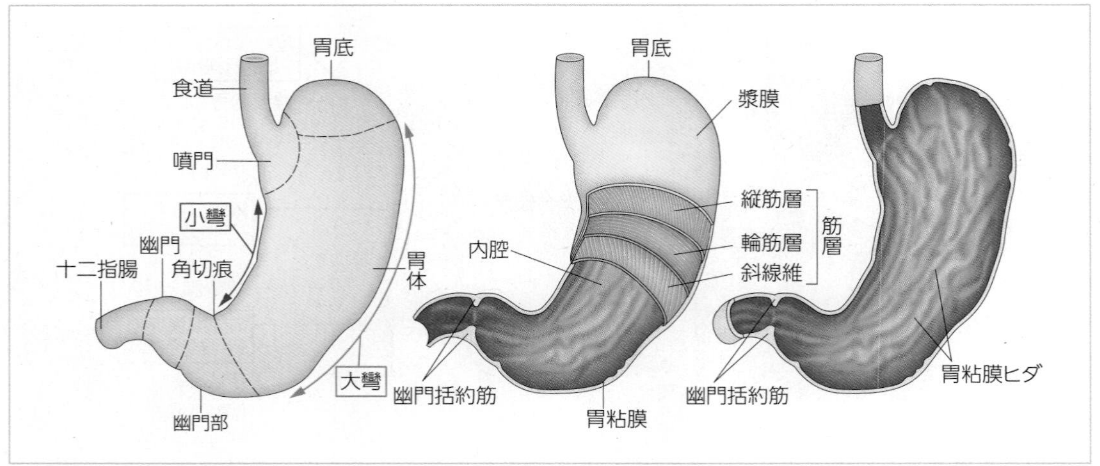

図 8-7 ● **胃（前方より）**

筋層は，輪(りん)筋層と縦筋層に加えて，それらの内層に胃の軸に対して斜めに走行する斜線維の層があり，内斜(ないしゃ)，中輪，外縦(がいじゅう)の３層からなる。幽門部では輪筋層が発達して幽門括約筋(かつやくきん)をつくり，粘膜が内腔に向かって膨隆(ぼうりゅう)している。

D　小腸

小腸は胃に続く管状の器官で，生体では，長さ約 3m＊，第１腰椎(ようつい)前右側で幽門に続いて始まり，腹腔(ふくくう)内を迂曲(うきょく)し，右腸骨窩(か)で大腸の回盲口(かいもうこう)に開く。胃で粥状(じゅくじょう)にされた食物をさらに消化し，単糖類やアミノ酸，脂肪(しぼう)酸にまで分解して吸収する。小腸は，後腹壁に癒着(ゆちゃく)している十二指腸と，腸間膜で後腹壁からぶら下げられている空腸，回腸の３部に分けられる。

1．十二指腸

指の幅 12 本分の長さ（12 横指(おうし)，実際はもう少し長く 25～30cm）があることからこの名がつけられた。胃の幽門に続いて始まり，C字形に彎曲(わんきょく)し，**上部**，**下行部**，**水平部**，**上行部**の４部に分けられる。第２腰椎の左側で急に曲がって十二指腸空腸曲をつくり，空腸に移行する。C字形のくぼみには膵臓(すい)の頭部（膵頭）が入り込んでおり，膵頭と水平部の間を上腸間膜動静脈が走行している（図 8-13 参照）。

下行部後壁の粘膜には１本の十二指腸縦ヒダがあり，幽門より約 10cm の付近に乳頭状の盛り上がりが２か所ある。近位側が小十二指腸乳頭で副膵管が開き，遠位側が**大十二指腸乳頭**（ファーター乳頭）で総胆管(そうたんかん)と膵管が開く。大十二指腸乳頭の開口部には，開口部を取り巻くように走るオッディ（Oddi）の括約筋があり，胆汁と膵液の分泌調節を行っている。

＊解剖体では，筋層の平滑筋が弛緩しているため 6～7 m になる。

2．空腸と回腸

十二指腸空腸曲から右腸骨窩(か)にある回盲口までをいう。空腸と回腸の境界は明らかでないが，およそ前半の 2/5 が空腸で腹腔内で左上部を占め，後半 3/5 が回腸で右下部を占める。

3．小腸の構造（図 8-8）

小腸各部の構造は多少の違いはあるものの，本質的には等しい。いずれにも内腔側の表面積を大きくするために**輪状ヒダ**，**腸絨毛**(じゅうもう)（絨毛），**微絨毛**という 3 つのしくみがある。まず，粘膜の全層が輪走する輪状ヒダをつくって盛り上がり，さらに粘膜上皮と粘膜固有層が指状の突出部である腸絨毛を形成する。そして腸絨毛の表面を覆(おお)う吸収上皮細胞は，その自由面（内腔面）に無数の微絨毛という突起をもっている。その結果，小腸内腔の表面積は，単純な円柱に比べて，輪状ヒダと絨毛で 30 倍に拡張され，さらに微絨毛によって 20 倍，すなわち，これらの構造全体で 600 倍にも拡張されている。

腸絨毛の粘膜固有層には毛細血管網が発達しており，中心をリンパ管の起始部である中心リンパ管（中心乳ビ腔）が縦走している。この血管網やリンパ管によって吸収された栄養分が運ばれていく。腸絨毛間の上皮は固有層に落ち込んで**陰窩**(いんか)（リーベルキューン腺，腸腺(ちょうせん)）をつくり，陰窩の底部にはパネート細胞＊が存在する。十二指腸の粘膜(ねんまく)下組織には粘液腺である十二指腸腺（ブルンネル腺）があるが，空

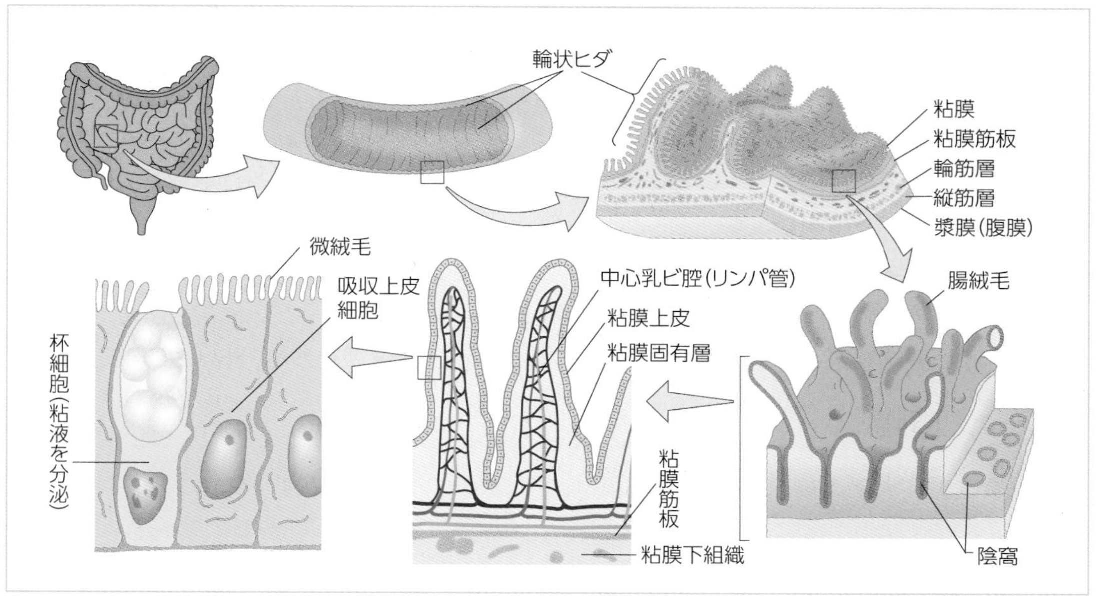

図 8-8 ● 小腸壁の構造

＊**パネート細胞**：リゾチームなどの抗菌性物質を分泌している細胞で，腸内細菌叢を調節しているといわれている。

腸や回腸には見られない。

小腸には**孤立リンパ小節**が散在するが，回腸では，リンパ小節が集合し，腸間膜付着部の対側に 30～40 個の**集合リンパ小節**（パイエル板）をつくる。

E 大腸

大腸は消化管の最終部で，虫垂をもった盲腸，結腸，直腸の 3 部からなる。小腸よりも太く，短い。全長約 1.2m，径は部位により異なるが，だいたい 5～8cm である。腹腔の壁に沿って時計回りにほぼ一周し，肛門に終わる。主として食物残渣などから水分を吸収し，糞便をつくる。

1．盲腸と虫垂

盲腸は大腸の初めの部で，回腸の開口部（**回盲口**，回盲弁があり，回腸への逆流を防ぐ）の下方にあり，長さ 6～8cm である。盲腸の後内側壁から細長い円柱状の**虫垂**（6～9cm）がたれ下がっている（図 8-9）。虫垂にはリンパ小節が多いので虫垂炎*（いわゆる盲腸炎，実際は盲腸ではなく虫垂の炎症である）を起こすことが多い。

2．結腸

上行結腸（約 13cm），**横行結腸**（40～50cm），**下行結腸**（25～30cm），**S 状結腸**（30～40cm）の 4 部に区分する。上行結腸と下行結腸は，後腹壁に癒着し，前面のみを腹膜が覆うが，横行結腸および S 状結腸はそれぞれ**横行結腸間膜**，**S 状結腸間膜**をもち，後腹壁からぶら下げられている。

結腸では（外）縦筋層が 3 か所で肥厚して結腸ヒモ（大網ヒモ，間膜ヒモ，自由ヒモ）をつくっている。この結腸ヒモによって結腸全体が長軸方向に縮められるため，内腔に向かっては**結腸半月ヒダ**をつくって突出し，外には半月ヒダの間の部が膨れて**結腸膨起**をつくる。結腸外表面の腹膜には，脂肪組織からなる黄色で葉状の**腹膜垂**がある（図 8-9）。

内腔側の粘膜には，小腸のような輪状ヒダや絨毛はなく，単層円柱上皮で無数の深い腸陰窩がある。腸陰窩には杯細胞が多く，多量の粘液を分泌している。

3．直腸

●**位置**　大腸の終末部である直腸は，第 3 仙椎の上縁で S 状結腸に続いて始まり，骨盤後壁の彎曲に沿って下り，尾骨の下端の前で後下方に屈曲して骨盤隔膜を貫き，**肛門**として開く（図 11-10 参照）。長さ 15～20cm，男性では膀胱の後ろ，女性では膀胱，子宮と膣の後ろに位置する（図 10-6，図 11-6 参照）。

＊**虫垂炎**：虫垂炎を起こしている場合には，腹部のある特定の部位［（マクバーネーの圧痛点（臍と右の寛骨（腸骨）の上前腸骨棘とを結ぶ線の外側 1/3 の点）］を押すと痛みが増強する。

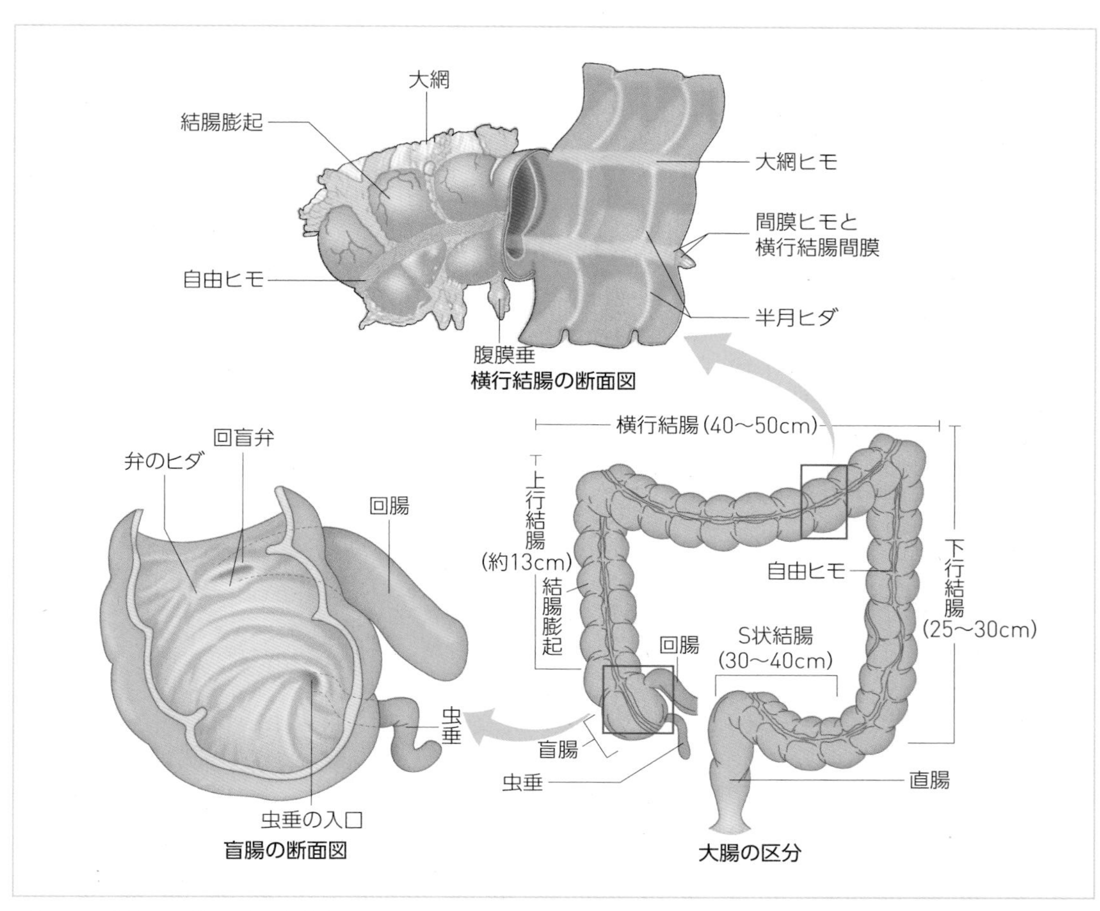

図 8-9 ● **大腸の区分と横行結腸，盲腸**

●**構造**　骨盤隔膜を貫く手前の部位は内腔が広くなっていて**直腸膨大部**といい，その下方は急激に狭まり肛門管という。肛門管には6〜10条の縦の粘膜ヒダすなわち**肛門柱**がある。その肛門柱間の縦のくぼみを肛門洞という。肛門柱の下端は横に連なり，肛門弁を形成している（図 8-10）。

肛門に近づくにつれて腸陰窩は消失し，粘膜の単層円柱上皮は急激に重層扁平上皮に変わる。（内）輪筋層は肥厚して平滑筋の内肛門括約筋をつくるが，（外）縦筋層は消失し，内肛門括約筋の周りに横紋筋性の外肛門括約筋が現れる。

粘膜下組織には静脈が発達して静脈叢*をつくっている。この静脈叢の血液は上直腸静脈を経て門脈に，もしくは中・下直腸静脈を経て内腸骨静脈に注ぐので，もし門脈の血流が悪くなると，血液が逆流して多量の血液がこの静脈叢を通って内腸骨静脈へと注ぐため，静脈が膨隆して内・外痔核となる（本章-Ⅱ-A-2「●**門脈系と体循環系の連絡路**」参照）。このことから，肛門管の上部ないし下部を痔帯とよぶことがある。

＊**静脈叢**：静脈が分岐・吻合を繰り返し，叢状になっているところ。

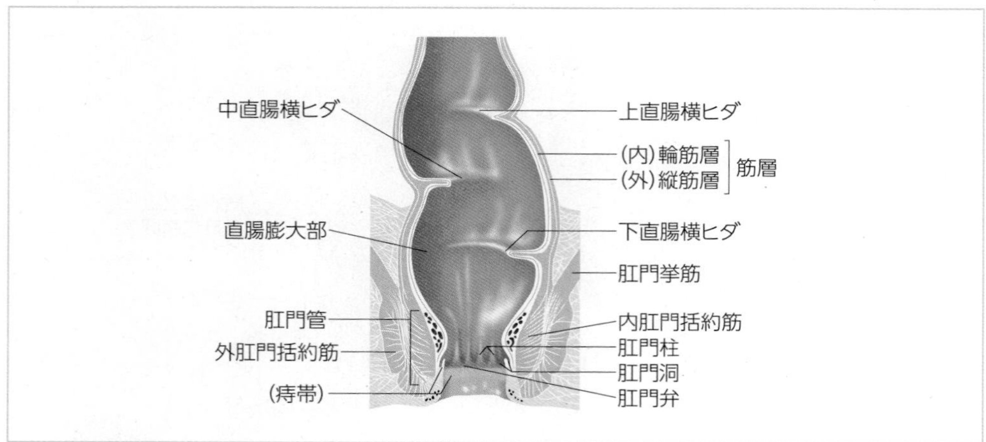

図 8-10●直腸および肛門

F 肝臓および胆嚢

1. 肝臓

肝臓は小腸で吸収した栄養の貯蔵，ブドウ糖の貯蔵と合成，種々の血漿たんぱく質の合成，有害物質の解毒，胆汁の生成など多様な働きをする臓器である。

●**位置および肉眼的構造** 肝臓は腹腔の右上部で横隔膜の直下にあり，赤褐色をした重さおよそ 1.2 ないし 1.5kg の実質臓器である。上面（横隔面）は盛り上がって，**無漿膜野**で横隔膜に付着している。前面に付着している**肝鎌状間膜**によって，厚くて大きい**右葉**と薄くて小さい**左葉**に分けられ，左葉は正中線の左方に達する。さらに後下面では**方形葉**と**尾状葉**が区切られている（図 8-11）。

後下面はほかの腹腔臓器と接触するために**臓側面**ともいい，周囲の臓器に対応した浅い凹凸に加えて，2 つの縦溝とこれをつなぐ横溝があり，これらの溝は H 字形を呈する。横溝は**肝門**といい，門脈，固有肝動脈，左・右肝管，神経などが出入りするが，肝静脈（2～3 本）は肝門ではなく，後面から出て直接下大静脈に注ぐ。左の縦溝には，胎生期の静脈管の遺残物である静脈管索と，臍静脈の遺残物である肝円索がはまる。右の縦溝は大静脈溝と胆嚢窩で，それぞれ下大静脈，胆嚢がはまる。肝臓の表面は横隔膜に付着している無漿膜野を除いて，腹膜に包まれる。腹膜下には結合組織性の被膜（線維膜）があり，これは肝臓の全表面を包む。

●**顕微的構造** 肝臓実質は線維膜から実質内に入る小葉間結合組織により無数の六角柱形の**肝小葉**に分けられる（図 8-12）。ただし，ヒトの肝臓では小葉間結合組織の発達は悪く，六角形の角付近にのみ存在し，これを**グリソン鞘**という。グリソン鞘に包まれて固有肝動脈の枝の小葉間動脈，門脈の枝の小葉間静脈，小葉間胆管（単層立方上皮），リンパ管などがある。肝小葉は中央の**中心静脈**を中心にして**肝細胞**

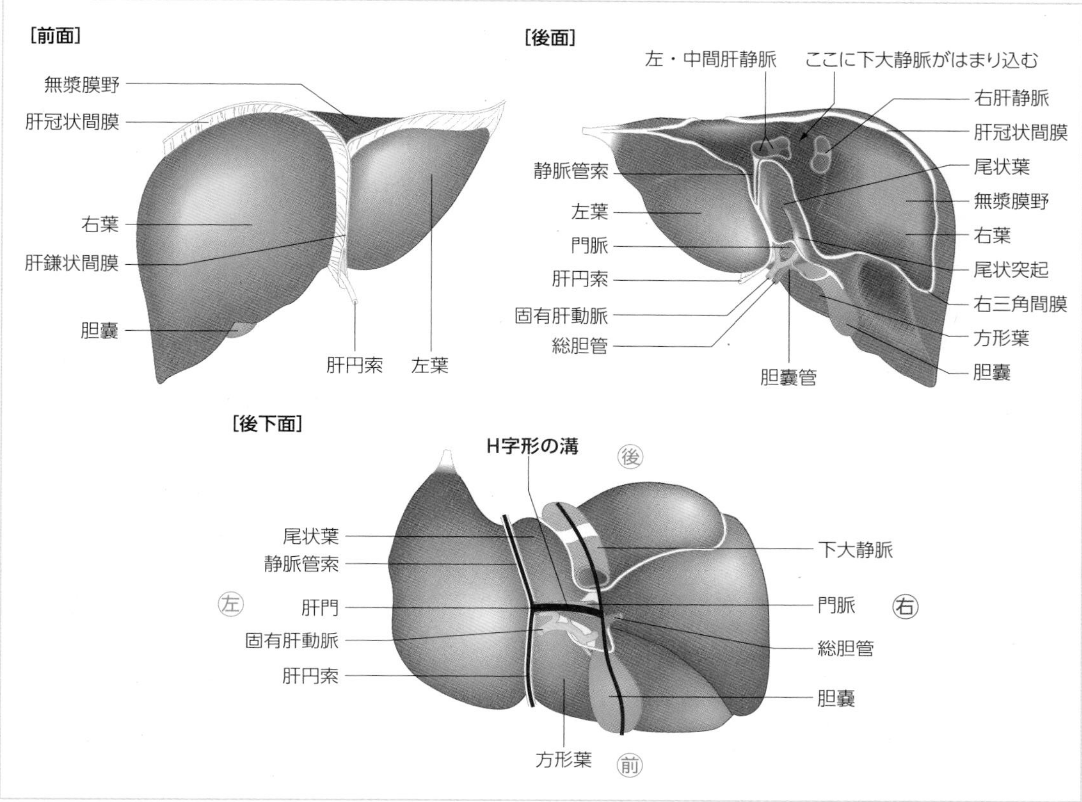

［前面］
無漿膜野
肝冠状間膜
右葉
肝鎌状間膜
胆嚢
肝円索
左葉
［後面］
左・中間肝静脈
ここに下大静脈がはまり込む
右肝静脈
肝冠状間膜
静脈管索
尾状葉
無漿膜野
左葉
右葉
門脈
尾状突起
肝円索
右三角間膜
固有肝動脈
方形葉
総胆管
胆嚢
胆嚢管
［後下面］
H字形の溝
後
尾状葉
静脈管索
下大静脈
左
肝門
門脈
右
固有肝動脈
総胆管
肝円索
胆嚢
方形葉
前

図 8-11 ● 肝臓

小葉間胆管
毛細胆管
中心
静脈
グリソン鞘
中心静脈
肝小葉
小葉間動脈
小葉間静脈
肝細胞索
類洞

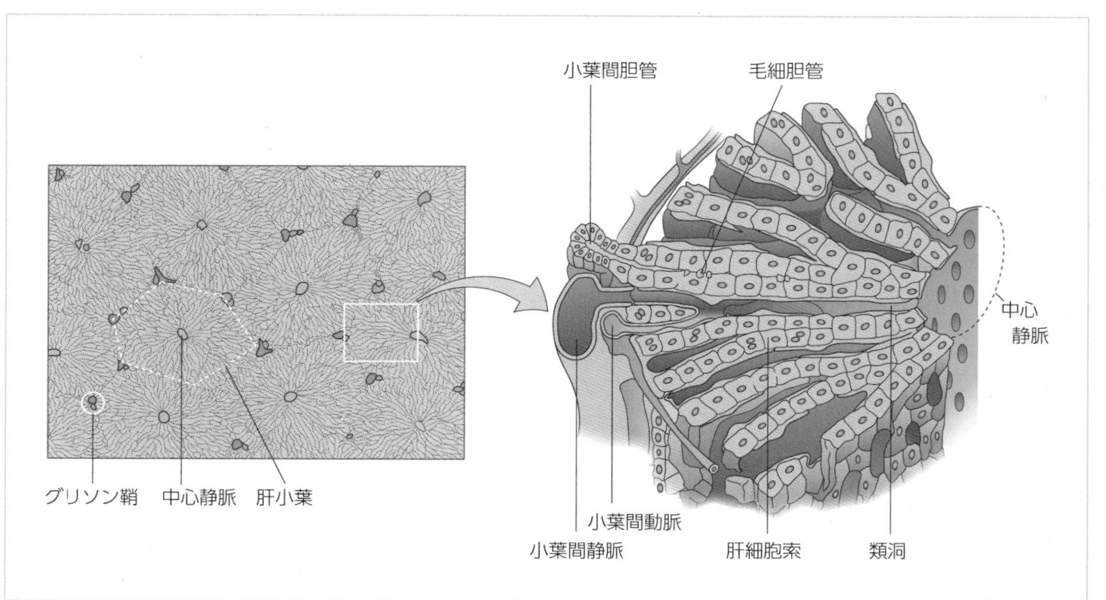

図 8-12 ● 肝小葉

索が放射状に並び，肝細胞索の間に類洞（洞様の毛細血管）の網がある。小葉間動・静脈の血液は類洞に流入し，類洞を流れたあと中心静脈に集まり，肝静脈を経て下大静脈に注ぐ。類洞の壁には貪食能をもった星状の大食細胞（クッパー細胞ともよばれる）がおり，血液中の細菌，異物，壊れた赤血球などを貪食する。

肝細胞索をつくる肝細胞間には細い隙間である毛細胆管があり，これが小葉間胆管につながっている。肝臓は機能的には胆汁を分泌する外分泌腺でもあり，肝細胞で産生された胆汁は毛細胆管，小葉間胆管を経て左右の肝管に集まる。左右の肝管は合流して**総肝管**となり，**胆嚢**からの**胆嚢管**と合流して**総胆管**となり，**膵管**とともに**大十二指腸乳頭**（ファーター乳頭）に開口する。

2．胆嚢

肝臓下面に付着しているナス形のふくろ（嚢）で，胆汁を一時的に蓄えておく器官である。尖端部の胆嚢管は総肝管と合流している。

総肝管を流れてきた胆汁は胆嚢管を通って胆嚢に運ばれて貯蔵され，胆汁が必要になると，今度は胆嚢から胆嚢管を逆向きに流れて**総胆管**に流れ込む（図 8-13）。

G　膵臓

膵臓はたんぱく質，炭水化物，脂質などを分解する酵素を含んだ消化液を合成して十二指腸に分泌する外分泌機能と，血液中のブドウ糖（血糖）の量を調節するホルモンを分泌する内分泌機能をもっている。

●**位置・構造**　膵臓は，後腹壁に付着していて，その前面を腹膜が覆う。腹膜腔の一部である網嚢を隔てて，胃の後壁に接している。右端は十二指腸のC字形の彎曲部

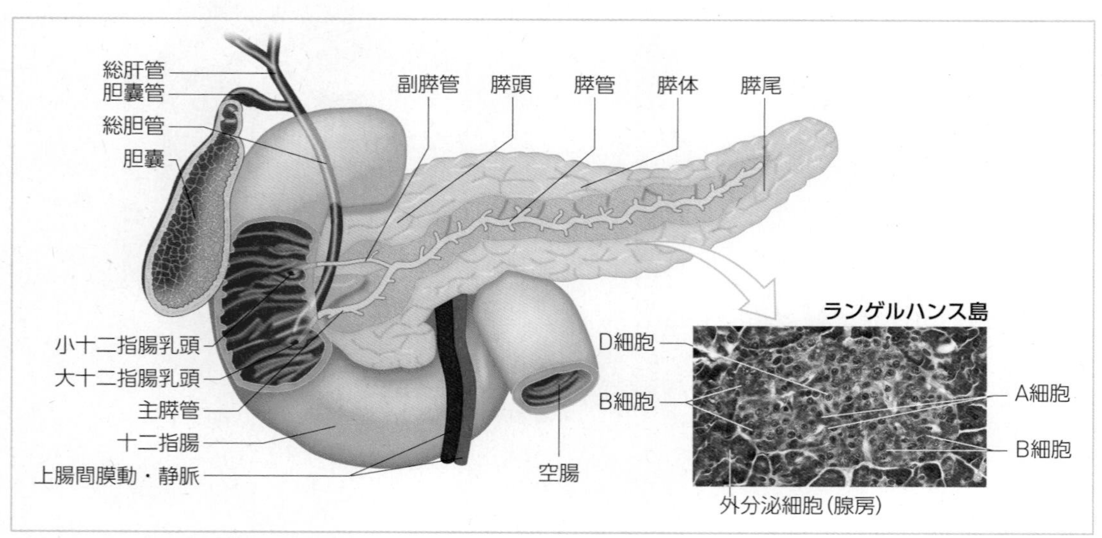

図 8-13●**十二指腸と膵臓，胆嚢**

に入り込み，左端は脾臓に接する細長い実質器官である。長さ約 15cm，重さ約 70g で，ほぼ三角柱状で，軽く S 字形に彎曲し，第 1～第 2 腰椎の高さで水平に位置している。右より**膵頭**，**膵体**，**膵尾**の 3 部に区分される（図 8-13）。

●**組織学的構造**　膵臓の内部は小葉間結合組織に囲まれた膵小葉からなり，その主体は漿液腺（種々の消化酵素に富んだ膵液を産生する）の膵外分泌部である。この外分泌部の導管は**膵管**として中央付近を右に向かって走り，総胆管と合流して十二指腸の大十二指腸乳頭に開口する。一部の膵管は合流して副膵管となり，小十二指腸乳頭に開口する。

膵外分泌部の間には，膵内分泌部の細胞集団が島状に散在し，これを**ランゲルハンス島***という。ランゲルハンス島は左半部，特に膵尾に多い。ランゲルハンス島の細胞は，B（β）細胞，A（α）細胞，D（δ）細胞などに分類され，B（β）細胞が最も多く，次いで A（α）細胞が多い。D（δ）細胞などはごくわずかである。B（β）細胞は**インスリン**，A（α）細胞は**グルカゴン**という血液中のブドウ糖の量を調節するホルモンを分泌し，D（δ）細胞はソマトスタチンを分泌する（第 12 章 I - F「膵臓」参照）。

H　腹膜

●**構造**　腹膜と腹膜腔は図 2-15 で示したような漿膜と漿膜腔の一般的な構造をしている。腹膜は腹壁および骨盤腔の内面を覆う**壁側腹膜**と内臓の表面を包む**臓側腹膜**とに分けられ，両者の移行部に間膜と根がある。臓側腹膜によって大半を覆われる器官は，胃，空腸，回腸，横行結腸，S 状結腸，肝臓，脾臓，卵巣，子宮の上部，卵管などであり，多くは間膜をもっている（図 8-14）。

●**腹膜後器官**　後腹壁の壁側腹膜よりも後方を腹膜後隙といい，腹膜後隙にある器官を**腹膜後器官**という*。腹膜後器官には，十二指腸，膵臓，上行結腸，下行結腸，副腎，腎臓，尿管，腹大動脈，下大静脈などがある。膀胱は後上部を腹膜で覆われるが，腹膜後隙ではないため，腹膜後器官に含めない。

●**網嚢**　腹膜腔の一部で，肝臓や胃の後方に広がる部分である。その前方は肝臓，小網，胃，大網の一部（胃結腸間膜）で，下方は横行結腸間膜で囲まれる。腹膜腔の残りの部分とは網嚢孔（ウインスロー孔）で交通している。

●**小網**　小網は，肝臓の下面と胃および十二指腸との間を結ぶ間膜であり（胃との間を結ぶ間膜を肝胃間膜，十二指腸との間を結ぶ間膜を肝十二指腸間膜という），網嚢の前壁の一部をつくる。小網の右端は厚くなっており，その中を総胆管，固有肝動脈，門脈が通っている。

●**大網**　大網は，元々は背側の胃間膜が大きく袋状に広がって小腸の前面に垂れ下がったものであるが，袋の大半の前壁と後壁が癒合してしまい，1 枚のエプロンのよ

＊**ランゲルハンス島**：膵島ともいう。直径 50～200 μm の卵形の細胞の集合体で，ヒトでは 100 万～200 万個ある。
＊**腹膜後器官**：後腹膜器官ともいう。

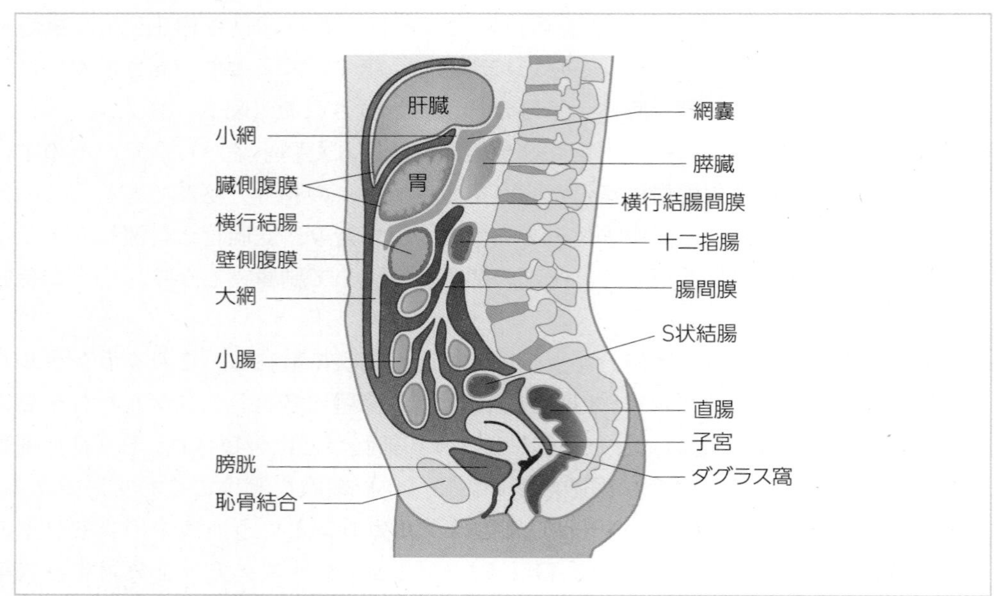

図 8-14●**腹部正中断面図（女性）**

うになっている。胃の大彎から起こり，網嚢の前壁をつくって横行結腸に付着し，横行結腸や小腸の前面を覆う。後壁の残りの部分は横行結腸ならびに横行結腸間膜と癒合している。

●**腸間膜**　**腸間膜根**（第 2 腰椎左側と右腸骨窩を結ぶ約 15～18cm の間）から起こり，空腸と回腸に向かって扇状に広がり，これを覆う。腸間膜の中を空腸や回腸に分布する血管，リンパ管，神経が通り，中には多数のリンパ節がある。

●**女性の腹膜腔**　腹膜腔の下方部には子宮の前後にそれぞれ**膀胱子宮窩**，**直腸子宮窩**（**ダグラス窩**）という凹みがある（図 8-14，図 11-6 参照）。直腸子宮窩は立位や背臥位で腹膜腔の最も低い位置であり，腹膜腔内に漏出した体液や感染による膿などがたまる部位である。

●**男性の腹膜腔**　腹膜腔の下方部には膀胱と直腸の間に**直腸膀胱窩**がある（図 10-6 参照）。また，胎児期の精巣下降の過程で腹膜と腹膜腔の一部が陰嚢内に取り込まれ，**精巣鞘膜**となる。

Ⅱ　消化器系の血液循環と神経

A　消化器系の血液循環

1．消化管の動脈（図 8-15）

口腔・咽頭には外頸動脈の枝が分布する（図 6-12 参照）。食道には胸大動脈から直接出る数本の食道動脈が分布する。腹腔内の消化管や肝臓，膵臓，そして消化器ではないが脾臓には腹大動脈の臓側枝が分布する。

横隔膜の大動脈裂孔を出てきた腹大動脈は，前面から 1 本の**腹腔動脈**を出す。腹腔動脈はすぐに総肝動脈，脾動脈，左胃動脈の 3 本に分岐し，胃・十二指腸，肝臓，胆囊，膵臓，脾臓，大網などに向かう枝を出す。腹腔動脈の少し下で前面から出る 1 本の**上腸間膜動脈**は，下膵十二指腸動脈，空腸動脈，回腸動脈，右結腸動脈，中結腸動脈などを分枝し，小腸から横行結腸にまで分布する。さらに，その下方より出る 1 本の**下腸間膜動脈**は左結腸動脈，S 状結腸動脈，上直腸動脈などを分枝し，下行結腸から直腸まで分布する（図 3-5，6-7 参照）。

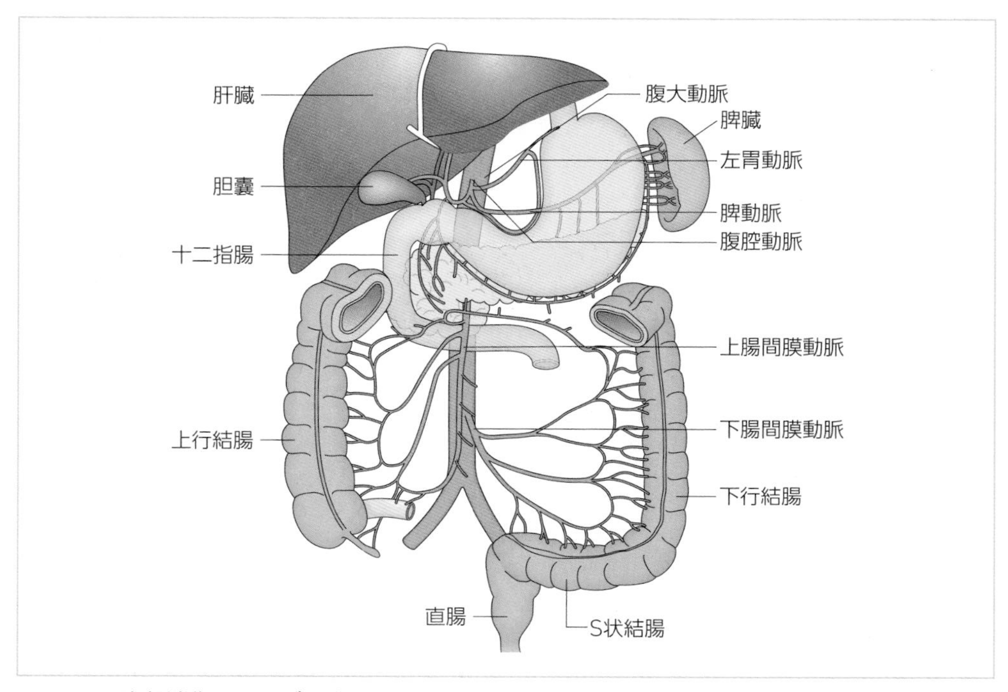

図 8-15●腹部消化器および脾臓の動脈

2．消化管の静脈

口腔や咽頭の血液は内頸静脈に注ぐ。食道は粘膜下組織に静脈叢が発達しているが，これらの血液は合流して食道静脈になり，奇静脈系に注ぐ（図 6–7 参照）。

●門脈系　胃から下の消化管および脾臓からの血液は，集まって門脈を構成し，肝臓に運ばれる。門脈は肝臓内で再び毛細血管となった後，合流して肝静脈となり，下大静脈に入る。門脈を構成する静脈はK字形に合流している（図 8–16）。すなわち，**脾静脈**（脾臓から）に，**下腸間膜静脈**（下行結腸，S状結腸，直腸から）が合流した後，**上腸間膜静脈**（小腸，上行結腸，横行結腸から）と合流する。この経過中に胃，膵臓，十二指腸，胆嚢からの静脈も受けている。このような門脈を通って血液が流れる経路を**門脈系**（図 8–16）といい，この経路を流れる血液は，心臓から出て心臓に戻るまでに，2 回（1 回は消化管で，もう 1 回は肝臓で）毛細血管を通ることになる。門脈系の静脈には弁がない。

なお，直腸下部の血液は門脈系ではなく，中および下直腸静脈を経て，内腸骨静脈に流入し，直接下大静脈に入る。

●門脈系と体循環系の連絡路　門脈系と体循環系は，末梢部で連絡があり，門脈系から体循環系に血液を流す側副路を形成している。食道と胃の粘膜下の静脈叢は連続しており，食道からは奇静脈に，胃からは門脈系に注いでいる。直腸の粘膜下の静脈叢は，上部では下腸間膜静脈から門脈に注ぎ，中・下部は内腸骨静脈から下大静脈に注ぐ。そして，肝円索を通る臍傍静脈は，門脈と臍周囲の皮静脈を結んでいる。

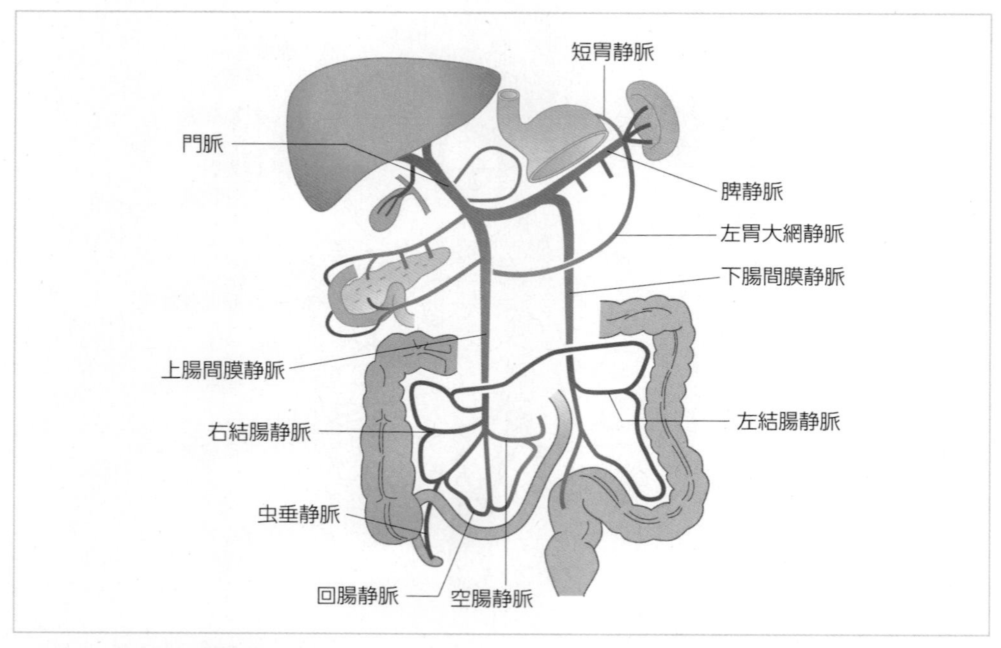

図 8–16●**門脈系（環流域を示す）**

これらの部位では，血液は血圧しだいでどちらにも流れることができるため，肝臓の疾患などで肝臓内の血流に障害が生じ，門脈内の血圧が亢進すると，血液は臍傍静脈を臍周囲の皮静脈に向かって流れ，胃や直腸の静脈叢から門脈に入る血管を逆流し，静脈叢を経由して体循環系の静脈に流入することになる。このような場合，通常よりもはるかに多量の血液が流入するために静脈が拡張し，食道の静脈叢の静脈瘤（食道静脈瘤），腹壁の皮静脈の怒張（メドゥーサの頭*），直腸下部の静脈の怒張（痔）をきたす。

B　消化器系の神経

●**体性神経**　体性感覚である一般的な知覚は口腔と舌（三叉神経の枝の上顎神経と下顎神経），咽頭（舌咽神経）にあり，特殊感覚である**味覚**は舌の前 2/3（顔面神経の枝の鼓索神経），舌の後ろ 1/3（舌咽神経），咽頭・喉頭（迷走神経）にある。また，運動神経は，咀嚼筋（三叉神経の枝の下顎神経），舌（舌下神経），咽頭（舌咽神経，迷走神経）に分布する。

●**自律神経系**　消化管の運動や消化液の分泌などの種々の機能は自律神経系によって調節されている。消化管は主に副交感神経系の刺激によって運動や分泌が亢進する。副交感神経系は大半が迷走神経によるものであるが，口腔周囲の唾液腺は顔面神経（鼓索神経と大錐体神経：小唾液腺，顎下腺，舌下腺）や舌咽神経（小錐体神経：耳下腺）による（図 13-30 参照）。

　また，直腸などには仙骨神経由来の骨盤内臓神経が分布する。交感神経は交感神経幹神経節ではなく，大動脈の周囲にある神経節（椎前神経節：腹腔神経節，上腸間膜動脈神経節など）で節後線維となり，腹大動脈の枝に沿って各器官に分布する。

●**消化管の壁内神経叢**　自律神経系に加えて，消化管の壁内には筋層間神経叢（アウエルバッハ神経叢，輪筋層と縦筋層の間）と粘膜下神経叢（マイスナー神経叢，粘膜下組織の深層）という 2 つの神経叢が発達している。これらの神経叢内には多数の神経細胞が存在し，消化管の運動や分泌などが協調して行われるように調節している。

Ⅲ　消化と吸収の生理

●**消化**　**消化**とは，食物を分解して，消化管から吸収できる形にする働きをいう。食物を物理的に破壊し，消化液と混ぜ合わせ，順次下方の消化管に送り込む**物理的消**

＊**メドゥーサの頭**：肝循環障害で多量の血液が臍傍静脈から腹壁の皮静脈に流入して，臍の周囲の皮静脈が怒張した状態を，ギリシャ神話に登場する頭髪がヘビで，見る者を石に変えるメドゥーサにちなんでこうよぶ。

化と，消化液に含まれる消化酵素*の作用で，そのままでは吸収できない高分子物質を，低分子物質に分解する**化学的消化**の2通りの働きから成り立っている。化学的消化は2段階で行われており，消化管の腔内で胃液や膵液に含まれる消化酵素によって高分子物質を大まかに中ないし低分子物質に分解する管内消化(中間消化)と，小腸の吸収上皮細胞の表面で細胞膜にある消化酵素によって吸収可能な低分子物質にまで分解する膜消化（終末消化）がある。

●**吸収**　**吸収**とは，消化によって分解された栄養素を体内（血液内）に取り入れることをいう。食物に含まれる栄養素のうち，水，塩類，ビタミンなどはそのまま吸収されるが，3大栄養素である**たんぱく質**，**脂肪**，**炭水化物**（**糖質**）*はそのままでは吸収できない。たんぱく質はトリペプチド，ジペプチド*あるいは**アミノ酸**，中性脂肪は**脂肪酸**と**2-モノグリセリド**（グリセリンに脂肪酸が1つ結合したもの），炭水化物は**単糖類**にまで分解されてから吸収される。

食物を構成する物質のうち，消化吸収されなかったものは小腸下部～大腸内の細菌の働きで発酵または腐敗し，糞便として体外に排泄される。

●**消化管の運動**　消化・吸収を円滑に進めるためには，消化管の運動が重要である。消化管運動の特徴は，消化管を構成する平滑筋の特性とその配列にある。消化管の筋層は消化管を取り巻いて走る（内）輪走筋と消化管の長軸に沿って走る（外）縦走筋からできている（図8-17）。輪走筋はところどころで，特に発達して括約筋となり管を閉じている。消化管運動はこの輪走筋と縦走筋の収縮と弛緩が交互に起こることで行われている。

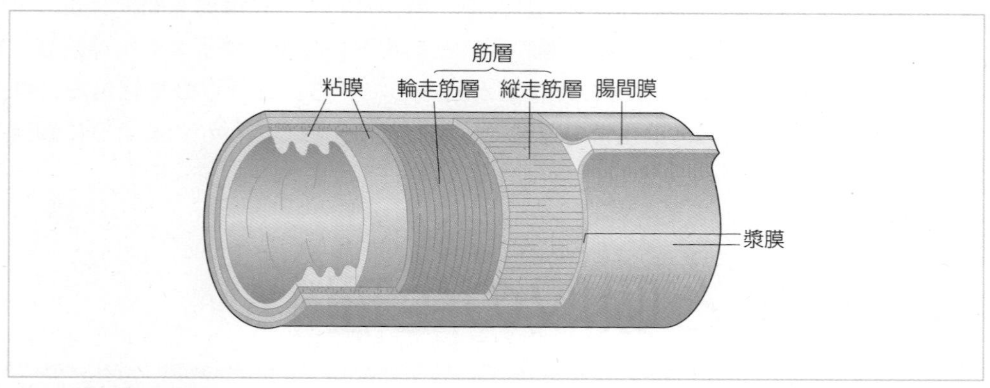

図8-17●**腸の筋層**

＊**消化酵素**：消化酵素によって起こる化学反応は，すべて加水分解反応である。したがって消化酵素は加水分解酵素である。酵素とは「ある化学反応の反応速度を変える作用（触媒）をするたんぱく質」と定義される。

＊**糖質**：構成しているHとOを水の割合（H：O＝2：1）で含んでいるので，炭水化物または含水炭素ともいわれる。

＊**トリペプチド，ジペプチド**：トリは3，ジは2の意味である。アミノ酸が3個ペプチド結合しているのがトリペプチド，2個がジペプチドである。

A　口腔における消化

1．咀嚼

口腔内に取り込まれた食物は，口唇，頬，舌の運動により，上顎と下顎の歯の間に運ばれ，下顎の運動によって噛み砕かれる。この運動により唾液とも混和されて，飲み込みやすい形となる。これを咀嚼という。

食物を咀嚼していても鼻から呼吸ができるのは，軟口蓋が引き下げられてその先端が舌根部に付着して口腔と咽頭を仕切り，口腔内の食物が咽頭に入っていかないようにしているためである（図 8–18 ①は嚥下の開始時であるが，咀嚼時もこの図のように軟口蓋の先端が舌根に付着している）。

2．唾液

●**唾液の性状と働き**　唾液は，漿液腺の**耳下腺**，混合腺である顎下腺や**舌下腺**のほか，口腔粘膜に存在する小唾液腺からも分泌される。唾液の pH は約 7.0 で，1 日の分泌量は 1～1.5L である。

唾液の成分は 99％以上が水で，α－アミラーゼ（プチアリン），ムチン，無機塩類を含んでいる。唾液の働きは，口腔内を湿らせ，滑らかにし，食物を粥状にして嚥下しやすくすることにあり，唾液の分泌量が低下すると嚥下が困難になる。

主として耳下腺から分泌される**α－アミラーゼ**はでんぷん消化酵素で，炭水化物であるでんぷんを二糖類の麦芽糖（マルトース）にまで分解する。主として舌下腺から分泌される**ムチン**は粘性をもち，食物を軟らかく，滑らかにする。

●**唾液の分泌調節**　唾液の分泌は副交感神経と交感神経で促進される。副交感神経が興奮すれば粘性の少ない唾液が多量に分泌され，交感神経が興奮すれば粘性の多い

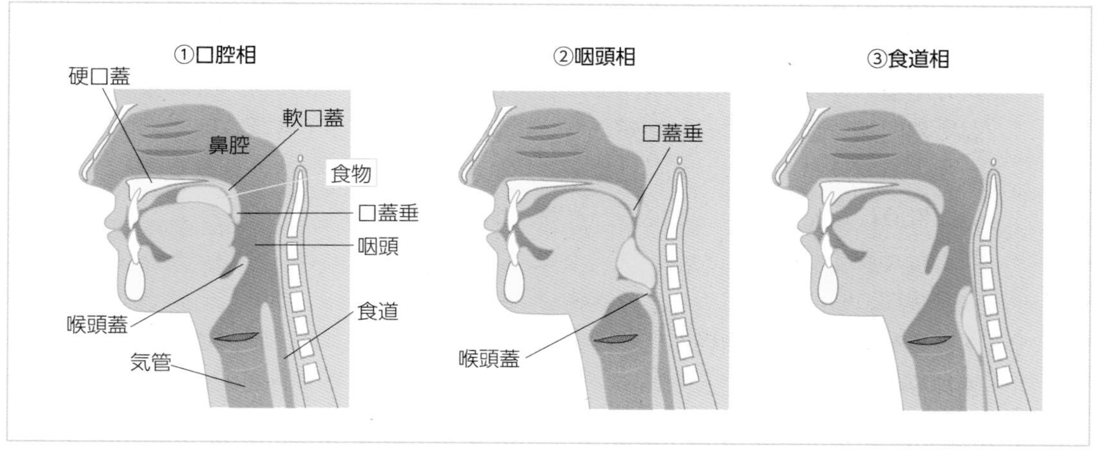

図 8–18 ● 嚥下の過程

唾液が少量分泌される。視覚，嗅覚による分泌や食物を摂ったときの唾液の分泌は副交感神経を介する反射によって起こる。唾液分泌中枢は延髄にある。

3．嚥下

口腔内で咀嚼された食物が，咽頭，食道を経由して胃に入るまでの一連の運動を嚥下という。

嚥下を円滑に行うためには，食物は十分に噛み砕かれ，唾液と混合されて粥状になっていなければならない。嚥下を開始すると，口腔内の食物は舌によって持ち上げられ，後方へ押しやられていく（図 8–18 ①）。それとともに，咽頭が収縮し，軟口蓋が引き上げられて先端が咽頭の後壁に押し付けられ，口腔と咽頭の仕切りが開かれる一方で，軟口蓋によって咽頭の鼻部と口部が仕切られ，食物が咽頭鼻部に入っていかないようになる。次いで舌根が持ち上がって食物を咽頭に送り込み，喉頭も持ち上げられて喉頭蓋に喉頭口を押し当てて，気道にふたをする。そして，咽頭の収縮によって，食物は喉頭蓋の上面をすべって，食道へと導かれていく（図 8–18 ②）。嚥下の開始は随意的に行われるが，以降の一連の運動は反射的に起こり，これを**嚥下反射**といい，その中枢は延髄にある。

食道に入った食物は，蠕動運動によって胃に運ばれていく（図 8–18 ③）。蠕動運動とは輪筋層の収縮が下方に向かって移動していくことで，これによって食道内の食物はチューブを絞るように下方に運ばれていく。

B 胃における消化

1．胃の貯蔵機能と運動

胃に移動した食物は，胃体の下部に次々と積み重っていく。食物によって胃が膨らんでくると，胃壁の筋層は弛緩して内圧を低下させる。これを**受け入れ弛緩**という。胃体部は，大量の食物を一時的に蓄える貯蔵所の働きをしている。食物は蠕動運動により幽門部へ送られる。

●**胃の運動** 胃の蠕動運動は噴門部に始まって幽門部に向かうが，胃体部では動きは弱く幽門部で強くなる。したがって，蠕動運動が盛んなときは，幽門部では大きな数珠玉がつながっているように見える。この運動により胃液と食物がよく混じり合い，胃液による消化もここで行われる。蠕動運動は通常 10～20 秒ごとに 1 回，規則正しく起こり，胃の下端に達するのに 15～30 秒かかる（図 8–19）。なお，胃では空腹期にも収縮が起こり，内容物を十二指腸に向かって排出している。

胃の運動は副交感神経と交感神経によって調節され，副交感神経は促進的に，交感神経は抑制的に作用している。胃中における食物の停滞時間は，糖質食では 2～3 時間と短く，脂肪食では 4～6 時間と長い。たんぱく質食は両者のほぼ中間である。胃ではアルコールのみが少量吸収される。

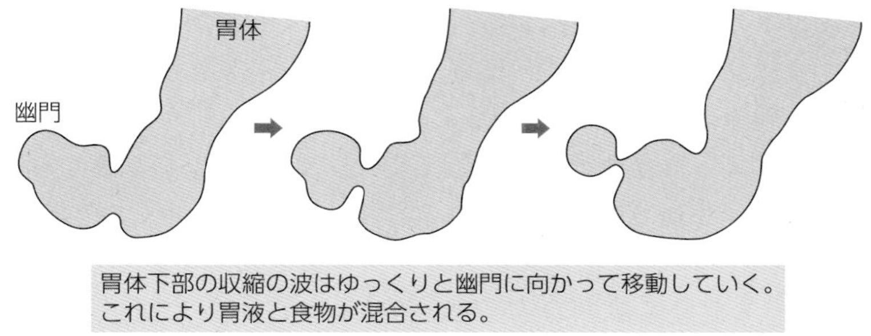

胃体下部の収縮の波はゆっくりと幽門に向かって移動していく。
これにより胃液と食物が混合される。

図 8-19 ● X線で見た胃の蠕動

2．胃液の分泌（表 8-1）

胃液は塩酸を含む強酸性の無色透明の液体で，pH は約 1.0 であるが，胃の中は種々の内容物のため，pH は 1.5～2.5 である。胃液は固有胃腺（胃底腺）から，1 日当たり 1.5～2.5L 分泌される。

●**胃液の働き**　固有胃腺の壁細胞（傍細胞）は塩酸を分泌している。主細胞は胃液の主たる消化酵素である**ペプシン**の元になるペプシノゲンを産生している。ペプシノゲンは不活性であるが，胃液中の塩酸の働きで活性のあるペプシンとなる。ペプシンは強酸性下で働き，中性やアルカリ性では変性して活性を消失するたんぱく質分解酵素で，たんぱく質をプロテオースやペプトンにまで分解する。たんぱく質がアミノ酸にまで分解されるのは小腸で吸収される直前である。

固有胃腺の副細胞や粘膜上皮細胞は粘液を分泌して，胃壁が塩酸やペプシンで傷害されないように保護している。

●**内因子**　壁細胞は，塩酸以外に，**内因子**とよばれる物質を分泌している。内因子は，ビタミン B_{12} の小腸における吸収に欠くことのできない物質である。内因子がなければ，抗貧血因子であるビタミン B_{12} を吸収できないので，造血障害と赤血球破壊を伴う悪性貧血をもたらす。

胃を全摘出した人は内因子が欠乏してビタミン B_{12} が吸収できないため，輸液で補う必要がある。

表 8-1 ● 胃腺の種類と分泌

胃腺	部位	腺細胞	分泌液
噴門腺	噴門部	副細胞	粘液
固有胃腺	胃底部 胃体部	主細胞	ペプシノゲン
		壁細胞	塩酸
		副細胞	粘液
幽門腺	幽門部	副細胞	粘液

●**胃液分泌の調節** 胃液の分泌は，神経性および化学的に調節されている。分泌が促進されるのは次の3つの機序による。

①脳相：食物を見たり，口に入れると，反射的に胃液の分泌が起こる。これは迷走神経の刺激によるものである。

②胃相：胃に入った食物が幽門部を刺激すると，幽門部の粘膜から**ガストリン**というホルモンが血液中に分泌される。これが血流を介して固有胃腺を刺激し，胃液の分泌が起こる。

③腸相：十二指腸内の食物の化学的刺激によって少量の胃液の分泌が起こる。

胃の内容物が小腸に送られていくと，胃液の分泌は抑えられる。分泌の抑制は次の3つの機序による。

①小腸が食物で伸展されると，反射的に胃液分泌が抑えられる。これを**腸胃反射**という。

②十二指腸に脂肪がくると，十二指腸粘膜からセクレチンやGIPというホルモンが分泌され，胃液の分泌が抑えられる。

③食物が全部腸に送られて，胃内のpHが1.5程度に低下すると，幽門部の粘膜からのガストリン分泌が抑制され，胃液の分泌が減少する。

C 小腸における消化と吸収

1．小腸の運動

小腸では，胃から送られてきた粥状の内容物と膵液や胆汁などの消化液を混和させて消化を進め，しだいに下方へ移動させて大腸へ送る。吸収はこの間に行われる。

正常な小腸では，蠕動，分節，振子の3種類の運動が行われる。**分節運動**とは腸管の一部に一定の間隔をおいて輪状筋の収縮が生じ，腸管が多数の分節状に分かれるものである。しばらくすると収縮部位が緩み，緩んでいた部位が収縮して，分節の位置が逆になる。この運動は小腸では毎分数回以上起こり，数分～数十分持続される。これにより腸管内容物は消化液と混和される（図8-20）。

振子運動は縦走筋のみの収縮で，腸管が部分部分で縦の方向に伸び縮みするものである。内容物を混和するのに役立っている。

●**小腸の運動調節** 小腸は自律神経の支配を受け，**副交感神経は促進的**に働き，**交感神経は抑制的**に働く。しかしこれらの外来の神経を切断しても，小腸の運動は自動的に現れる。これは主に筋層間のアウエルバッハ神経叢の働きによるものである。

●**胃回盲反射** 小腸の末端で大腸に移行する部を回盲部といい，小腸の内容物がある程度蓄積されると，回盲弁が開いて大腸へ送り出すようになっている。この内容物の移動は，胃に食物が入ると反射的に生ずるもので，**胃回盲反射**（胃回腸反射）という。

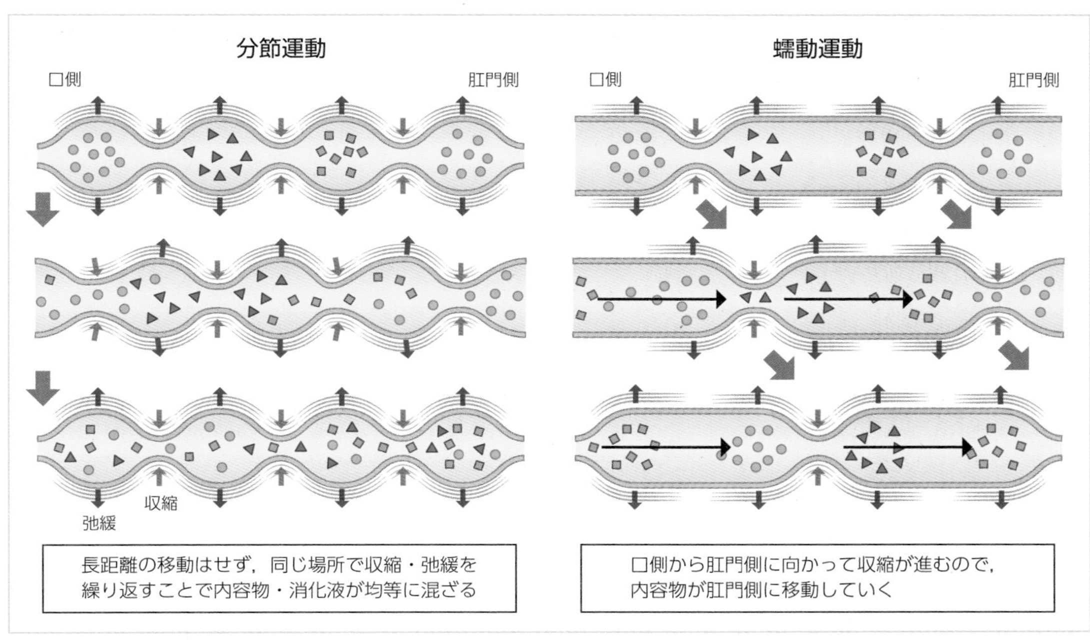

図 8-20 ● **分節運動と蠕動運動**

2．膵液の分泌

膵液は pH 約 8～8.5 で，1 日約 1～2L 分泌される。たんぱく質，脂肪，糖質に対する強力な消化酵素と高濃度の Na^{+} や HCO_3^{-} を含んでいる。

●**膵液の分泌調節**　膵臓の外分泌部（膵液分泌部）は腺房とそれに続く導管からなる。胃から送り込まれた酸性内容物の刺激で十二指腸粘膜から**セクレチン**が分泌される。セクレチンは主として導管の上皮細胞に作用し，大量の Na^{+} と HCO_3^{-} を分泌させる。これによって酸性内容物は十二指腸で中和される。

一方，副交感神経の興奮で分泌される**アセチルコリン**と上部小腸粘膜の細胞から分泌されるホルモンである**コレシストキニン（パンクレオザイミン，CCK，CCK-PZ）**は外分泌腺細胞に作用し，消化酵素に富む膵液を分泌させる。

●**膵液中の消化酵素**　膵液には種々の消化酵素が含まれているが，そのうちのたんぱく分解酵素は活性のない前駆物質として分泌され，小腸内で活性化される（表 8-2）。

3．胆汁の分泌

●**胆汁が分泌されるしくみ**　胆汁は肝臓から 1 日 0.5～1L 分泌されるが，いったん胆嚢に蓄えられ，水分が吸収されて約 5 倍に濃縮される。必要なときに胆嚢が収縮して，胆汁が十二指腸に送られる。総胆管と膵管とが合流して開口する大十二指腸乳頭の開口部はオッディの括約筋に囲まれており，通常開口部は閉じている（図 8-13 参照）。脂肪が十二指腸に入ってくると粘膜上皮の内分泌細胞から分泌されるコレシストキニンは，膵外分泌部に作用するだけではなく，胆嚢にも作用して収縮

表 8-2 ● 膵液に含まれる代表的な酵素とその作用

	名称	活性化	作用
たんぱく分解酵素	トリプシン[#]	エンテロキナーゼ	たんぱく質やポリペプチドを，より小さなポリペプチドやオリゴペプチドに分解
	キモトリプシン	トリプシン	
	カルボキシペプチダーゼ	トリプシン	オリゴペプチドとより小さなペプチドとアミノ酸に分解
脂肪分解酵素	リパーゼ(ステアプシン)		中性脂肪を脂肪酸と 2-モノグリセリドに分解
糖質分解酵素	α - アミラーゼ		でんぷんをデキストリン，マルトースに分解

#：トリプシンはトリプシノーゲン（不活性）として分泌され，腸管内のエンテロキナーゼで分解されて，活性のあるトリプシンになる。このトリプシンがキモトリプシノーゲン（不活性）などを分解して，活性のあるキモトリプシンにする。

させるとともに，オッディの括約筋を弛緩させて胆汁を十二指腸に送り出す。

●**胆汁の主要な成分と役割**　胆汁の主成分は，肝細胞でコレステロールから生成される**胆汁酸**と**胆汁色素（ビリルビン）**[*]，コレステロールなどである。胆汁はビリルビンのために黄褐色を呈する。ビリルビンは老化して破壊された赤血球のヘモグロビンに由来し，血液中を肝臓に運ばれてくる。

胆汁は脂肪の消化を助けるが，消化酵素は含んでいない。胆汁酸は水にも脂肪にも溶けるので，脂肪の周りを囲んで水と混ざりやすくする[*]。この状態になれば，脂肪分解酵素が脂肪と接触する面積が大きくなり，消化の効率がよくなる。

十二指腸に排出された胆汁酸の大部分は，回腸で再吸収され，肝臓に戻り（腸肝循環），胆汁の生成と分泌を促進する。胆汁酸の約 5%は糞便により排泄される。

4．腸液の分泌

腸液の主成分は等張の NaCl 溶液であり，陰窩の上皮細胞から分泌される。その量は 1 日当たり 1～2L になる。

また，十二指腸の粘膜下組織にあるブルンネル腺は，アルカリ性の粘液を分泌して，胃から食物とともに送り出されてくる強酸性の胃液を中和し，小腸の粘膜を保護している。

5．膜消化と 3 大栄養素の吸収

食物の管内消化による分解産物は，吸収するにはまだ大きすぎる。これらをさら

＊肝機能障害などでビリルビンの排泄が阻害され，血液中のビリルビン濃度が上昇すると，結膜や皮膚が黄色くなる（黄疸）。

＊胆汁酸のように，水にも油にも溶ける性質を持った物質を界面活性物質という。洗剤などはこの性質を利用したものである。界面活性物質による脂肪の微細粒を水に懸濁させる働きを乳化作用という。

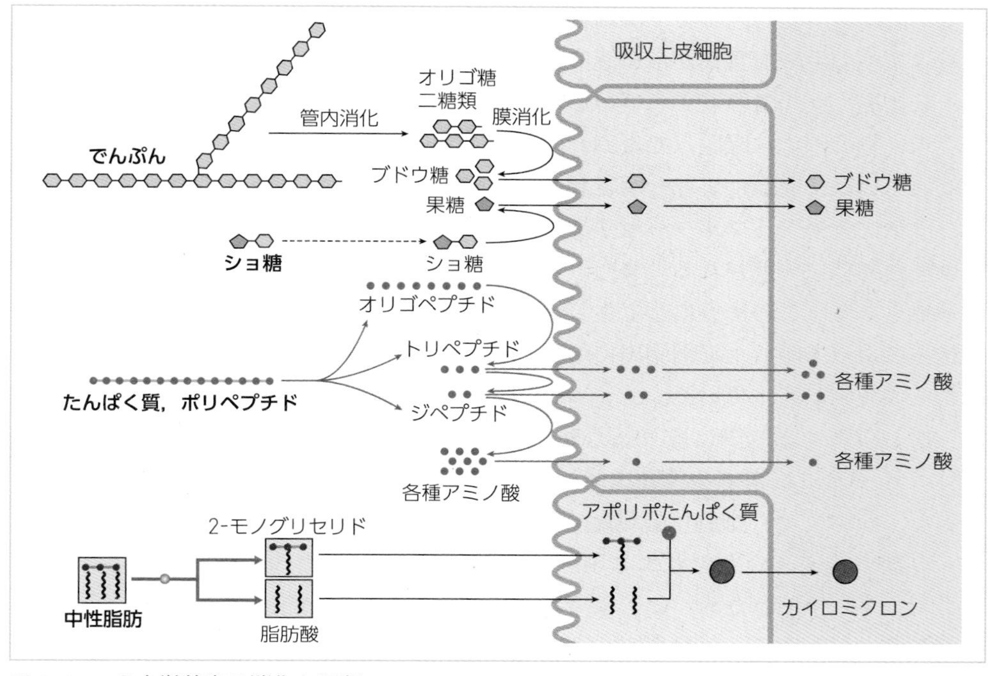

図 8-21 ● 3大栄養素の消化と吸収

に吸収できる低分子物質にまで分解する酵素は，小腸の絨毛に並んだ吸収上皮(じょうひ)細胞表面にある微絨毛(びじゅうもう)（図 8-8）の細胞膜（微絨毛膜）に存在しており，分解（膜消化）されて生じた低分子物質は直ちに吸収される（図 8-21）。

消化された食物の栄養素は，90％以上が小腸から吸収される。吸収は，濃度の差（濃度勾配(こうばい)）に従った拡散*と浸透による物質の移動である**受動(じゅどう)輸送***と，濃度の差に関係なくエネルギーを使って物質を移動させる**能動(のうどう)輸送**の2つによって行われる。

●**たんぱく質の消化・吸収**　たんぱく質は，管内消化によってアミノ酸にまで分解されるものもあるが，多くはアミノ酸が数個結合したオリゴペプチドになっている。微絨毛膜にはペプチドの分解酵素である**オリゴペプチダーゼ**があり，**オリゴペプチド**はアミノ酸が3個結合した**トリペプチド**，2個結合した**ジペプチド**，そしてアミノ酸に分解され，それぞれに応じた輸送体の二次性能動輸送（後述）などによって吸収上皮細胞内に取り込まれる。ジペプチドやトリペプチドは吸収上皮細胞内でア

＊**濃度勾配と拡散**：水の中に塩の塊を入れて放置すると，最初は塩の周囲に溶け出した Na^+ や Cl^- が濃く，その周囲に向かって，次第に濃度が薄くなっていく。これを濃度勾配があるという。時間が経過すると，濃いところの Na^+ や Cl^- は薄いところへと移動していって，最終的に均一の濃度になる。このような移動は濃いところから薄いところへと向かうのであり，決して濃いところの濃度がもっと高くなるように Na^+ や Cl^- が移動してくることはない。この移動を拡散という。

＊**受動輸送**：溶液中の溶質の濃度に濃薄のばらつきをつくると，溶質は濃度勾配に従って拡散し，濃度が均等になるようにしようとする。このとき，膜を通過して拡散が起こるとき，これを浸透という。細胞膜を通過して物質が移動する場合，膜を通過できる物質や膜に専用の通路（チャネル）や輸送体がある物質は，その物質の濃度勾配に従って，拡散や浸透で細胞膜を通過できる。これを受動輸送という。

ミノ酸に分解され，アミノ酸は輸送体で体内に運び出される。体内に入ったアミノ酸は絨毛（じゅうもう）の毛細血管網から血液内に入り，門脈（もんみゃく）を経て肝臓へと運ばれていく。主に十二指腸，空腸（くうちょう）で吸収されている。

●**炭水化物の消化・吸収**　でんぷんなどの炭水化物も多くは管内消化によってオリゴ糖あるいは二糖類（にとうるい）にまで分解される。微（び）絨毛膜にはオリゴ糖を二糖類に，さらにブドウ糖に分解する**マルターゼ**がある。ショ糖も微絨毛膜の**スクラーゼ**によってブドウ糖と果糖に分解される。また，乳糖をブドウ糖とガラクトースに分解する**ラクターゼ**もある。このようにして生じたブドウ糖，果糖，ガラクトースが微絨毛膜の輸送体によって吸収上皮（じょうひ）細胞内に取り込まれ，次いで輸送体によって体内に運び出されて血液中に入っていく。

ブドウ糖を細胞内に取り込む輸送体は，Na^+ の濃度勾配（こうばい）を利用してブドウ糖と Na^+ を一緒に輸送する共輸送体であるため，細胞内の Na^+ 濃度を低くする必要がある。そのため，細胞は能動輸送によって Na^+ を排出している。このように，ブドウ糖の輸送そのものはエネルギーを使わないが，Na^+ の濃度勾配をつくるのにエネルギーを使うため，このような輸送を二次性能動輸送とよんでいる。

●**脂肪の消化・吸収**　中性脂肪（トリグリセリド）やコレステロールなどの脂質は，胆汁酸とともにミセルとよばれる構造物をつくる。胆汁酸は分子内に親水性基と疎（そ）水性基（すいせいき）があり，脂質の方に疎水性基を向けて，外側に親水性基（しんすいせいき）を出している。これによって脂質は乳化され，この中で，トリグリセリドは2－モノグリセリドと脂肪酸に分解される。このミセルが微絨毛膜に近づくと，2－モノグリセリドや脂肪酸は容易に細胞膜を通過するので，受動拡散によって吸収上皮細胞内に吸収される。細胞内で，再びトリグリセリドに合成され，この細胞が産生するアポリポたんぱく質と一緒になってカイロミクロンとよぶ巨大なリポたんぱく質をつくり，絨毛内に分泌される。カイロミクロンは絨毛の中心にある毛細リンパ管の始まりである中心乳（にゅう）ビ腔（くう）*に入り，リンパ管を経て乳ビ槽（そう）*から胸管を通り，左静脈角で静脈に入る。

6．ビタミン，電解質，水の吸収

●**ビタミン，電解質の吸収**　ビタミンBやCなどの水溶性ビタミンはそれぞれの輸送体で素早く吸収されるが，脂溶性のビタミンA，D，Eなどは脂肪とともに吸収されるので，脂肪の吸収度に影響を受ける。

Na^+ のような1価の電解質は吸収されやすく，細胞内外の Na^+ の濃度勾配はグルコースやアミノ酸の吸収に利用されている。Ca^{2+} のような2価の電解質は吸収されにくいが，ビタミンDは Ca^{2+} の吸収を促進する。

●**水の吸収**　小腸では腸液として水が分泌されているが，水を最も多く吸収しているのも小腸である。通常，1日当たり，食物や飲水として1.5～2.5L摂取するが，それに加えて消化管内には，唾液（だえき），胃液，膵液（すいえき），胆汁（たんじゅう），腸液として水が入り，全体で

＊**中心乳ビ腔，乳ビ槽**：中心乳ビ腔や乳ビ槽は，牛乳のように白濁した（乳ビのような）カイロミクロンがたまっているところからそのようによばれる。

8.5Lにもなる。そのうちの約85%が小腸で吸収され，大腸での吸収は15%足らずで，便として排泄されるのは0.1L程度である。

小腸における水の吸収は受動輸送で，腸管の吸収上皮細胞の細胞膜内外の浸透圧差により行われる。そのため，管腔内の浸透圧が高くなったり，小腸・大腸の運動が亢進して内容物が速やかに運ばれてしまうと，水の吸収がうまく行われず，下痢を起こしてしまう。乳糖不耐症の人は，牛乳に含まれる乳糖（ラクトース，ブドウ糖とガラクトースの結合した二糖類）を分解する酵素の活性が低く，乳糖を分解して吸収できないため，乳糖によって腸管内の浸透圧が高くなり，下痢を生じる。

このように，消化管には多量の水が分泌されており，ひどい下痢などで水の回収がうまくできなくなると，からだから大量の水が失われていくことになる。

D　大腸における吸収と排便

1．大腸の運動と糞便の形成

安静時の大腸には通常，弱い蠕動が小腸から伝わってきているだけである。食事を摂ると，強い蠕動運動が生じる。これは胃や十二指腸に食物が入ってきたことによって起こる反射で，**胃大腸反射**および**十二指腸大腸反射**とよばれる。食後すぐ便意を催すことがあるのは，この反射のためである。

摂取した食物が，大腸末端のS状結腸に達するまでに，およそ10～20時間を要する。大腸からは少量の弱アルカリ性の粘液が分泌されるが，消化酵素は含まれていないため，大腸では消化はほとんど行われない。大腸では主に水や塩類の吸収が行われ，ここに到着した液状の腸管内容物400mL/日は，100～150gの糞便を形成する。糞便は消化管において消化・吸収されなかった食物の残りかすなどで，65～70%が水分，残りが固形分となっている。

大腸には発酵菌や腐敗菌などが繁殖しており，食物の残りかすや死んで剝がれた細胞，微生物の死骸などの腸管内容物が分解される。それによって，CO_2，メタン，窒素，硫化水素などを生じ，腸内ガスの原因となる。また，糞便の悪臭の原因となるインドールやスカトールなどは，腸管内容物に含まれていたたんぱく質が微生物によって分解されて生じたものである。

2．排便

蠕動運動により糞便が直腸に移動して内圧が高まると，直腸壁が伸展され，これが刺激となって脊髄の仙髄にある肛門脊髄中枢（排便中枢）が興奮し，反射的に排便運動が起こる。排便運動では，一過性に外肛門括約筋が収縮して肛門を閉じ，直腸が収縮して内肛門括約筋が弛緩する。また直腸に与えられた刺激は，大脳にまで伝えられて便意を催す（図8-22）。

排便時は，反射的な排便運動に加えて「いきむ」という意識的な排便動作が行わ

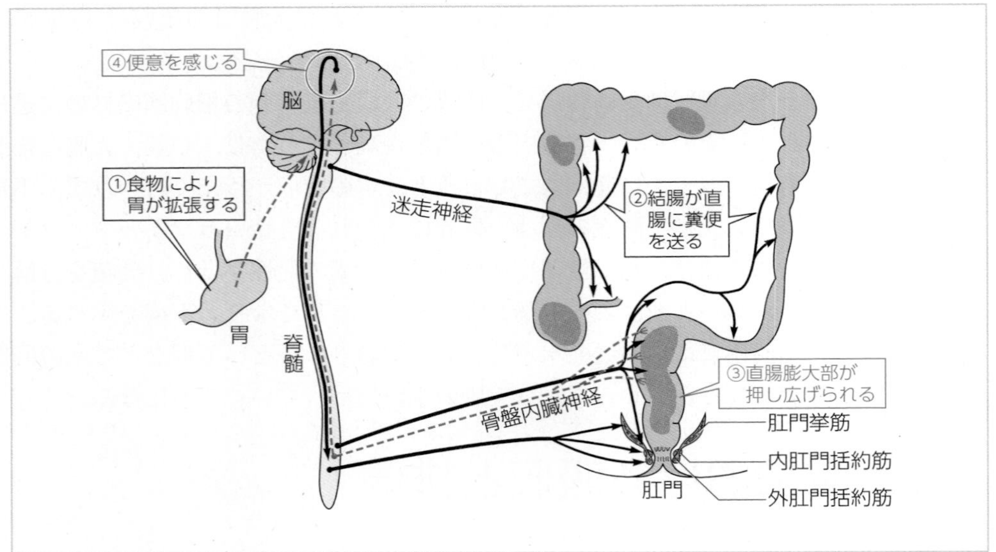

図 8-22 ● **食後に便意を感じるしくみ**

れる。これによって外肛門括約筋(がいこうもんかつやくきん)が弛緩(しかん)するとともに，横隔膜(おうかくまく)が収縮して吸気の状態で声門を閉じ，さらに腹壁の筋が収縮して腹腔(ふくくう)の内圧を高め，直腸の収縮と合わさって，排便を促進する。

肛門を取り巻く外肛門括約筋は骨格筋で随意(ずいい)筋であるため，意識的に排便を抑えることができる。すると，直腸壁が弛緩して伸展し，内圧が低くなるため，便意は消失してしまう。そこへ，さらに糞便(ふんべん)が移動してくると，再び直腸の内圧が高くなるため，便意を感じることになる（図 8-22）。これを繰り返して直腸壁が弛緩・伸展したままになってしまうと，糞便が移動してきても便意を催さなくなり，直腸内の糞便は水分が吸収され固くなって，排便が困難になる。これが便秘である。

E 肝臓の働き

●**肝臓の機能・特徴**　腸管で吸収された物質は門脈を経て肝臓に入り，肝臓で処理された後に（図 8-23），全身に至る。生体内で生じた多くの物質も，血行性に肝臓に運ばれて，肝臓の作用を受ける。このように肝臓は生体の多くの物質の代謝に関係しており，肝臓ほど多種多様な機能をもった臓器はほかに見当たらない。

さらに肝臓の特徴は，ずばぬけた**予備能力**と**再生能力**にある。肝臓の 70%が破壊されても，肝臓の機能は健全に営まれるほど予備能力は大きい。イヌでの実験で肝臓の 80%を取り去っても，数週間で元の大きさに戻るほど再生能力が大きいことも確認されている。

●**肝臓の主な働き**　次のようなものがある。

①血中のブドウ糖（血糖）が多いときはグリコーゲンとして蓄え，不足しているときにはグリコーゲンを分解してブドウ糖に変え，血中に放出する（糖代謝）。

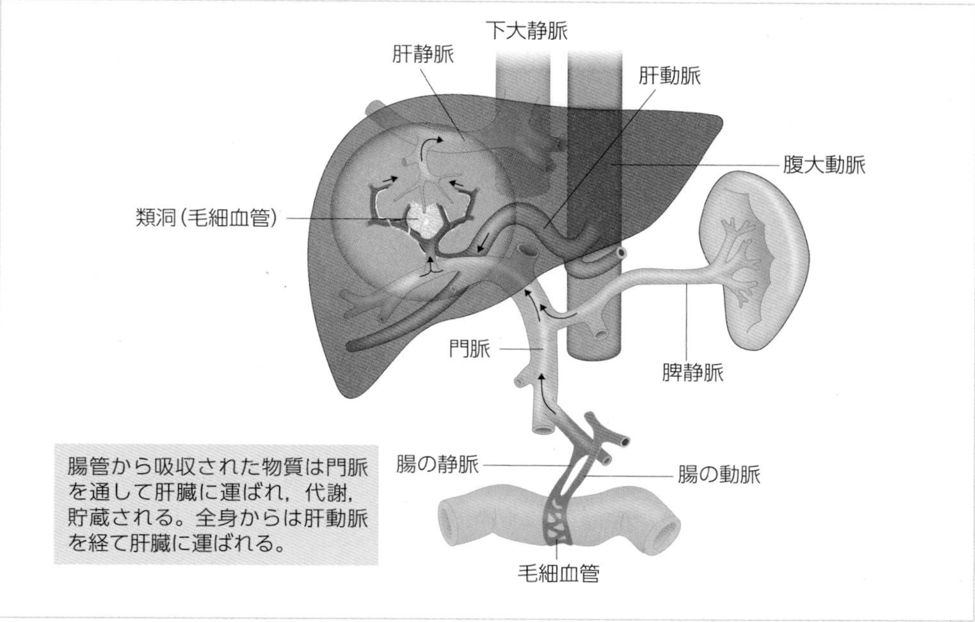

図 8-23 ● **門脈－肝循環の模型図**（Gauer）

この作用により血糖値を正常に保つ働きをしている。また，脂肪やたんぱく質からブドウ糖をつくる働きもある（糖新生）。

②脂肪は必要に応じて，肝臓でケトン体に変えられ（脂質代謝），これによりエネルギーの産生が起こる。

③たんぱく質の分解で生じたアンモニアから尿素を生成する（たんぱく代謝）。

④血液凝固に必要なフィブリノゲン，プロトロンビンなどの血液凝固因子の多くを生成する（たんぱく代謝）。

column

肝臓の異常

急性肝炎は主にウイルスの感染による急性の肝障害で，残りの大部分はアルコール性である。いずれも男性に多い。ウイルス性肝炎はA型，B型，C型，D型，E型に分ける。A型とE型は経口感染による一過性肝炎である。ウイルスは胆汁を経て糞便中に出るが血液中には出ない。B型，C型，D型は血液を介して感染する。C型は慢性化しやすい。B型肝炎ワクチンは開発されている。D型は日本ではほとんどみられない。現在の日本では十分な検査がなされているので，B型もC型も輸血による感染の心配はない。

肝炎が慢性化し，肝細胞の多くが死滅して組織が線維化し，肝臓が硬く萎縮（いしゅく）した状態を**肝硬変**という。肝機能は著しく低下する。肝がんの大部分は肝硬変に続いて発生する。

⑤血漿たんぱくのアルブミンを生成する（たんぱく代謝）。
⑥胆汁を生成・分泌する。
⑦血液中の有害な物質を分解し，無毒化する。
⑧ホルモンの分解，不活性化などを行う。
⑨胎生期には脾臓と同じく造血作用がある。
⑩血液の貯蔵所として働き，必要に応じてその血液を動員する。

Ⅳ エネルギー代謝

代謝とは生体内で起こる種々の化学反応のことをいい，それには大きな分子を小さな分子に分解してエネルギーを得る異化（反応）とエネルギーを用いて小さな分子から大きな分子を合成する同化（反応）がある。

通常，異化反応で産生されるエネルギーは，アデノシン３リン酸（ATP）のような高エネルギー物質に蓄えられるが，一部は熱エネルギーとして放出される。

一方，アミノ酸からたんぱく質を合成するような同化反応では，ATP に蓄えられたエネルギーが利用されるが，ATP を分解する際に生じるすべてのエネルギーが合成反応に利用されるわけではなく，一部は熱エネルギーとして放出される。合成された物質もいずれは分解されてエネルギーを放出するので，最終的にはすべてが熱エネルギーとして放出されることになる。これらの熱エネルギーは体温調節に利用される。

A　3大栄養素

熱量の単位はキロカロリー（kcal）で表され，炭水化物（糖質），脂肪，たんぱく質 1g が生体内で完全に分解されると，それぞれ 4，9，4kcal の熱量を発生する（アトウォーターの係数）。

1．炭水化物（糖質）

糖質の消化・吸収率は，脂肪，たんぱく質に比べて極めて高い。食物中の糖質は大半がブドウ糖の重合体（でんぷんなど）なので，吸収される糖質は大部分がブドウ糖である。砂糖（ショ糖，シュクロース）はブドウ糖と果糖が結合した二糖類*である。ブドウ糖以外の単糖類は吸収後ブドウ糖に変換される。

ブドウ糖は，血糖として血中を循環しており，全身の細胞で，直接エネルギー源になるが，一部はグリコーゲンとして肝臓，骨格筋に蓄えられる。ブドウ糖の分子

＊**二糖類**：加水分解により２分子の単糖を生じる一群の糖類をいう。天然に存在する二糖類を構成している単糖は，６個の炭素原子を含む六炭糖が多い。

が多数連なったものである。血糖が減少すると，肝臓のグリコーゲンはブドウ糖に分解されて血中に放出される。しかし，肝臓と骨格筋に含まれるグリコーゲンは，それぞれ約 100g，200g 程度で貯蔵能力には限界があり，余分な糖質は脂肪に転化して蓄えられる。したがって過剰な糖質の摂取は，脂肪の異常沈着，すなわち肥満の原因となる。

2．脂肪

脂肪（中性脂肪あるいはトリグリセリド：グリセリンに脂肪酸が３個結合したもの）は，エネルギー貯蔵物質として大きな特性をもっている。脂肪は糖質やたんぱく質の２倍以上の高いエネルギーをもつ最も有効な熱源であり，皮下，腹膜下，筋肉間などに蓄積脂肪として存在する。脂肪は，飢餓時など必要があれば，脂肪酸とグリセリンに分解され，血中に放出される。この脂肪酸を**遊離脂肪酸**という。遊離脂肪酸は血中のアルブミンと結びついて運ばれ，骨格筋や心筋，肝臓などの臓器でエネルギー源として使われる。

3．たんぱく質

たんぱく質は生体を構成する最も重要な物質である。細胞の主要な成分や酵素もたんぱく質でできている。たんぱく質は糖質や脂肪と異なり，構成元素としてＣ（炭素），Ｈ（水素），Ｏ（酸素）のほかＮ（窒素）を含んでいる。

●**アミノ酸**　たんぱく質はすべて**アミノ**酸が多数結合したものである。アミノ酸は，炭化水素（Ｃの列にＨのついたもの）に酸としての性質をもつカルボキシル基（-COOH）と塩基としての性質をもつアミノ基（$-NH_2$）がついたもので，

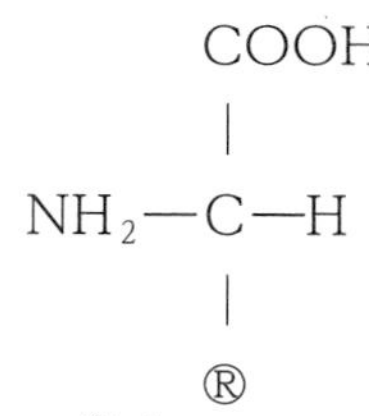

の基本構造をもつ。®（側鎖または残基という）の位置の分子の違いによって異なるアミノ酸になる。®をＨに置き換えると，最も単純なアミノ酸であるグリシン（NH_2CH_2COOH）となる。

アミノ酸は鎖状に結合する。この結合様式をペプチド結合*という。結合するアミノ酸の数の大小でペプチド，ポリペプチドとよぶ。ポリペプチドは，らせん状になったり，折りたたまれたり，重なり合ったりして巨大分子のたんぱく質を形成する。

数個～30 個くらいのアミノ酸の鎖でできている小型のたんぱく質であるペプチドのなかにも，微量でも強い作用をもち，多くの生体機能の調節を行っているものがある（たとえばオキシトシン，エンケファリンなど）。

＊**ペプチド結合**：1つのアミノ酸のアミノ基と他のアミノ酸のカルボキシル基との間で水がとれた結合（－NHCO－結合）をペプチド結合という。

●不可欠（必須）アミノ酸 生体には20種類のアミノ酸が存在する。そのうちロイシン，イソロイシン，バリン，スレオニン，メチオニン，フェニルアラニン，トリプトファン，リジン，ヒスチジンの9種は体内で合成されないため，食物から摂取しなければならない。これを**不可欠アミノ酸**という。正常な成長に必要なヒスチジンは，体内で合成できるが，新生児期は合成が不十分であるため不可欠アミノ酸に加えられる。アルギニン，システイン，チロシンなどは生理的条件によっては体内で十分な量が合成できないため，条件付き不可欠アミノ酸ということがある。

●たんぱく質の動的平衡（へいこう） たんぱく質は細胞の中で絶えず合成と分解が行われているが全体として見ると，合成と分解がつり合って総量に大きな変化はない。このような状態を動的平衡という。このため，たんぱく質は絶えず交代しており，たとえば筋肉のたんぱく質は4か月で入れ替わるといわれる。

アミノ酸が分解されると，アミノ酸を構成するCとHはCO_2とH_2Oになるが，アミノ基*は有害なアンモニア（NH_3）に変化する。アンモニアは肝臓で無害な尿素に変えられ，腎臓で尿中に排泄（はいせつ）される。

たんぱく質は糖質や脂肪（しぼう）と異なり，体内に貯蔵できないので，毎日摂取しなければならない。「日本人の食事摂取基準」（2020年版）によると，成人（18歳以上）のたんぱく質摂取推奨量は，男性65g/日，女性50g/日とされている。成長期の子どもや妊婦などは，体重比で換算される以上の量を摂取しなければならない。

B 呼吸商（呼吸比）

ヒトがエネルギー源としてどの栄養素を利用しているか，すなわち，エネルギー代謝を測定することは容易ではないが，間接的に測定する方法の一つに呼吸商から求める方法がある。呼吸商（respiratory quotient；RQ）とは，単位時間内に体内に取り込まれたO_2のうち，体内でCO_2の産生に利用されたものの割合を示すもので，排出されたCO_2と消費されたO_2の量を測定して，その比（CO_2/O_2）をRQとする。栄養素によってRQが異なるので，RQによって体内で何がエネルギー源として酸化されたかを知る手がかりが与えられる*。

一般に日本人の混合食によるRQは0.82〜0.84である。

脳のRQは0.97〜0.99程度であり，エネルギーの大半を糖質によっていることがわかる。

＊**アミノ基**：アミノ酸からアミノ基を除去することを脱アミノ反応といい，アンモニアが生じる。肝臓が障害されると，血中にアンモニアが蓄積されることになり，肝性昏睡の原因ともなる。

＊たとえばブドウ糖では，糖質だけをエネルギー源として利用したとすると，糖質の燃焼反応は，$C_6H_{12}O_6 + 6O_2 = 6CO_2 + 6H_2O$，であり，1分子のブドウ糖を完全に異化するのに，6分子のO_2を必要とし，その結果6分子のCO_2と6分子のH_2Oが生じるので，ブドウ糖のRQは$6CO_2/6O_2 = 1$となる。それぞれの栄養素の分子式からRQを計算して求めると，糖質のRQは1.0，脂肪は約0.7，たんぱく質は約0.8である。この数値にもとづいて，測定値のRQからエネルギー源となった栄養素を推定するのである。

C 基礎代謝

基礎代謝（basal metabolism；BM）とは，身体的・精神的に安静な状態での代謝で，基礎代謝量は生きていくために必要な最小のエネルギー代謝量である。一般的に食後12〜16時間経過後，快適な温度条件下において覚醒状態で安静仰臥位で測定されるものとする。低栄養では低下し，季節的に冬は高く，夏は低い。

基礎代謝量は男性のほうが女性よりもやや高い（表8-3）。女性は月経期間中の基礎代謝量は低下し，妊娠時には体重の増加に伴って増加する。

●推定エネルギー必要量

基礎代謝量は安静時の最小エネルギー代謝量であるが，日常の活動で必要とされる1日の推定エネルギー必要量（kcal/日）は

推定エネルギー必要量（kcal/日）＝基礎代謝量（kcal/日）×身体活動レベル

で求められる。身体活動レベルは男女共通で，「ふつう」では，12〜14歳で1.70，15歳から64歳までは1.75である。

この計算式に基づいて推定エネルギー必要量を計算してみると，身体活動レベルが「ふつう」の場合で最も高くなるのは，男性が15〜17歳，女性は12〜14歳で，男性約2850kcal，女性約2400kcalである。18〜29歳では男性約2600kcal，女性約1950kcalである。

●エネルギー代謝率

人は，毎日安静にしているわけではなく，労働をしたり，運動をしたり，様々な活動を行っている。活動すれば，安静時よりもエネルギー代謝量が増えるが，どの

表8-3●基礎代謝量基準値

性別	男性			女性		
年齢（歳）	体重1kg当たりの基礎代謝量（kcal/kg体重/日）	参照体重（kg）	基礎代謝量基準値（kcal/日）	体重1kg当たりの基礎代謝量（kcal/kg体重/日）	参照体重（kg）	基礎代謝量基準値（kcal/日）
1〜2	61.0	11.5	700	59.7	11.0	660
3〜5	54.8	16.5	900	52.2	16.1	840
6〜7	44.3	22.2	980	41.9	21.9	920
8〜9	40.8	28.0	1140	38.3	27.4	1050
10〜11	37.4	35.6	1330	34.8	36.3	1260
12〜14	31.0	49.0	1520	29.6	47.5	1410
15〜17	27.0	59.7	1610	25.3	51.9	1310
18〜29	23.7	63.0	1490	22.1	51.0	1130
30〜49	22.5	70.0	1570	21.9	53.3	1170
50〜64	21.8	69.1	1510	20.7	54.0	1120
65〜74	21.6	64.4	1390	20.7	52.6	1090
75以上	21.5	61.0	1310	20.7	49.3	1020

資料／厚生労働省：「日本人の食事摂取基準（2025年版）」策定検討会報告書，2024，p.66.

ような活動をするかによって異なる。そこで，身体活動の強度を比較するための指標として用いられるのが，エネルギー代謝率（relative metabolic rate；RMR）である。RMR は，身体活動に要したエネルギー量が基礎代謝量の何倍であったかを求めるもので，体格，性別，年齢の影響を受けない。RMR は身体活動の強度を示すので，活動の種類に対し一定の値をとる。たとえば入浴は 0.7，毎分 80m の歩行は 2.8 というような値が得られている。

RMR ＝ {（活動時の消費エネルギー量）－（安静時の消費エネルギー量）}／基礎代謝量

＝活動代謝量／基礎代謝量

しかし，RMR で精神作業のような静的な精神活動のエネルギー消費量を表すことはできない。

看護の観点

本章に関連する主な看護技術

食事介助／経腸（管）栄養／便秘のケア

● 食べることに困難（障害）を伴う患者へのケア　口から食べられないことは，消化管への影響だけでなく，咀嚼（そしゃく）・嚥下（えんげ）を行わないことにより，口腔（こうくう）や咽頭（いんとう）などの筋肉の使用も減少することになる。そのため，食事が再開された場合に，嚥下がうまく行えないことや嚥下困難により食物が気管に入る危険も生じる。また，高齢になると唾液の分泌が不足し嚥下しにくかったり，口腔内が乾燥し，感染が生じやすくなったりする。このような場合には，唾液の分泌を促すマッサージやブラッシングなどのケアを行う。

口から食べることができない場合などは経腸（管）栄養を行うことがある。このチューブ挿入の際にも 嚥下のしくみの理解が必要となる。

● 排泄に困難（障害）を伴う患者へのケア　排泄は自律神経系の調節を受けるため，排泄する際の環境を整えることが大切である。ベッド上では周囲が気になると排泄しにくい。このような状況下では，便意があっても我慢してしまい，便秘になることも考えられる。

便秘時のケアとしては，水分摂取量や食事の内容・量などの確認のほか，腹部のマッサージや温罨法（おんあんぽう）なども効果的である。マッサージは腸管の走行に沿って行い，温罨法は腰背部（ようはいぶ）を温めることで，腸管の蠕動（ぜんどう）を促すことができ，排ガスや排泄につながる。

学習の手引き

1. 消化管を構成する器官にはどのようなものがあるか説明してみよう。
2. 唾液腺の種類とその分泌液の性状について復習しておこう。
3. 胃の各部の名称と分泌腺名を復習しておこう。
4. 小腸と大腸の相違点を整理しよう。
5. 腹膜と腹膜後器官の関係について復習しておこう。
6. 肝臓の位置，色，重さを復習しておこう。
7. 消化器系の血液循環としてどのような動脈・静脈が分布しているか復習しておこう。
8. 胃液の分泌はどのようにして起こるか説明してみよう。
9. 膵液の分泌はどのようにして起こるか説明してみよう。
10. 糖質，脂肪，たんぱく質はどこまで分解され，吸収されるか復習しておこう。
11. 基礎代謝とは何か，その基準値はどのくらいか説明してみよう。
12. 必須アミノ酸とは何か，説明してみよう。

第8章のふりかえりチェック

次の文章の空欄を埋めてみよう。

1 消化器系の器官（歯）

歯冠と歯根の境で［ 1 ］質と［ 2 ］質の境界部分を［ 3 ］という。

2 消化器系の器官（食道・胃）

食道の粘膜は［ 4 ］上皮で，胃の粘膜は［ 5 ］上皮である。食道は胃の［ 6 ］につながる。

3 消化器系の器官（小腸）

小腸の内腔には［ 7 ］，［ 8 ］，［ 9 ］というしくみがあり，表面積を大きくして，より食物を吸収できるようにしている。

4 消化器系の器官（大腸）

大腸は［ 10 ］，［ 11 ］，［ 12 ］の３部からなる。全長は約［ 13 ］m で，直腸は男性では膀胱の［ 14 ］に位置し，肛門へつながる。

5 消化器系の血液循環と神経（消化管の動脈）

上腸間膜動脈は,［ 15 ］, 空腸動脈,［ 16 ］, 右結腸動脈, 中結腸動脈などを分枝し,［ 17 ］にまで分布する。

6 エネルギー代謝（呼吸商）

単位時間内に体内に取り込まれた［ 18 ］のうち，体内で［ 19 ］の産生に利用されたものの割合を示すものを呼吸商という。

■人体のしくみと働き

第9章 体温

▶学習の目標
- ●体温の定義について学ぶ。
- ●体熱の産生のしくみについて学ぶ。
- ●体熱の放散のしくみについて学ぶ。
- ●体温調節のメカニズムについて学ぶ。

I 体温とは

からだの核心（内部）温度を体温という。核心部とは脳を含むからだの中心部のことである。ヒトは自身を取り巻く気温などの環境温が変化しても，体温，とりわけ脳の温度を一定の範囲に維持する**恒温動物**である。健康ならば36～37℃に保たれるが，一日のうちでも変動がある。体温の測定部位として，臨床的には腋窩，口腔（舌下），鼓膜などが，実験的には直腸，食道などが用いられる。健常人の約2/3の腋窩温は36.5～37.2℃に含まれる*。

食道温は大動脈血温，鼓膜温は視床下部温のよい指標である。

●**基礎体温**　朝，目覚めた直後の体温を**基礎体温**という。成人女性では月経周期に伴って基礎体温が変動する（図9-1）。排卵を境として低温期と高温期に分けられる。排卵後，黄体がつくられ，黄体が分泌する黄体ホルモンが体温調節中枢を刺激するため体温が上昇すると考えられる。

●**体温の日周リズム**　体温は，1日24時間のうちで規則正しく変動している。一般に4～6時の間が最も低く，14～19時の間が最も高い。最高と最低の差は約0.6℃である。この**体温の日周リズム**は生後2～6か月にかけて現れるようになり，生後2年程度で完成する。

＊健常日本人3000人あまりの腋窩温を水銀体温計で計測した結果。腋窩温は正常の場合，平均36.89℃±0.342℃で，直腸＞口腔＞腋窩の順で直腸が最も高い傾向にある。直腸温－口腔温＝約0.2～0.3℃，直腸温－腋窩温＝約0.5℃，口腔温－腋窩温＝約0.2～0.3℃といわれている。

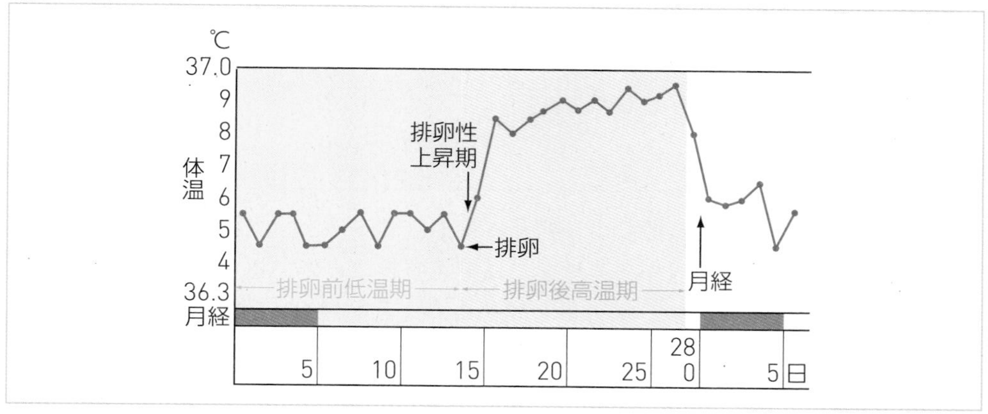

図 9-1 ● 成人女性の基礎体温の変化の例

Ⅱ 体熱の産生と放散

体温は熱産生と熱放散のバランスにより，一定に維持されている。

A 体熱の産生

生体内では絶えず物質代謝が行われているので，それに伴って化学的に体熱が産生されている。産熱量の大きい器官は骨格筋と肝臓である。骨格筋は総量が多く，運動による熱産生量が大きいので，体熱産生全体の約 6 割を担っており，肝臓の寄与率は約 2 割である。寒いときのふるえは，熱産生のための骨格筋の不随意収縮で，屈筋，伸筋に同期して起こる。この収縮は 8～11 回 / 秒で，視床下部からの刺激によるものであり，大脳皮質を除去した動物にも出現する。

B 体熱の放散

体熱の放散は，放射，伝導，対流および水分の蒸発という物理的方法によって行われる。

1．放射，伝導，対流

熱が電磁波の形で移動する現象を放射というが，放射によって皮膚から赤外線として体熱が放散される。直接に接触している物体間の熱の移動が伝導であり，皮膚，呼吸器，消化器から接している空気などに熱が伝導する。また，伝導によって暖められた皮膚表面の空気の移動である対流によっても熱が失われる。放射，伝導，対流による熱の放散は，皮膚の温度と周囲の環境の温度との差に依存する。皮膚の血

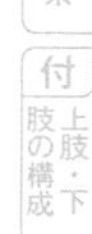

流が増加すると，皮膚の温度が上昇して，熱の放散も増加する。逆に，皮膚の血管が収縮して血流が減少すると，皮膚の温度が下がり，熱の放散を減らすだけでなく，内部から皮膚への熱の移動も減少する。

2．水分の蒸発

水分の蒸発は，**不感蒸泄**(ふかんじょうせつ)および**発汗**による。

●**不感蒸泄** 皮膚や呼吸器から自覚なしに絶えず起こっている水分の蒸発を不感蒸泄という。その量は摂取する水分量と関係なく1日約1.0Lといわれる。安静時の体熱放散量の約20%は不感蒸泄で，残りの大部分は皮膚の放射，伝導，対流によるものである。

●**発汗** 汗腺は**エクリン汗腺**（E腺）と**アポクリン汗腺**（A腺）に分類されるが（第14章Ⅱ－A－3「皮膚の付属器」参照），いわゆる汗はエクリン汗腺から分泌(ぶんぴつ)される。

エクリン汗腺には分泌能のない汗腺（不能汗腺）と**発汗**を行っている汗腺（能動汗腺）があり，能動汗腺の数は日本人で平均230万個ほどである。汗*1mLが蒸発するときに奪う熱量は約0.58kcalであるから，汗は最も強力な放熱手段である。

エクリン汗腺の分泌は交感神経によって促進されるが，神経終末からはノルアドレナリンではなく，アセチルコリンが分泌され，交感神経系の唯一の例外である。

アポクリン汗腺は腋窩(えきか)，陰部などに限局して存在し，体温調節にはかかわっていない。アポクリン腺の分泌物は体臭の原因となる。

●**発汗の種類** 発汗は温熱性発汗と精神性発汗に分けられる。

温熱性発汗は手掌(しゅしょう)，足底を除く全身に起こる。暑いなかで激しい運動をしたときなど，極端な場合1時間に2L，1日に10～15Lにも及ぶことがある。しかし，この全部の汗が放熱に関与するわけではなく，実際に熱放散を行う汗の量（これを有効汗量という）は，皮膚表面で蒸発するものだけである。一般に直腸温が39℃以上になると発汗量は最高値に達する。また，睡眠中は体表面の発汗量が増加する。睡眠深度が深いほど発汗量は多くなる。成人女性は成人男性より発汗し始める体温の閾値(いきち)が高く，また発汗量も少ない。温熱性発汗の中枢(ちゅうすう)は視床下部(ししょうかぶ)にある。

手掌，足底，腋窩の発汗は外界の温度に関係なく，緊張やストレスなどの精神的要因によって起こり，これを**精神性発汗**という。うそ発見器はこの現象を利用したものである。精神性発汗の中枢は大脳皮質(だいのうひしつ)，辺縁系，視床下部などが関与すると考えられている。なお，腋窩は温熱性発汗も起こす特殊な部位である。

生理的な発汗ではないが，辛味の強い食品を食べた場合，顔面に限局した発汗が現れる。これを**味覚性発汗**という。

●**水の出納量** 安静時の1日の**水の出納**(すいとう)はおおよそ図9-2に示したとおりであり，摂取量の合計と排泄量の合計が一致する。これを水平衡(みず)という。**代謝水**は酸化水と

＊**汗**：汗の99%は水で，主要な成分としてNaCl，尿素などを含んでいるが，血漿に比して薄く，浸透圧も低い。発汗量が少ない時は，汗のNaCl濃度は低く，発汗量が増すとともに高くなるので，多量に汗をかいたときには，NaClを補給する必要がある。

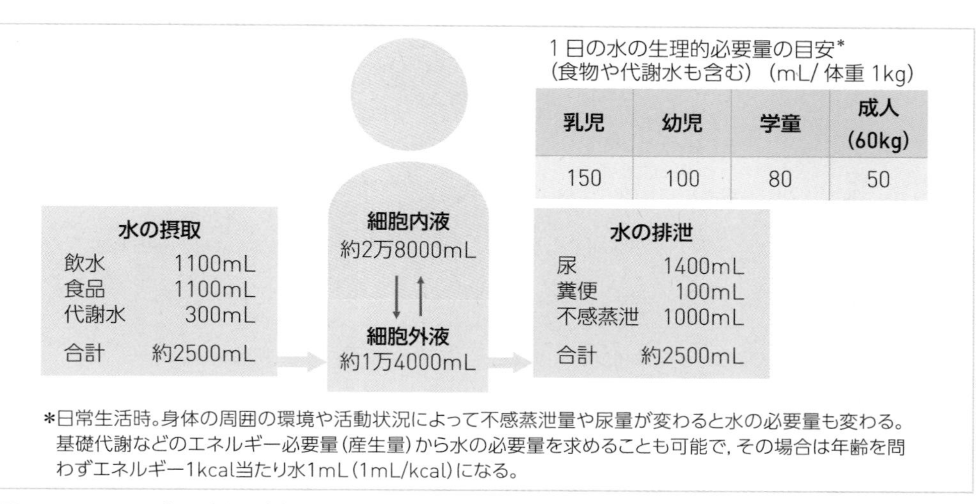

図 9-2 ● 1日の水の出納（安静状態の標準的な成人：体重 70kg の場合）と水の生理的必要量

もいい，栄養素が体内で酸化されるときに生じる水である。糖質，脂肪，たんぱく質各 100g につき，それぞれ 56mL，108mL，41mL の代謝水が生じる。

体内の恒常性を維持し，老廃物を尿に排泄するためには，毎日一定量の水が必要となるが，代謝水だけで補えないので，飲水として摂取する必要がある。水の 1 日の必要量は年齢により異なり（図 9-2），小児は尿の濃縮力が低いために尿量が必要で，不感蒸泄も多いため，成人の倍以上の水を必要とする。

Ⅲ 体温調節

1．体温調節のしくみ

●**体温調節の中枢機能**　体温の調節は，周囲環境の温度変化を感知する皮膚の温受容器や冷受容器の興奮に始まる。この興奮が伝えられる視床下部の**視索前野・前視床下部**には，脳の温度を感受している冷・温の温度感受性ニューロンがあり，ここに体温調節中枢がある。

体温は恒温槽と同じように，ある設定された温度（セットポイント温度）に調節されており，この温度と皮膚や脳の温度がずれている場合は，体温を戻す反応が起こる。環境温や体温が低下した場合は交感神経系が活性化し，骨格筋のふるえや褐色脂肪の分解といった産熱反応が起こり，皮膚血管を収縮させて放熱を防ぐ。環境温や体温が上昇した場合は，皮膚血管が拡張して血流を増加させ，体熱の放散を促進したり，発汗するなどの放熱反応が起こり，体温を下げようとする。

新生児，幼児の体温維持には，左右の肩甲骨の間などに存在する**褐色脂肪組織**が重要である。この組織は，自らの脂肪を利用して熱産生のみに働く組織であり，成

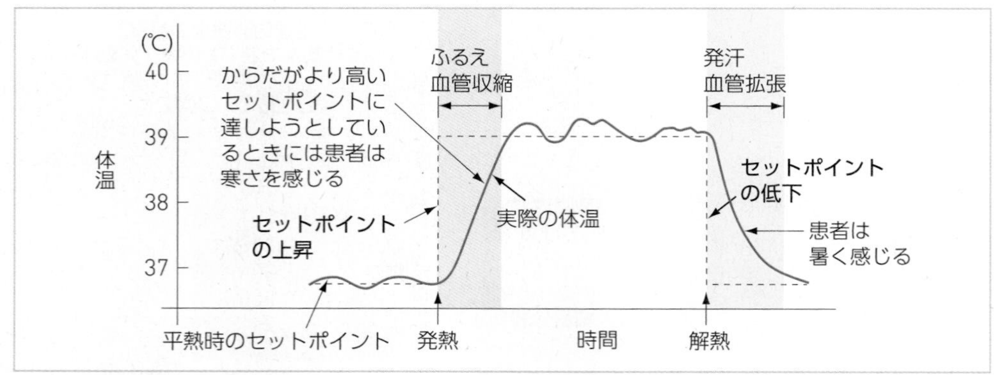

図 9-3 ● **発熱時のセットポイント**

人でも存在することが確認されている。

新生児は，体内の水分量が多いため熱伝導性が高く，皮下脂肪（しぼう）が少ないので断熱性も弱く，熱放散の割合は成人より大きい。また，汗腺の働きも不十分である。そのため，新生児は体温調節機能が十分ではないので，保温には注意しなければならない。

●**発熱** **発熱**を起こす物質を発熱物質といい，発熱物質を総称して**パイロジェン**とよぶ。その作用部位は**体温調節中枢**（ちゅうすう）である。発熱物質には，細菌の毒素や化学的発熱性物質などの外因性（がいいんせい）発熱物質と，食作用をもつ白血球で産生される強力な内因性発熱物質（白血球パイロジェン）がある。外因性発熱物質は直接に体温調節中枢に作用したり，炎症反応を引き起こして内因性発熱物質を産生させて，発熱を起こす。

発熱とは，発熱物質による体温調節中枢の異常な働きのために起こる体温の異常な上昇をいう。発熱物質はセットポイントを上昇させ，その温度に合わせるために体温が上昇する。発熱時にも体温調節系は正常に働いており（図 9-3），セットポイントよりも体温が低いと寒さを感じ，産熱反応が起こる。生命を維持できる高体温の限界は 42～43℃である。

上昇した体温が元の平熱に戻ることを解熱というが，解熱の際には上昇していたセットポイントが平熱時の状態に戻り，それに合わせて放熱反応が起こり，汗をかく。

2. 体温調節の異常

●**熱中症** 高温環境下で生じる身体の異常を総称して熱中症といい，重症度・緊急度に応じてⅠ度～Ⅲ度* に分類している。

●**日射病（熱中症Ⅰ度）** 炎天下で，直射日光を受けて突然卒倒する暑熱障害を日射病という。多量の発汗のために，体液が減少して循環障害を生じており，熱射病のような体温の著明な上昇はない。涼しい環境に寝かせ，経口補水液* を飲ませること

＊熱中症Ⅱ度は，従来の熱疲労である。
＊**経口補水液**：汗で失われた NaCl を早急に補うために，NaCl とブドウ糖が添加されている。

が必要である。

●**熱痙攣（熱中症Ⅰ度）**　高温下の激しい運動で多量の発汗に対して水のみを補給すると，体液の塩分濃度が低下し，四肢や腹筋などの痛みを伴う痙攣が起こることがある。これを熱痙攣という。暑熱下の運動時には，十分な水と適度な塩分補給が大切である。

●**熱射病（熱中症Ⅲ度）**　高温環境下の激しい運動や労働時には，多量の発汗があっても放熱が不十分となり，体温が上昇していく。外からの熱の流入や体内での熱産生が放熱を上回ってしまい，体温調節系が働いていても熱が蓄積していく状態をうつ熱という。うつ熱が進行すると，体温の異常な上昇のため体温調節中枢が働かなくなり，水分は欠乏し，汗腺の活動は停止し，放熱の手段が失われる。放置すれば体温が 42～43℃以上にもなり，意識を失い，死亡することもある。これを熱射病という。熱射病の場合，体温調節機構が正常に機能していないので，解熱薬を投与しても無効であり，涼しい場所に移動し，氷のうなどでからだを冷やし，速やかに体温を 39℃以下に下げなければならない。

●**低体温症**　深部体温（直腸温）が 35℃未満になった状態を低体温症という。強い寒冷環境に曝露されて放熱が熱産生を上回ると起こる。当初は激しいふるえが起こるが，次第に嗜眠，錯乱を起こし，全身の機能が低下して，体温が 23℃以下になると回復不能になり，死亡する。これを凍死という。凍死の危険がある場合には，加温した輸液を静脈内投与するなどして体温の上昇を図らねばならない。

看護の観点

本章に関連する主な看護技術

体温測定／体温の異常時のケア／安楽な睡眠の援助

● **体温のアセスメントとの関連**　腋窩や口腔の温度は，体内温の核心温度ではないため，核心温度の指標として用いるには，体温計の感温部を正しい部位に入れて腔を密閉し，温度が平衡になるまで（核心温度近くに十分温まるまで）測定する必要がある。また，日内変動があることや，食後や入浴後などは正確な体温が反映されないことなどを理解しておく。

● **体温の異常時のケア**　高体温の場合は主として感染による変化が考えられ，低体温の場合は環境要因に関係するが，内分泌系や神経系疾患がかかわっていることもある。また，体温の変化時に生体がどのような変化を起こすかを理解しておくことは，どのようなケアが必要かを考えるヒントとなる。たとえば，発熱時に体温が上昇し始める前には，悪寒戦慄が生じるため，できるだけ身体を温めること，反対に解熱時には熱放散が進むように援助する。

● **安楽な睡眠の援助**　睡眠不足は日中の眠気を生じ，昼間の活動を抑制することにもつながるため，心身の状態，寝室の環境，睡眠のリズムなどの条件を整えることが必要となる。たとえば，体温は寝付くころに低下してくるのが望ましいため，入浴時間を考慮する。また，メラトニンの日内変動に悪影響を与えるような行為（寝る前にブルーライトなどを浴びるなど）を避けるよう留意する。このように，睡眠の働きや身体の状況，それらに関する生体リズムを理解することは安楽な睡眠を促し，導くうえで必要な知識である。

学習の手引き

1. 体熱はどのように産生され，どのように放散されるかまとめてみよう。
2. 不感蒸泄とは何か説明してみよう。
3. 発汗のしくみについて復習しておこう。
4. 体温の調節中枢はどこか整理しよう。

第9章のふりかえりチェック

次の文章の空欄を埋めてみよう。

1 体温とは

体温は［ 1 ］時の間が最も低く，［ 2 ］時の間が最も高い。

2 体熱の産生と放散

寒いときのふるえは，熱産生のための骨格筋の［ 3 ］収縮で，［ 4 ］，［ 5 ］に同期して起こる。

3 体熱の産生と放散（発汗）

水分の蒸発は，［ 6 ］と［ 7 ］による。［ 7 ］は［ 8 ］発汗と［ 9 ］発汗に分けられる。

4 体温調節

体温調節中枢は［ 10 ］にある。

5 体温調節（発熱）

セットポイントよりも体温が低いと［ 11 ］を感じ，［ 12 ］が起こる。生命を維持できる高体温の限界は［ 13 ］℃である。

6 体温調節（体温調節の異常）

深部体温が35℃未満になった状態を［ 14 ］という。体温が［ 15 ］℃以下になると回復不能になり，凍死する。凍死の危険がある場合には，加温した輸液を［ 16 ］するなどして体温の上昇を図らねばならない。

■人体のしくみと働き

第10章 泌尿器系

▶学習の目標

- ●腎臓の構造と機能について理解する。
- ●尿路である尿管・膀胱・尿道の構造と機能について理解する。
- ●尿の生成について学ぶ。
- ●排尿のメカニズムについて学ぶ。

I 泌尿器系の器官

泌尿器系は，尿をつくり出す腎臓と，尿を運んで体外に排泄する尿路からなる。

A 腎臓

1．腎臓の位置と構造

●**位置・形状**　腎臓は1対のソラマメ形をした暗赤褐色の実質器官である。大きさは長さ約10cm，幅約5cm，厚さ約3～4cm，重さ約120～130gで，左腎が右腎よりもやや大きい。腹腔の脊柱の両側で，第12胸椎から第3腰椎の高さにあるが，右腎は肝臓に押されて左腎よりも椎体半分ほど低い位置にある（図10-1）。左右の腎臓ともソラマメ形の凹んでいる側を内側に向けており，その中央付近のへこみを**腎門**という。腎門からは，腎動・静脈，リンパ管，神経，尿管が出入りしている。腎臓は前面を腹膜で覆われた**腹膜後器官**で，腎臓の上に位置する副腎と共に，腹膜下の脂肪組織がつくる脂肪皮膜によって包まれている。

●**構造**　腎門を入ってすぐの部分には上下に広がった腔があり，これを**腎洞**という。腎洞を囲んで腎臓の実質がある。腎洞にはイチョウの葉のような形をした**腎盤**（腎盂）という袋がある。この袋は茎にあたる管に収束して腎門から出ていく。これが**尿管**である。腎臓の前頭断面を見ると，全体が茶色っぽい中に，赤茶色で腎洞に頂点を突き出した丸みのある三角形が数個並んでいる。この三角形は，立体では丸みのある円錐形をしており，これを**腎錐体**という。腎洞に突出した腎錐体の頂点は**腎乳頭**とよばれ，腎盤から伸び出した杯状の**腎杯**が被さっている。腎錐体の側面を外

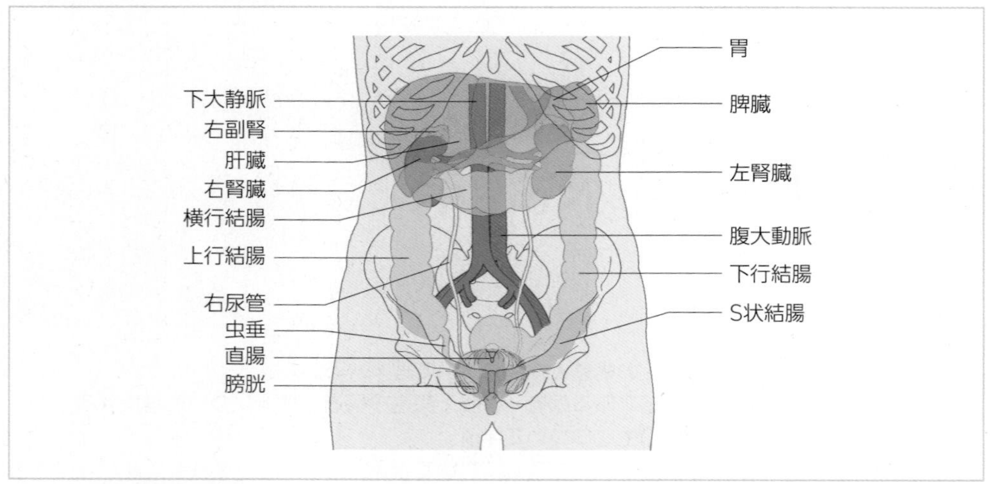

図 10-1 ● **腎臓の位置**

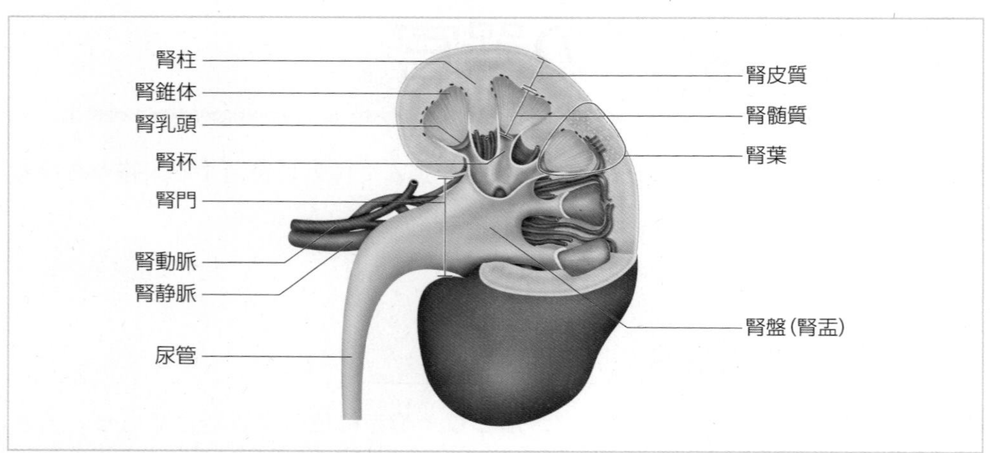

図 10-2 ● **腎臓の断面図（背側より見る）**

表面まで伸ばしてできる腎臓(じんぞう)の区画を**腎葉**という。個々の腎葉の腎錐体(すいたい)の部分が**腎髄質**(ずいしつ)であり，その外側部が**腎皮質**である。腎錐体の間を**腎柱**(じんちゅう)というが，これも腎皮質である。腎皮質には無数の小さな白っぽい粒状の**腎小体**が散在している（図 10-2)。

2．腎小体

腎小体は直径 0.2mm 前後の球状で，腎皮質に散在しており片側の腎臓に約 100 万個（両側で約 200 万個）存在する。迂曲する毛細血管の集塊である**糸球体**(しきゅうたい)と，これを包む球形の袋である**ボウマン嚢**(のう)（**糸球体嚢**，**糸球体包**）からなる（図 10-3)。

糸球体には血液を送り込む 1 本の輸入細動脈と血液が流出する 1 本の輸出細動

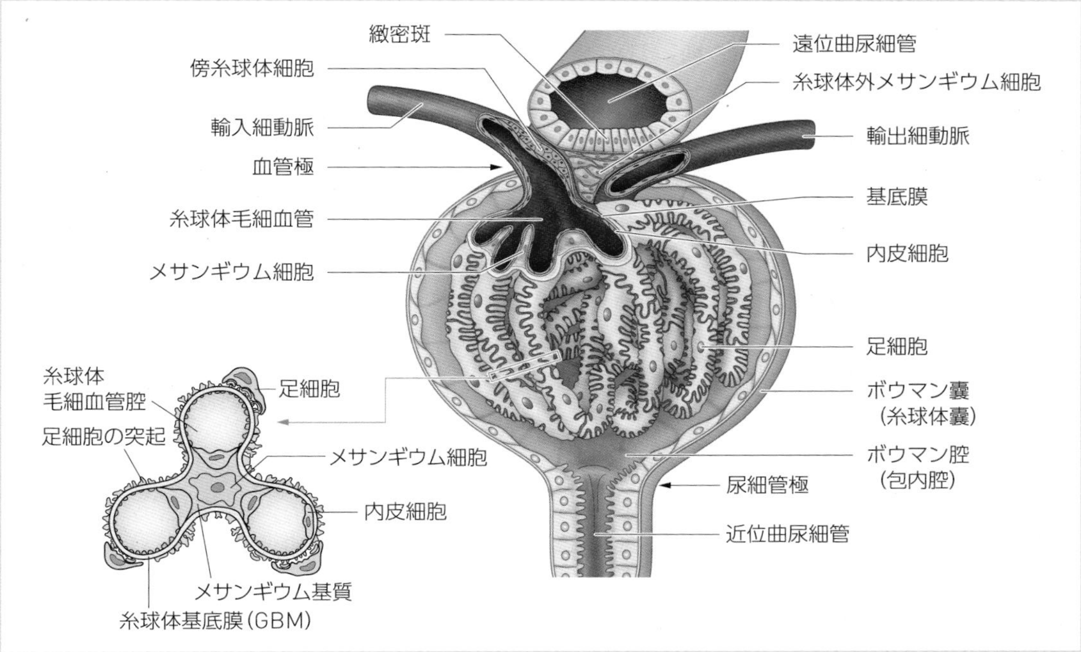

図 10-3 ● **腎小体模型図**

脈が近接してつながっており，腎小体内にこれらの細動脈が出入りする部位を血管極という。すなわち，糸球体は血管極で，輸入細動脈と輸出細動脈によってボウマン嚢内にぶら下げられた状態になっている。ボウマン嚢の壁は単層扁平上皮でできており，この上皮は血管極で折れ返って糸球体の毛細血管の周囲を包む（たこ）足細胞に移行している。足細胞は，タコの足のような突起を無数にもっていて，毛細血管に巻き付いているところから，この名前でよばれる。ボウマン嚢の壁と足細胞の間の腔を**ボウマン腔**（包内腔）といい，ここに糸球体の毛細血管で血液が濾過された原尿が出てくる。

血管極の反対側では，ボウマン嚢が尿細管につながっており，ボウマン腔は尿細管の内腔に開いているので，ここを尿細管極という。

3．尿細管

尿細管はボウマン嚢に始まり集合管に注ぐ 1 本の管で，複雑な走行をし，部位によって太さや構造が変わるが，分岐や合流はしない。腎小体とそれに続く尿細管とを合わせて**ネフロン**といい，腎臓で尿がつくられる際の 1 つの単位とされている（図 10-4）。

●**尿細管の走行**　ボウマン嚢に続く尿細管は，その近傍を迂曲した（**近位曲尿細管**）後，髄質に向かってまっすぐ下りていく（**近位直尿細管**）。この部位は単層立方上皮でできていて管も太いが，髄質に入ってさらに下ると，上皮が単層扁平上皮になり，管も細くなる。ここからを**ヘンレのループ**の**下行脚**といい，髄質の一定の深さで

Uターンし，今度は皮質に向かって昇っていく。この部位を**上行脚**という。ヘンレのループの始まりの細い管の部分は**細い部**ともいい，ループが髄質のどこでUターンするかによって，髄質の浅層でUターンする場合はUターン前に管が太くなり，髄質の深層でUターンする場合は上行脚の途中で太くなる。管が太くなった部分は**太い部**（**遠位直尿細管**ともいう）といい，単層立方上皮でできている。

上行脚はまっすぐに上昇して皮質に入り，元の腎小体に近づくと，再び迂曲して（**遠位曲尿細管**）元の腎小体の血管極で輸入細動脈に接し，その後は集合管につながる。遠位曲尿細管が輸入細動脈に接する部位の上皮は，細胞の幅が小さく核が密に並ぶため，緻密斑とよばれる。ここでは尿の性状を感知し，これに接する輸入細動脈の壁の特殊な細胞（傍糸球体細胞，あるいは糸球体傍細胞）に**レニン**という物質を分泌させる。レニンはレニン・アンジオテンシン・アルドステロン系（後述）を介して，ナトリウムの再吸収を促進して体液を保持し，血圧を上昇させる。

集合管は多数の遠位曲尿細管を集めながらまっすぐ髄質から腎錐体の尖端に向かって下行し，尖端付近で乳頭管と名前を変えて，腎杯に開く。

一連の尿細管および集合管では，原尿から大半の水分や種々の有用な無機質や有機質が吸収され，原尿が濃縮されて尿となる。

4．血管

腎臓は血管の豊富な器官である。

●**血管の走行**　腹大動脈の枝である太い腎動脈は腎門から腎臓の実質内に入る。腎動脈が分岐した葉間動脈は腎葉の間を腎皮質と腎髄質の境界部まで走る。葉間動脈はほぼ直角に曲がって境界部を走る弓状動脈となる。弓状動脈から皮質に向かって多数の小葉間動脈が分枝する。小葉間動脈から多数の輸入細動脈が分枝し，糸球体をつくった後，再び合流して輸出細動脈として出てくる。その後，腎皮質で毛細血管網をつくるか，もしくは直細動脈としてまっすぐ下行して，腎髄質内で毛細血管網をつくる。これらの毛細血管網は小葉間静脈あるいは直細静脈に集まり，弓状静脈に合流する。弓状静脈は腎葉間で腎門に向かって直角に曲がり葉間静脈となる。葉間静脈は合流して腎静脈となり，腎門から出ていき下大静脈に注ぐ（図10–4）。

B　尿路

1．尿管

尿管は腎盤と膀胱を結ぶ細長い管で，長さ25～30cm，直径4～7mmである。尿管は腹膜後器官で，後腹壁の腹膜下を下行して骨盤腔に入り，前下方に向かって，男性では精管と交差し，女性では子宮頸および腟円蓋の外側を通って膀胱底の**尿管口**に開口する。尿管壁は厚く，上皮は移行上皮で，筋層が発達している。

尿管には3か所の**生理的狭窄部**があり，それらは，①腎盤尿管移行部，②総腸

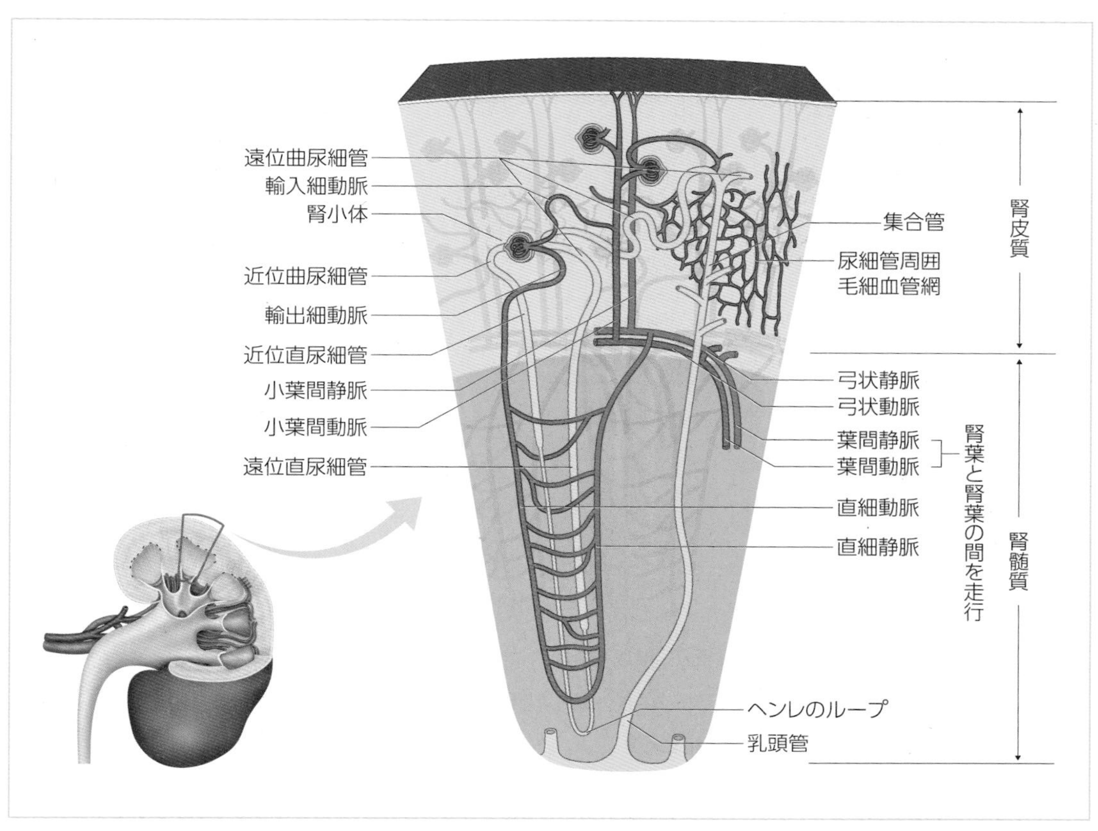

図 10-4 ● 尿細管と血管の走行

骨動・静脈と交わる部分，③膀胱への開口部である（図 10-5）。尿中に生じた結石がつまりやすい部位である。

尿管は膀胱壁を斜めに貫いて開口しており，膀胱内に多量の尿が貯留して内圧が上がると壁に圧迫されて尿管が閉じられ，尿の逆流を防ぐ弁を構成している。

尿は筋層の蠕動（ぜんどう）運動によって尿管を運ばれる。膀胱内圧が高くなってきても，尿管は尿を運び続けることができる。もし，結石が生理的狭窄部につまって尿管を閉塞しても，尿管は蠕動運動で尿を運んでくるので，閉塞部ではたまった尿で尿管が拡張させられ，背部に激しい痛みを感じる。

2．膀胱

膀胱は，尿を一時的に貯留するための筋性の嚢（のう）である。最大尿容量は 500mL 程度であるが，大きさは貯留している尿の量によって著しく変わる。骨盤腔内で恥骨（ちこつ）結合の後ろにあり，後方は男性では直腸（図 10-6 参照），女性では子宮および腟と接する（図 11-6 参照）。上方から後面は自由表面で腹膜（ふくまく）に覆（おお）われるが，前面と下面は結合組織性の外膜で周囲と癒着（ゆちゃく）しており，下方には前立腺（男性のみ）や尿生殖隔膜がある（図 10-6，図 11-5 参照）。

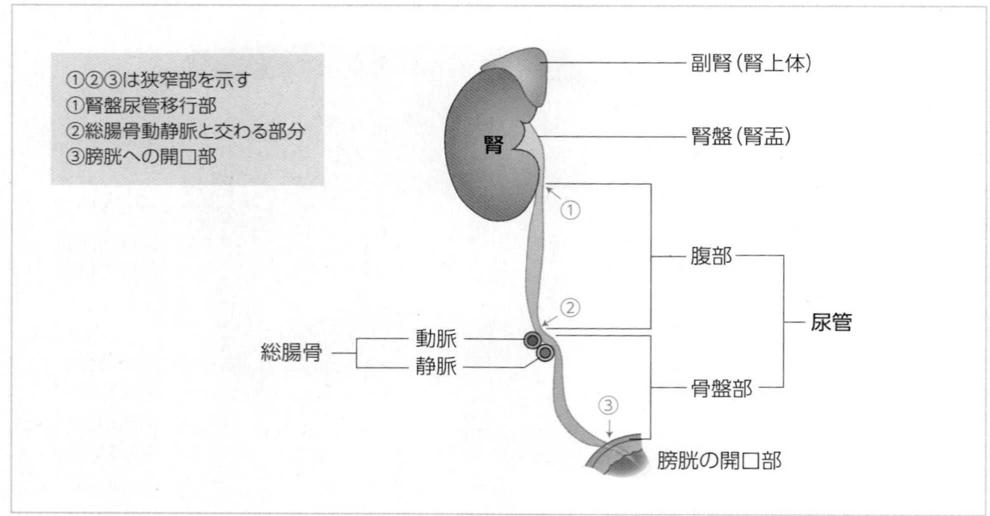

図 10-5 ● **尿管**

膀胱(ぼうこう)は膀胱尖，膀胱体，膀胱底の３部に区別される。膀胱底にある左右の尿管の開口部を尿管口，前方の尿道への開口部を**内尿道口**という。内尿道口と左右の尿管口を結んだ三角形を**膀胱三角**といい，この部位の粘膜にはヒダがなく平滑(へいかつ)であるが，それ以外の粘膜には多数のヒダがある。

粘膜は薄いが移行上皮であり，尿の貯留に合わせて拡張できるようになっている。筋層は内縦・中輪・外縦層の３層で，中輪筋層が最もよく発達しているが，層の区分は明確ではなく，全体として網のようになっている。内尿道口の周囲の筋を**内尿道括約筋**(かつやくきん)（**膀胱括約筋**）といい，ほかの部分と働きが逆であるが，明瞭に輪状に取り巻いているわけではなく，区別するのは困難である。

3．尿道

膀胱にたまった尿を体外に排泄(はいせつ)する管で，男女間の相違が著しい。

● **男性の尿道**（図 10-6） 全長約 18cm で，女性に比して著しく長い。内尿道口より出てすぐに前立腺を貫通し（前立腺部），尿生殖隔膜(かくまく)（隔膜部，尿道の周囲に骨格筋性の尿道括約筋がある）を貫通して陰茎(いんけい)の尿道海綿体(かいめんたい)に入ったところで，ほぼ直角に曲がって前方に向きを変え，尿道海綿体内を走行（海綿体部）して陰茎亀頭(きとう)の外尿道口に開く。全体としてＳ字状に曲がり，隔膜部は最も狭窄している。

前立腺部には射精管が開口しており，精液の通路でもある。高齢者では前立腺が肥大することが多く，尿道が圧迫されて，排尿障害を起こすことがある。

● **女性の尿道** 男性に比べて著しく短く，長さは 3～4cm である。内尿道口から出て腟の前壁に沿って下行し，尿生殖隔膜を貫いて（尿道括約筋がある），腟前庭の外尿道口に開く（図 11-6 参照）。

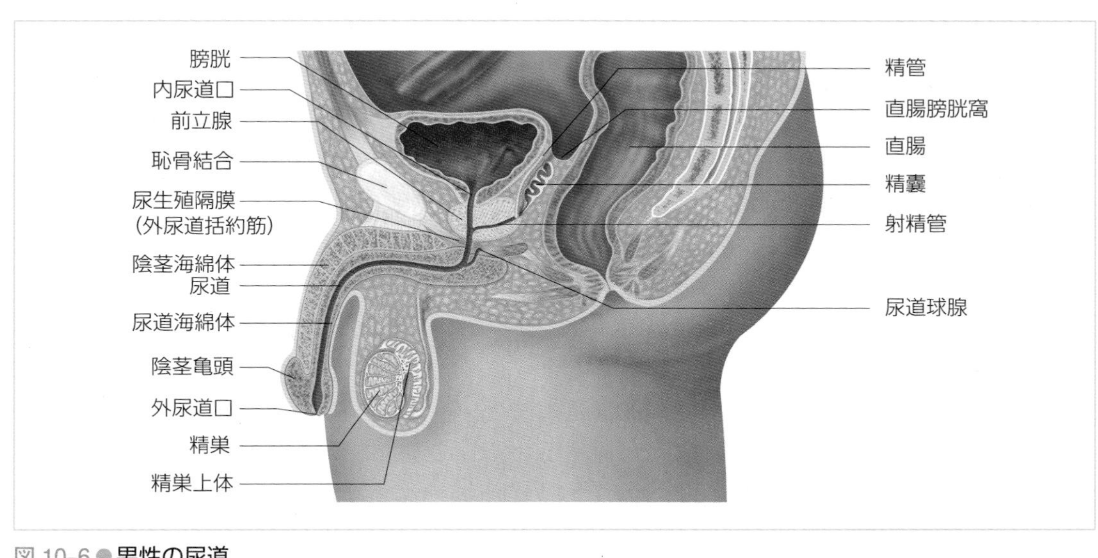

図 10-6 ●**男性の尿道**

Ⅱ　尿の生成と排泄の生理

腎臓を血液が通過するとき，血液を濾過して尿が生成される。その目的は老廃物を排泄し，体液の性状を一定に保つことである。

A　尿

●**尿量**　成人 1 日の尿量は約 1000～1500mL（約 1mL/kg/ 時）である。毎日の尿量が 2500mL（40mL/kg/ 日）以上に増加した場合を**多尿**という。逆に尿量が減少し，400mL 以下を**乏尿**，100mL 以下になった場合を**無尿**という。また，尿生成があっても膀胱から排尿ができない状態を**尿閉**という。さらに，尿量には変化がなく，不随意に排尿があるときを**尿失禁**，1 日に 8 回以上排尿する場合を**頻尿**という。

●**尿の性状**　尿の比重は約 1.015，pH は約 6.0，固形成分は 50～70g/ 日含まれている。血漿と比較して多い物質は尿素とクレアチニンである。尿が黄色いのは，ウロクロムという色素を含むからである。

B　尿の生成

片側の腎臓に約 100 万個，両側では約 200 万個の**ネフロン**が存在する。ネフロンは尿生成の機能的基本単位（腎小体から尿細管までの 1 セット）であって，1 個のネフロンの働きを知れば，腎臓の働きを知ることができる。

●糸球体における血液の濾過　糸球体の毛細血管の血圧と血管壁の透過性は，通常の毛細血管よりはるかに高い。糸球体の毛細血管をつくる内皮細胞には無数の小さな孔が開いており，毛細血管周囲の基底膜とその周囲に巻き付いた（たこ）足細胞の突起が濾過膜を形成している。この濾過膜には血漿中のアルブミン分子がぎりぎり通過できるぐらいの大きさのスリットがある（サイズバリアー）が，濾過膜がマイナスの電荷を帯びている（チャージバリアー）ため，分子内にマイナスの電荷をもつアルブミンは反発して通過できないようになっている。血液が糸球体の毛細血管を流れる間に，高い血圧が原動力になって，たんぱく質を除く血漿がこの濾過膜を通ってボウマン腔（包内腔）に濾過される。

この濾液（糸球体濾液または**原尿**という）の量を**糸球体濾過量**（GFR）といい，成人男子で約 125mL/ 分，女子で約 110mL/ 分である。

腎血流量（RBF）は約 1100mL/ 分で，毎分心拍出量の約 1/5 である。単位時間に腎臓を流れる血漿の量を**腎血漿流量**（RPF）という。血漿流量は血流量×（1−ヘマトクリット）で求められるので，ヘマトクリットを 45%（45/100）とすると，RPF は約 600mL/ 分である。したがって，GFR は RBF の約 1/10，RPF の約 1/5 である。

●尿細管での再吸収　糸球体では水と共に血漿中の大半の低分子物質が濾し出され，原尿となる。原尿が尿細管を流れる間に，生体に必要な物質は**再吸収**され，不要な代謝産物は排泄される。すなわち，いったん原尿として濾し出して，そこから必要な物質を拾い集め，残りを尿として排泄しているのである（図 10-7）。

血液の正常成分の大部分は近位尿細管で再吸収され，遠位尿細管や集合管では，水や各種電解質がホルモンによる調節的再吸収を受ける。たとえばブドウ糖やアミ

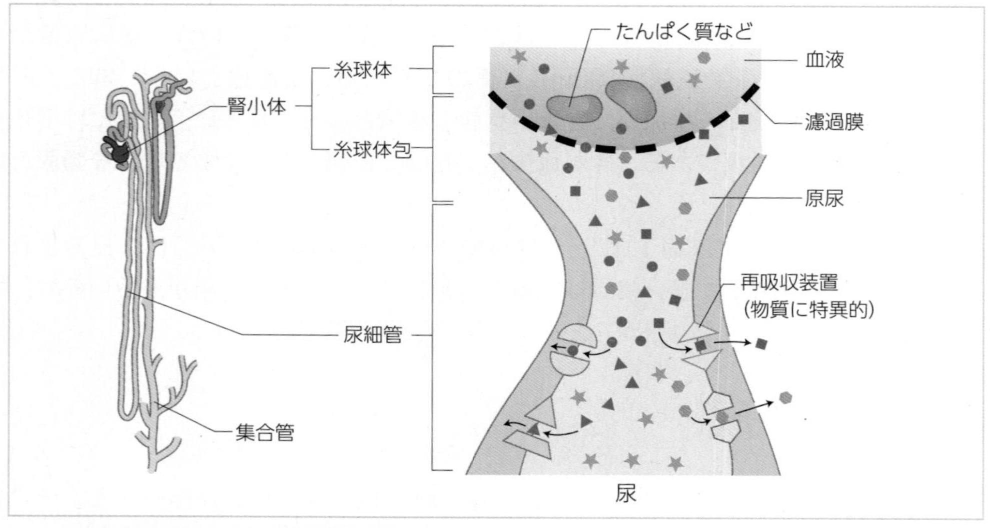

図 10-7 ● 尿細管における物質の再吸収

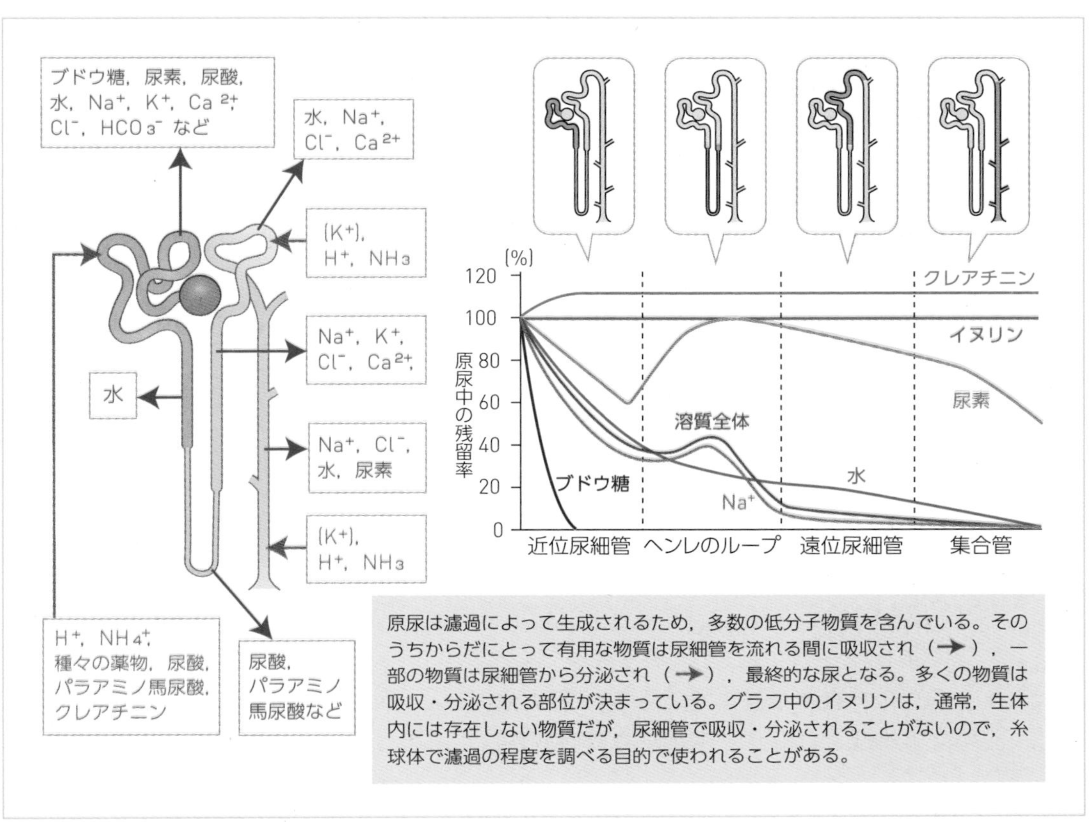

図 10-8 ● 尿細管各部における再吸収

ノ酸のほとんど全部と，Na^+ や Cl^- の約 80％は近位尿細管で再吸収される。したがって正常状態ではブドウ糖やたんぱく質が尿中に現れることはない（図 10-8）。

●**ブドウ糖の再吸収と糖尿**　尿細管によるブドウ糖の再吸収能力には限界がある。血糖値が 160～170mg/dL 以上の高血糖状態になると，糸球体でのブドウ糖濾過量が増加し，原尿中のブドウ糖の濃度も高くなる。もし，原尿中のブドウ糖量が尿細管の再吸収能力の限界を超えてしまうと，すべてのブドウ糖を再吸収しきれず，残ったブドウ糖が尿中に出てしまう。尿にブドウ糖が含まれる状態を糖尿といい，その原因が高血糖にある場合は，**高血糖性糖尿**という。先天的に尿細管のブドウ糖再吸収能力の低下があると，血糖値が基準値の範囲内でも糖尿が出現する。これを**腎性糖尿**という。

●**水の再吸収と尿量**　GFR ＝ 125mL/ 分とすれば，1 日の糸球体濾過量は 125mL × 60 分× 24 時間＝ 180L になる。しかし，1 日の尿量は約 1.5L なので，原尿の 99％以上が再吸収されることになる。原尿中の水の再吸収は，近位尿細管で約 2/3，集合管で残りの大部分が再吸収される。水の再吸収は原尿と間質の浸透圧差によって行われるので，溶質の再吸収が活発な近位尿細管での水の再吸収が多い。

集合管での水の再吸収には，副腎皮質ホルモンのアルドステロン*や下垂体後葉の抗利尿ホルモン（ADH）が関与する。アルドステロンは遠位尿細管の遠位部から集合管の近位部での Na^+ の再吸収を増加させ，原尿の浸透圧を低下させることで，水の再吸収を増加させる。ADHは集合管の上皮細胞に作用して，水が通過するチャネル（アクアポリン）を発現させ，水の移動を促す。もし，ADHの作用が不十分だと，この部位での水の再吸収が減少し，1日の尿量は10～20Lにも及ぶことがある（尿崩症）。また，尿細管で再吸収されない溶質が多量に存在して尿の浸透圧が高くなると，水の再吸収が減少し，尿量が増加する。これを**浸透圧利尿**という。

C 腎クリアランス

クリアランスとは，ある物質の1分間の尿中排泄量が何mLの血漿に含まれていたかを示す値である。あるいは，1分間に血漿何mL中のある物質を尿中に排泄できたかを示す値で，腎臓の排泄機能の指標である。Xという物質のクリアランスはCx*で表し，1分間当たりに血漿何mLから除かれたかを示すので，単位はmL/分である。

多くの物質は糸球体で濾過されて原尿中に出てきても，尿細管で再吸収され，尿中には排泄されない。尿細管で再吸収されたものは血液中に戻ってしまうので，クリアランスは0である。すなわち，正常では，原尿中のブドウ糖は尿細管ですべて再吸収され，尿中に排泄されないため，$C_{ブドウ糖}=0$ である。また，糸球体で濾過されて原尿中に出てくる以外に，尿細管で分泌されて尿中に排泄される物質の場合には，糸球体で濾過される血漿量以上の値になることもある。尿素のクリアランスは尿量の増加と共に増すが，尿量の増加に限度があり，クリアランスもこの限度以上に増すことはない。尿量が毎分1mL付近では $C_{尿素}=$ 50mL/分程度，尿量が毎分2mL付近（増加限度尿量）では $C_{尿素}=$ 70mL/分程度である。クレアチンの代謝産物であるクレアチニンは，血漿中にほぼ一定濃度で存在しており，糸球体で全量が濾過されて再吸収を受けることなく尿中に排泄される。そのため，クレアチニン・クリアランスを求めると，おおよそのGFRを知ることができる（図10-9）。

＊**レニン・アンジオテンシン・アルドステロン系**：輸入細動脈の壁の細胞から分泌されるレニンは，輸入細動脈の血圧が低下したり，緻密斑が尿量の減少を検知したりすると分泌される。レニンは肝臓で産生され血中に分泌されたアンジオテンシノーゲンを分解し，アンジオテンシンⅠをつくり出す。アンジオテンシンⅠは肺の血管内皮細胞にあるアンジオテンシン変換酵素によってアンジオテンシンⅡになる。アンジオテンシンⅡには血管壁の平滑筋を収縮させて血圧を上昇させる働きがあるが，それ以外に副腎皮質に作用してアルドステロンを分泌させる。アルドステロンは腎臓の遠位尿細管の遠位部から皮質を走行する集合管に作用して，Na^+ の再吸収を促進し，水の再吸収も増加させるので，その結果，体液量を増加させて血圧を上昇させる（図6-27参照）。

＊**クリアランスの求め方**：血液中のある物質Xの血漿中の濃度をPx（mg/mL），尿中の濃度をUx（mg/mL），1分間の尿量をV（mL/分）とし，物質XのクリアランスをCx（mL/分）とすると，1分間に血漿中から尿中へ移動した物質の量は等しいので，Px × Cx（1分間に血漿から消失した量）＝ Ux × V（1分間に尿中に出てきた量），よって Cx ＝ Ux × V／Px となる。

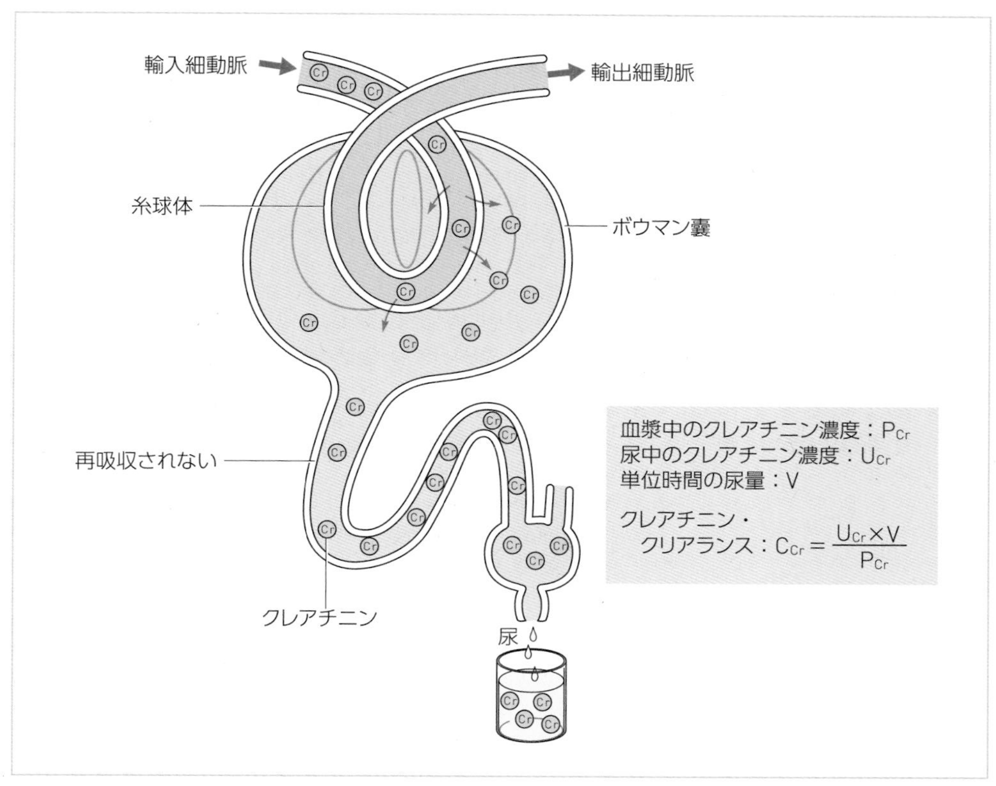

図 10-9 ● クレアチニン・クリアランス

D　排尿

膀胱にある一定量の尿が溜まると，尿意を感じる。貯留した尿を体外に排出することが排尿であり，随意的に開始されるが，反射運動も伴っている。

膀胱壁の平滑筋は収縮すると排尿が起こるので，これを**排尿筋**という。排尿筋と内尿道括約筋には交感神経（下腹神経）と副交感神経（骨盤内臓神経）が分布している。交感神経が興奮した場合には排尿筋が弛緩して膀胱内圧が低下して尿意は消失し，副交感神経が興奮すると排尿筋が収縮する。

●膀胱内尿量と尿意　膀胱壁には受け入れ弛緩という性質があり，膀胱に尿がたまってきて内圧が上がると，交感神経の働きで壁が弛緩し，膀胱内の内圧は大きく変わらない。膀胱内の尿量が 150～300mL 程度になると，膀胱壁からの興奮が大脳に送られ，尿意を感じる。しかし，大脳では排尿の発現を抑制し，排尿を我慢することができる。膀胱内の尿量が 400mL に達すると急激に内圧が上昇して尿意が強くなり，600～800mL になると下腹部痛が起こる。排尿の際には意識的に大脳の抑制を取り去り，反射運動としての排尿が起こる。この反射を**排尿反射**という。

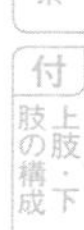

●**排尿反射** 排尿反射の中枢は，脊髄の仙髄にある**膀胱脊髄中枢**である。膀胱に尿が貯留して内圧が上昇し，膀胱壁が伸展されたという刺激が骨盤内臓神経にある感覚神経によって反射中枢に伝えられる。すると，反射中枢から出る副交感神経（骨盤内臓神経）が排尿筋に興奮を伝えて収縮させる。このとき，体性運動神経である陰部神経を介して，随意的に外尿道括約筋を弛緩させると，排尿が起こる。排尿筋が収縮することで，膀胱の内圧が上昇するので，膀胱内の尿がほぼ完全に排出されるまで，反射が繰り返されて排尿する。

意識的に外尿道括約筋を収縮させて排尿を止めると，受け入れ弛緩によって膀胱内圧が低下し，排尿反射は抑制される。逆に，意識的に排尿する場合には，横隔膜や腹筋を収縮させるなどして腹圧を上昇させ，膀胱を周囲から圧迫して内圧を上昇させて排尿反射を誘発することができる（図 10-10）。

column

尿の生成と排泄の異常

腎炎の大部分は糸球体機能の変調に起因する。

糸球体毛細血管の異常によるたんぱく尿（尿たんぱく 3.5g/ 日以上）とその結果生じる低アルブミン血症（血清アルブミン 3.0g/dL 以下）あるいは低たんぱく血症（血清総たんぱく 6.0g/dL 以下）を**ネフローゼ症候群**といい，浮腫や脂質異常症（高 LDL コレステロール血症）を伴うことが多い。原因となる疾患は多いが，主たる病変は糸球体にある。

腎の排泄機能が約 1/4 以下に低下し，血中の不要物質を体外に排泄することが困難になった状態を**腎不全**という。腎不全が持続すると，ネフロンが著しく減少し，体内に有害物質が蓄積して，呼吸困難，痙攣，昏睡など全身状態が悪化して死に至る。これを**尿毒症**という。腎不全の場合，血液を体外で循環させて透析装置で不要物質を除去し，再び血液を体内に戻す**血液透析**が行われる。

腎盂にのみ限局して細菌感染が起こり，発熱，上腹部痛，膿尿などの症状が発現したものを**腎盂腎炎**という。

主として細菌感染による膀胱粘膜の炎症を**膀胱炎**という。正常では，膀胱内は無菌状態であり，細菌は尿道を逆行してきて感染を起こす。尿道が短い女性に多く，尿意頻数，排尿痛，尿の混濁などの症状を示す。

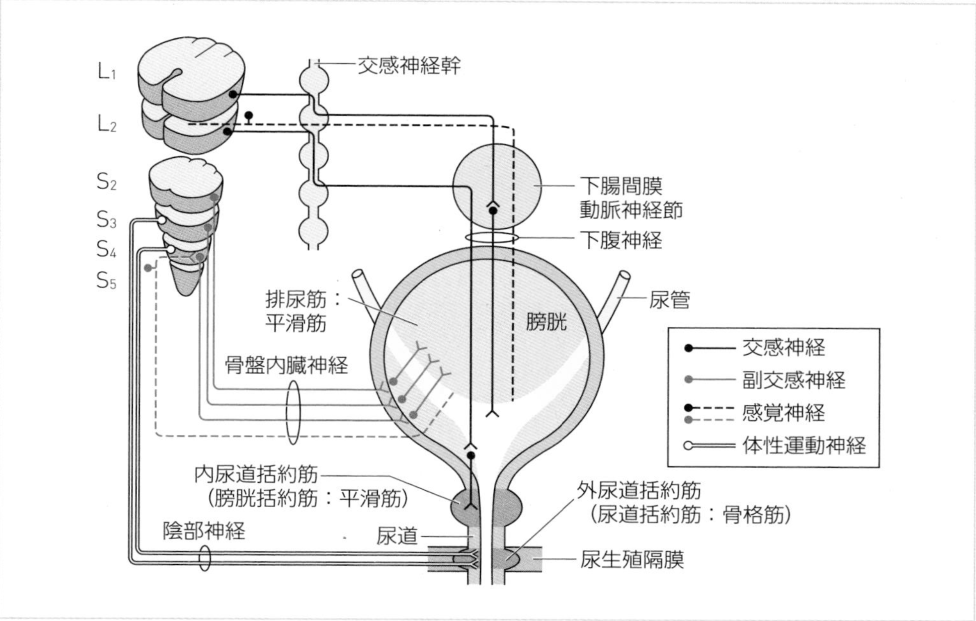

図 10-10 ● **排尿にかかわる神経**

看護の観点

本章に関連する主な看護技術

排尿の援助／導尿／水分出納の管理

● **排尿の援助**　排尿が自立して行えない場合などには，ポータブルトイレで排泄を行わなければならない。介助に関して言い出しづらいと我慢してしまうことも考えられる。女性の場合，尿道が短いため，我慢すると膀胱炎になる可能性もあるので，我慢しなくてよい環境をつくることが大切である。一方，排尿のコントロールができず，失禁が生じることもある。時間で排尿を促したり，骨盤底筋群を鍛えるよう指導したりするなどの働きかけを行うことが有効である。

● **導尿の技術**　排尿が自力で行えない場合や，手術後の全身管理のために，カテーテルを直接膀胱内に挿入する導尿を行うことがある。緊張すると腹圧がかかり，カテーテルの挿入が難しくなるため，導尿を行う際には，できるだけリラックスするように口呼吸をさせ，腹圧を弱めた状態で挿入する。膀胱を損傷しないよう挿入時には注意する。導尿を正確に行うには，膀胱や尿道の構造について理解することが必要である。

● **水分出納の管理**　水分摂取と排尿の状況は循環状態や水分の過不足状態を判断する指標となる。摂取量よりも排泄量が少ないと体内に水が貯留し，心疾患などがある場合はさらに循環状態への悪影響が想定される。逆に，排泄量の方が多いと脱水になることが考えられるため，飲水が可能であれば飲水を促すか，困難であれば点滴で補う。

透析を行っている場合も，水分が貯留しすぎると循環血液量が増え心臓に負担がかかったり，肺に水が溜まったりする。1日の水分摂取と排泄のバランスを正確にとらえ，透析時の除水量を決定しなければならない。これらには，水分の排泄，体液の調節の知識が必要となる。

学習の手引き

1. 腎臓の位置，色，形状について復習しておこう。
2. ネフロンとは何か説明してみよう。
3. 尿路の各部の名称を記憶しておこう。
4. 尿がつくられるしくみについて復習しておこう。
5. 成人の1日尿量，多尿，乏尿，無尿の別を復習しておこう。
6. 腎クリアランスとは何か説明してみよう。
7. 尿の比重とpHを覚えておこう。
8. 排尿はどのような神経作用で行われるかを復習しておこう。

第10章のふりかえりチェック

次の文章の空欄を埋めてみよう。

1 泌尿器系の器官（腎臓の位置と構造）

腎臓は前面を腹膜で覆われた［ ① ］で，［ ② ］腎が［ ③ ］腎よりもやや大きく，高い位置にある。［ ④ ］と［ ⑤ ］を合わせてネフロンとよぶ。［ ④ ］は［ ⑥ ］と［ ⑦ ］からなる。

2 尿の生成と排泄の生理（尿の生成）

血液が糸球体で濾過された原尿の量を［ ⑧ ］という。原尿は［ ⑨ ］を流れる間に，生体に必要な物質が再吸収される。残りが最終的に尿として排出される。

3 尿の生成と排泄の生理（腎クリアランス）

クレアチニンは，［ ⑩ ］で全量が濾過されて尿中に排泄される。クレアチニン・クリアランスを求めると，おおよその［ ⑪ ］を知ることができる。

4 尿の生成と排泄の生理（排尿）

排尿反射の中枢は，脊髄の仙髄にある［ ⑫ ］である。膀胱に尿が貯留して内圧が上昇すると，［ ⑬ ］にある感覚神経によって反射中枢に伝えられる。

人体のしくみと働き

第11章 生殖器系

学習の目標

- 男性生殖器の各器官とその機能について理解する。
- 女性生殖器の各器官とその機能について理解する。
- 生殖の生理について学ぶ。
- 乳腺の構造と乳汁分泌のしくみを理解する。

Ⅰ 生殖器系の器官

種族保存は生殖によって行われ，その主要な活動は性腺による。性腺とは生殖細胞（配偶子：精子と卵子のこと）をつくる器官で，精巣（睾丸）と卵巣をいう。

性腺，配偶子を運ぶ管，および精子と卵子が結合した受精卵（接合子）を育てる管を内生殖器といい，陰茎，陰嚢や外陰部などの体表にある器官を外生殖器という。

●**生殖器の発育と第2次性徴**　生殖器も胎生期に形成されるが，出生後は一時的に発育が止まる。しばらく休止しているが，性腺刺激ホルモンの分泌が始まると性腺は再び活動を開始し，発育していく。この時期を**思春期**といい，その始まりは女子でおよそ12歳，男子でおよそ14歳である。

活動を開始した性腺から分泌される性ホルモンの働きで性器が発育するのに伴って，身体的にも変化が起こってくる。これを**第2次性徴**といい，男性では骨格や筋肉が発育し，ひげ，陰毛が生え，声変わりが起こる。女性は，乳腺の発達，骨格（特に骨盤）の女性化，皮下脂肪の沈着，陰毛などが現れる。

●**減数分裂と染色体の数**　精子や卵子という配偶子は，通常の体細胞の分裂様式とは異なる**減数分裂**によってつくられる。減数分裂は連続した2回の分裂で構成され，1回目は，相同染色体が対を解消して染色体数が半分になり，2回目には，個々の染色体がそれぞれ2本に分かれる。すなわち，減数分裂の前に46本あった染色体数は，減数分裂を経ることで23本に半減する（図11-1）。

この際，精巣では1つの細胞から4つの精子がつくられるが，卵巣では卵子は1つだけであり，残りの3つはほとんど核だけの極体になってしまう。

精子と卵子は染色体が23本ずつしかないが，受精することによって，それぞれの染色体が合わさり，元の46本に戻る。

1 総論
2 人体の構成
3 人体の器官系
4 運動器系
5 体液
6 循環器系（脈管系）
7 呼吸器系
8 消化器系
9 体温
10 泌尿器系
11 生殖器系
12 内分泌系
13 神経系
14 感覚器系
付 上肢・下肢の構成

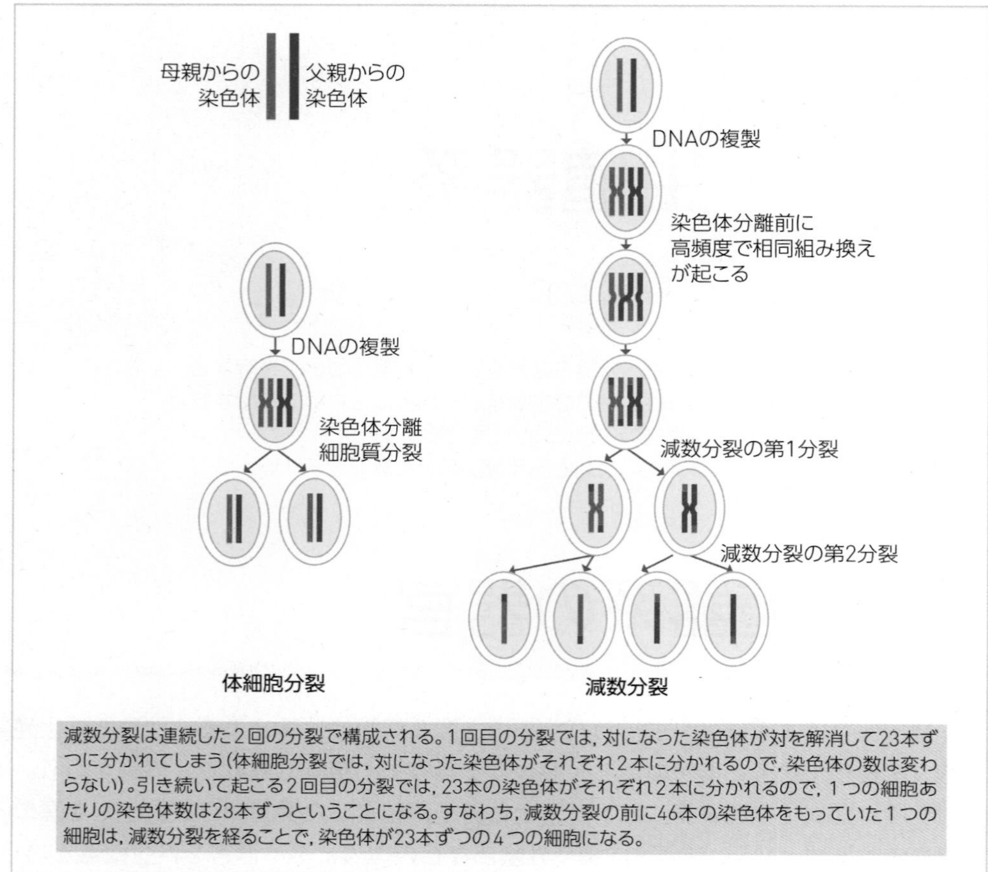

図 11-1 ● **体細胞分裂と減数分裂の違い**

A 男性生殖器

男性生殖器は，精子をつくりだす**精巣**（せいそう），精子を運ぶ**精路**（精巣上体と精管），精液の液体成分を分泌する付属腺（**精嚢**（せいのう），**前立腺**，**尿道球腺**），および交接器（**陰茎**（いんけい））と陰嚢（いんのう）などからなる（図 11-2）。

1．精巣（睾丸）の構造

精巣（睾丸）は母指の先よりやや大きく，軽く圧平された楕円形の実質器官で，左右に一対，後方に付着する精巣上体と共に精巣鞘膜（しょうまく）（腹膜（ふくまく）の一部で発生の過程で取り込む）や内精筋膜（腹横筋膜の続き），精巣挙筋（きょきん）（内腹斜筋の一部）などの数枚の被膜（ひまく）に包まれて陰嚢内にある（図 11-3，4）。

精巣自体は厚い密な結合組織である**白膜**に包まれている。後上方部では白膜が肥厚（ひこう）しており，これを**精巣縦隔**（じゅうかく）という。精巣縦隔からは，結合組織性の精巣中隔が実質内を放射状に走り，実質を多数の**小葉**に分ける。各小葉内には，迂曲した曲精細

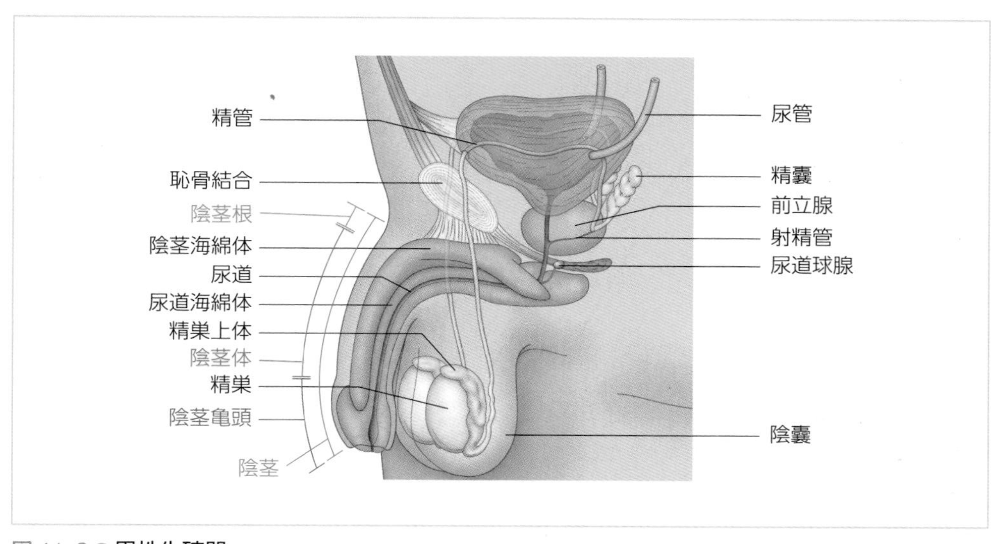

図 11-2 ● **男性生殖器**

管とこれに続く直走する直精細管があり，曲精細管の間を埋める結合組織内には，血管，リンパ管，神経，**ライディッヒ細胞**（間質細胞，男性ホルモンを分泌）がある（図 11-4）。曲精細管の壁の細胞を精上皮といい，これには精子をつくる**精細胞**（生殖細胞）とそれを養う**セルトリ細胞**（精細胞の支持細胞として働く）がある。

2．精巣の機能

精巣は，精子の産生と**アンドロゲン**（男性ホルモンの総称）の分泌という 2 つの機能をもつ。

●**精子の産生**　**精子**は曲精細管でつくられる。曲精細管の壁には精細胞が層をつくって積み重なっている。そのうちの最外周の層にいる精細胞は，通常の体細胞分裂をして増殖するが，分裂でできた細胞の一部は，最外周の層を離れて内方に向かい，減数分裂に入っていく。減数分裂が進むにつれて，さらに内方へと移動し，最内側には減数分裂を終えた小型で球形の精子細胞と精子細胞が形を変えた精子が並んでいる。曲精細管でつくられた精子は直精細管に向かって運ばれ，直精細管から精巣縦隔内の**精巣網**に集まり，精巣上体に運ばれていく（図 11-3，4）。

精子の産生は，体温よりやや低い温度で最も活発に行われる。そのため，精巣は陰嚢内で体温より低い温度に維持されている。精巣が陰嚢内に下降せずに体幹内に留まっている（停留睾丸）と，精子はつくられない。

精子は，頭と尾に区分され，尾を動かして運動する。1 回の射精で精液約 2～4mL，約 2～4 億の精子が射出されるが，卵子と結合（受精）できるのはそのうちの 1 つだけである。精子の受精能力は射出後 2～3 日と考えられている。

●**アンドロゲンの分泌**　精細管の間の結合組織内にあるライディッヒ細胞（間質細胞）から分泌される男性ホルモン（アンドロゲン）は**テストステロン**である。テストステロンは二次性徴の発現や男性生殖器の発育を促し，精子形成を促進する。また，

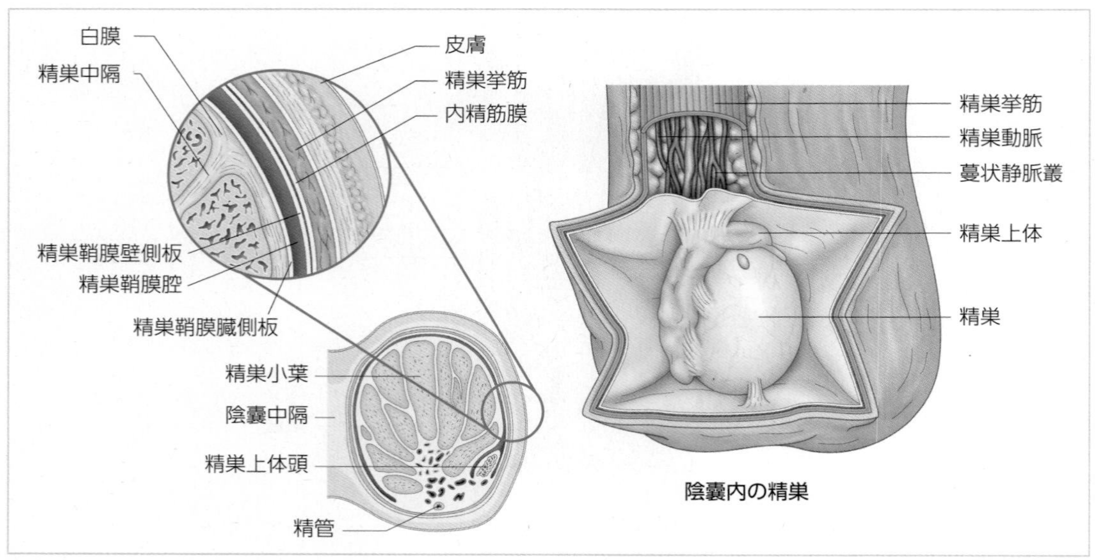

図 11-3 ● **精巣の被膜**

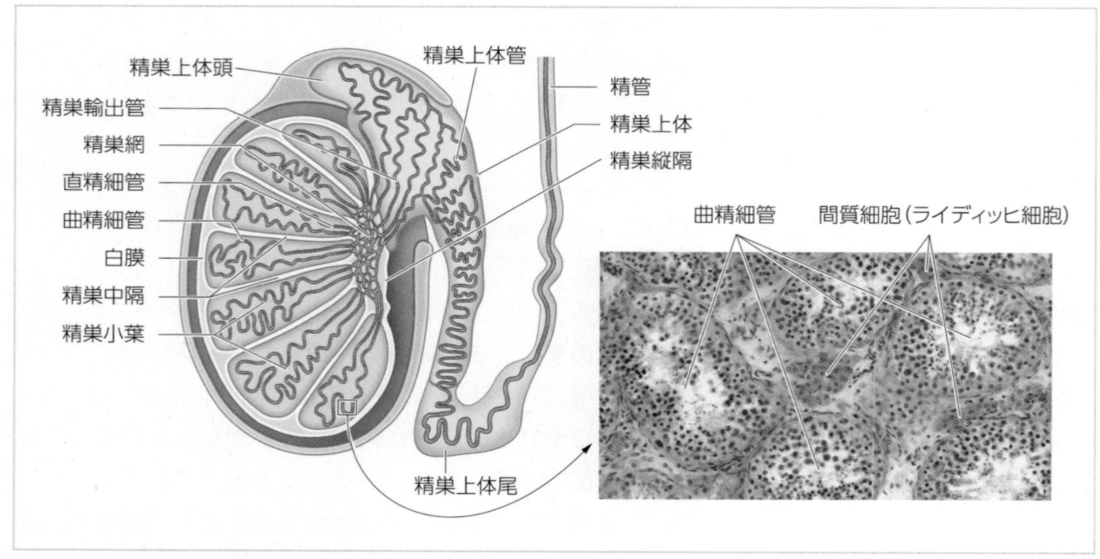

図 11-4 ● **精巣および精路**

強いたんぱく同化作用をもち，筋肉などのたんぱく質の合成を促す。

壮年期以降は，テストステロンの分泌が徐々に減少するため，脳下垂体前葉の性腺刺激ホルモンの分泌が増加し，テストステロンの分泌を促す。

3．精路

●**精巣上体**（せいそう）　精巣の後上端より起こり，その後縁に沿って下がり，精管に移行する。

精巣上体の内部は，極めて複雑に迂曲（うきょく）する精巣上体管の集まりであり，その始ま

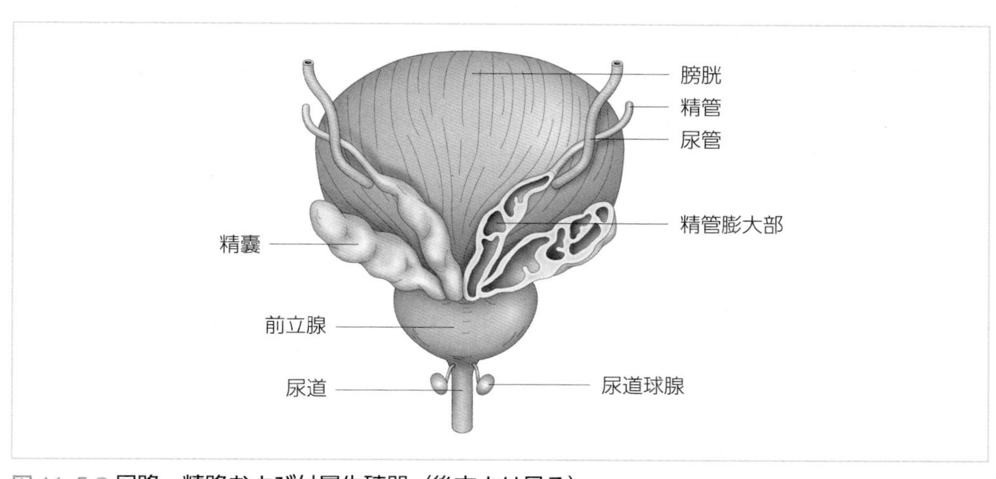

図 11-5 ● 尿路，精路および付属生殖器（後方より見る）

りの部分には，精巣網から続く十数本の精巣輸出管がつながっている（図 11-4）。

●**精管**　精巣上体尾に続き，精巣の上後縁に沿って上行し，血管（精巣動脈と蔓状静脈叢）や神経，精巣挙筋と共に結合組織性の被膜（内精筋膜）に包まれて精索を構成する。精索は上行し，鼠径管内を通って骨盤腔に入る。そこでほかと分かれた精管は，尿管と交差し紡錘状に膨大して精管膨大部をつくる。さらに精嚢の導管と合流して**射精管**をつくり，尿道の前立腺部に開口する（図 11-2，5）。

4．付属生殖腺

●**精嚢**　前後にやや扁平，多数の膨らみをもった紡錘形の 3～4cm の長さの嚢で，精管膨大部の外側に並ぶ。内部は粘膜のヒダで多数の小室に分けられており，粘稠液を産生して，射精時に精液に混入する（図 11-2，5）。

●**前立腺**　恥骨結合と直腸との間で，膀胱底の下方に接し，尿道を取り囲んでいる。形がやや扁平なクリの実状で，左右両葉に腺の終末部が集まり，十数本の導管で尿道に開口している。射精時に精臭のある乳白色の液を分泌し，精子の運動を活発にする。腺の内腔には結石（前立腺石）が見られることが多く，高齢者ではよく肥大する（図 11-2，5）。

●**尿道球腺**　前立腺の下にある 1 対のエンドウ豆大の腺で，尿道海綿体部の下壁に開口する。カウパー腺ともいう。射精に先立って，アルカリ性の粘液を分泌する。女性の大前庭腺に相当する（図 11-2，5）。

5．陰茎

●**形態**　交接器であると同時に，その中を尿道が貫く。恥骨に付着している陰茎近位端部を**陰茎根**といい，それに続く円柱状の陰茎主部を**陰茎体**，その上面を陰茎背，下面を尿道面という。遠位端の鐘状の部分を**陰茎亀頭**といい，亀頭先端の尿道開口部が外尿道口である（図 10-6，11-2 参照）。

●**構造・機能**　陰茎には2つの**陰茎海綿体**と1つの**尿道海綿体**がある。これらは密な結合組織である白膜で包まれ，さらに周囲を陰茎筋膜に包まれる。陰茎海綿体は亀頭の手前で終わり，尿道海綿体の遠位端部が笠状に開き，亀頭を形づくっている。尿道は尿道海綿体内を貫通し，外尿道口に開いている。海綿体は特殊な形態をした血管組織で，海綿体小柱と海綿体洞からなり，海綿体洞に血液が充溢することで陰茎が勃起する。

B　女性生殖器

卵子を産生する**卵巣**，卵子を運ぶ**卵管**，**子宮**，**腟**が内生殖器であり，**外陰部**（**陰門**）が外生殖器である（図 11-6）。

1．卵巣

母指の先ほどの大きさの扁平な楕円形をした実質器官で，子宮の後外側方に左右一対ある。子宮広間膜の一部に包まれ，卵管采が被さっている。卵子を産生し，エストロゲンやプロゲステロンなどの卵巣ホルモンを分泌する。

前縁（間膜縁）には血管，神経の出入りする卵巣門がある。

●**構造**　腹膜（子宮広間膜）の下で，卵巣自体は薄い結合組織性の白膜に包まれている。周辺部の**皮質**とその内側の**髄質**に分けられ，皮質の間質内に卵子を育む**卵胞**がある。

●**卵胞**　卵胞は卵子をつくる元になる卵母細胞とそれを取り囲む卵胞上皮細胞でできている。

卵胞は発育段階によって名前が変わる。最も幼弱なものは，1次卵母細胞が単層

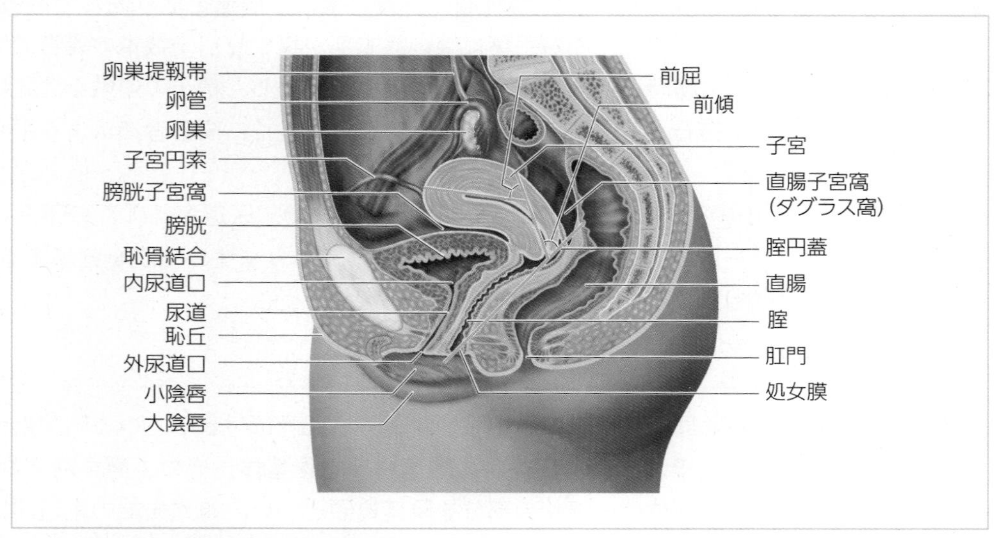

図 11-6●女性骨盤内臓（正中断面図）

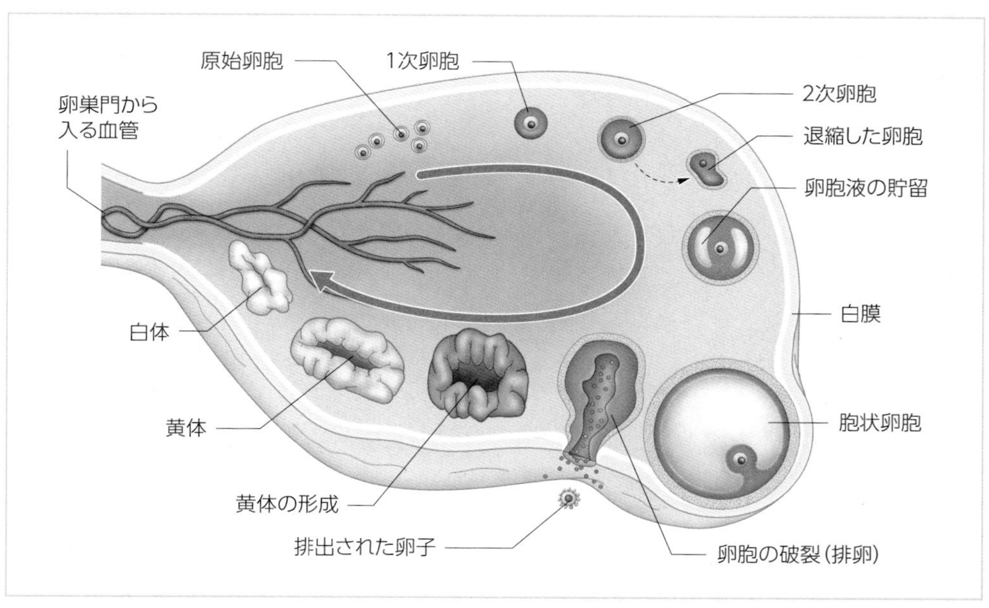

図 11-7 ● **卵胞の周期的変化**

扁平の卵胞上皮細胞に取り囲まれており，これを**原始卵胞**とよぶ。扁平な卵胞上皮が発育し，単層ではあるが立方状になったものを**1 次卵胞**という。さらに卵胞上皮が発育して増殖し，重層化すると**2 次卵胞**とよばれ，卵胞上皮は顆粒層（顆粒膜）とよばれる。顆粒層の細胞が増殖して層を重ね，細胞間の空隙に多量の液体（卵胞液）を貯留し，大きく膨れあがったものを**胞状卵胞**（グラーフ卵胞）という。卵胞が発育するにつれて，卵胞周囲の間質は卵胞を取り巻くようになり，上皮様の細胞からできる内卵胞膜（内莢膜）と結合組織様の外卵胞膜（外莢膜）になる。

胞状卵胞が破裂して**排卵**が起こり，排卵した卵胞で顆粒層細胞や内卵胞膜細胞が増殖したものを**黄体**という。さらに，黄体が退縮し，線維化したものを白体という（図 11-7）。

2．卵管

卵管は，卵巣と子宮を結ぶ円柱状の細長い管（長さ約 10cm）で，子宮広間膜上縁に沿って走る。卵巣から飛び出した卵子を取り込み，受精の場を提供し，子宮に運ぶ通路となる。卵管の外側端は腹膜腔に開いているので，**卵管腹腔口**という。その周囲は房状で**卵管采**といい，卵巣を抱きかかえるようになっている。排出された卵子は卵管采の運動と卵管腹腔口に向かう液の流れによって卵管内に取り込まれる。卵管の外側部は**卵管膨大部**といわれ，そこで受精が起こる。その内側は峡部であり，内側端は卵管子宮口で子宮に開く（図 11-8）。

卵管壁は，粘膜，筋層，漿膜（子宮広間膜の一部）からなり，粘膜上皮は線毛細胞と分泌細胞でできていて，線毛の運動により卵子を子宮に運ぶ。

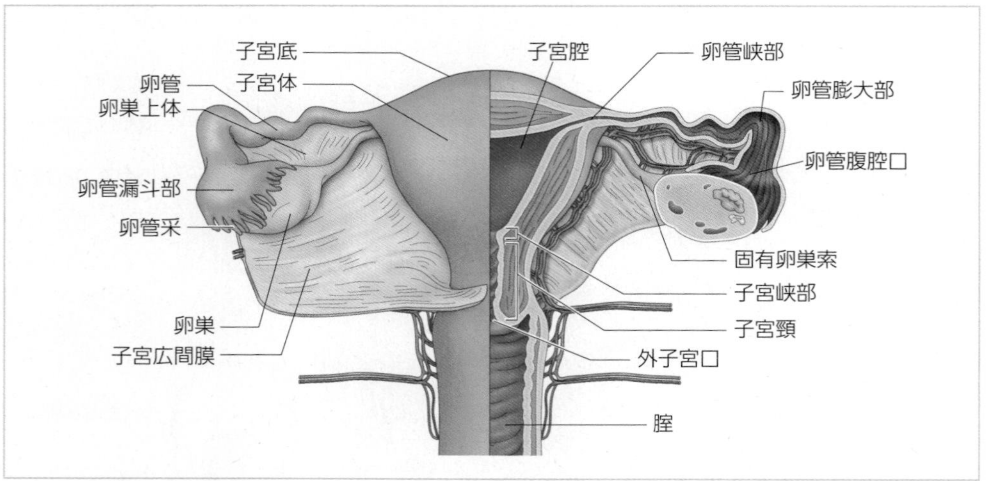

図 11-8 ●卵管および卵巣と子宮

3．子宮

●**位置・形状**　**子宮**は，前後に少し押しつぶされた洋ナシ形であり，小骨盤（骨盤腔）内で膀胱と直腸の間にある。正常では，前傾（腟に対して前方に傾く），前屈（子宮体と子宮頸の境で前に折れる）しており，膀胱後面に接して，下端は腟内に突出している（図 11-6）。非妊時の大きさは，長さ 7～8cm，幅 4cm，厚さ 3cm くらいである。上端より，子宮底，子宮体，子宮峡部，子宮頸（腟上部，腟部）に分ける。内腔である子宮腔は，子宮底の両側の角で卵管につながり，頸部では管状の頸管となって，下端は外子宮口で腟に開口している（図 11-8）。

●**子宮壁**　**子宮壁**は粘膜，筋層，漿膜の３層からなる。粘膜を**子宮内膜**といい，表層の**機能層**と深層の**基底層**からなる。機能層は月経周期に合わせた周期的変化をして，月経時には剝離する。筋層は非常に厚い平滑筋層である。漿膜は腹膜の一部であり，左右の子宮広間膜に続いている。

●**子宮周囲の構造**　子宮の外側縁から出て**子宮広間膜内**を走る**子宮円索**という索状の結合組織は，鼠径管を通り大陰唇の皮下にまでつながる。また子宮と直腸との間の腹膜腔の深いくぼみは**直腸子宮窩（ダグラス窩）**とよばれ，腹膜腔が最も下方に広がっているところである（図 11-6）。

4．腟

腟は，子宮の下に連なる筋性の管（長さ約 7cm）で，上方は子宮頸につながり，下端は腟口として外陰部に開く。前上端には腟内に子宮頸の腟部が突出するため，その周囲に**腟円蓋**という溝ができる。腟の後壁は前壁よりもやや長く，上方に達するため，腟円蓋は前方が浅く，後方が深い。下端では**腟口**近くの粘膜のヒダが処女膜をなす（図 11-6）。腟の前方には膀胱が，後方には直腸が接している。

腟の粘膜は重層扁平上皮で，外分泌腺はない。上皮の細胞は多量のグリコーゲンを含んでおり，はがれ落ちた細胞のグリコーゲンが腟内の常在細菌（乳酸菌の一種のデーデルライン桿菌）に分解されて乳酸を生じるため，正常の腟内は強い酸性である。

5．外陰部

陰門ともよばれ，外尿道口と腟口およびその周囲の縦裂溝状部である（図 11-9）。

●**大陰唇**　左右 1 対の縦走する皮膚ヒダで，その間を陰裂という。左右の大陰唇は前・後両端でつながり，前・後陰唇交連をつくる。前陰唇交連上の皮膚の膨隆を**恥丘**という（図 11-6）。

●**小陰唇**　大陰唇の内側にある左右 1 対の，薄い皮膚のヒダで，後方に向かうにつれて低くなる。左右の小陰唇の間の部分を**腟前庭**といい，ここに外尿道口，腟口が開いている。前方で左右の小陰唇が合する部分にある小さな突起を陰核といい，男性の陰茎に相当するもので，海綿体でできている。

●**前庭球**　腟前庭の左右の皮下にある海綿体で，形は扁平な棍棒状である。男性の尿道海綿体に相当するが，女性の尿道とは関係がない。

●**大前庭腺**　男性の尿道球腺に相当し，バルトリン腺ともいう。腟口後壁の両側で前庭球の後端に接する。エンドウ豆大～小豆大で，小陰唇の内側部に開口する。

C　会陰

会陰は，狭い意味では肛門と外陰部との間の部分を指し，男性では陰嚢付着部後

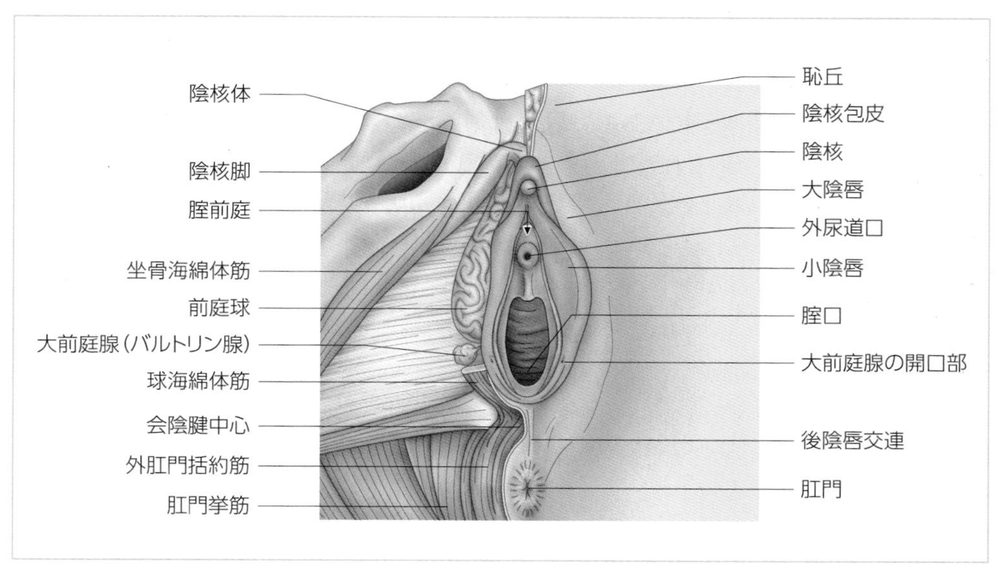

図 11-9 ● 女性外陰部

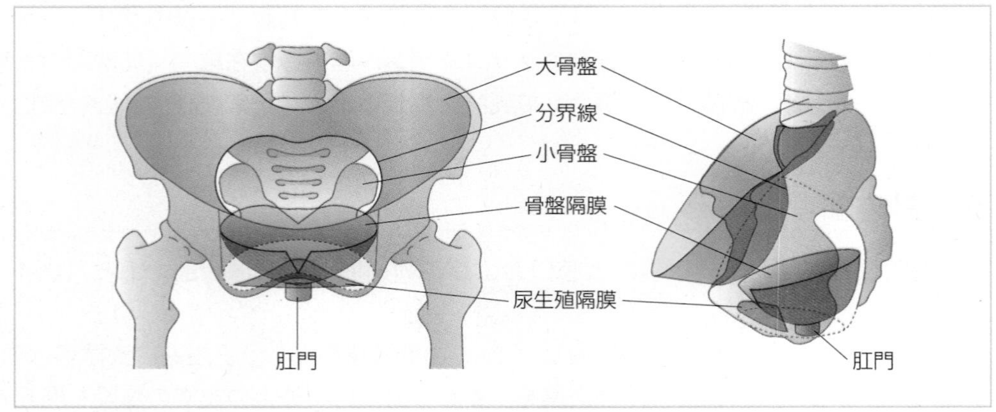

図 11-10 ● **骨盤**

界～肛門，女性では陰裂後端～肛門の部位である。正中線上に会陰縫線がある。広い意味では骨盤下口を塞ぐ軟組織の部分で，体表では，前方は恥骨結合下部，後方は尾骨，左右を大腿に囲まれた領域である。左右の坐骨結節を結ぶ線で前後に分けられ，前方を尿生殖三角（尿生殖部），後方を肛門三角（肛門部）という。

● **骨盤隔膜と尿生殖隔膜**　骨盤下口は骨盤腔の内面から起こる肛門挙筋と尾骨筋によって閉じられている。これらの筋とその筋膜（骨盤筋膜）は漏斗状をなして骨盤隔膜ともよばれ，その中心部を肛門が貫いている。

骨盤下口を閉じる骨盤隔膜は前方が欠けており，そこを補って閉じるのが**尿生殖隔膜**（尿道括約筋と深会陰横筋やそれらを上下から包む筋膜からなる）である（図11-10）。尿生殖隔膜は男性では尿道が，女性では尿道と腟が貫いており，尿道括約筋は尿道を輪状に取り巻いている。

D 乳腺

女性生殖器の補助器官である。**乳房**は前胸部のふくらみであり，その中央に乳輪（茶褐色の部分）で囲まれた乳頭がある。

乳房は脂肪組織の塊であり，その中に**乳腺**が広がっている。乳腺の導管を**乳管**といい，乳管は開口部の近くで膨らんで**乳管洞***をつくった後，乳頭に開口している。

＊**乳管洞**：かつては授乳時に乳汁を貯留する部位と考えられていたが，授乳時の乳腺を超音波画像で観察した結果から，射乳時の乳汁が通過する際に，乳管が一時的に拡張するに過ぎないという報告がある。

Ⅱ　生殖の生理

A　卵巣と子宮の機能

1．卵巣周期と月経周期

卵巣は，卵子の産生と女性ホルモンの分泌という２つの機能をもち，子宮は胚を着床させて胎児を育てるという機能がある。

●**卵巣周期**　胎生期に生殖細胞は減数分裂を開始して，１次卵母細胞になっており，１次卵母細胞を単層扁平の卵胞上皮細胞が取り囲んで**原始卵胞**をつくっている。出生時，原始卵胞は片側の卵巣に百万個近くあるが，徐々に減少していき，思春期には数十万個ほどになっている。思春期になって月経周期（卵巣周期）が始まると，順次，卵胞上皮が発育し，**１次卵胞**から**２次卵胞**へと成長していく。

月経周期（卵巣周期）ごとに数個から十数個の２次卵胞が，さらに発育を開始する。顆粒層が増殖して層を重ね，次いで顆粒層の細胞間に空隙が生じ，液体（卵胞液）を貯留するようになる。さらに多量の卵胞液が１つの腔に貯留し，大きく膨れあがって**胞状卵胞**（グラーフ卵胞）になる（図 11-7）。

同時に発育を始めた２次卵胞の大半は，途中で発育を止めて退縮し，卵胞が破裂して**排卵**にまで至るのは，左右の卵巣で１個の卵胞だけである。１次卵母細胞は排卵の直前に第１減数分裂を終える。このとき，染色体は等しく２つに分かれるが，細胞質は一方の２次卵母細胞にのみ受け継がれ，他方はほとんど核のみの１次極体となる。２次卵母細胞は引き続き第２減数分裂に入るが，その途中で排卵される。２次卵母細胞は受精することによって第２減数分裂を終えて卵子になるが，通常は，排卵に至った２次卵母細胞を卵子とよんでいる。

卵子の直径は約 0.2mm である。排出されたとき，卵子は周りを透明帯とよぶ糖たんぱく質などでできた膜状物で囲まれ，そのまわりには放射状に並んだ顆粒層の細胞（放線冠）が付着している。

卵子は腹膜腔内に排出されるが，卵管采によって卵管内に取り込まれ，やがて子宮に達する。排卵後の卵胞には顆粒層細胞や内卵胞膜細胞が侵入して増殖し，黄体を形成する。しかし，黄体はしだいに退縮して新たな周期が始まり，卵胞が発育を開始する。この卵胞の発育開始，排卵，黄体の形成，黄体の退縮という周期的な変化を卵巣周期という。卵巣周期は月経周期と同調しており，約 28 日で１周する。

受精が起こって，受精卵が子宮に着床すると，黄体は退化せずに発育し，妊娠黄体となる。その結果，出産までの間は，卵巣周期は停止し，出産後に再開される。

●**月経周期**　卵巣の周期的変化に対応して子宮内膜にも周期的変動が起こる。受精卵の着床が起こらなければ，黄体の退縮と共に出血が起こって子宮内膜が剝離し，排出される。これを**月経**といい，この周期的変動を月経周期という（図 11-11）。

月経周期は月経第 1 日目から，次の月経の前日までを 1 周期とし，月経期，増殖期，分泌期に分けられる。月経期に続く増殖期には剝離消失した子宮内膜の機能層が基底層から再生・増殖して肥厚し，分泌期には子宮内膜にある子宮腺の分泌が盛んになって，着床の準備が行われる。排卵は次の月経が始まる約14日前に起こる。月経周期に従って体温も変動する（図 9-1，11-11 参照）。

2．卵巣ホルモン

卵巣から分泌されるホルモンは，**エストロゲン**（**女性ホルモン**）と**プロゲステロ**

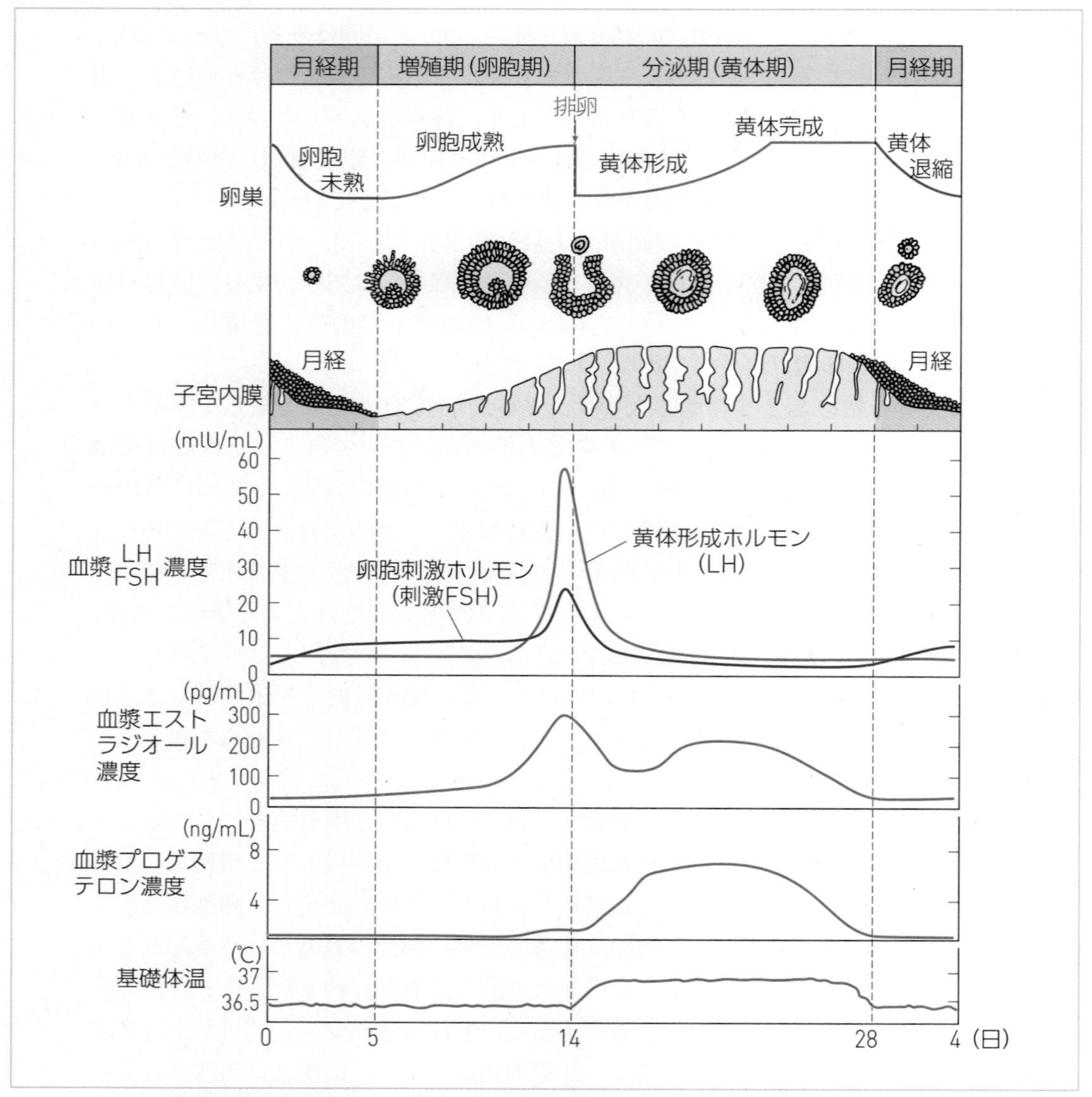

図 11-11 ● 女性性周期（卵巣周期と月経周期）とホルモン

ン（**黄体ホルモン**）である*。ただし，エストロゲンはエストロン，エストラジオール，エストリオールの総称である。

●**エストロゲン** 内卵胞膜と顆粒層，黄体，胎盤などから分泌される。女性の2次性徴の発現，卵胞の発育，卵管の運動促進，子宮内膜の増殖肥厚，また子宮筋の肥大とその自発運動を促す作用がある。

●**プロゲステロン** 黄体および胎盤から分泌され，子宮内膜の子宮腺の分泌を促し，受精卵の着床を容易にする。妊娠時には子宮平滑筋の収縮を抑制し，また，排卵を抑制する。

3．受精

受精は，子宮から卵管へ進んできた精子により卵管膨大部で行われる。1度に射出される精子の数は数億個にも及ぶが，卵管膨大部まで達するのは数百ほどで，受精できるのは，通常，そのなかの1個の精子のみである。精子の頭部には，たんぱく質分解酵素などが納められており，卵子に近づくと，これらを放出して卵子のまわりを囲んでいる透明帯を分解していく。そして卵子の細胞膜と精子の細胞膜が融合し，精子の内部の核などが卵子内に入り込んでいく。これが受精である。

4．性の決定

体細胞の有糸分裂では，染色体が出現し，各染色体が2つに分かれ，2つの細胞に分配される（第2章参照）。ヒトは**44本（22対）の常染色体**と**2本の性染色体**をもつが，この46本のうち半数の23本は父親から，残りの半数は母親からもらったものである。男女両性の別は性染色体によるもので，性染色体はXとYに分かれ，Y染色体は男性決定因子である。XとYをもてば男性，XとXをもてば女性となる。精子と卵子は減数分裂によってつくりだされるので，染色体の数は体細胞の半分しかない。そのため，成熟卵子は，必ず，22本の常染色体と1本のX染色体をもつが，成熟精子は，22本の常染色体と1本のX染色体をもつものと，22本の常染色体と1本のY染色体をもつものに分かれる。X染色体をもつ成熟卵子にY染色体をもつ精子が結合すれば，それぞれの染色体が合わさって，常染色体は44本（22対）に，性染色体はXとYになるので男性となる。X染色体をもつ精子が結合すれば，性染色体はXとXになるので女性となる（図11-12）。

5．着床

受精卵*も1つの細胞であり，分裂をして増殖していくが，最初はまわりを透明帯に囲まれているので，全体の大きさはほとんど変わらない。すなわち，分裂するたびに，細胞の数は増えるが，個々の細胞は小さくなっていく。これを卵割という。

---

*エストロゲンを卵胞ホルモンと称し，プロゲステロンを女性ホルモンに含めることがある。

***受精卵**：ヒトの発生段階は，受精から第2週末までを受精卵，第3週から第8週末までを胚子，第9週から出産までを胎児とよんでいる。

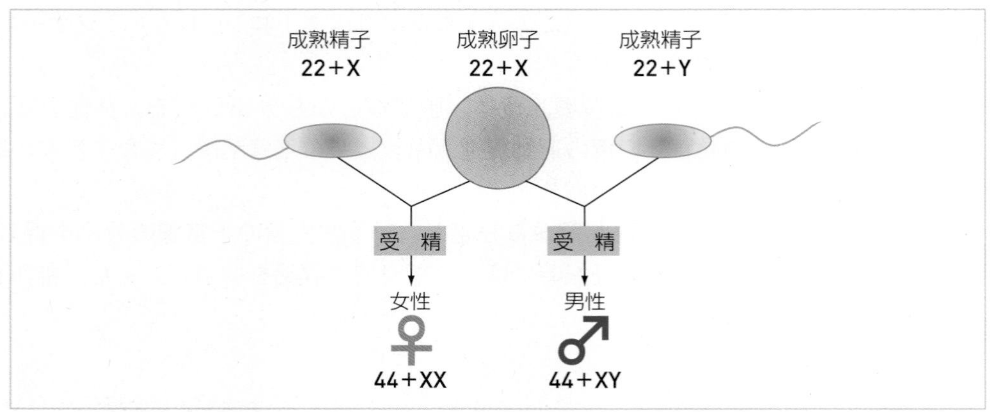

図 11-12 ● 性の決定

この間，受精卵は卵管内を運ばれ，受精から約３日で細胞の数は16個になる。

この頃の受精卵は外観がクワの実に似ているところから，**桑実胚**（そうじつはい）とよばれる。

桑実胚の内部の細胞は胎児に成長していく内細胞塊（かい）をつくり，それを取り巻く細胞は胎盤（たいばん）をつくる外細胞塊になっていく。この頃に，受精卵は子宮腔に到達する。

受精から４日を過ぎる頃には，透明帯は消失する。桑実胚には周囲から液が浸入し，内細胞塊と外細胞塊の間に液がたまった１つの大きな腔を形成する。このようになったものを**胚盤胞**（はいばんほう）とよぶ。

受精から６日目には，胚盤胞は子宮内膜に付着して侵入し始め，子宮内膜内に

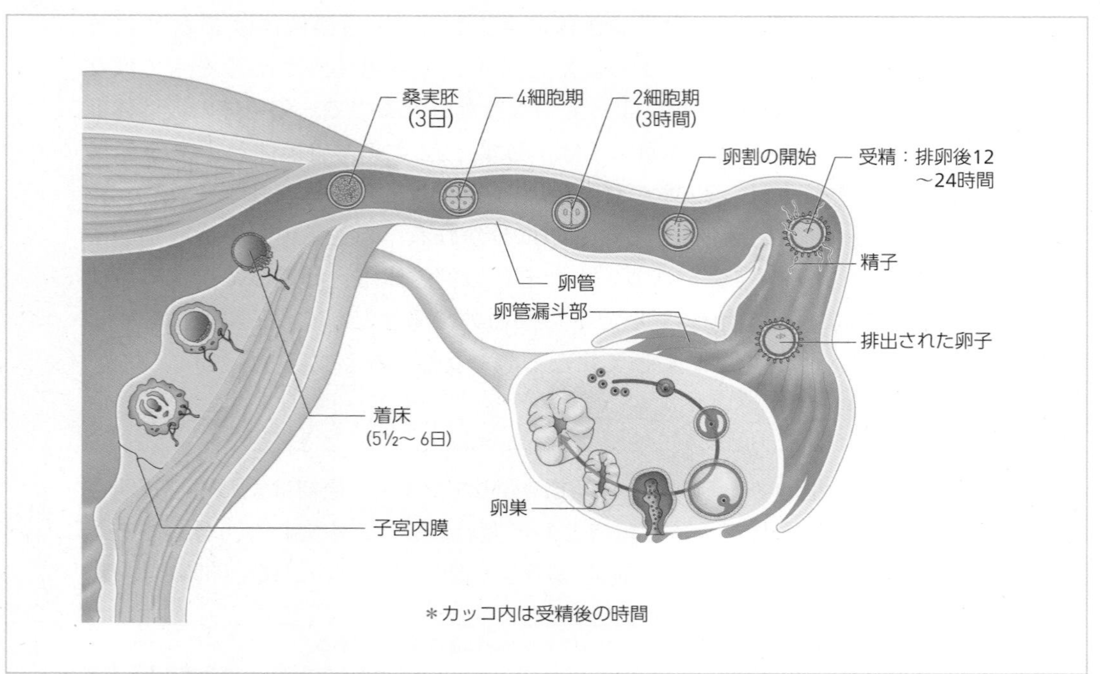

図 11-13 ● 受精卵の子宮内着床

定着する。これを**着床**＊という（図 11-13）。

着床が起こると，形成されてくる胎盤からヒト絨毛性ゴナドトロピン（hCG＊）というホルモンが分泌される。このホルモンの働きで黄体は妊娠黄体としてそのまま存続できるため，血中のプロゲステロンは維持され，月経は起こらない。

着床後の胎盤形成に伴って子宮血流は次第に増加し，妊娠中は平常の 20 倍にも達する。

6．胎児の発育と分娩

●**胚子・胎児の発育と胎盤**　胚盤胞は子宮内膜に着床し，ここで細胞分裂を繰り返しながら発育する。胚盤胞の内細胞塊は，細胞が３層に分かれていく。それらは，**内胚葉**（呼吸器，消化器系の上皮になる），**中胚葉**（骨，筋，血管系などをつくる），**外胚葉**（表皮，感覚器，神経系をつくる）とよばれ，まだシート状である（胚子期，受精後３週から）。その後，シートが側方に折りたたまれて円筒状になるとともに，頭方と尾方でも折りたたまれ（受精後４週頃），さらに分化が進んでヒトの形をした胎児（受精後９週から）となる。

外細胞塊は胎盤の絨毛膜有毛部を形成し，これに対する母体側の子宮内膜，すなわち基底脱落膜が合わさって**胎盤**がつくられる。外細胞塊に形成された絨毛間腔に

column

生殖の異常

子宮内膜症は，子宮内膜と同様な組織が子宮筋層あるいは子宮以外のところで増殖する疾患である。ホルモンに反応して出血を起こす。子宮周囲の臓器に癒着が起こりやすく，月経困難，不妊の原因となる。

不妊症とは，妊娠しないか，妊娠しても流・早・死産のため生児が得られない（不育症）状態をいう。男性不妊（約 20％）と女性不妊がある。男性では精子数の減少（3000 万以下），精子の運動率の低下，精子の奇形などが，女性では卵巣機能低下，子宮や卵管の疾患が原因となる。**人工授精**は，精子を器具を用いて子宮内に注入して受精させる方法であり，**体外受精**は，シャーレの中で卵子に精子を結合させ受精卵を子宮に着床させる方法である。

腎臓を中心とする代謝異常で，妊娠時に発症する症候群を**妊娠高血圧症候群（妊娠中毒症）**という。高血圧，たんぱく尿が主症状である。胎盤の早期剝離や子癇（強い痙攣と昏睡）などを起こす。適切な管理を行わないと，母子の生命の危険が大きい。

＊**着床**：子宮体の内膜以外の部位に着床し，発生を続ける場合は，それぞれの着床部位で腹腔妊娠，卵管妊娠などとよび，全体として異所性妊娠（子宮外妊娠）とよばれる。異所性妊娠はいずれも流産するため，その時点で大量出血を起こし，母体にとって極めて危険な事態を生じる。

＊**hCG**：hCG は卵胞刺激ホルモンや黄体形成ホルモンと類似した構造の性腺刺激ホルモンである。受精後約２週間から母体血中で検出可能となり，尿中に排泄される。胎盤でしか合成・分泌されないので，尿を用いた妊娠検査キットの妊娠判定に用いられている。

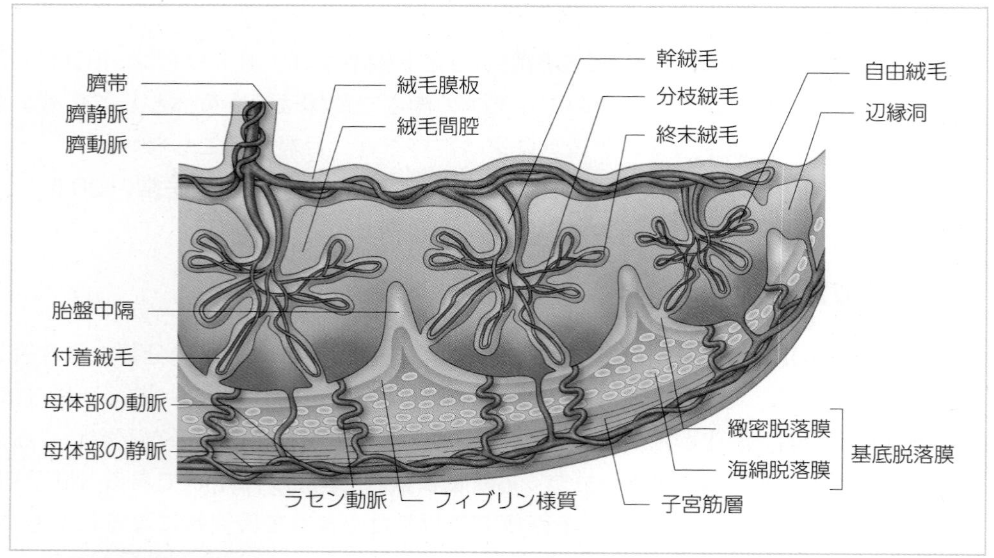

図 11-14●**胎盤中の血行**

は母体の血液が流れ，絨毛内を流れる胎児の血液との間で，母体から栄養を摂ると共にガス交換が行われる。胎盤（たいばん）と胎児とを連絡する臍帯（さいたい）の中には１本の臍（さい）静脈（動脈血）と２本の臍動脈（混合血）が含まれる（図 11-14）。

妊娠中，血中のプロゲステロンは高濃度となり，プロゲステロンの子宮筋収縮抑制作用により子宮筋は肥大する。受精から約 38 週で胎児は成熟する。

●**分娩**　分娩時には血中のプロゲステロンは急速に減少するが，このことが引き金になって，下垂体後葉からオキシトシンが分泌される。オキシトシンの子宮筋収縮作用による子宮筋の収縮と腹圧の助けにより，胎児は娩出される。

●**妊娠期間**　通常，妊娠週数を表す場合，受精日を特定するのは容易ではないので，最終月経の開始日から算定する。そのため，排卵（受精）は妊娠２週（14 日）で起こり，妊娠後の月経の開始予定日が妊娠４週（28 日）となる。満期出産の妊娠期間は妊娠 40 週（280 日）である。

胎児の発育を受精から見ていく場合は，満期の出生は受精後 38 週（266 日）である。

B　乳汁分泌

乳腺は思春期（ししゅんき）よりエストロゲン，プロゲステロンの作用により発育する。妊娠中に血中のこれらのホルモンは高濃度となり，乳腺は大きく発育する。

またこれらのホルモンは，妊娠前期には下垂体前葉の乳腺刺激ホルモン（プロラクチン）の分泌（ぶんぴつ）を抑制しているが，妊娠後期にはプロラクチンの分泌が増加してくる。分娩によってエストロゲンとプロゲステロンの血中濃度が低下すると，プロラクチンの分泌が促進され，このホルモンが乳腺を刺激し，**乳汁分泌**が起こる。

新生児が乳首を吸引すると，反射的にオキシトシンとプロラクチンが分泌される。オキシトシンの乳腺への作用によって，乳頭からの乳汁の射出（射乳）が生じ，プロラクチンによって乳汁合成が促進される。授乳中は性腺刺激ホルモンの分泌は低下しており，一般に授乳しているかぎり排卵は起こらない。

C　更年期と閉経

成熟女性では視床下部・下垂体と卵巣が有機的に働き，これにより定期的な月経周期が保たれている。女性の性成熟期が過ぎ，日本人女性では50歳代くらいになると，卵胞の数が減少するため，卵巣の老化，萎縮が始まり，卵巣ホルモン（主にエストロゲン）の分泌が低下する。そのために，エストロゲンによる下垂体の性腺刺激ホルモンの分泌抑制が低下し，性腺刺激ホルモンの分泌が高まる。下垂体の老化すなわち機能低下までこの状態は続く（80歳くらいまで）。

完全に卵巣機能が消失した時期を**閉経期**という。閉経期に至る期間は日本人女性で平均約2年間である。この期間を**更年期**という。この期間は卵巣機能低下のため，性周期は不規則になり，精神的，身体的変調をきたすことが多く，これを更年期障害という。

成熟男性の加齢による生殖機能低下や男性ホルモンの分泌低下は緩慢であり，ほとんど影響を受けないといわれてきた。しかし，近年，男性ホルモンの低下と精神的，身体的変調とに関連があることがわかり，男性にも更年期障害が生じることが明らかになってきている。

看護の観点

本章に関連する主な看護技術

性の多様性の受け止め／排泄後の清潔ケア／分娩時・分娩後のケア／発達と加齢

● **性の多様性との関連**　患者の「性」は，その人の状況を受け止め，尊重する姿勢で対応することが重要である。性別には「セックス（セクシュアリティ）」と「ジェンダー」の見方がある。セックスは身体面にみられるもので，「生物学的な性」といわれる。ジェンダーという考え方は，「社会的，文化的な性」などであり，性心理，性役割，性的指向なども含まれる。性に対する考え方が多様化している現在，自分の考えと違いがあっても，患者の状況を受け止め，平等な看護ケアを提供する。生物学的な性の機序や脳の女性化・男性化の成り立ちなどについても理解したうえで看護にあたる。

● **セクシュアリティにかかわるケアへの関連**　看護実践には，清潔や排泄ケアなど身体に直接触れるケアなどがある。排泄後の清潔においては，患者は陰部や肛門部を他者にさらして触れられることになる。感染を防ぐとともに，患者の羞恥心にも配慮しながらケアを行う。男性の場合は他者が陰部に触れることで，患者が意図せず，性反応である反射性勃起を示すことがある。これらの反応も理解しておく必要がある。

分娩後のケアでは，児や胎盤の娩出により子宮内にどのような変化が生じているかなどの基礎的知識があれば，分娩後の子宮内の状況を理解するのに役立つ。

● **発達や加齢との関連** 患者にはあらゆる年代の人がおり，それらすべての人々が健康になるように働きかけることが看護である。そのため，成長・発達，加齢に伴う，各年代の身体の生理的な変化を的確にとらえることが，患者にあった最適なケアを提供する一助となる。

学習の手引き

1. 男女の生殖器官の違いについてまとめよう。
2. 卵巣・子宮の構造とその機能を整理しよう。
3. 精巣・精路の構造について復習しておこう。
4. 受精から着床，分娩のプロセスを復習しておこう。
5. ヒトの細胞の染色体は何個あるか，そのうちの性染色体を男女別に説明してみよう。

第11章のふりかえりチェック

次の文章の空欄を埋めてみよう。

1 減数分裂と染色体の数

精子と卵子はそれぞれ染色体を[1]本もち，受精によりヒトは[2]本の常染色体と[3]本の性染色体をもつ。

2 男性生殖器

精子は[4]でつくられる。体温よりやや[5]温度で活発に産生されるため，精巣はやや[6]温度に保たれている。前立腺は膀胱底の[7]に接している。

3 女性生殖器

卵子は[8]でつくられる。卵管は長さ約[9]cmで，受精は，[10]部でおこる。子宮は[11]と直腸の間にあり，子宮と直腸の間には立位で腹膜腔の最下部となる[12]がある。

4 胎児

胚盤胞は着床後，内細胞塊の細胞は[13]，[14]，外胚葉の３層に分かれる。妊娠中は[15]が高濃度となり，子宮筋が肥大する。分娩時には，[15]は急速に減少し，[16]が分泌される。

人体のしくみと働き

第12章 内分泌系

学習の目標

- 内分泌腺の構造と機能を学ぶ。
- ホルモンの作用について学ぶ。
- ホルモンの作用様式について学ぶ。
- それぞれの内分泌腺の機能亢進・低下が人体に与える影響を学ぶ。

生体の種々の機能や代謝は，神経系（自律神経系）による調節以外に，ある特定の細胞が体内に向かって分泌（ぶんぴつ）し，血行を介して遠隔の細胞に作用する生理活性物質による調節を受けている。このような生理活性物質を**ホルモン**といい，この分泌様式を**内分泌***という。

ホルモンの働きをする物質は，化学的に単一の構造ではなく，たんぱく質のペプチドホルモン（種々の下垂体前葉ホルモン，上皮小体ホルモンなど），アミノ酸の誘導体のアミノホルモン（副腎髄質（ふくじんずいしつ）ホルモンや甲状腺ホルモン），ステロイド骨格をもつステロイドホルモン（副腎皮質ホルモン，性ホルモン）がある。

ホルモンを分泌する腺細胞の集団を**内分泌腺**といい，導管はなく，ホルモンは個々の細胞の周囲に分泌される。分泌されたホルモンは近傍の毛細血管やリンパ管を経て血流に入って全身を循環し，特定の臓器でホルモンと結合する受容体を発現している細胞にのみ作用して，その機能を亢進したり抑制したりする。この特定の臓器をホルモンの**標的器官**という。

内分泌腺には，独立した器官を構成しているもの（下垂体や甲状腺など）と，ほかの働きをする器官の内分泌部になっているもの（膵臓のランゲルハンス島や精巣のライディッヒ細胞など）がある。

＊**内分泌**：生理活性物質を分泌する様式のうち，血行を介して遠隔の標的器官に作用する物質の分泌様式を内分泌というのに対して，血行を介することなく，近傍にある細胞の作用を調節する物質の分泌様式を傍分泌，また，分泌した細胞自身に作用してその機能を調節する物質の分泌様式を自己分泌という。

I　内分泌腺

A　甲状腺

甲状腺は喉頭と気管上部の両側および前面にある蝶形をした赤褐色の器官で，左右両葉とそれらを結ぶ甲状腺峡部からなる（図 12-1）。甲状腺の前面は舌骨下筋群に覆われているが，嚥下の際には気管と共に上下に動き，皮膚を介して触れることができる。

●**甲状腺の構造と機能**　甲状腺は線維性の被膜に包まれ，内部は多数の小葉に分かれている。小葉内には大小様々な球形の袋が集まっている。この袋を**濾胞**といい，その壁は単層立方の濾胞上皮細胞である。濾胞上皮細胞は甲状腺ホルモンの原料になる**サイログロブリン**というたんぱく質を産生して濾胞内に分泌している。濾胞上皮細胞は周囲の間質からヨウ素イオンも取り込んで濾胞内に放出しており，濾胞内ではサイログロブリンにヨウ素イオンが結合する。次いで，濾胞上皮細胞はヨウ素が結合したサイログロブリンを取り込んで分解し，甲状腺ホルモン（**サイロキシン，トリヨードサイロニン**）を産生し，間質に向かって分泌する。甲状腺ホルモンの分泌は下垂体前葉から分泌される甲状腺刺激ホルモン（TSH）によって促進される。

また，濾胞間の間質や濾胞の上皮内には濾胞傍細胞があり，この細胞はカルシトニンというペプチドホルモンを分泌する（後述）。

●**甲状腺ホルモンの組成と機能**　甲状腺ホルモンの 90～95％はサイロキシン，5～

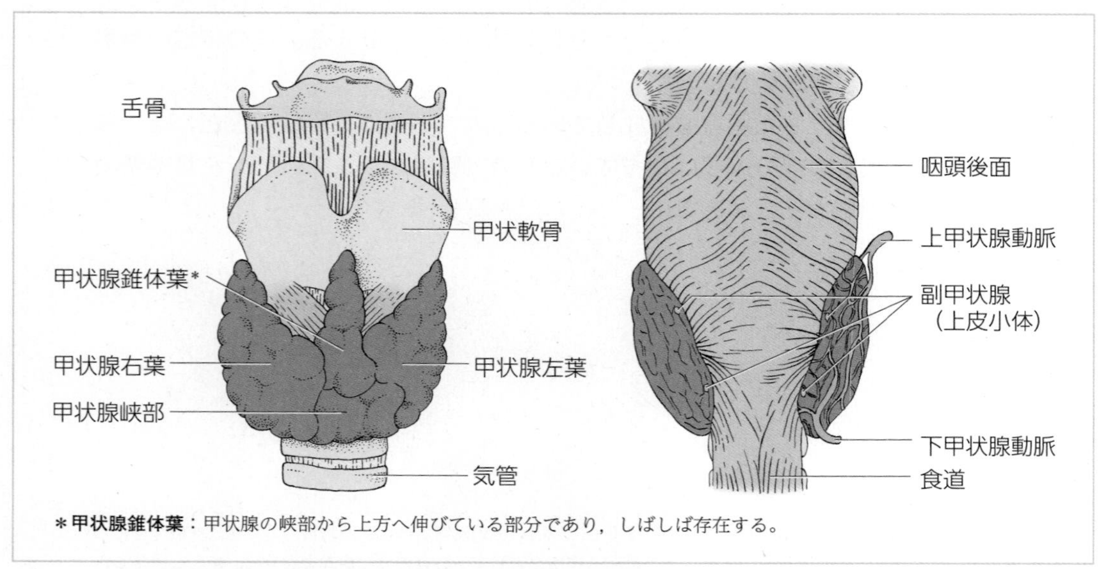

図 12-1 ● **甲状腺と上皮小体（左：前方より，右：後方より）**

10%がトリヨードサイロニンである。どちらもアミノ酸であるチロシン２分子がペプチド結合でつながり，そこにヨウ素が４つ（サイロキシン）あるいは３つ（トリヨードサイロニン）結合している。

甲状腺ホルモンは全身の諸器官に作用し，主な生理機能は次のとおりである。

- エネルギー代謝の亢進：酸素（O_2）消費促進，体熱産生，基礎代謝の増加。
- 物質代謝の亢進：生理的濃度であれば，たんぱく質合成を促進するが，濃度が高くなるほど糖質，脂肪，たんぱく質の分解，消費が高まる。
- 発育，発達：特に骨の発育の促進，中枢神経系の発達と成熟にかかわる。

B　副甲状腺（上皮小体）

副甲状腺（上皮小体）は，甲状腺の両葉の後面に上下，合計２対あり，甲状腺の被膜に覆われている（図 12-1）。

●**副甲状腺の構造**　米粒大で，線維性の被膜に包まれ，実質は小葉に分かれる。小葉内には多角形の細胞が索状に並んでいる。これらの細胞の大半は色素で染まらない主細胞であり，残りは大型で酸性の色素に染まる酸好性細胞である。副甲状腺ホルモンであるパ**ラソルモン（PTH）**は主細胞から分泌される。

●**副甲状腺ホルモンと血漿カルシウム濃度調節**　以前は，PTH と甲状腺の濾胞傍細

column

甲状腺機能の異常

甲状腺の機能亢進による代表的な疾患が**バセドウ病**である。甲状腺の肥大（甲状腺腫），頻脈，基礎代謝の増大，精神的な興奮性の高まりなどが現れる。TSH の受容体に対する自己抗体が生じ，自己抗体が受容体に結合することで濾胞上皮細胞の機能が活性化してしまうことによるものが多い。この自己抗体は眼窩の脂肪にも作用し，眼球突出を引き起こすことがある。

甲状腺の機能低下は，幼児では知能やからだの発育・発達が遅れる**クレチン病**，成人では精神活動の低下，基礎代謝の低下，脱毛などの症状をもつ**粘液水腫**が現れる。TSH の受容体に対する別のタイプの自己抗体は，受容体に結合して，TSH が受容体に結合するのを妨げ，甲状腺の機能を低下させてしまうことがある。

甲状腺は甲状腺ホルモンを合成するために体内のヨウ素を集めている。原子力発電所の事故などの場合，放射性のある（放射線を放出する）ヨウ素 131（^{131}I）が大量に大気中に放出されることがある。このヨウ素 131 が体内に入ると，甲状腺に集積してしまうため，甲状腺が内部被ばくを受けてしまう。その結果，甲状腺の濾胞上皮細胞ががん化して甲状腺がんを生じてしまうことがある。ヨウ素 131 は約８日ごとに半減していくので，１か月余りで 1/16 になる。

胞が分泌する**カルシトニン**，そして**ビタミンD**が血漿カルシウム濃度の調節に重要とされていた。しかし，ヒトのカルシトニンは生理的な濃度ではほとんど活性がなく，現在ではカルシウム代謝に関する機能はないと考えられている。

PTHの分泌量は血漿カルシウム濃度と反比例する。すなわち，血漿カルシウムの濃度が低下すると，副甲状腺の主細胞が感知し，PTHの分泌が促される。PTHは破骨細胞による骨の分解・吸収を促し，骨からカルシウムを遊離させて血漿カルシウム濃度を上昇させる。また，カルシウムの腎尿細管における再吸収と，腸管でのカルシウムの吸収を促進する。腸管におけるカルシウムの吸収はビタミンDによっても促進され，ビタミンDが欠乏すると十分には行われない。

ビタミンDは，ビタミンという名前がついているが，成人では，日本のように日照時間の長い地域では，必要量を合成することができる。日光（紫外線）を浴びることによって，皮膚でコレステロール由来の前駆物質から非活性型ビタミンDが合成され，肝臓と腎臓で代謝されて活性型に変化する。このように，ビタミンDは体内で産生されるため，ホルモンとして扱うこともある。

一方，ヒトのカルシトニンは生理活性がないが，魚類や鳥類のカルシトニンは強い生理活性をもっている。破骨細胞の機能を抑制してカルシウムの骨から血中への放出を抑え，さらに骨の形成を促進し，腎臓でのカルシウムの再吸収を抑制して血漿カルシウム濃度を低下させる働きがある。すなわち，このホルモンはPTHの拮抗物質である*。

PTHの分泌不足は，血液中のカルシウム濃度を低下させ，筋の興奮性を高めて，四肢や全身に痙攣を起こさせる。このような状態をテタニーとよぶ。逆に分泌過剰の場合は，骨のカルシウムを血中に動員するため，骨はもろく折れやすくなる。

C 下垂体（脳下垂体）

下垂体は，間脳の腹側部（視床下部）にぶら下がった楕円体形の内分泌腺で，蝶形骨のトルコ鞍にある下垂体窩（図4-41参照）に入っている。全体の約7割を占める**前葉**（**腺下垂体**）と**後葉**（**神経下垂体**）に大別され，前葉はさらに前方の主部（遠位部あるいは末端部），後葉との境界にある中間部，上方の漏斗柄に伸び出した隆起部に分けられる（図12-2）。

1．前葉（腺下垂体）

1 前葉主部

前葉は索状もしくは塊状をなす分泌細胞の集団と，その間の少量の結合組織と毛細血管網で構成されている。

●前葉の分泌細胞 前葉の分泌細胞は，組織切片にして染色する際に，どのような性

＊以前は骨のカルシウムが減少して，骨が脆弱になる骨粗鬆症の治療に魚類のカルシトニンが用いられていたが，異種のペプチドであるために拒絶反応が起こりやすく，副作用が多かったため，現在では推奨されていない。

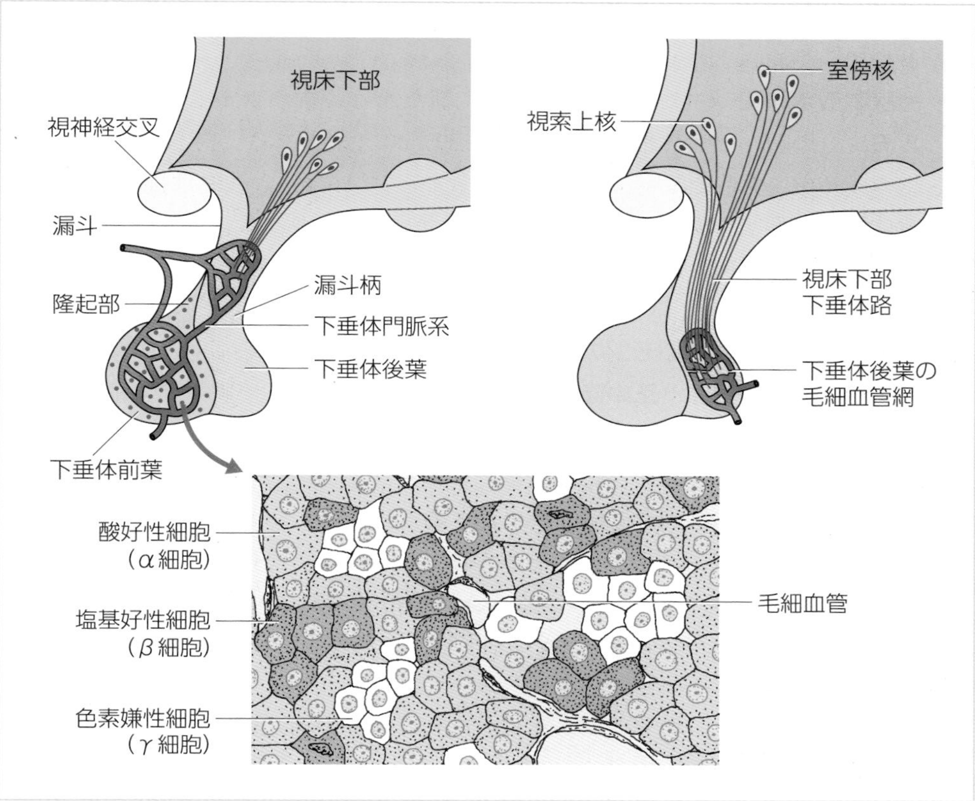

図 12-2 ● **下垂体模型図**

質の色素に染まるかによって，どの色素にも染まり難い色素嫌性細胞の主細胞（γ細胞），酸性色素に染まる酸好性細胞（α細胞），塩基性色素に染まる塩基好性細胞（β細胞）に分けられる。前葉内では，これらの細胞が均等に分布しているのではなく，同種の細胞が集まって集団を作っていることが多い。このうち，ホルモンの分泌との関係が明らかなのは，α細胞とβ細胞である。α細胞には成長ホルモン（GH）分泌細胞とプロラクチン（PRL）分泌細胞があり，β細胞には甲状腺刺激ホルモン（TSH）分泌細胞，性腺刺激ホルモン分泌細胞（卵胞刺激ホルモン［FSH］と黄体形成ホルモン［LH］を分泌），副腎皮質刺激ホルモン（ACTH）分泌細胞がある。

●**前葉ホルモン**　主な前葉ホルモンの作用は次のとおりである。

- **成長ホルモン**（**GH**）：からだの成長に関与するペプチドホルモンで，骨端軟骨の成長やたんぱく質，糖質，脂肪などの代謝を促進する。分泌過剰は**巨人症**や**先端巨大症**となり，逆に分泌不足は**低身長症**となる。
- **甲状腺刺激ホルモン**（**TSH**）：糖たんぱく質のホルモンで，甲状腺ホルモンの合成，分泌を高める。
- **副腎皮質刺激ホルモン**（**ACTH**）：ペプチドホルモンで，副腎皮質ホルモンの糖質コルチコイドの分泌を促進する。ACTH の分泌量は，生体に有害な刺激（ストレス）が加わると増加する。

- **性腺刺激ホルモン（ゴナドトロピン）**：糖たんぱく質のホルモンで，**卵胞刺激ホルモン**（FSH）と**黄体形成ホルモン**（LH）の 2 種がある。FSH は，女性では卵胞の成熟を，男性では精子の形成を促進する。LH は，女性では排卵を起こさせ，黄体形成を促す。男性では男性ホルモンの分泌を促進する。
- **プロラクチン（PRL）**：ペプチドホルモンで，成熟した乳腺を刺激し，乳汁を合成・分泌させる。

●**視床下部による前葉ホルモンの分泌調節**　前葉は間脳の視床下部と密接に関係している。視床下部の漏斗（**正中隆起**）の毛細血管網は下垂体門脈系とよばれる数本の静脈に集まり，前葉に達して再び毛細血管網を形成する（図 12–2）。

視床下部にある神経核の神経細胞は，前葉からのホルモン分泌を促す放出ホルモンあるいは抑制する抑制ホルモンを分泌する。これらのホルモンは，漏斗の毛細血管網から下垂体門脈系に入り，前葉のホルモン分泌細胞に作用し，分泌を調節している*。視床下部からのこれらのホルモンや後葉ホルモン（後述）は，神経細胞でつくられるので神経分泌ホルモンといい，神経細胞が行う内分泌を神経内分泌という。

2 中間部

中間部は，後葉との境界部にある狭い部分で，その構造は甲状腺に似ており，コロイドを含んだ小腔からなり，ポリペプチドの**メラニン細胞刺激ホルモン**（MSH）を分泌する。このホルモンはメラニン（黒色素）細胞のメラニン合成を促進する。

2. 後葉（神経下垂体）

後葉は神経膠細胞と多数の無髄神経線維からなり，内分泌細胞は存在しない。神経線維は視床下部（視索上核，室傍核）の神経細胞からきている。視索上核で**バソプレシン**，室傍核で**オキシトシン**が合成され，神経線維内を運搬されてきて，後葉の神経線維の末端で分泌され，毛細血管に入る（図 12–2）。

- バソプレシン：**抗利尿ホルモン**（ADH）で，体内の水分保持に最も強い作用をもつ。ADH は腎臓の集合管における水の再吸収を促進し，血管を収縮させて血圧を上昇させる。
- オキシトシン（OT）：成熟肥大した子宮筋の収縮を促進し，分娩に関与するホルモンである。また乳汁の分泌を促進する。

D 副腎（腎上体）

左右の腎臓の上にのる三角形（右）または半月形（左）をした 1 対の器官で，腎臓と共に脂肪皮膜に包まれている。周辺部の皮質と内部の髄質からなる。皮質と

*プロラクチン以外のホルモンは放出ホルモン（ペプチドホルモン）で分泌が促進されるが，プロラクチンは抑制ホルモン（ドパミン，DA）によって分泌が抑えられている。

髄質は発生学的な由来が異なり，分泌するホルモンも異なっている。

●**皮質**　**皮質**は，細胞の並び方で外方から**球状帯**，**束状帯**，**網状帯**に区別される。

- 球状帯：球状の細胞塊をつくる。電解質代謝に関係するホルモンである電解質コルチコイド（アルドステロン）を分泌する。レニン・アンジオテンシン系によって分泌が促進される。
- 束状帯：細胞が索状に集まり，長い平行の柱状構造をつくる。糖代謝などに関係するホルモンである糖質コルチコイド（コルチゾールやコルチコステロンなど）を分泌する。
- 網状帯：細胞が網状に連なる。男性ホルモンの一種を分泌する。

束状帯と網状帯は下垂体のACTH（副腎皮質刺激ホルモン）によりホルモンの分泌が促進される。

副腎皮質から分泌されるホルモン（総称して副腎皮質ホルモンという）は，性ホルモンと共に**ステロイドホルモン**とよばれ，コレステロール*から合成される。代表的な副腎皮質ホルモンは電解質コルチコイドのアルドステロンと糖質コルチコイドのコルチゾールである。

アルドステロンは，腎臓の遠位曲尿細管遠位部から集合管の近位部に作用し，ナトリウムの再吸収を促進し，血漿のナトリウム量を調節している。

コルチゾールの作用は多いが，主な作用は，糖新生として，骨格筋でたんぱく質の分解を促進してアミノ酸とし，肝臓でアミノ酸から糖を新生する。また，脂肪を分解して肝臓で糖に変換する。その一方で，組織での糖質の利用を抑制する結果，血糖値は上昇する。さらに，抗炎症作用，抗アレルギー作用があり，薬物として治療に用いる。生体に有害な刺激が加わったときには，下垂体のACTH分泌が増加し，コルチゾールの分泌が促進される。コルチゾールによる有害刺激に対する抵抗性の増強は，生命の維持に重要な役割を果たしている。

●**髄質**　**髄質**は，豊富な毛細血管が網状になり，その間に髄質細胞とわずかな交感神経の神経節細胞がある。髄質細胞には明細胞（**アドレナリン**を分泌）および暗細胞（**ノルアドレナリン**を分泌）があるが，分泌物からもわかるように，これらは交感神経の神経節細胞が変化したものである。

アドレナリンとノルアドレナリンは代表的なカテコールアミン*である。アドレナリンは，肝グリコーゲンを急速にブドウ糖に分解して血中に送り込む作用や，心臓機能促進作用が強い。ノルアドレナリンは，末梢血管収縮による血圧上昇作用が強い。

---

*＊**コレステロール**：ステロイド骨格とよばれる3つの六員環と1つの五員環がつながった構造をもつ代表的な化合物で，すべてのステロイドホルモン合成の出発点となる。

＊**カテコールアミン**：アミノ酸であるチロシンが水酸化されてできる生理活性物質。ドパミン，ノルアドレナリン，アドレナリンが代表的なカテコールアミンである。

E 松果体

松果体は，間脳の後上部（視床上部）から突出する松の実形の小体である。実質には松果体ホルモンであるメラトニンを分泌する松果体細胞と神経膠細胞がある。成人の松果体には，金平糖のような形に石灰化した脳砂がみられることが多い。

メラトニンは性腺に対して抑制作用をもち，性腺刺激ホルモン（ゴナドトロピン）の分泌を抑制する。すなわち松果体は性早熟抑制機能をもつ。そして，松果体は思春期前に退化し始める。メラトニンの分泌は，夜間増加し昼間は減少する日周リズムをもつ。目に入る光刺激はメラトニンの分泌を抑制する。日周リズムを調節しているのは松果体に分布している交感神経である。

F 膵臓（第８章－Ｉ－Ｇ「膵臓」参照）

膵臓のランゲルハンス島のＢ（β）細胞からインスリン，Ａ（α）細胞からグルカゴンというホルモンが分泌される。いずれもポリペプチドで，両ホルモンの分泌は，血中のブドウ糖濃度（血糖値）によって直接調節される。血糖値が上昇すればインスリンが，血糖値が低下すればグルカゴンが分泌される。ランゲルハンス島にはほかに少数のＤ（δ）細胞があり，この細胞からはソマトスタチンが分泌され，**インスリン**や**グルカゴン**の分泌を抑制している。

- インスリン：主たる作用部位は筋肉，肝臓，脂肪組織である。インスリンは唯一の血糖値を下げるホルモンで，肝臓，筋肉や脂肪組織の細胞にブドウ糖を取り込ませ，血糖値を低下させる。グリコーゲンの合成促進，ブドウ糖の中性脂肪への転換促進，たんぱく質の合成促進などの作用をもち，糖質，脂肪，たんぱく質の貯蔵を増し，分解を抑制する。
- グルカゴン：主たる作用は，低血糖時に肝臓に貯蔵されているグリコーゲンを分解してグルコースとし，血中に放出して血糖を上昇させることにある。また，肝臓で脂肪分解を促進して，遊離脂肪酸を放出させる。グルカゴンは絶食時，運動時などのエネルギー供給ホルモンとして重要である。

G 性腺

第11章－Ｉ「生殖器系の器官」参照。

Ⅱ　ホルモンの作用様式

カテコールアミン，ポリペプチド，糖たんぱく質ホルモンは，標的器官の細胞膜上にあるそれぞれのホルモンに特異的な受容体と結合する。それに続く反応は受容体によって異なるが，多くは，受容体にホルモンが結合すると，受容体の細胞内に入り込んでいる部位に結合した酵素が活性化される。代表的な酵素はアデニル酸シクラーゼであり，ATP を分解してサイクリック AMP（cAMP）を生じる。cAMP は細胞内の酵素を次々と活性化し，ホルモン特有の生理作用が発揮される。ホルモンの作用は cAMP を介して発現するため，ホルモンを 1 次メッセンジャー（伝達物質），cAMP を 2 次メッセンジャーという。

インスリンの受容体などでは，受容体自身がたんぱく質の中のチロシンをリン酸化する酵素の働きをもっており，ホルモンが結合することで，その酵素活性を発揮するようになる。

脂肪に溶けやすいステロイドホルモン（副腎皮質ホルモンと性ホルモン）や甲状腺ホルモンは，細胞膜を通過して細胞内に入り，細胞内の各ホルモンに特異的なたんぱく質受容体と結合して核内に運ばれ，遺伝子の特定の部位に結合して一連の遺伝子発現を促進し，生理作用を起こす。

column

糖尿病

インスリン不足による異常のすべてを糖尿病という。インスリン不足は，細胞のブドウ糖取り込み量の減少（末梢における糖利用の低下）と肝臓のブドウ糖放出量の増加（糖新生）によって高血糖となる。

糖尿病には，インスリン分泌の絶対量が不足するタイプと，インスリンが有効に利用されず相対的に不足するタイプがある。前者は小児，若年者に多い。後者は糖尿病患者の多数を占め，40 歳以降の中高年者に多く，遺伝素因が強い。

糖尿病は多くの合併症を起こす。たとえば糖尿病に限って起こる細小血管*障害（糖尿病性細小血管症）があり，失明（眼底の細小動脈瘤の破裂）や腎不全（腎臓糸球体の異常）を起こす原因となる。痛みやしびれなどの末梢神経障害，高血圧なども合併症状である。

＊**細小血管**：毛細血管やその直前直後の微小な血管。

看護の観点

本章に関連する主な看護技術

安楽のための看護／ストレスケア／リラクセーション法

● **安楽のための看護との関連** 健康であっても，病気をもっていても，外界からの刺激によって身体内部は何らかの影響を受ける。それをちょうどよい状態に調節してくれるのが，自律神経系や，内分泌系から分泌される様々なホルモンである。

たとえば便秘の患者が，ガスの貯留によりおなかが張って苦しいというとき，排ガスを促すことは，患者にとって腹部の苦しさや痛み，不快感から解放され，安楽を得ることにつながる。そのため，温罨法などにより，腹部や腰部を温めて腸管の動きを良くする援助を行う。腹部の動きを良くすることで，自律神経系の副交感神経系を優位にするように働きかける。

● **ストレスケアとの関連** 病気に苦しんでいる人，病院という日常生活とは異なる慣れない環境で生活を送らなければならない人は，病院という環境や病気自体がストレッサーとなり，ストレスを引き起こす原因となる。

ストレス反応を理解するには，自律神経系や内分泌系のなかでも，特に副腎の働きに関する知識が必要不可欠である。ストレス状態を理解することで，その人にとって何がストレッサーであるのか，その際の生体反応についてとらえることができ，適切な援助を考え，提供することができる。

● **リラクセーション法との関連** ストレス反応を軽減する援助の一つとして，リラクセーションという視点がある。実際のリラクセーションを導く方法には呼吸法，筋弛緩法，瞑想や自律訓練法などがあり，いずれも自律神経系の働きを調整する方法である。

学習の手引き

1. 主な内分泌腺の位置と名称を記憶しておこう。
2. 内分泌腺から分泌されるホルモンとその作用について，表にしてまとめてみよう。
3. 内分泌腺の各々について，その機能亢進と機能低下によって起こる症状や代表的な疾患をあげてみよう。
4. インスリンとグルカゴンの作用の相違を説明してみよう。

第12章のふりかえりチェック

次の文章の空欄を埋めてみよう。

1 内分泌腺

甲状腺ホルモンは甲状腺から，成長ホルモンは[1]から，バソプレシンは[2]から，アドレナリンは[3]から，メラトニンは[4]から，グルカゴンは[5]のランゲルハンス島から分泌される。

2 内分泌腺（下垂体）の形態と分類

下垂体は，蝶形骨の[6]にある[7]に入っている。[8]と[9]に大別される。

3 内分泌腺（腺下垂体）

性腺刺激ホルモンは，[10]と黄体形成ホルモンの2種がある。[10]は，女性では[11]の成熟を，男性では[12]の形成を促進する。

4 内分泌腺（副腎）

皮質は，細胞の並び方で外方から[13]，束状帯，[14]に区別される。[14]は細胞が網状に連なり，[15]の一種を分泌する。

5 内分泌腺（松果体）

松果体は，[16]の後上部から突出する松の実形の小体である。実質には松果体ホルモンである[17]を分泌する松果体細胞と[18]がある。

6 ホルモンの作用

プロラクチンは[19]を合成・分泌させる。インスリンは[20]を低下させる。

■人体のしくみと働き

第13章 神経系

▶**学習の目標**
- ●神経系の生理を理解する。
- ●中枢神経系（脳，脊髄）の構造と機能を学ぶ。
- ●末梢神経系の構造と機能を学ぶ。
- ●自律神経系（交感神経，副交感神経）の構造と機能および分布を学ぶ。

神経系は神経組織で構成されており，頭蓋腔と脊柱管の中に収まっている**中枢神経系**（脳，脊髄）と，全身に分布する**末梢神経系**（脳神経，脊髄神経）とに区分される。末梢神経系は全身の種々の感覚器から得られた刺激や情報を中枢神経系に伝え，中枢神経系ではそれらを処理し，末梢神経系をとおして筋肉や内臓などの効果器*に命令を伝える働きがある（図 13–1）。これらの機能を担っているのは，いずれも**ニューロン**である。

I 神経細胞とその働き

A 神経細胞（ニューロン）

神経細胞（ニューロン，神経元ともいう）は神経系を構成する機能単位のことで，神経細胞体と樹状突起，神経突起（軸索，軸索突起ともいう。本章では軸索とする）からなる（図 2–12 参照）。樹状突起および神経細胞体は，ほかのニューロンからの興奮を受け入れ，軸索は興奮を送り出す働きをしている。軸索や一部の樹状突起は神経線維を構成し，神経線維は，髄鞘とよぶ鞘に覆われた有髄（図 13–2）と，髄鞘のない無髄に区別し，さらにシュワン鞘の有無によって有髄有鞘神経線維（末梢神経系），無髄有鞘神経線維（末梢神経系），有髄無鞘神経線維（中枢神経系），無髄無鞘神経線維に区別する。

中枢神経系を構成する脳や脊髄はニューロンの集団であって，そこに含まれるニ

＊**効果器**：神経の刺激によって収縮する筋肉や内臓の平滑筋，分泌を行う腺など，神経の刺激で機能調節される器官や組織を効果器という。

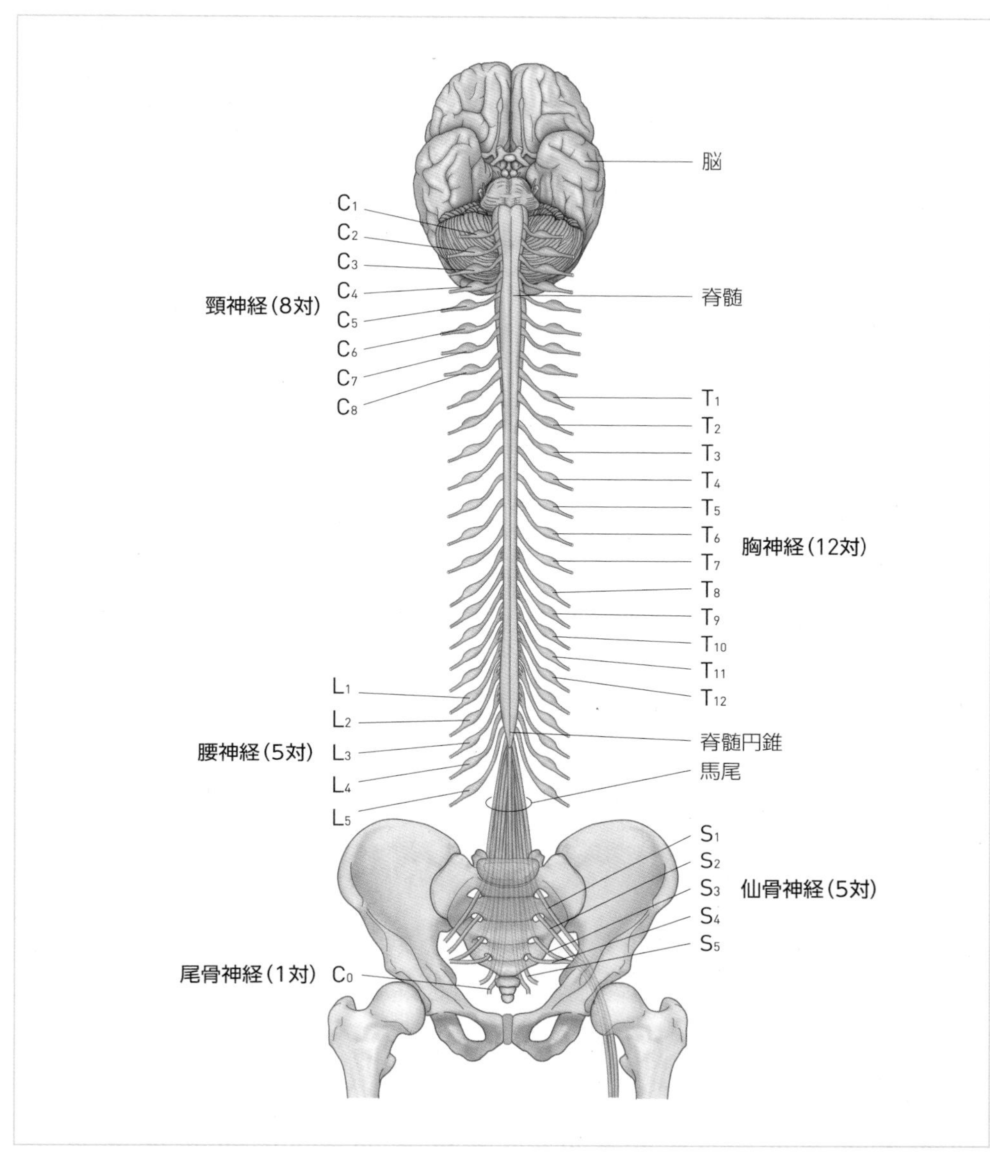

図 13-1 ● **神経系の区分**

ューロンの大きさや形は多種多様であるが，基本的な働きに変わりはない。

B　興奮の伝導と伝達

1．興奮の伝導

神経線維を興奮（活動電位）が伝わる場合，次の3つの法則に従う。

①神経線維の1点に起こった興奮は，その点から神経線維に沿って両方向に伝わる（**両側性伝導**（りょうそくせい））。

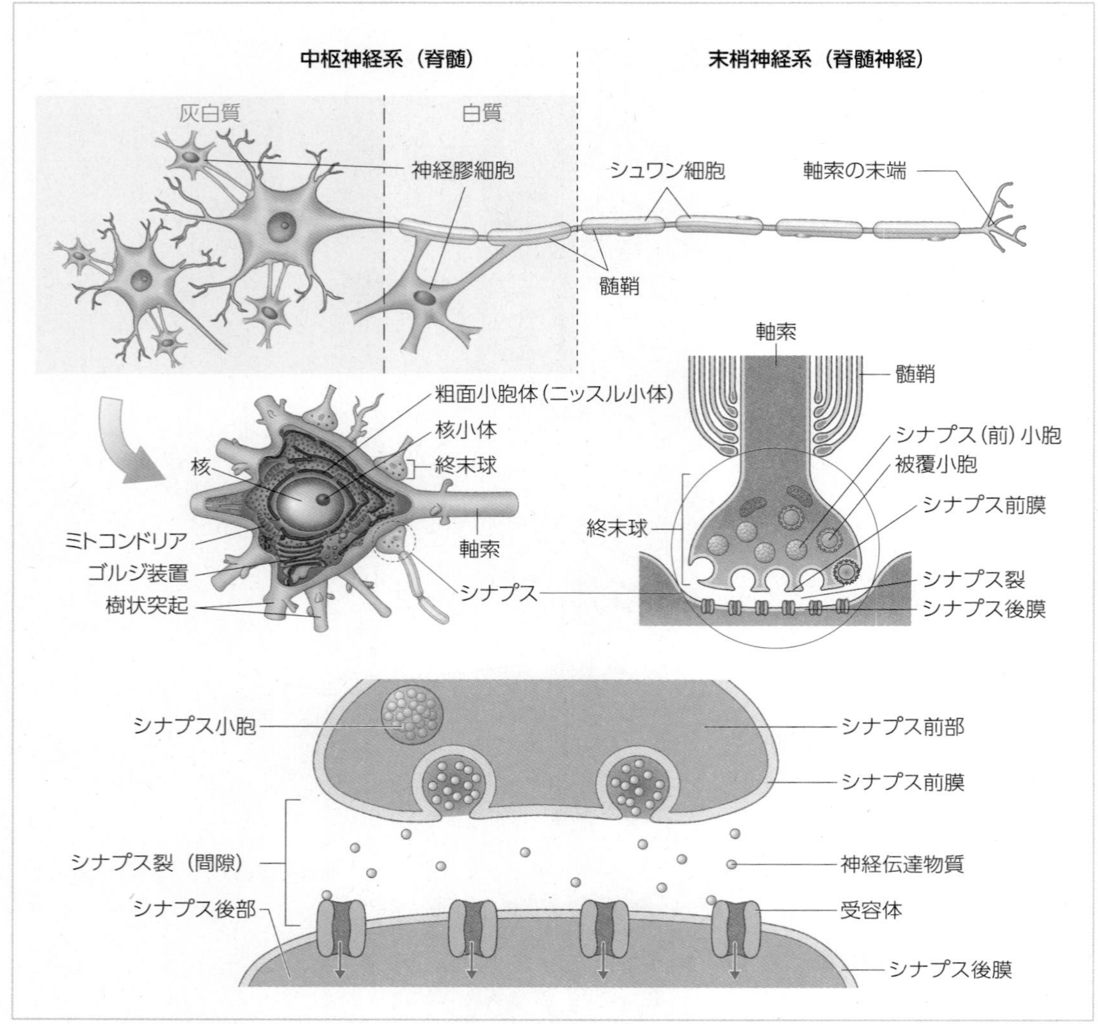

図 13-2 ● 脊髄運動ニューロンの模型図

②1本の神経線維に興奮が伝わっていくとき，興奮は隣の神経線維に伝わることはない（**絶縁性伝導**）。

③興奮が伝わる場合，その神経線維における興奮は一定の速度で伝わり，強さが減じることはない（**不減衰伝導**）。

神経線維は興奮が伝わっていく速さ（伝導速度）によって，表 13-1 のようにグループ分けされている。伝導速度は線維の直径に比例し，太い線維は細い線維より速い。有髄線維が無髄線維より速いのは，無髄神経線維の興奮伝導は連続的であるが，有髄神経線維では髄鞘が電気的に絶縁性なので，約1～3mm おきにある髄鞘の切れ目の**ランビエの絞輪**から絞輪へ，興奮がとびとびに伝わるためである。この伝導様式を**とびとび伝導**または**跳躍伝導**という（図 13-3）。

表 13-1 ● 神経線維の伝導速度による分類

神経線維のグループ		線維の直径 (μm)	伝導速度 (m/s)	機　能
A	α	12～20	70～120	体性神経の有髄神経
	β	6～12	35～70	
	γ	4～6	20～35	
	δ	2～5	12～30	
B		1～3	3～15	自律神経の有髄神経
C		0.4～1.2	0.5～2	無髄神経

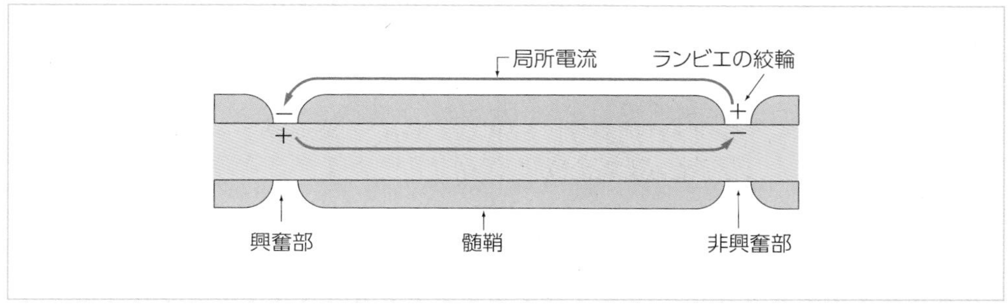

図 13-3 ● 有髄神経線維のとびとび伝導

2．興奮の伝達

神経線維を興奮が伝わっていくことを伝導というが，ニューロンと次のニューロンの間には微細な間隙(かんげき)があり，電気的には連続しておらず，化学物質が介在(かいざい)して興奮を伝える。これを興奮の伝達という。

●**伝達のための構造**　軸索(じくさく)の終末部は枝分かれし，末端は球状に膨(ふく)らんで（終末球，シナプスぼたん），次のニューロンの神経細胞体や樹状突起の表面に付着する。この付着部を**シナプス**という（図 13-2）。

シナプスでは，終末球の細胞膜（シナプス前膜(ぜんまく)）は狭い間隙（シナプス裂(れつ)）を隔(へだ)てて次のニューロンの細胞膜（シナプス後膜）と向かい合っている。

●**伝達のための化学物質**　伝達は終末球にある小さな袋のシナプス小胞(しょうほう)から放出される化学物質によって行われる。そのため，シナプスでの伝達は一方向性である。興奮を伝達する化学物質を神経伝達物質という。

神経伝達物質には，細胞体で合成され軸索を通って終末球に運ばれるものや，終末球で合成されるものがあるが，どちらもシナプス小胞に蓄えられる。神経線維の興奮が終末球に達すると，シナプス小胞がシナプス前膜と融合して，蓄えられていた神経伝達物質がシナプス裂に放出される。この神経伝達物質はシナプス後膜にある受容体と結合し，シナプス後膜の膜電位を変化させる。神経伝達物質は，作用によって興奮性と抑制性に分けられ，興奮性神経伝達物質*はシナプス後膜を脱分極(だつぶんきょく)させ，抑制性神経伝達物質*はシナプス後膜を過分極させる。

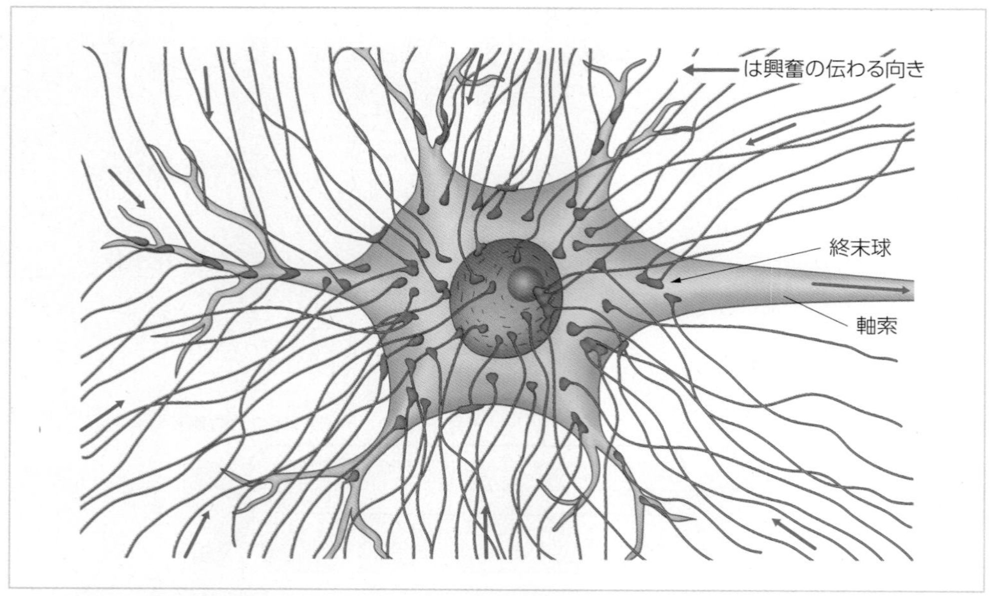

図 13-4 ● 1 個の脊髄運動ニューロンにおけるシナプス結合（Young）

1 個のニューロンには多数のニューロンがシナプス結合しており，興奮性と抑制性が加算されて神経細胞体の膜電位が閾値（いきち）を超えると，軸索にインパルスが生じる（図 13-4）。また，1 個のニューロンは多数のニューロンとシナプス結合している。

II 中枢神経系の構造と機能

A 脊髄

1．脊髄の構造

●形状 脊髄（せきずい）は，脳に続いて脊柱管（せきちゅうかん）の中を走る白く細長い円柱状の神経索で，成人では長さ 40～50cm，直径約 1.0cm である。頸（けい）部と腰（よう）部ではやや太くなっていて，それぞれ**頸膨大**（ぼうだい），**腰膨大**とよばれるが，これは上肢（じょうし），下肢（かし）に神経線維を送る神経細胞が多いためである。下端は第 1～2 腰椎の高さで円錐状に細くなり（脊髄円錐（えんすい）），その下方には神経細胞は存在せず，非常に細い終糸となって仙骨（せんこつ）に付着している。

＊**興奮性神経伝達物質**：アセチルコリン，モノアミン類（ノルアドレナリン，アドレナリン，ドパミン，セロトニン），アミノ酸類（グルタミン酸など），ペプチド類（サブスタンスP，エンケファリンなど）がある。
＊**抑制性神経伝達物質**：アミノ酸類のグリシンや γ－アミノ酪酸（GABA，ギャバ）などがある。

すなわち，脊髄は脊柱管の長さよりも短い。そのため，腰部の脊髄円錐以下では，脊髄神経の根と終糸のみが脊柱管内を垂直に走り，馬の尾のようにみえるので馬尾とよんでいる（図 13–1）。

脊髄には，前面を縦に走る深い溝（**前正中裂**）があり，後面には浅い溝（**後正中溝**）がある（図 13–5）。さらに両側の**前・後外側溝**がほとんど平行に縦走する。

●**灰白質と白質**　脊髄は出入りする脊髄神経に応じて，頸髄，胸髄，腰髄，仙髄，尾髄に区分されるが，基本的な構造は類似しており，内部にH字形の**灰白質**があり，その周囲を**白質**が包む。

脊髄の中心には**中心管**がある。中心管は上方では第四脳室に連なり，下方は脊髄下端部で終わる。脊髄を横断面でみた場合に，H字形の灰白質の前方に突出した部分を**前角**，後方に突出した部分を**後角**，それらの間を中間質という。また，立体的にみた場合，灰白質はH字形の柱のようにみえるので，これを灰白柱，また前角を**前柱**，後角を**後柱**とよぶことがある。前柱には骨格筋の運動を支配する運動神経細胞が多数集まり，それらの軸索は前根となって脊髄を出ていく。後柱には末梢からの信号を伝えてきた感覚神経が後根をつくって入ってきて，これらの信号を脳に伝えるための中継をする知覚性の神経細胞が多数集まっている。なお，胸髄には前柱，後柱に加えて，外方に突出する**側柱**（**側角**）* がある。

一方，白質は前柱，後柱によって**前索**，**側索**，**後索**に区分され，いずれにも上行路，下行路の神経線維が走っている。上位の脊髄の後索は後中間溝により内側の**薄束**と外側の**楔状束**とに分かれる（図 13–5）。

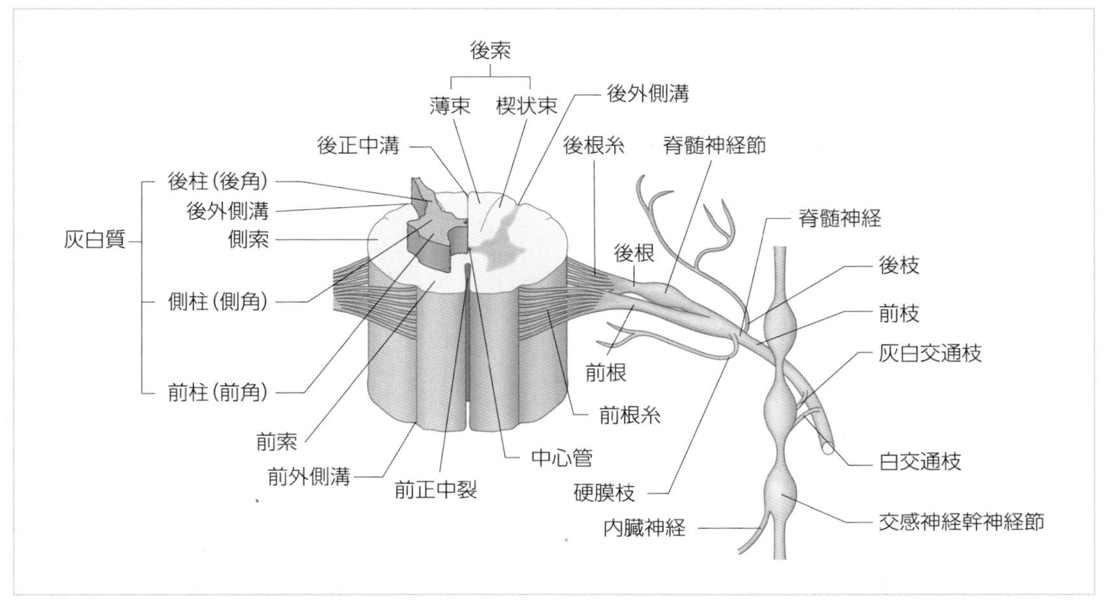

図 13–5 ● **脊髄（胸髄）の横断模型図**

＊**側柱（側角）**：中間質外側部が側方に突出しているのでこの名がつけられている。

2．脊髄の機能と反射

脊髄の主たる機能は，末梢神経と脳を結ぶ上行性・下行性伝導路（上行路・下行路）と反射にある。伝導路は脳を含めて理解する必要があるので，後述することとし，ここでは反射について述べる。

●**反射**　反射とは，刺激によって起こった末梢の興奮が求心性神経によって中枢に送られ，意志の働き（大脳皮質）と関係なく，中枢から遠心性神経に興奮が送られ，ある効果を引き起こす現象をいう。反射の興奮が伝えられる経路は，受容器→求心性神経→反射中枢（ちゅうすう）→遠心性神経→効果器からなり，その経路を**反射弓**（図 13-6）という。ここで，刺激を受け入れる装置を**受容器**といい，ある働きをするニューロンの集団を**中枢**という（中枢神経系）。また，末梢の興奮を中枢へ伝える神経を**求心性神経**，興奮を筋や腺に送り出す神経を**遠心性神経**という。反射は，骨格筋を効果器とする**体性反射**と，内臓や血管や汗腺などの自律器官に起こる**自律性反射**に分けられる。

●**脊髄反射**　脊髄に反射中枢をもつものを脊髄反射という。脊髄は反射のなかでは最も単純な基本的反射を示すので，反射を理解するのに役立っている。脊髄反射のうち，最も単純なのは，伸張反射と屈曲反射の 2 つの体性反射である。

- 伸張反射：求心性神経のついている骨格筋を急速に引き伸ばすと，反射的にその筋が収縮しようとして張力を発生する。これを**伸張反射**という。伸張反射における反射の受容器は，その筋肉内にある**筋紡錘**（きんぼうすい）* である。このように反射の受容器と効果器が同一器官のなかにある反射を**固有反射**という。腱をたたくと，腱に連な

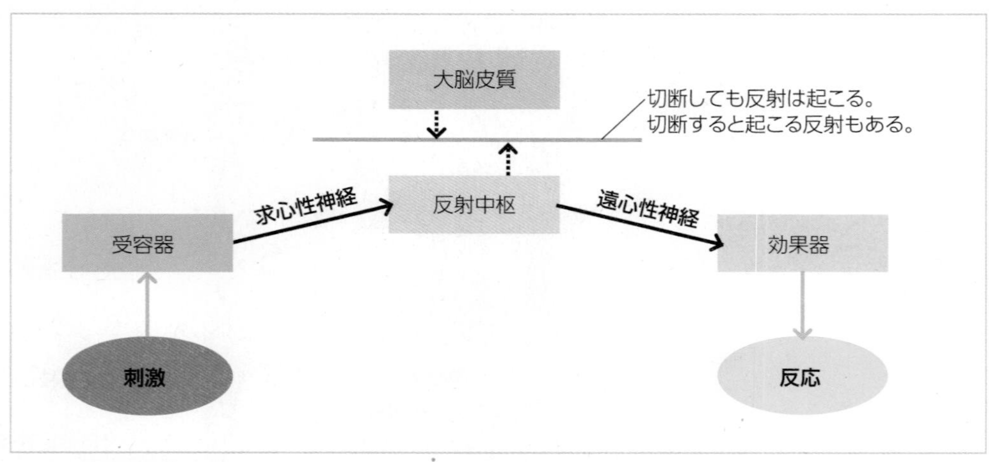

図 13-6 ● **反射弓**

＊**筋紡錘**：長さ数 mm，紡錘形をしており，筋線維の間に存在するが，筋紡錘は筋線維と並列に位置している。求心性神経終末がらせん状に筋紡錘を取り巻いている。筋が伸展されると筋紡錘も伸展し，その変形が興奮を起こし，求心性神経にインパルスを発射する。

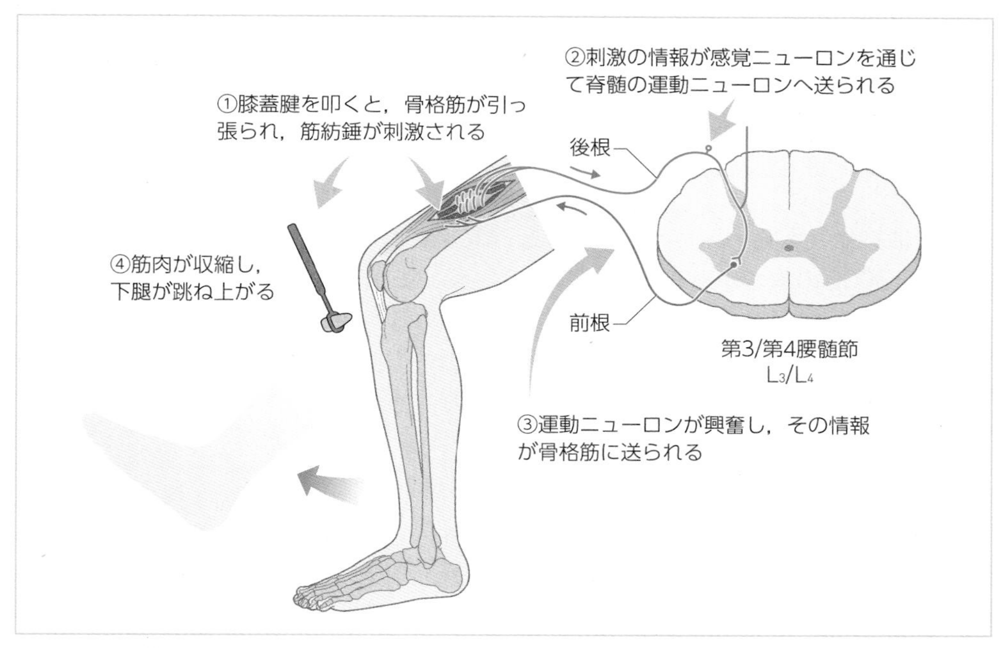

図 13–7 ● **膝蓋腱反射**

る筋に一過性の速い収縮が現れる。これを**腱反射**(けん)という。腱をたたくことは，腱に連なる筋を急速に引っ張ることであり，腱反射は，筋の伸張が急激な場合の伸張反射である。臨床診断上重要な**膝蓋腱反射**(しつがいけん)（図 13–7）や**アキレス腱反射**は，それぞれ大腿(だいたい)四頭筋，下腿(かたい)三頭筋の伸張反射である。

- 屈曲反射：脊椎(せきつい)動物の片脚の皮膚を針で突くと，動物は直ちに片脚を引っ込める。このように皮膚に傷害刺激が与えられたとき，その刺激から逃れるために，屈筋の収縮により関節を屈曲させる運動が起こる。これを**屈曲反射**あるいは逃避反射といい，熱いものに触れたときに手を素早く引っ込めるような反射がこれに相当する。同様の屈曲反射には，腹壁の皮膚をこすると腹壁の筋が収縮する**腹壁（腹皮）反射**，大腿内側の皮膚をこすると精巣(せいそう)が挙上する**挙睾筋反射**(きょこうきん)，足底の外側の皮膚をこすると足指が足底側に曲がる**足底反射**などもある。

1 つの筋が反射性の収縮を起こすとき，その筋の拮抗筋の収縮は反射的に抑制され，反射性の収縮が滑(なめ)らかに行えるようになっている。この現象を**相反神経支配**という。これは屈筋や伸筋の間だけでなく，左右の四肢(しし)の間にも認められる。たとえば一側の肢を刺激して屈曲反射を起こさせると，反対側の肢は伸展する（**交叉性**(こうさせい)**伸展反射**）。

●**自律性の反射中枢**　脊髄(せきずい)には**自律性の反射中枢**も存在し，①発汗，②血管運動，③立毛，④毛様（体）脊髄または瞳孔散大(どうこうさんだい)，⑤心臓促進，⑥呼吸運動，⑦肛門(こうもん)脊髄（排便），⑧膀胱(ぼうこう)脊髄（排尿），⑨勃起(ぼっき)，⑩出産の諸々の反射中枢(ちゅうすう)が存在する。①～⑥は交感神経性中枢，⑦～⑩は副交感神経性中枢である。

反射のなかには，正常時は上位中枢によって抑制されていて出現しないが，上位

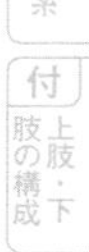

中枢が障害を受けて抑制がなくなると出現するものがあり，上位中枢の障害の診断に用いられる（バビンスキー反射* など）（図 13-6）。

B 脳

脳は終脳（大脳半球），間脳，中脳，橋，延髄，小脳の各部からなり，成人の脳は約 1300g の重さがある（図 13-8）。

発生初期に最初に形成される中枢神経系の原基（将来形成される器官の元になる構造）は神経管という一本の管であり，その前方部が脳に，残りの後方部が脊髄になる。脳は，神経管の前方部の壁が厚くなり，複雑に重なりあったものである。まず，神経管の前方部に前脳，中脳，菱脳という 3 つの膨らみが生じる。成長するにつれて，**前脳**は終脳（左右の大脳半球）と間脳に，**中脳**はそのまま大きくなり，**菱脳**は後脳（橋と小脳）と髄脳（延髄）に分かれる（図 13-9）。

脳のうち終脳と小脳とを除いた部分（間脳，中脳，橋，延髄）を**脳幹**ということがあるが，範囲が明確ではなく，間脳を含めない場合もある。

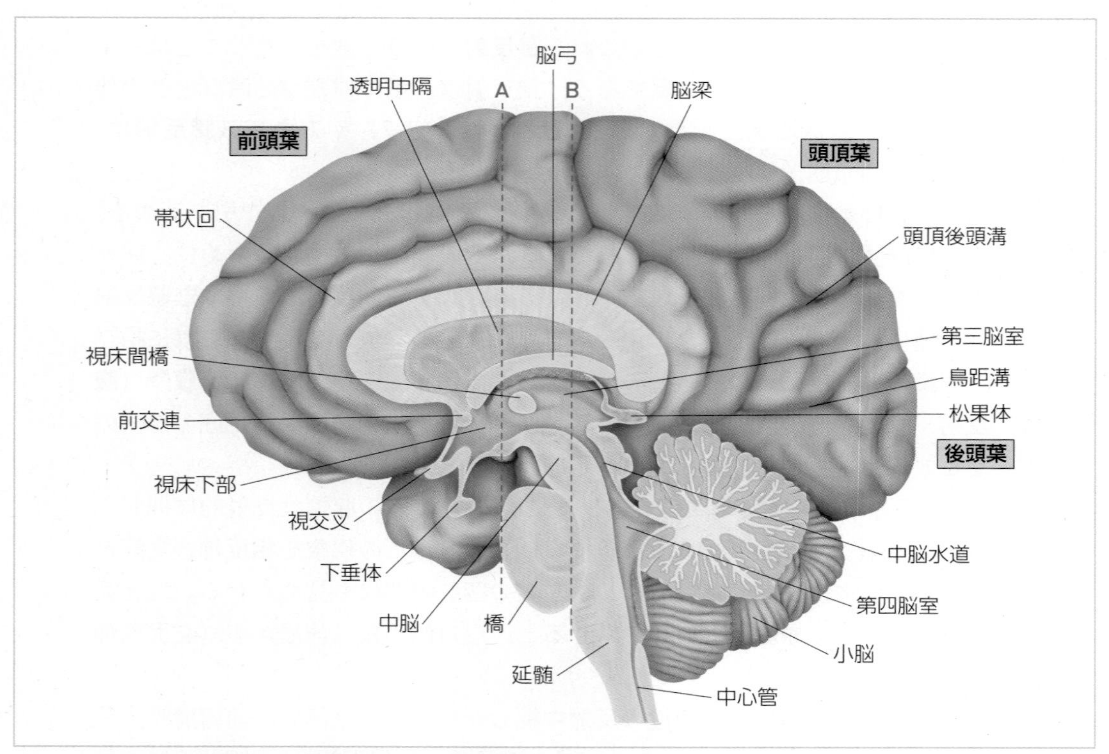

図 13-8 ● **脳の正中断面**（A，B の前頭断面図を後述図13-14 に示す）

＊**バビンスキー反射**：足底の外側の皮膚をこすると，足指が足背側に曲がると同時に横に広がる異常反射。ただし，1 歳以下の乳児では出現することがある。正常な場合は足底反射が起こる。

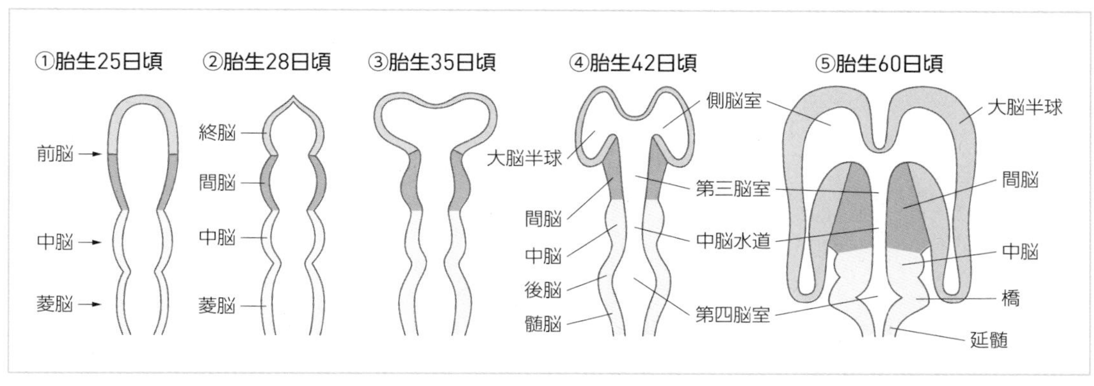

図 13-9 ● 中枢神経系の発生

1．延髄と橋

1 延髄・橋の構造

●**延髄** 脊髄の上方に続く脳の最下部で，下部の構造は脊髄に似るが，上部は第４脳室があるため背側が外方に開いた構造である。腹側面には前正中裂の両側に**錐体**（ここを通る運動路を錐体路とよぶ）という隆起があり，その外側にオリーブ（深部にオリーブ核がある）という隆起がある。左右の錐体間には**錐体交叉**という交叉する線維の集まりがみられる。背面には後正中溝の両側に薄束結節，楔状束結節という隆起がある。その上方は**下小脳脚**（索状体）をつくり，小脳に続いている。

錐体の外側の前外側溝からは舌下神経が，オリーブの背側からは舌咽神経と迷走神経が，迷走神経の下方と頸髄の側索からは副神経が出てくる（図 13-28 参照）。

●**橋** 延髄の上方に続き，腹側方に著しく突出する部分で，後頭骨の上にのる。背側に小脳がある。腹側の表面には横走する多数の浅い溝があり，正中部には脳底動脈を入れる浅い脳底溝が縦走している。外側部は**中小脳脚**（橋腕）となって小脳に連なる。また，外側部から三叉神経，橋の後端の延髄との境界部から外転神経，顔面神経，内耳神経が出てくる（図 13-28 参照）。

延髄の上部と橋の背側面の大部分は，脊髄の中心管の続きの第四脳室の底部にあたり，**菱形窩**とよばれる（図 13-10）。この直下には，多数の脳神経（延髄：Ⅸ～Ⅻ，橋：Ⅴ～Ⅷ）の神経核*があり生命維持（呼吸，心臓中枢など）に極めて関係が深い。延髄と橋に限らず，脳幹の内部にある神経核は，脳神経が出ていく（遠心性），または入ってくる（求心性）神経核か，もしくは様々な伝導路の中継点となる神経核（中継核）かである。延髄にあるオリーブ核は錐体外路性の運動路に属する中継核で，薄束核と楔状束核は知覚伝導路の中継核である。橋の腹側に散在する橋核も錐体外路性の運動路に属する神経核である。延髄や橋，さらに中脳には白質と灰白質の入

＊**神経核**：第２章－Ⅱ－Ｄ「神経組織」参照。

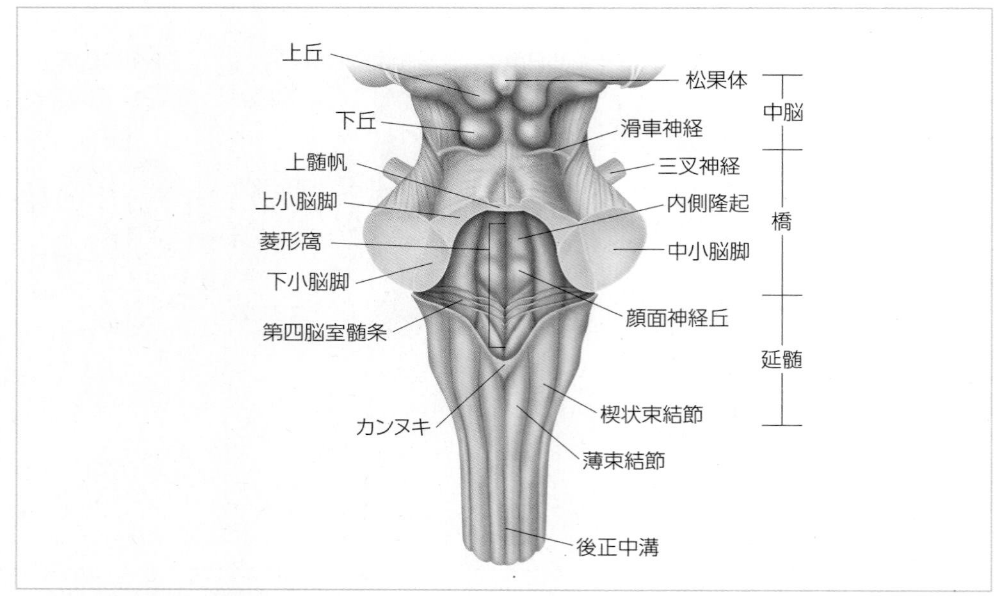

図 13-10●**脳幹の背側面**

り混じった部分があり，脳幹網様体(もうようたい)とよばれる。

2 延髄・橋の機能

延髄・橋には生命維持や生命活動に重要な中枢(ちゅうすう)があり，反射弓(きゅう)を構成する。

●**呼吸中枢**　第７章Ⅱ－Ｅ「呼吸の調節」参照。

●**循環中枢**　次の２つがある。

- **心臓中枢**：心臓の働きを調節する中枢で，副交感神経を介して働く心臓抑制中枢と，交感神経を介して働く心臓促進中枢に分けられる。
- **血管運動中枢**：血管収縮中枢と血管拡張中枢に分けられる。血管収縮中枢から出る収縮神経の活動が強まれば，全身の血管が収縮して血圧が上昇し，弱まれば全身の血管は拡張して血圧は下降する。血管拡張中枢から出る拡張線維は，心臓，大唾液(だえき)腺，膵臓(すいぞう)，外生殖器などで局所的に血管を拡張させる作用がある。

●**消化器に関する反射**　**嚥下(えんげ)反射**，**吸引反射**（乳児の唇が母親の乳首に触れると，吸い込み運動が起こる），**唾液分泌(ぶんぴつ)反射**，**嘔吐(おうと)反射**などがある。

●**眼に関する反射**　**眼瞼(がんけん)反射**，**角膜(かくまく)反射**，**涙液分泌(るいえきぶんぴつ)反射**がある。

- 眼瞼反射および角膜反射：眼に急に物体が近づいたとき，また角膜が刺激されたとき，眼瞼が閉じる。
- 涙液分泌反射：角膜，結膜の刺激により涙が分泌される。

●**姿勢反射**　生物が起立しているときには，筋群を適度に緊張させてしっかりと関節を固定しなければならない。また，頭や胴体が傾いたり，頸(くび)がねじれたりすると，四肢の筋の緊張が変わり，安定した姿勢に立ち直ろうとする。これを**姿勢反射**という。これには緊張性（持続性）頸反射*や緊張性（持続性）迷路反射*がある。

2．中脳

1 中脳の構造

中脳は橋の上方に続く部分で，横断面では，背側の中脳蓋，中央部の被蓋，腹側の大脳脚からなる。**中脳蓋**は上下各1対の半球状の隆起部である上丘，下丘（合わせて四丘体）からなる。**上丘**は視覚に関係し，特に対光反射の中枢がある。**下丘**は聴覚に関係する。下丘の後方の両側から滑車神経が出る（図13-10，11）。

大脳脚は中脳の前外側方から橋の上縁に向かう太い白質束で，運動性の伝導路であり，中央部を錐体路が占め，その両側を皮質橋路が通る。中脳下方の大脳脚の内側縁からは動眼神経が出る。

中脳蓋と被蓋の境の正中を中脳水道が通り，第三脳室と第四脳室とをつないでいる。被蓋の内側部には上丘の高さに動眼神経核と動眼神経副核（エディンガー・ウエストファール核，眼の瞳孔括約筋と毛様体筋を支配する副交感性の神経核），上丘と下丘の間に滑車神経核がある。中脳上半には正中線の両側に赤味をおびた卵円形の赤核（錐体外路系の中継核）がある。被蓋と大脳脚との境にはメラニン顆粒をもった神経細胞が集まり，黒質（灰白質）をつくる（図13-11）。中脳の機能は，視覚や眼球運動の調節，顎運動の制御を行っており，からだの平衡にも関与している。

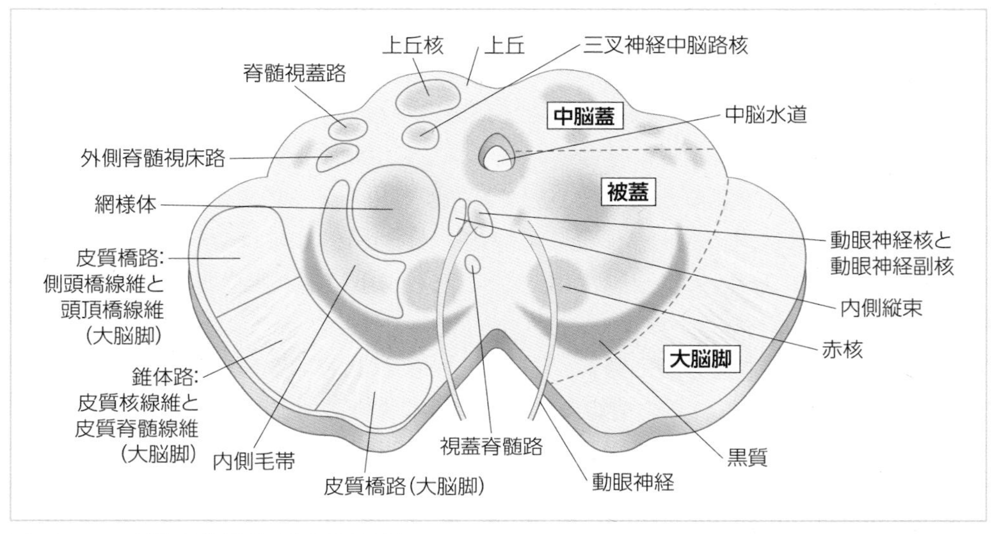

図13-11 ● 中脳の横断面（上丘の高さ）

＊**緊張性（持続性）頸反射**：頸部の筋の伸展により，四肢の筋の緊張が変化する反射である。中枢は前庭神経核である。

＊**緊張性（持続性）迷路反射**：実験的に中脳と橋の間で脳を切断された動物（除脳動物）では，①頭を腹側に曲げると，前肢が曲がり後肢が伸びる，②頭を背側に曲げると，前肢が伸び，後肢が曲がる，③首を回転すると，あごの向いた側の上下肢が伸び，反対側の上下肢が曲がる。このように，除脳動物の頭をいろいろな方向に動かすと，四肢やからだの姿勢を保つ伸筋（抗重力筋という）の緊張が変化する。これを緊張性（持続性）迷路反射という。

●**視覚や眼球運動にかかわる反射** 視覚では次の２つの瞳孔反射がある。

- **対光反射**：一方の眼に光を照射すると，瞳孔が縮小する。同時に他方の瞳孔も縮小する。中枢は中脳の動眼神経副核である。
- **輻輳反射**（近距離反射）：近くの物体を見るときは，瞳孔が縮小し，両眼の視軸がその物体で交わるように外眼筋の働きで眼球が内方に回転（輻輳）する。

左右の眼球は常に同じ方向に向くように反射により調節されている。これを**眼球の共役運動**という。

●**からだの平衡にかかわる反射** からだの平衡に関与する**立ち直り反射**が中脳動物（実験的に中脳の上縁で脳幹を切断された動物）でみられる。これは正常な起立姿勢から異常な姿勢にされたとき，からだを正常な姿勢に戻す**姿勢反射**である。

中脳にも**歩行**のニューロン活動のプログラムが存在しており，中脳動物としたネコなどで中脳の一部を電気刺激すると歩行運動が現れる。

3．小脳

小脳は，第四脳室を覆って延髄と橋の背側にあり，内頭蓋底の後頭蓋窩におさまる。左右の**小脳半球**と中央の**虫部**からなり，延髄（下小脳脚），橋（中小脳脚），中脳（上小脳脚）と連絡している（図 13-8, 10）。表面には多数の溝が横走しており，その間の盛り上がりを回という。

小脳は錐体外路性運動路の重要な調節機関であり，平衡感覚や筋肉からの深部感覚など様々な感覚が集まり，これらを統合し，運動を制御している。そのため，小脳には運動および平衡の調節中枢があるといわれる。

1 小脳の構造

表層の皮質（**小脳皮質**）は灰白質で，最表層から**分子層**，**神経細胞層**（プルキンエ細胞層），**顆粒層**の３層に分ける（図 13-12）。深層の髄質（**小脳髄質**）は白質であり，矢状断面で見ると樹の枝の広がりのようにみえるので小脳活樹という。髄質内部の内側には室頂核（橋，延髄に線維を送る），外側には歯状核（赤核に線維を送る），さらに球状核，栓状核があり，これらを**小脳核**（灰白質）という。

2 小脳の機能

小脳へは大脳皮質運動野や脳幹，脊髄から情報が流入する。プルキンエ細胞*（図 13-13）は大型で，これらの情報の統合に大きな働きをもっている。

小脳の機能は，筋の緊張，平衡機能，姿勢，随意運動を調整することにある。小脳が損傷されても感覚の障害は起こらないが，筋の緊張は低下し，無力となり，多数の筋の共同作用が行われず，**小脳性運動失調**が起こる。運動失調とは運動の方向，範囲，速度の調整，力の配分などが円滑に行われないことをいう。物を取ろうとするとき，ふるえが起こり，目的物に近づくにつれてふるえがひどくなる企図振戦という現象も現れる。

---

*__プルキンエ細胞__：梨状（神経）細胞ともいう。フラスコ形の神経細胞で，神経細胞層（プルキンエ細胞層）に神経細胞体が１列に並んでいる。

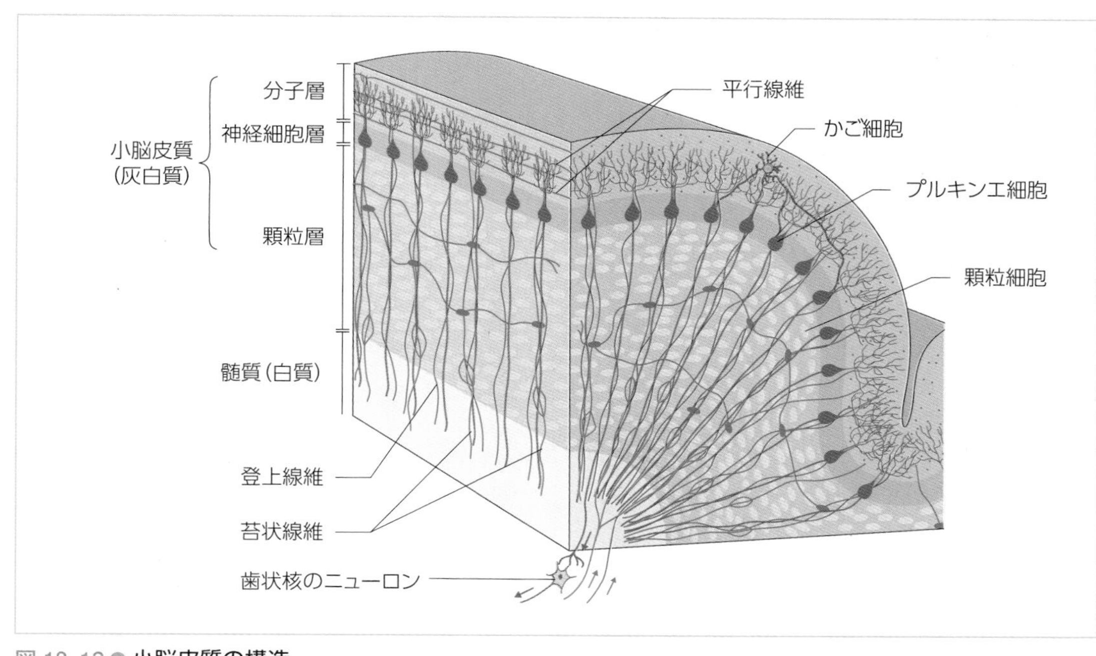

図 13–12 ● 小脳皮質の構造

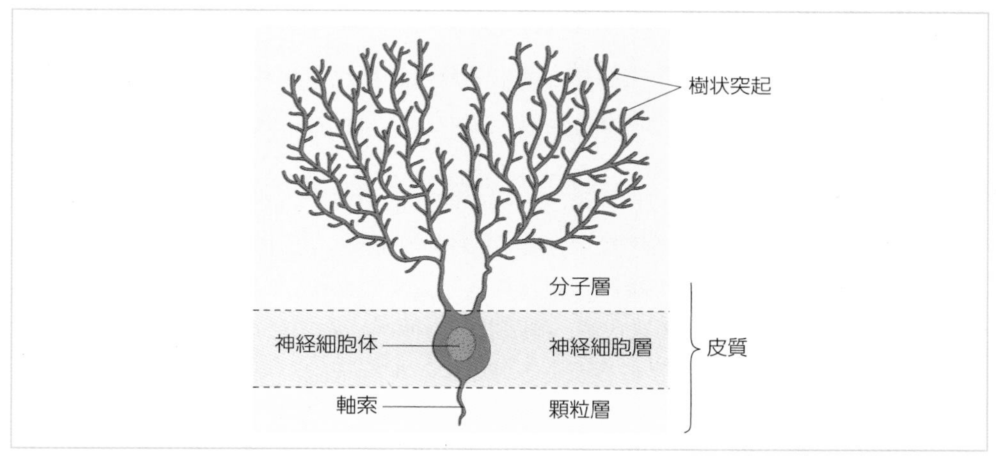

図 13–13 ● 小脳のプルキンエ細胞

4. 間脳

1 間脳の構造

間脳(かんのう)は，中脳(ちゅうのう)と終脳(しゅうのう)（大脳半球(はんきゅう)）との間にあり，背側から左右の大脳半球によって被われ，腹側の一部が大脳脚(きゃく)の前方に見えるだけである。中央部に第三脳室があり，視床(ししょう)，視床下部，視床上部，視床後部の４部に分けられる（図 13–14）。

●**視床**　間脳の上部を占め，第三脳室の側壁(そくへき)となる，ほぼ卵円形(らんえん)の灰白質(かいはくしつ)で，内部の神経核は前・内側・外側・腹側核群の４つの核群に大別される。左右の視床は第三脳室を横断する**視床間橋**(きょう)でつながっている（図 13–8）。

1 総論
2 人体の構成
3 人体の器官系
4 運動器系
5 体液
6 循環器系(脈管系)
7 呼吸器系
8 消化器系
9 体温
10 泌尿器系
11 生殖器系
12 内分泌系
13 神経系
14 感覚器系
付 上肢・下肢の構成

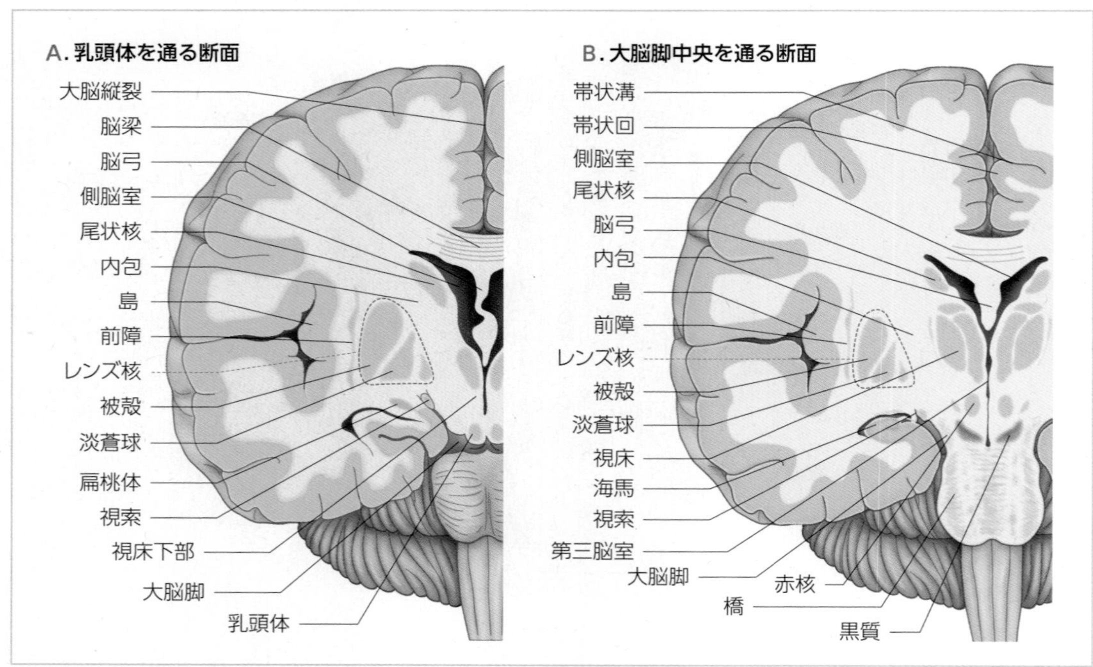

図 13-14 ● **大脳半球の前頭断面図（左：前述図 13-8 の A の断面，右：B の断面）**

視床内部にある諸核は視床後部と共に知覚伝導路が中継されるところで，ほとんどの知覚伝導路は視床に集まり，ここで次のニューロンに交替して大脳皮質のそれぞれの中枢に至る。

● **視床下部**　視床の下方であり，第三脳室の前下部の床をつくる。腹側面には，後方から前方に向かって，大脳脚の内側に 1 対の**乳頭体**(にゅうとうたい)，正中部に**灰白隆起**(かいはくりゅうき)，**漏斗**(ろうと)とそれに続く**下垂体**，左右の視索(しさく)，視（神経）交叉がある。

視床下部は体温調節，物質代謝，睡眠など自律神経系の最高の中枢(ちゅうすう)である。また，下垂体の内分泌機能を調節する因子を分泌する神経細胞が集まった神経核や下垂体後葉から分泌されるホルモンを産生している視索上核や室傍核(しつぼうかく)があり，内分泌系の中枢でもある。

● **視床後部**　視床の後外側方にあり，内側(ないそく)および外側膝状体(がいそくしつじょうたい)からなる。内側膝状体は聴覚，外側膝状体は視覚に関係する。

● **視床上部**　視床の後上内方で，第三脳室の後壁をつくる。松果体(しょうかたい)，後交連(こうこうれん)，手綱(たづな)，手綱三角(さんかく)（手綱核）などがあるが，ヒトの場合は発達が悪い。松果体はメラトニンを分泌する内分泌腺(ぶんぴつせん)である。

2 視床下部の自律性機能調節

視床下部には，自律性の機能を総合的に調節する高次の中枢が存在する。

● **体温調節中枢**　総合的な体温調節が行われている（第 9 章 –Ⅲ「体温調節」参照）。

● **食物摂取にかかわる中枢**　視床下部の腹内側核に**満腹中枢**，満腹中枢の外側に**摂食中枢**(せっしょく)があり，両中枢は拮抗的に働き，食物摂取の調節を行っている。摂食中枢が活

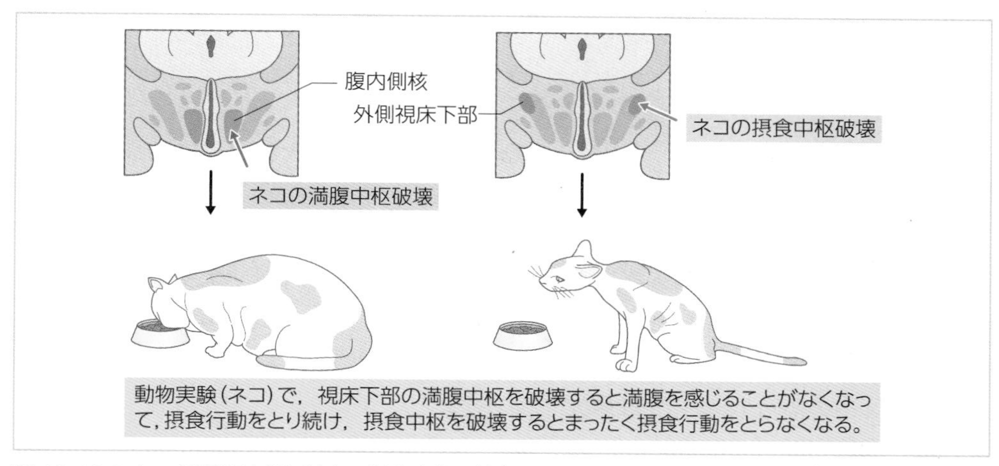

図 13-15 ● **ネコの満腹中枢（左），摂食中枢（右）とその破壊による摂食行動への影響**

動すれば，空腹感と共に食欲が起こり，満腹中枢が活動すれば，満腹感と共に食欲が抑制される（図 13-15）。

摂食中枢のニューロンを興奮させる空腹物質は，血液中の遊離脂肪酸とインスリンで，満腹中枢のニューロンを興奮させる満腹物質は，ブドウ糖（血糖）である。摂食により血糖値が上昇すれば，満腹中枢は興奮するとともに，摂食中枢の活動を抑制する。

● **水分の摂取・排泄にかかわる中枢**　視床下部には**浸透圧受容ニューロン群**を含む**飲水中枢**がある。飲水中枢のニューロンは血漿浸透圧の上昇を感知すると興奮し，のどの渇きの感覚を起こして水分を摂取させるように働く。さらに，浸透圧受容ニューロンから視索上核の下垂体後葉ホルモンを分泌するニューロンに多数のインパルスが送られ，抗利尿ホルモン（ADH，バソプレシン）の分泌が増加する。ADH は腎集合管における水の再吸収を促進し，細胞外液量を増し，正常浸透圧に戻す。その結果，尿は濃縮され，尿量は減少する。

● **そのほかの中枢**　視床下部は下垂体前葉のホルモン分泌に対して促進性あるいは抑制性の作用をもつホルモンを分泌し，下垂体前葉ホルモンの分泌調節を行っている（第 12 章－Ⅰ－C「下垂体（脳下垂体）」参照）。

視床下部には**エンケファリン，エンドルフィン，ダイノルフィン**に代表される脳内モルヒネ様物質*が多く存在する。また，性行動を起こす性中枢が存在し，本能や情動にかかわる大脳辺縁系からの刺激を受ける。性行動には性ホルモンも関与する。

視床下部前部に睡眠中枢が，後部に覚醒中枢がある。また，実験動物の視床下部後部を刺激すると，怒りの表情を起こさせることができる。これは実際に怒りの原因を体験していないから「見かけの怒り」という。

＊**脳内モルヒネ様物質**：内因性モルヒネ様ペプチドの総称。中枢神経系に広範に分布している。神経系内のモルヒネ受容器に結合し，モルヒネ様の作用を発揮する。

5．終脳（大脳半球）

1 終脳の構造

終脳は脳の大半を占め，全体として卵円形であるが，**大脳縦裂**により左右の**大脳半球**に分かれる。大脳縦裂の底には左右の大脳半球を連絡する白質である**脳梁**があり，脳梁の下方には縦走する弓状の神経線維束である脳弓がある。前方では脳梁と脳弓との間に透明中隔がある。左右の大脳半球は**嗅球**，**外套**，**大脳基底核**で構成されている（図 13-8，14，16）。

●**嗅球**　大脳半球の底面の内側部に 1 対ある。嗅覚に関係し，下等脊椎動物では脳の大半を占める（図 13-28 参照）。

●**外套**　大脳半球の大部分を占め，外套のことを大脳半球ということが多い。表層の灰白質を**大脳皮質**，その内部にある白質を**大脳髄質**という。表面には多くの脳溝とよばれる溝があり，脳溝と脳溝の間の盛り上がりを脳回という。特に深い脳溝には**中心溝**（ローランド溝，前頭葉と頭頂葉の間），**外側溝**（シルビウス溝，前頭葉，頭頂葉と側頭葉の間），**頭頂後頭溝**（頭頂葉と後頭葉の間）があり，これらの溝によって**前頭葉**，**頭頂葉**，**後頭葉**，**側頭葉**および**島**に区分される（図 13-16）。島は外側溝の奥にあり外から見えない部分である（図 13-14）。

大脳皮質は，ヒトの精神機能を営む部位であるが，そこには部位による役割分担がみられる。これを**機能局在**という。特定の機能を営む部位をその機能の**中枢**といい，その部位を**野**とよんでいる。大脳皮質では野によって細胞の層や配列に違いがあり，野はブロードマン（Brodmann，K.）によって 52 の領野（固有の番号）に区分された（図 13-17）。

●**大脳基底核**　**大脳核**ともいい，大脳髄質内にある神経核で，視床の外側に位置する。

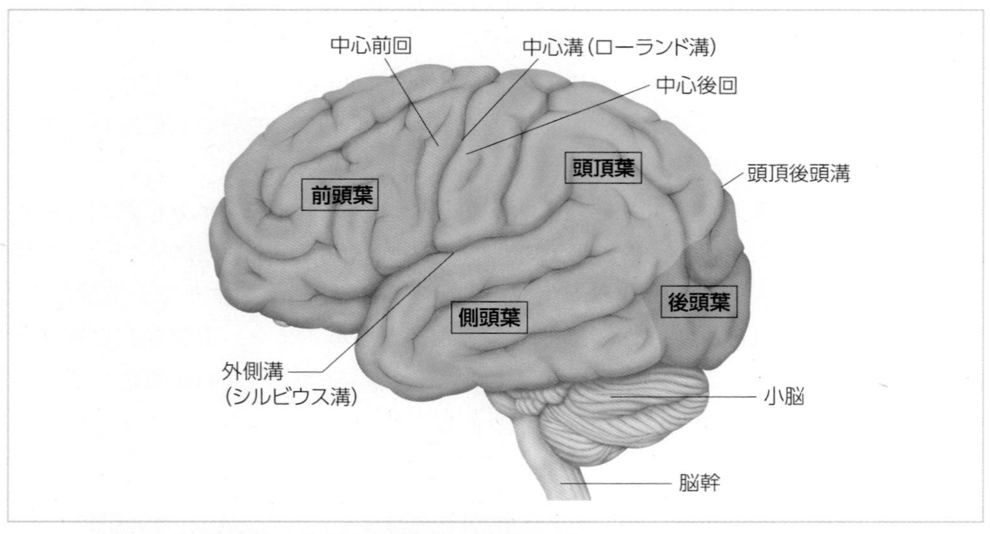

図 13-16●大脳半球の脳葉（前頭葉・頭頂葉・側頭葉・後頭葉）と代表的な脳溝・脳回

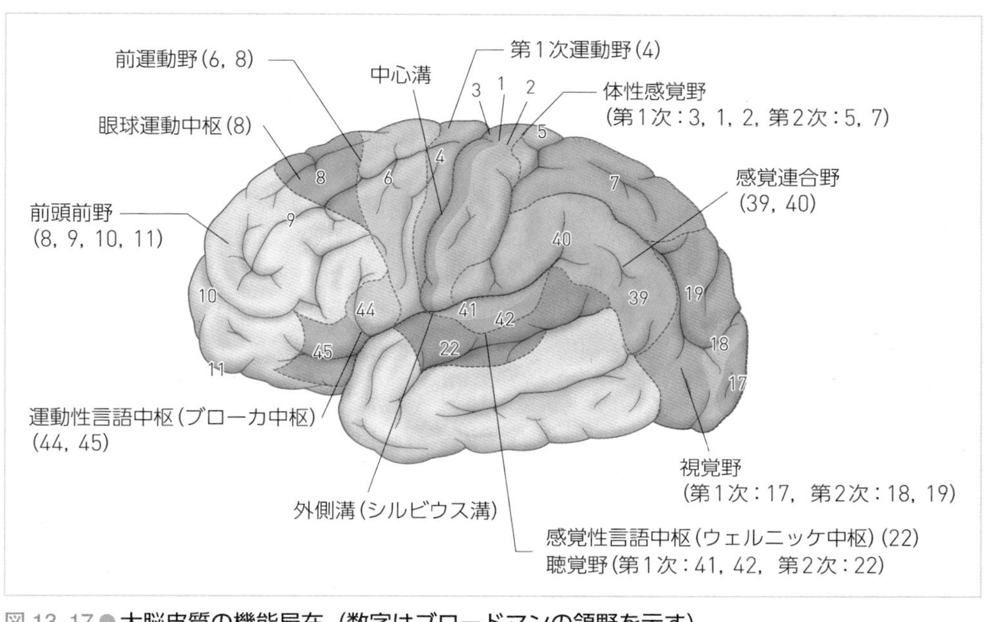

図 13-17 ● **大脳皮質の機能局在（数字はブロードマンの領野を示す）**

尾状核, **レンズ核**（被殻と淡蒼球), **扁桃体**, **前障**の４つからなる（図 13-14)。なお, 被殻と尾状核は由来が同じで, 内部構造が類似しており, 両者間に多くの灰白質の橋による連絡があるので, 被殻と尾状核を合わせて**線条体**という。

- 尾状核：側脳室のすぐ外側にある前下方に開いた鈎状の部分で, 脳室内に膨れ出している。
- レンズ核：外側の**被殻**と内側の**淡蒼球**からなる。被殻と淡蒼球は錐体外路系に属し, 中脳の黒質や橋核まで神経線維を伸ばし, 筋運動を円滑にさせる。
- 扁桃体：鈎（海馬傍回の前端）の内部で, レンズ核のすぐ腹方にある扁桃（アーモンド）の形をした神経核。嗅覚, 情動的行動に関係するといわれる。
- 前障：島皮質のすぐ内側で, レンズ核との間にある薄板状の核である。

視床, 尾状核とレンズ核との間を走る白質を**内包**といい, 大脳皮質と下位の脳や脊髄とを連絡する運動および知覚の伝導路の大部分が集まっている。脳出血が起こりやすい部でもあり, 少量の出血でも片側の麻痺をきたす。

2 大脳皮質の組織構築

大脳皮質は, 細胞の層構造の違いにより新皮質, 古皮質, 旧皮質に分けられる。新皮質は系統発生的に最も遅れて発達した部分で, 人間では特に発達している。大脳皮質といえば一般に新皮質をいう。

新皮質の細胞層は６層に分けられるが, 第１層から第６層までを貫く円柱構造をつくり, ニューロンは垂直に配列して神経回路を形成している。１個の円柱が１つの機能単位をつくっている。大脳皮質にはこのような円柱がぎっしり並んでいることになる。

脳の個々のニューロンは, その約５倍もの星状膠細胞（アストロサイト）とよぶグリア細胞（神経膠細胞）に包まれている。グリア細胞はニューロンと異なり，分裂，増殖が可能である。星状膠細胞によって脳の血管とニューロンは隔絶されており，星状膠細胞は血管から O_2 や栄養物を受け取ってニューロンに運び，また CO_2 や老廃物をニューロンから受け取って血管に運んでいる。

3 大脳皮質の機能

ヒトにおける最も高度な神経活動である精神活動は，大脳皮質で行われる。大脳皮質を取り去っても生命が失われることはないが，思考や知能のような高等な精神活動はまったく不可能になり，動物が生命を維持する基礎，すなわち本能そのものの行動をとるようになる。

大脳皮質は機能によって，大きく**感覚野**，**運動野**，**連合野**に分けられる（図 13-17）。感覚野が破壊されれば感覚は失われ，運動野が破壊されれば随意運動は不可能となる。連合野は主として前頭葉に位置し，意思や知識，創造などの精神活動を営んでいる。発生的には後から発達した部分であるが，その面積は最も広い。かつては，末梢との対応関係の明確な第 1 次野のみを感覚野，運動野としていたが，近年は，第 1 次野とそこに直接関連のある領域を含めて感覚野，運動野と考え，これらからは独立した機能を営む領域を連合野とよんでいる（図 13-18，19）。

●**感覚野**　視覚，聴覚，味覚，皮膚そのほかの体性感覚を司る部分をいう（図 13-18）。

- **第 1 次体性感覚野**（第 3，1 および 2 野）：中心溝のすぐ後ろにある脳回（中心後回），すなわち頭頂葉の前部で，運動野と同じく最上部から下方に向かって，反対側の半身の下肢，体幹，上肢，頭の感覚刺激を受ける（図 13-19）。
- **第 1 次視覚野**（第 17 野）：後頭葉の内側面の鳥距溝の周囲の領域である。
- **第 1 次聴覚野**（第 41，42 野）：側頭葉の島に面した側にある。
- **第 1 次味覚野**（第 43 野）：頭頂葉の中心後回の下方。

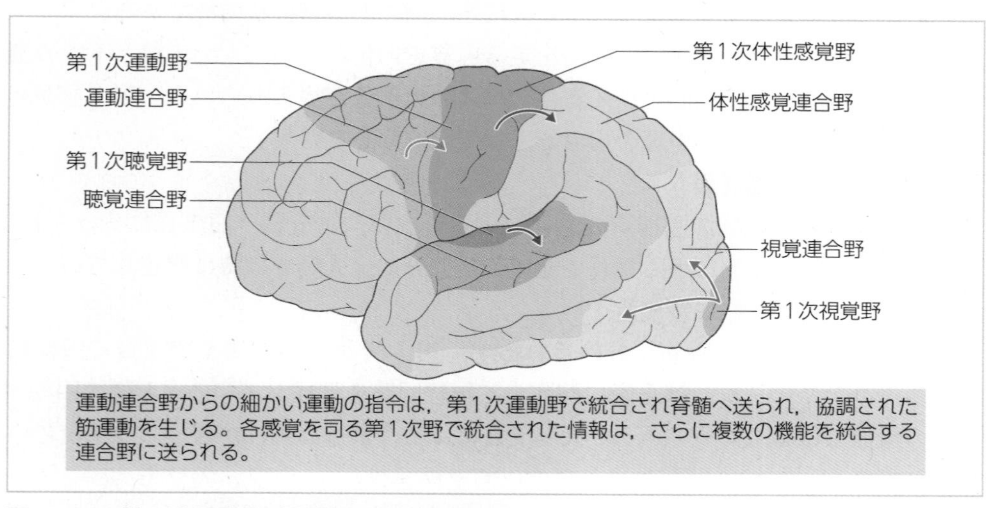

図 13-18 ●第 1 次運動野・感覚野と単一連合野

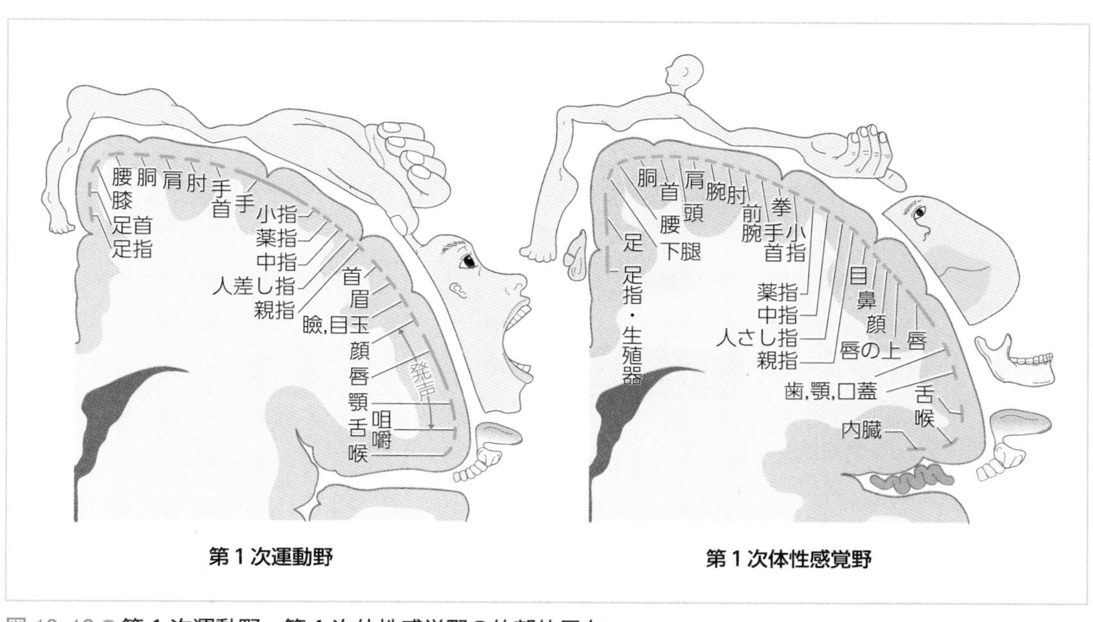

図 13-19 ● 第 1 次運動野，第 1 次体性感覚野の体部位局在

視覚野や聴覚野が破壊されれば，眼では見えて，耳では聞こえても，見たもの聞いたものを知覚できない。

● **運動野**　皮質の広い範囲に分散しているが，随意運動にかかわる**錐体路**(すいたいろ)は，皮質前部にある**第 1 次運動野**（第 4 野）から出る。第 1 次運動野は，前頭葉の後端部で中心溝のすぐ前の脳回（中心前回）にあり，最上部から下方に向かって（からだの位置とは逆に）下肢(かし)，体幹，上肢(じょうし)，頭の運動中枢が並び，反対側の半身の運動に関係する（図 13-19）。

この運動野の皮質にはベッツの錐体細胞という大型で特殊な神経細胞があり，この細胞の軸索(じくさく)が集まって運動性の伝導路である錐体路をつくり，反対側の脊髄(せきずい)の前角細胞に達している。なお，錐体路を除くほかのすべての運動系路を**錐体外路**という。

● **連合野**　運動野や感覚野は，直接，運動や感覚に関係する部位であるが，精神活動では感覚情報を統合したり，感覚と運動を組み合わせたりといった高度の情報処理が行われている。このような高次の脳機能を担う皮質を**連合野**(や)という。

そこで，連合野の例としてまず，言語中枢(ちゅうすう)を取り上げる。言語は人間だけが使えるものであり，言語運動は思考を発展させる重要な手段であるが，思考を発展させるには，必ず自己の意思で動かすことのできる筋の働きを必要とする。この言語の中枢は連合野にある。**言語中枢**は，前頭葉の後下部で，頭部を受け持つ運動野の近くの**運動性言語中枢（ブローカ**［Broca］**の中枢**，優位脳半球*の第 44, 45 野）と，

＊**優位脳半球**：言語中枢のある側の大脳半球のことで，通常，右利きの人では左大脳半球である。左利きの人では，一部言語中枢が右半球にある人がいるが，大半は左かあるいは左右両方である。

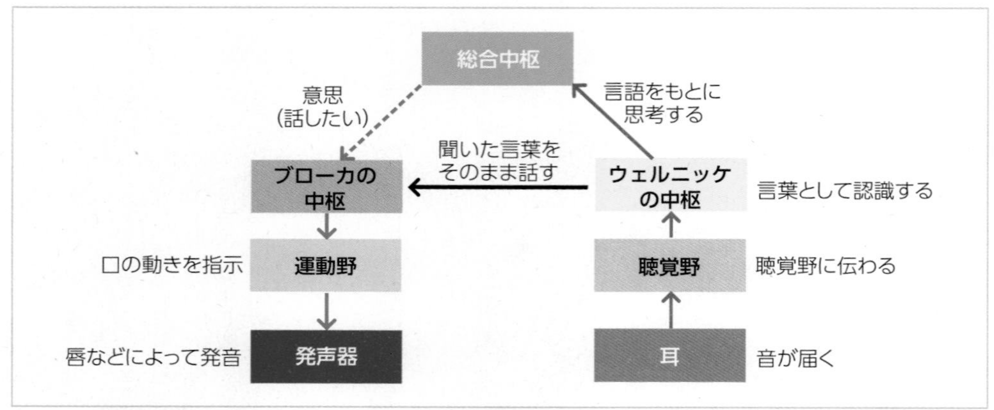

図 13-20●言語活動のしくみ

側頭葉の聴覚野の近くの**感覚性言語中枢**(**ウェルニッケ**[Wernicke]**の中枢**,優位脳半球の第 22 野)に分けられる(図 13-20)。運動性言語中枢は言葉を話すということの中枢であり,その働きが止まると,相手の言葉は理解でき声も出せるが,言葉が話せなくなる運動性失語症が現れる。感覚性言語中枢は聞いた言葉の意味を理解するということの中枢で,その働きが止まると,音は聞こえるが言葉の意味がわからない感覚性失語症が現れる。

第 41,42 野は第 1 次聴覚野であるが,第 22 野は第 2 次聴覚野で,聴覚の連合野である。第 22 野は感覚性言語中枢で,言語を理解する。第 17 野は第 1 次視覚野であるが,第 18,19 野は第 2 次視覚野であり,形や動き,色の特徴を抽出している。また,下側頭回の第 20,21 野は抽出した特徴から形を認知している。

第 39,40 野は聴覚,視覚など体性感覚のすべての感覚情報が入る連合野で,受容した情報の意味を理解する。第 39,40 野が障害されると,失語症,失読症などの症状が出現する。

第 3,1,2 野は第 1 次体性感覚野,第 5,7 野は第 2 次体性感覚野で,体性感覚連合野である。体性感覚の認知,判断を司る。第 5,7 野が損傷されると,広がりや立体の認知,判断ができなくなる。

●**大脳の左・右半球の特性** 左右の大脳半球を結ぶ脳梁を切断すると,両半球間の連絡は遮断される。ヒトの大脳には約 2 億の脳梁線維があり,膨大なインパルスが絶えず往復している。

手術で脳梁を切断した患者の研究(スペリーら)によると,**左半球**は優位脳で,**右半球**は劣位脳である。左半球には言語野があり,左半球だけが言葉を使って伝達できる。また,左半球は算術的およびコンピューター的・細分的・観念的特性をもっており,右半球は幾何学的および空間的・全体論的・絵画的および図形的感覚・音楽的特性をもっていると考えられている。

4 大脳辺縁系の機能

旧皮質と古皮質および新皮質の一部を含めて**大脳辺縁系**という。大脳皮質の一番内側に位置し，側脳室を取り囲む部位（海馬，扁桃体，帯状回）である（図 13–14 参照）。大脳辺縁系では，食欲や性欲，集団欲などの本能行動や，怒りや快感，不快感などの情動行動が調節されている。また嗅覚，痛覚，内臓感覚などの原始的感覚の形成を受け持っている。自律機能の高次中枢である視床下部の，さらに上位中枢として働いている。

すなわち，大脳辺縁系は，大脳皮質の新しい脳に対して，古い脳として自己保存や種族保存の基本的な生命活動の調節を行っている。

5 大脳基底核（大脳核）の機能

大脳基底核は，間脳や黒質から密接な調節を受け，皮質の運動機能のさらなる微調整や，プログラムされた運動（運動の開始・停止を制御，また手をプルプル振ったり，こすり合わせたりする運動）の調節を行っている。

C 伝導路

神経系を構成する神経細胞は，単独では何の機能を果たすこともできないが，神経細胞どうしがシナプスで結合し，回路をつくることで様々な機能を果たすことができる。この神経細胞どうしを連絡する神経線維の道すじを伝導路というが，それには連合路，交連路，投射路の 3 種がある。

1．連合（神経）路

同側の大脳半球の異なる部位間を連絡する神経路で，これを構成する神経線維を**連合線維**という。大脳半球内を大きく前後に結ぶ上縦束や，側頭葉と後頭葉を結ぶ

column

大脳基底核の病変

大脳基底核の代表的病変は，パーキンソン病と舞踏病である。

パーキンソン病になると，筋の緊張が高まって全身の筋肉が硬くなり（固縮），静止時に手や腕がふるえ（振戦），随意運動の開始が障害される。この病気は，黒質内のドパミン放出ニューロンが変性，消失し，黒質のドパミン含有量が減少することによって起こる。ドパミンは黒質から線条体への伝達物質である。線条体へは，大脳皮質のほとんどすべての場所から運動と感覚に関する情報が流入している。また，視床と黒質からも線維連絡を受けている。

舞踏病になると，全身がいつも踊っているようになる。筋の緊張は低下している。この病気は，主として尾状核のニューロンの変性，消失により起こる。

下縦束，異なる脳回の間を結ぶ弓状線維，帯状回の帯状束などがある。

2．交連（神経）路

左右の大脳半球間を結ぶ神経路で，その線維を**交連線維**といい，脳梁，脳弓交連，前・後交連などがある。

3．投射（神経）路

脳や脊髄の異なる高さの部位を結ぶ神経路で，その神経線維を**投射線維**といい，興奮の伝導方向により，**上行路**（脊髄→終脳）と**下行路**（終脳→脊髄）がある。投射神経路は，通る部位や結んでいる領域によって名前がつけられており，それが上行路か下行路かを知ることが重要である。

●**上行路**　末梢の皮膚や筋からの知覚刺激を中枢に伝える神経線維束で，**求心性伝導路**または知覚路ともいう。

①体性感覚路：一般感覚の知覚路，すなわち皮膚の触覚，圧覚，痛覚，温度覚，筋や関節などの深部知覚の伝導路。(a) 脊髄延髄路，(b) 延髄視床路，(c)

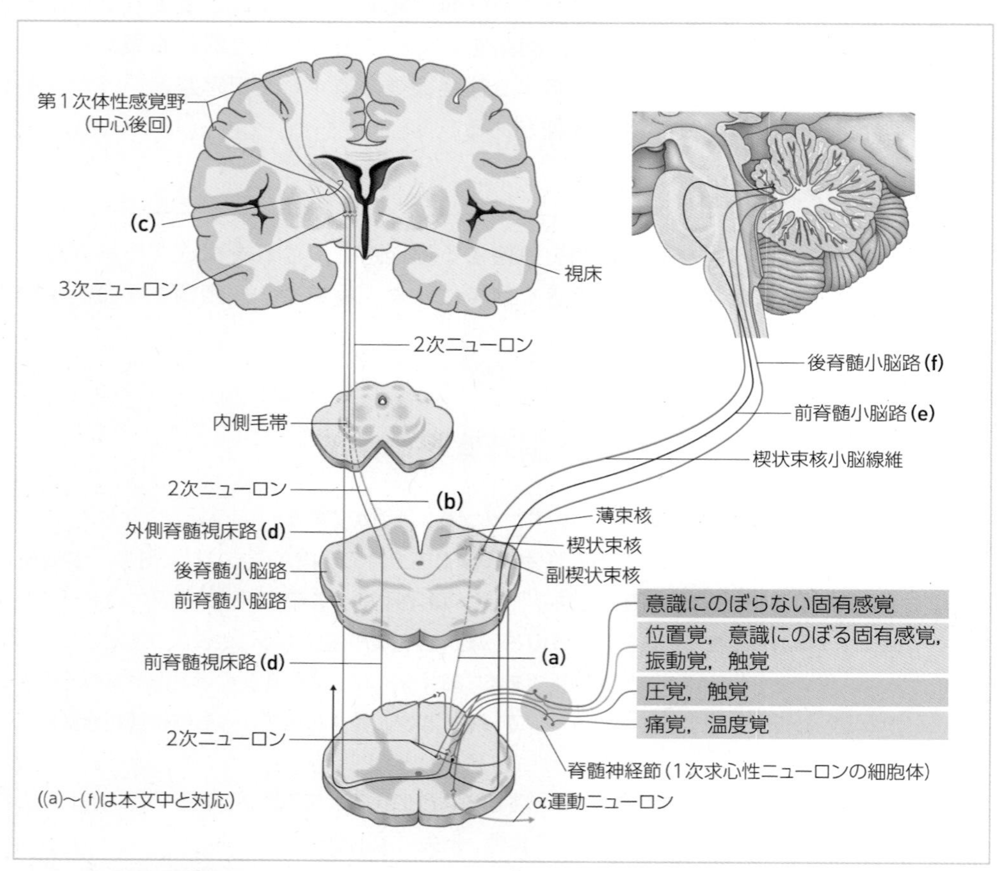

図 13-21●**体性感覚路**

視床皮質路（触覚，圧覚，深部知覚），(d) 脊髄視床路（温覚，痛覚，触覚，圧覚など），(e)・(f) 前・後脊髄小脳路（無意識的深部知覚）などがある（図 13-21）。

②視覚路：視覚の伝導路。視神経－外側膝状体－視覚野。視神経交叉で網膜内側半部は交叉して対側に移る。

③聴覚路：聴覚の伝導路。蝸牛神経－内側膝状体－聴覚野。

そのほか，平衡覚路，味覚路，嗅覚路などがある。

●**下行路**　中枢から末梢に向かって興奮を伝える神経線維束で，**遠心性伝導路**または**運動路**という。これには錐体路と錐体外路がある。

①錐体路（図 13-22）：筋の随意運動を司る伝導路で，延髄の錐体を通るのでこの名がついた。錐体路のうち，**錐体側索路**（または**外側皮質脊髄路**という）は，錐体交叉して対側の脊髄側索を下行する。**錐体前索路**（**前皮質脊髄路**ともいう）は錐体交叉をせず，同側の脊髄前索を下行し，後に脊髄で交叉して対側の前柱の運動神経細胞に達する。

②錐体外路：錐体路以外の下行性伝導路の総称で，大きな筋群の協調的運動を司る。筋群相互の運動を調節して，それを円滑にする。オリーブ核，赤核，黒質などが関係する。

●**錐体路と錐体外路**　従来，大脳皮質の第 1 次運動野から起こり，延髄の錐体を通

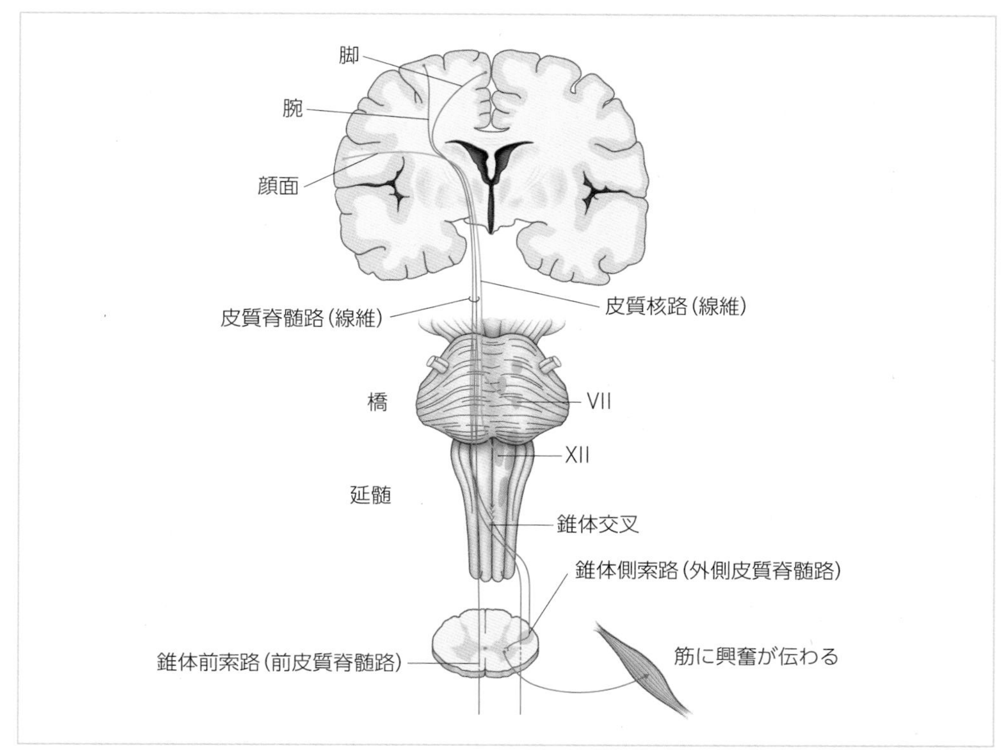

図 13-22●**錐体路**

って脊髄の前角細胞に至る，随意運動の下行性伝導路（皮質脊髄路），および錐体までは到達しないが脳神経の体性運動性の神経核に至る皮質核路を合わせて錐体路，それ以外の運動にかかわる伝導路を錐体外路と分けてきた。

臨床では現在でもこの分け方が汎用されており，本書でも便宜的にこの分類を用いている。しかし，錐体外路系に属する大脳基底核からの出力が錐体路を利用していたり，錐体路が切断されても随意運動が可能であったりすることから，随意運動は錐体路，不随意運動は錐体外路という分け方をせずに，個々の伝導路でよぶようになりつつある。

D 髄膜

脳，脊髄は結合組織性の膜に包まれてそれぞれ頭蓋腔，脊柱管の中に収まる。この膜を**髄膜**といい，外側から**硬膜**，**クモ膜**，**軟膜**の3層からなる（図13-23，図13-32参照）。

●**硬膜** 最外層の強靱な膜で，内外の2葉でできている。内葉が本来の硬膜で，外葉は脊柱管や頭蓋腔をつくる骨の骨膜である。脳の硬膜（脳硬膜）の内葉と外葉は，硬膜静脈洞（上・下矢状静脈洞，直静脈洞など）がある部位以外では，堅く癒着して1枚の膜になっている。しかし，脊髄の硬膜（脊髄硬膜）は内葉と外葉の間に脂肪組織や静脈叢があって分かれている（脊髄硬膜ではこのすき間を硬膜上腔という）ため，脊髄硬膜というと内葉のみを指す場合が多い。

脳硬膜の内葉はところどころでヒダ状に張り出し，左右の大脳半球の間の大脳縦裂に入り込む大脳鎌，大脳半球と小脳との間に入り込む小脳テント，左右の小脳半球の間に入る小脳鎌をつくる。硬膜とその下のクモ膜との間には**硬膜下腔**というリンパ腔がある。

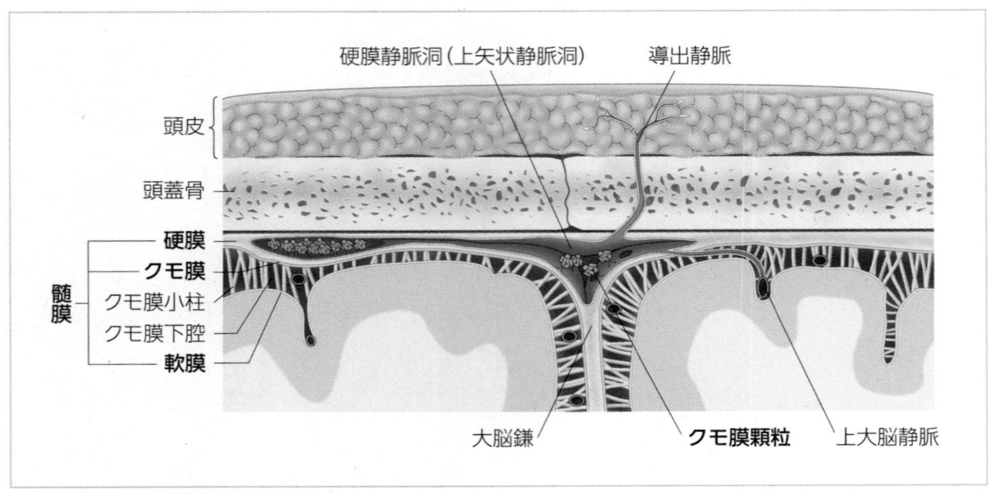

図13-23●脳の髄膜とクモ膜顆粒

●**クモ膜**　硬膜の内側にある薄い膜で，脳や脊髄全体を大まかに覆う。クモ膜の細胞どうしは強く結合して膜をなしている。

クモ膜と内側の軟膜との間には**クモ膜下腔**という大きな間隙があるが，クモ膜と軟膜は網状の結合組織の線維束であるクモ膜小柱で結合している。クモ膜下腔と脳室系とは第四脳室の３個の孔（正中口，左右の外側口）で交通し，脳室から流出してきた脳脊髄液で満たされている。クモ膜は硬膜静脈洞内に多数のクモ膜顆粒とよぶ突起を出し，ここから脳脊髄液の一部が硬膜静脈洞へ排出される。

●**軟膜**　脳溝の中に入り込んで脳の表面に密着している。血管に富んだ，極めて薄い膜で，脳室内にも広がって，脳室壁の一部の裏打ちをし，脈絡叢をつくる。

E　脳室と脳脊髄液

●**脳室**　中枢神経系の元になった神経管の内腔は，脳や脊髄の発生に伴って形を変え，**脳室**をつくる。脳室は左右の大脳半球内に広がる**側脳室**，間脳の正中部にある**第三脳室**，中脳の中を通る細い管である**中脳水道**，橋および延髄と小脳との間にある**第四脳室**，脊髄内にある**脊髄中心管**でできている。左右の側脳室と第三脳室との間は細くなっていて，それぞれ室間孔（モンロー孔）とよばれる。側脳室，第三脳室，第四脳室には密な血管網をもつ脈絡叢があり，そこで脳脊髄液が産生されている（図13-24）。第四脳室にはクモ膜下腔に開く２個の外側口（ルシュカ孔）と正中部の正中口（マジャンディー孔）があり，脳脊髄液はこれらの口を通ってクモ膜下腔に流れ出している。

●**脳脊髄液**　**脳脊髄液**は，側脳室，第三脳室，第四脳室の脈絡叢で１日に約500mLの割合で分泌されている。分泌された脳脊髄液は，脳室内をめぐり，第四脳室の３つの口からクモ膜下腔に入り，クモ膜下腔を循環した後，主にクモ膜顆粒で静脈に吸収される。

中枢神経系は脳脊髄液内に浮いたような状態になっているので，脳脊髄液は中枢神経系を保護し，その環境の調整をしている。脳脊髄液の総量は約100～150mLで，脳と脊髄に半分ずつ存在する。比重は約1.006で，リンパと類似した組成である。液圧は臥位（腰椎部）で70～150mmH_2O，座位で150～200mmH_2Oを示す。脳が腫れたり（間質液が増加する浮腫を起こした場合など）して頭蓋内圧が高まれば，その分だけ脳脊髄液は減少して頭蓋内圧を一定に保つ。

成人で検査などのために脳脊髄液を採取する場合は，第３腰椎と第４腰椎の間あるいは第４腰椎と第５腰椎の間から針をクモ膜下腔に刺入する*。

＊脊髄が第１ないし第２腰椎の高さで終わっており，この高さでは馬尾があるのみなので，脊髄や脊髄神経の根を損傷する可能性が低いからである。

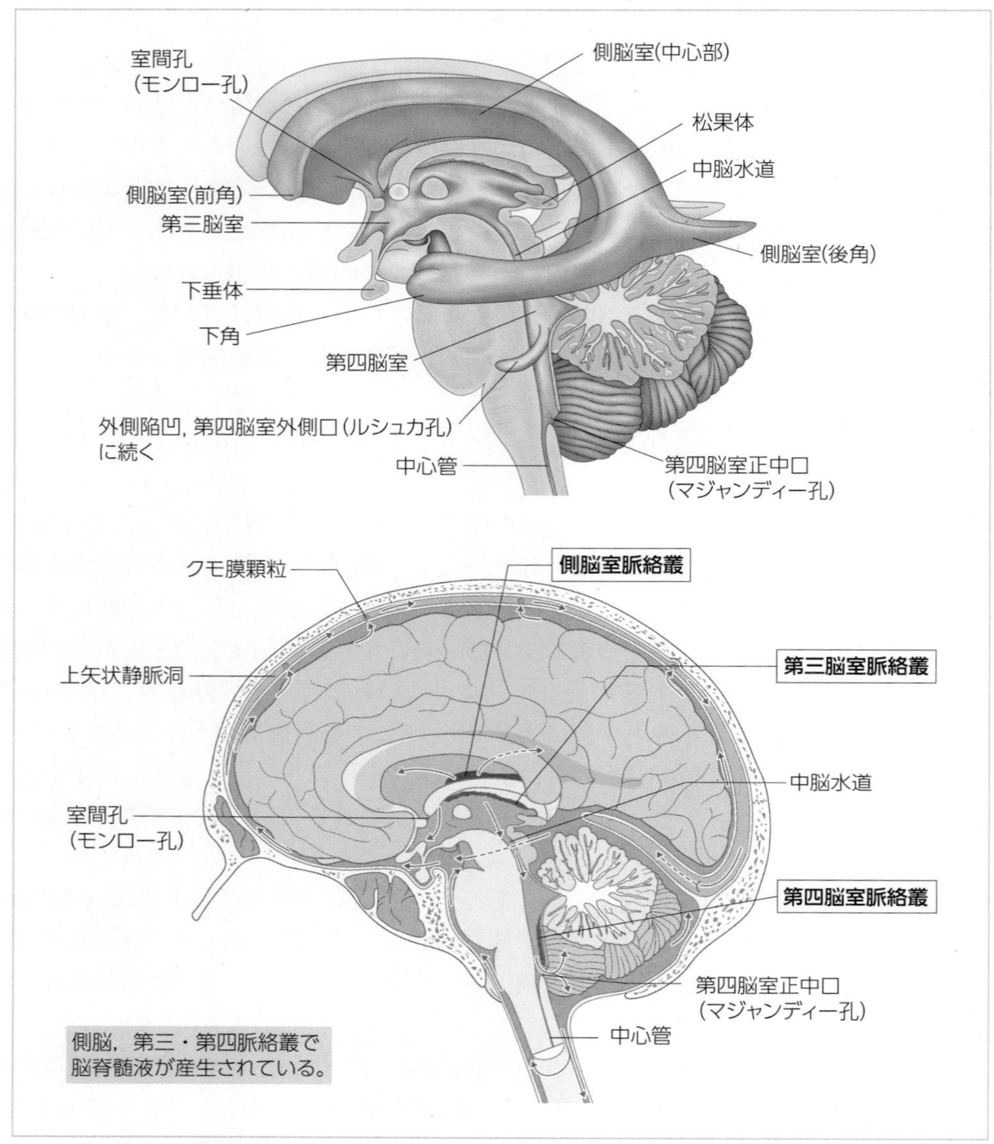

図 13-24 ● 脳室と脳脊髄液の流れ

F 脳の血管系

1．脳の動脈

脳に血液を供給する動脈は左右の**内頸動脈**と**椎骨動脈**の計４本である。内頸動脈は総頸動脈から分岐した後，枝を出すことなく頸動脈管を通って頭蓋腔内に入り，眼動脈を出した後，前大脳動脈と中大脳動脈に分かれ間脳や大脳の前半部に分布する。椎骨動脈は鎖骨下動脈の枝として出た後，第６頸椎より上位の頸椎横突起の

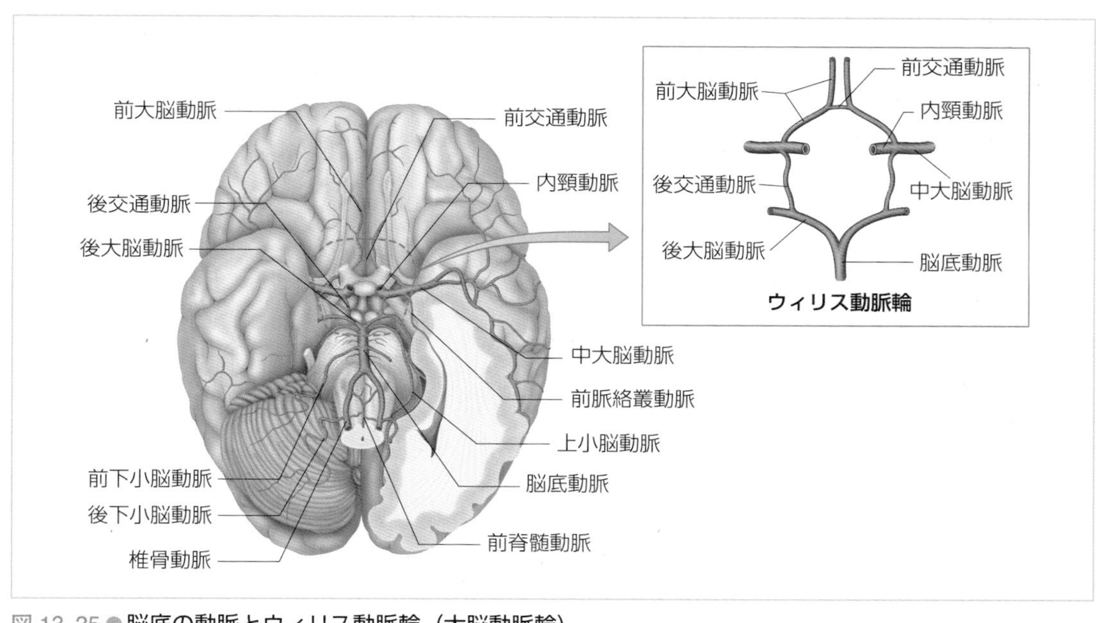

図 13-25 ● **脳底の動脈とウィリス動脈輪（大脳動脈輪）**

横突孔を通って上行し，大後頭孔を通って頭蓋腔内に入る（図 6-12 参照）。延髄上端付近の腹側面で左右の椎骨動脈が合流して 1 本の脳底動脈を成し，橋の腹側面の正中部を上行し，橋の前端付近で左右の後大脳動脈に分かれ大脳の後半部に分布する。この間，延髄，橋，小脳，中脳に多数の枝を出す。

左右の後大脳動脈は内頸動脈との間を後交通動脈によって結ばれ，また，左右の前大脳動脈間は前交通動脈によって結ばれる。その結果，これらの動脈は輪状に結ばれることになり，これを**ウィリス動脈輪**（**大脳動脈輪**）という（図 13-25）。

2．脳の静脈

脳の血液は脳の表面にある**表在静脈**か大脳の深部の**深部静脈**に集まるが，いずれも**硬膜静脈洞**に入る。表在静脈はクモ膜下腔を横断する橋静脈によって主に上矢状静脈洞に注ぎ，深部静脈は大大脳静脈に集まって大脳鎌の自由縁にある直静脈洞に注ぐ。上矢状静脈洞と直静脈洞は後方の静脈洞交会で合流し，左右の横静脈洞に分かれ，S 状静脈洞を経て内頸静脈に注ぐ（図 6-13 参照）。

なお，硬膜静脈洞は頭蓋骨内の板間静脈や導出静脈によって頭部皮下の静脈と交通がある。これらの静脈には弁がなく，血流の方向も一定していないため，頭部皮下の炎症や細菌感染が容易に硬膜静脈洞に波及する可能性がある（図 13-23）。

III 中枢神経系の活動

A 脳波

脳は絶えず自発的に放電している。頭皮上に装着した電極により，大脳皮質の自発的な電気現象を記録することができる。これを脳波図（EEG）という。この記録は微弱（μV）であるが，比較的規則正しいリズムで繰り返す波状の電位変化を示すので，**脳波**ともよぶ。脳波はいついかなる状態でも現れ，脳死に至るまで絶えることはない。

●**意識水準と脳波**　脳波は内外の刺激に敏感に変化し，意識水準を忠実に表現する。安静時に眼を閉じてくつろいでいる場合には，8～13Hzで振幅が50～100μVの規則正しい安定した波（α（アルファ）波）がみられるが，活発な精神活動をしているような場合には，**速波**（β（ベータ）波）とよばれる振動数が多く振幅の小さい波となり，睡眠のように意識水準の低い場合には，**徐波**（じょは）（δ（デルタ）波）とよばれる振動数が少なく振幅の大きい波になる（表13-2，図13-26）。

表13-2●ヒト正常脳波の分類（Hz，ヘルツ，振動数／秒）

アルファ（α）波	8～13Hz	安静閉眼時に出現
ベータ（β）波	13Hz以上	精神活動時や感覚刺激を受けたとき出現
シータ（θ）波	4～8Hz	強い情動興奮時や小児（4～5歳）にみられる
デルタ（δ）波	4Hz以下	深い睡眠時や乳児にみられる

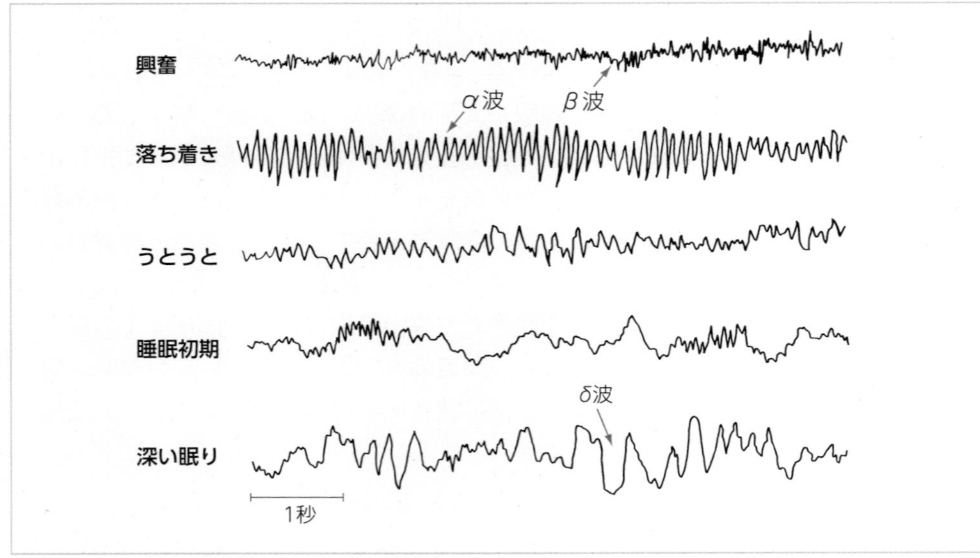

図13-26●人間脳の意識状態による脳波の相違

B　睡眠

●**レム（REM）睡眠[*]とノンレム（NonREM）睡眠**　ヒトでも動物でも睡眠は，レム睡眠とノンレム睡眠により構成されている。

レム睡眠の大きな特徴は，睡眠深度は深いのに脳波は低振幅速波の覚醒（かくせい）に近い像を示すこと，急速な眼球運動が起こり，この眼球運動に一致して脳の活動状態が上昇すること，筋緊張が低下して頸（くび）や顎（あご）の筋の筋電位がなくなることである。また，レム睡眠では，自律神経系の働きが乱れてきて，心拍数や呼吸の数が増したり，減ったりする。

ノンレム睡眠は通常の正常睡眠で，脳波は徐波を示すので**徐波睡眠**ともよばれている。レムのような運動などがみられないのでノンレムという（図 13–27）。

●**睡眠の周期的変化**　眠りに入ると，まずノンレム睡眠に入り，深睡眠相を経過した後，入眠から 90～120 分して最初のレム睡眠が出現する。以後約 90 分の周期でレム睡眠が現れ，一晩に 4～5 回繰り返す。1 回のレム睡眠の長さは，明け方に向かってしだいに長くなるのが普通である。

レム睡眠は成人では全睡眠時間の約 20～25％だが，新生児では約 50％を占めており，脳が未熟なほどレム睡眠が多く，ノンレム睡眠が少ない。夢をみるのは主にレム睡眠のときである。睡眠薬の多くはレム睡眠を減少させる。

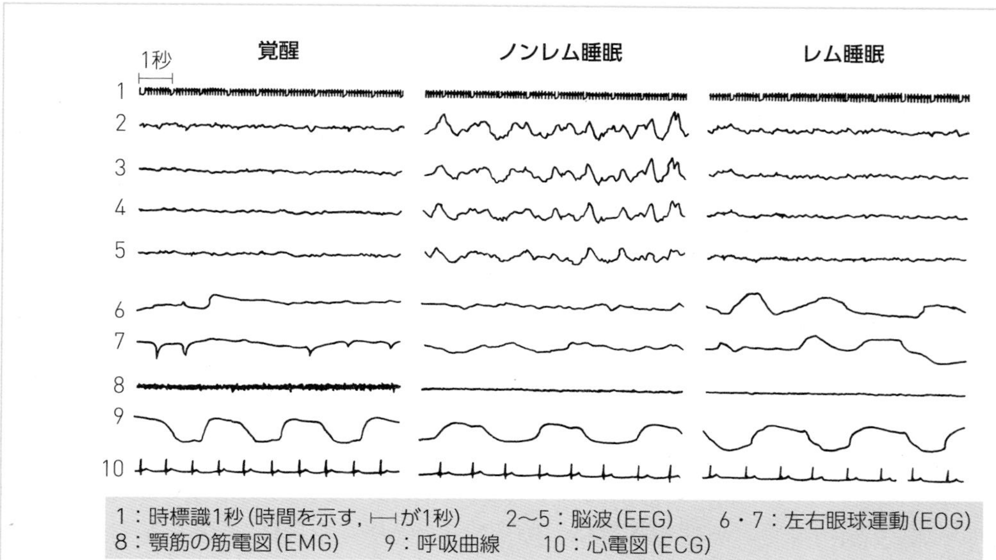

図 13–27 ● **覚醒時，睡眠時のポリグラフィ**

＊ REM：Rapid eye movement. 急速な眼球運動のこと。睡眠中に REM が起こるのが特徴的なので REM 睡眠という。

これらのことから，ノンレム睡眠が大脳の休息に関与しており，レム睡眠では脳波は覚醒像に近いものの，自律神経機能の乱れや筋緊張の低下などから，レム睡眠はからだの休息に関与していることが推定される。ノンレム睡眠は“脳の眠り”，レム睡眠は“からだの眠り”といえる（図 13-27）。

C 条件反射

イヌにメトロノームの音を聞かせてから食事を与えることを繰り返していると，メトロノームの音だけで唾液分泌(だえきぶんぴつ)が起こるようになる。音刺激と唾液分泌が結びついたわけである。このようにして新しく形成された反射を**条件反射**という。唾液分泌は生まれつきの先天的な反射であるから，条件反射は先天的反射を基礎にしてつくられた後天的反射である。先天的反射を，条件反射に対し**無条件反射**という。

●**条件反射の特徴** 条件反射の大きな特徴は，大脳皮質の働きが介在すること，生後つくられた反射であること，遺伝しないこと，反射が現れるまでの時間が長いことなどがあげられる。脊髄(せきずい)や脳幹(のうかん)でみられる反射とはまったく異なるものである。

パブロフの始めたこの条件反射実験法は，大脳皮質(ひしつ)を中心とする神経系全般の活動を知る1つの有力な方法であり，学習や行動のしくみを知る手がかりとなる。

Ⅳ 末梢神経系の構造と機能

末梢神経系は体性神経系（運動神経と知覚神経）と自律神経系（交感神経と副交感神経）からなる。体性神経系は脳脊髄神経系ともよばれ，脳神経と脊髄神経で構成されるが，そこには自律神経が入り込んでいることも多い。末梢の神経系について学ぶ場合には，常にその神経にはどのような機能があるか，運動性か知覚性か，交感神経か副交感神経かを考え，理解しておく必要がある。

A 脳神経

脳とつながる末梢神経を**脳神経**といい12対ある。それぞれ個別に名称があるが，第Ⅰ～第Ⅻ脳神経と番号でよばれることもある。

脳神経は，脳から出た後，頭蓋底(とうがいてい)の孔(あな)を通って出てきて，主に頭頸部(とうけい)に分布するが，第Ⅹ脳神経である迷走神経は，胸部および腹部の内臓にも分布する。機能的には，運動性，皮膚知覚などの一般知覚性，視覚や味覚などの特殊知覚性，副交感性あるいはこれらの機能を果たす線維が混在した混合性である。

12対の脳神経は以下のとおりであり，（　）内のローマ数字が脳神経の番号を示す。脳神経の番号は，脳底面で前方から後方に順についている（図 13-28）。

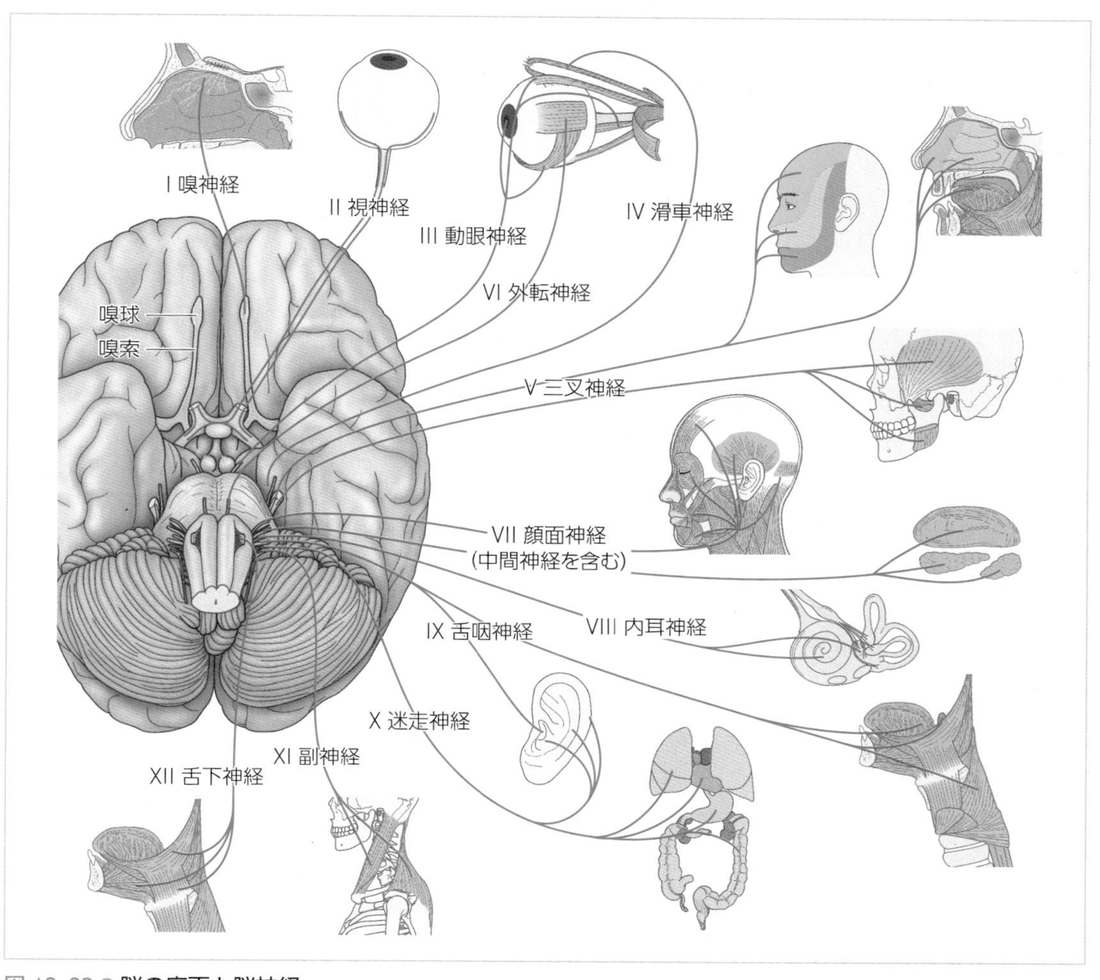

図 13–28 ● **脳の底面と脳神経**

●嗅神経（Ⅰ）　嗅神経は，嗅覚を司る知覚神経である。鼻腔嗅部の鼻粘膜嗅細胞から起こり，篩骨の篩板にある多数の小孔を通って嗅球に入る。嗅球→嗅索→嗅三角を経て嗅覚野（海馬傍回，海馬）に至る。

●視神経（Ⅱ）　視神経は，眼球の網膜から起こり，視神経管を通って頭蓋腔に入る。下垂体の前方で視［神経］交叉をつくり，視索となって大半は間脳（外側膝状体）に，約 10% は中脳（上丘）などに入る。視覚を伝える知覚神経である。視交叉では，網膜の内側半からきた神経線維のみが交叉する（図 14–16 参照）。

●動眼神経（Ⅲ）　動眼神経は大脳脚内側溝（中脳）から出て，上眼窩裂を通って眼窩に入り，上斜筋と外側直筋を除く外眼筋を支配する運動神経である。また，動眼神経から**毛様体神経節**へ入る運動根は副交感神経線維を含み，毛様体神経節でニューロンを交替して（本節 -C「自律神経系」参照），短毛様体神経を通って眼球内に入り，瞳孔括約筋や毛様体筋を支配する。

●滑車神経（Ⅳ）　滑車神経は，中脳下丘の後方から脳を出て（背側より出る唯一の脳神経)，上眼窩裂を通って眼窩に入り，上斜筋を支配する運動神経である。

●**三叉神経（Ⅴ）** 三叉神経は脳神経中最大で，太い知覚根が細い運動根を伴って橋の外側部から出て，側頭骨の錐体尖付近で三叉神経節（半月神経節）をつくり，次の３枝に分かれる（図 13-29）。

- 第１枝：**眼神経**は上眼窩裂を通って眼窩に入り，涙腺，鼻背，前頭の皮膚に分布する知覚神経。
- 第２枝：**上顎神経**は蝶形骨の正円孔を通って翼口蓋窩に入り，次いで下眼窩裂を通って眼窩に入り，眼裂と上唇間の皮膚，上顎の歯（上歯槽神経）に分布する知覚神経で，終枝は眼窩下神経である。
- 第３枝：**下顎神経**は運動性と一般知覚性の混合神経で，卵円孔を出て，運動枝は咀嚼筋を支配し，知覚枝は下唇，オトガイ，耳介前方の皮膚，下顎の歯，舌体に分布して知覚を司る。下歯槽神経と舌神経が終枝となる。**舌神経**には，舌の味覚や顎下腺，舌下腺の分泌（副交感神経）を司る鼓索神経（顔面神経の枝）が合流する。

●**外転神経（Ⅵ）** 外転神経は，橋の下縁中央から出て上眼窩裂を通って眼窩に入り，外側直筋を支配する運動神経。眼球を外側に向ける運動を司る。

●**顔面神経（Ⅶ）** 顔面神経は，三叉神経とは逆に運動根が太く，知覚根が細い混合神経であり，そのうち味覚を司る知覚神経と腺の分泌を司る副交感神経を中間神経とよぶ。

顔面神経は，外転神経のすぐ外側から脳を出て，内耳神経と共に内耳孔から内耳道に入り，顔面神経管の中を走る。途中で大錐体神経（涙腺に向かう副交感神経）や**鼓索神経**（舌の前 2/3 の味覚を司る特殊知覚神経，顎下腺と舌下腺に向かう副交感神経）などを出した後，茎乳突孔から頭蓋の外に出る。後耳介神経，二腹筋枝

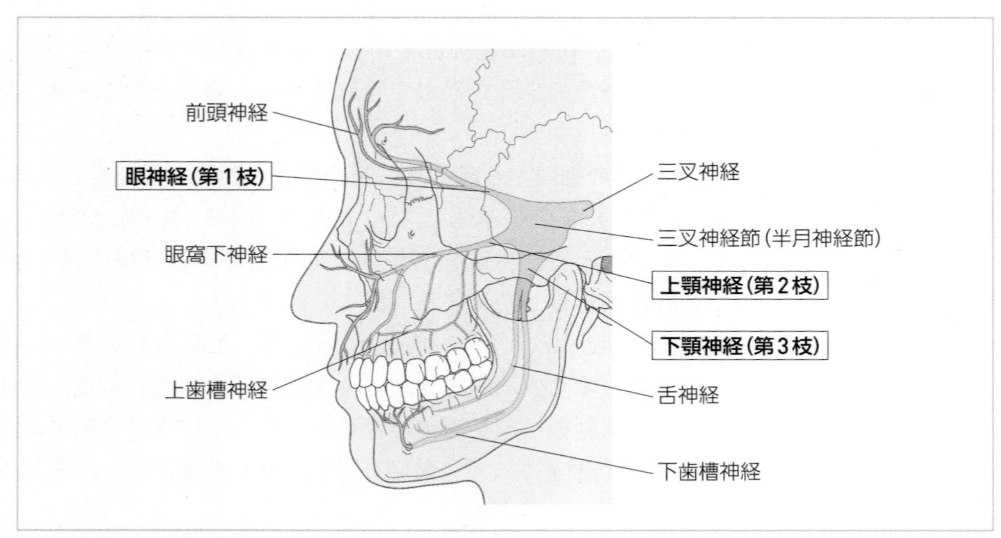

図 13-29 ● 三叉神経の分布

を出した後，大部分は耳下腺を貫きながら耳下腺神経叢を形成し，その枝である側頭枝，頬骨枝，頬筋枝などが表情筋に分布する（図 13-30）。

●**内耳神経（Ⅷ）**　内耳神経は，蝸牛神経と前庭神経からなる聴覚と平衡覚の知覚神経である。聴覚をラセン器から伝える**蝸牛神経**と，平衡覚を平衡斑や膨大部稜から伝える**前庭神経**とが，それぞれラセン神経節，前庭神経節を経て内耳道を通って頭蓋腔に入り，顔面神経のすぐ外側から脳に入る。

●**舌咽神経（Ⅸ）**　舌咽神経は，延髄の後外側溝最上部から出て，頸静脈孔を通って舌および咽頭に分布する混合神経である。舌根部の味覚と知覚，咽頭と喉頭蓋前面の粘膜の知覚，咽頭筋の運動にかかわるほかに，鼓室の粘膜下で神経叢をつくった後，耳下腺の分泌（副交感神経）を司る小錐体神経となる。

●**迷走神経（Ⅹ）**　迷走神経は，延髄の後外側溝から出て頸静脈孔を通り，頸部，胸部，

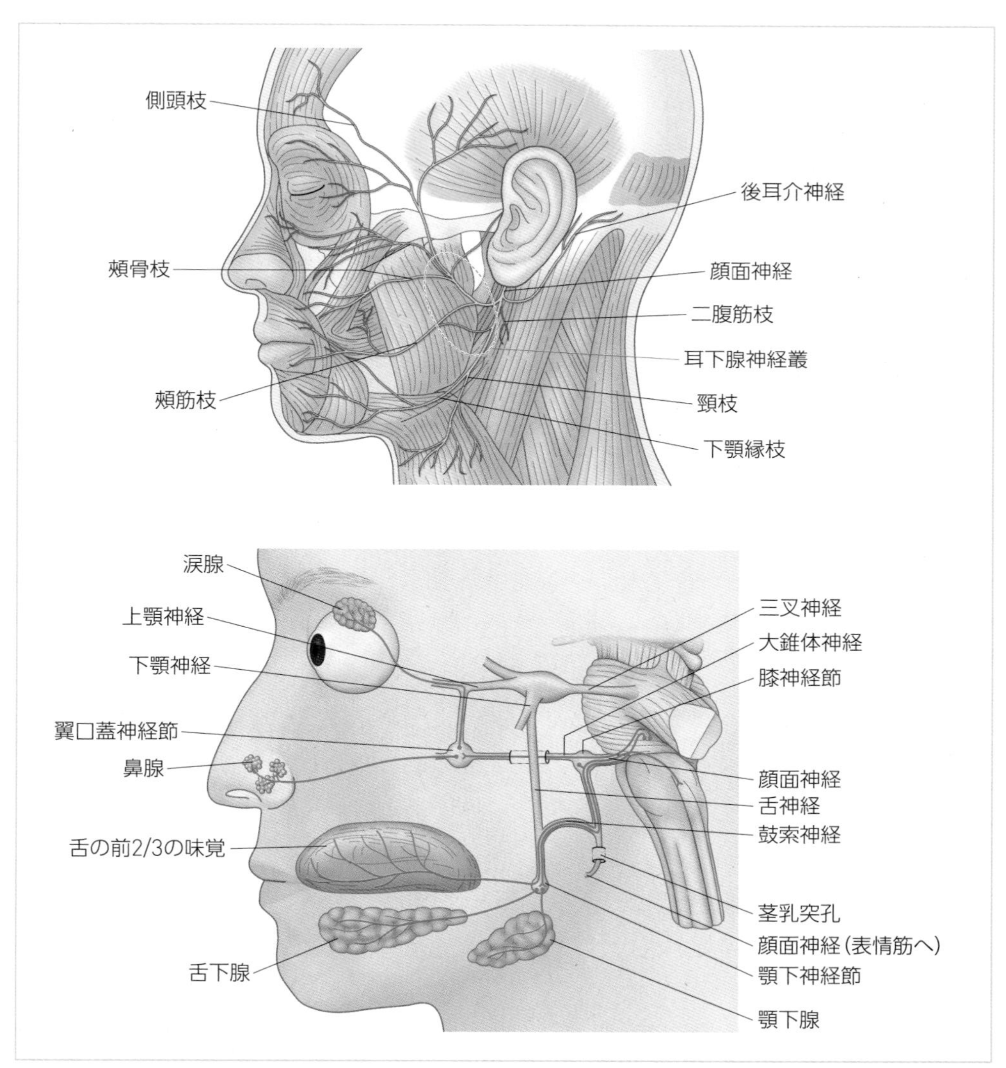

図 13-30 ●顔面神経の運動神経（上図）と，副交感神経と特殊知覚神経の走行と分布

腹部（骨盤腔を除く）のすべての内臓に分布する。大部分は副交感性であるが，知覚性や運動性の線維も含まれる。

頸静脈孔を出た迷走神経は，頸動脈鞘に包まれて下行し，右は鎖骨下動脈，左は大動脈弓の前を通り，次いで気管支の後ろを経て食道と共に横隔膜の食道裂孔（右は食道の後壁，左は前壁）を通って腹腔に入り，腹部内臓に分布する。その主な枝は耳介枝，咽頭枝，上喉頭神経，心臓枝，反回神経（下喉頭神経），気管支枝，食道枝，終枝（腹部内臓に分布する）である（図 13-31）。

●**副神経（Ⅺ）** 副神経には，延髄から出る**延髄根**と，脊髄の頸髄上部から出る**脊髄根**があり，一度集合して１本になるが，頸静脈孔を出ると延髄根は迷走神経に合流する（図 13-31）。脊髄根は胸鎖乳突筋，僧帽筋を支配する運動神経である。

●**舌下神経（Ⅻ）** 舌下神経は，延髄の前外側溝から起こり，舌下神経管を通って頭蓋腔外へ出て，舌の下方から舌筋に入り，舌の運動（内・外舌筋）を司る運動神経である。

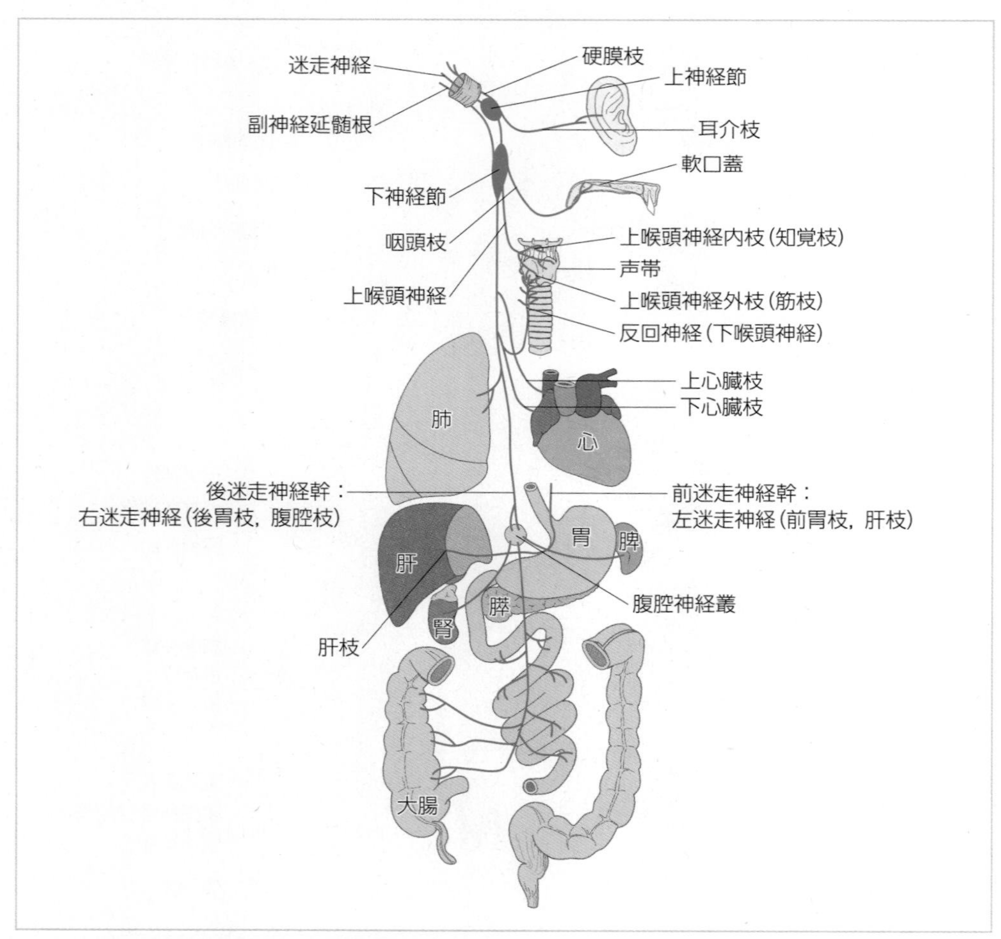

図 13-31 ● 迷走神経と副神経延髄根の分布

B　脊髄神経

脊髄（せきずい）とつながる神経を**脊髄神経**といい，脊髄から出る運動神経と，脊髄に入る知覚神経からなる（図 13-32，33）。**運動神経**（遠心性神経）は前根より出て，**知覚神経**（求心性神経）は後根より入る（**ベル－マジャンディ** [Bell-Magendie] **の**

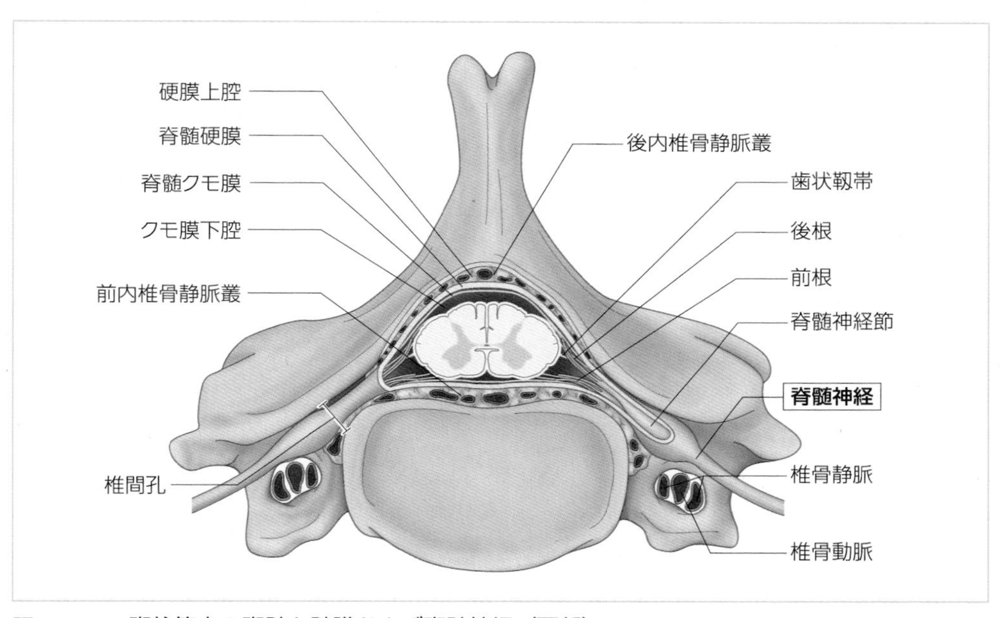

図 13-32 ● 脊柱管中の脊髄と髄膜および脊髄神経（頸部）

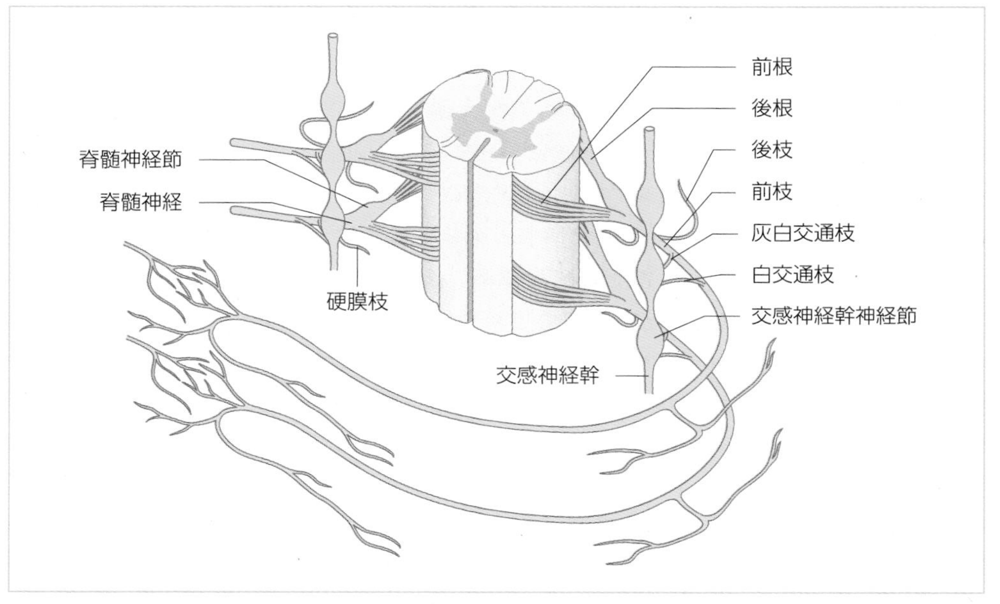

図 13-33 ● 脊髄神経の分布（胸部）

法則）。知覚神経は後根の途中で脊髄神経節（後根神経節）をつくる。そして前根，後根は椎間孔で一つの束となって脊柱管を出て，脊髄神経となる（図 13-32）。

脊髄神経は全部で 31 対あって，**頸神経** 8 対（C_1～C_8 と記す），**胸神経** 12 対（Th_1～Th_{12}），**腰神経** 5 対（L_1～L_5），**仙骨神経** 5 対（S_1～S_5），**尾骨神経** 1 対（C_0）がある。頸神経の数が頸椎の数よりも 1 つ多いが，これは後頭骨と第 1 頸椎の間から出るものを第 1 頸神経（C_1）とし，以下，順番に第 6 頸椎と第 7 頸椎の間から出るものを第 7 頸神経（C_7），第 7 頸椎と第 1 胸椎の間から出るものを第 8 頸神経（C_8）としているからである。第 1 胸神経（Th_1）は第 1 胸椎と第 2 胸椎の間から出てくるものであり，以下，同様に対応する椎骨の下から出てくる。

1．体幹の神経

各脊髄神経は**椎間孔**から出るとすぐ前枝，後枝，交感神経との間の**交通枝**（Th_1～L_3 のみ），硬膜枝（脊髄硬膜に分布）に分岐する。**後枝**は細く体幹背側の固有背筋と背部の皮膚に分布する。**前枝**は太く，胸神経を除いて，上下のものが合流・分岐して**神経叢**をつくり，そこから分岐する枝が各部に分布する（図 13-33，34）。

●**頸神経叢**　C_1～C_4 の前枝によってつくられる神経叢で，頸部の皮膚（皮枝）と筋（筋枝）に分布する。筋枝には頸神経ワナと横隔神経がある。C_1 の枝と，C_2 と C_3 の枝が合流した枝とがつくるループ状の**頸神経ワナ**は舌骨下筋（群）を支配し，**横隔神経**は前斜角筋の前を下がり胸腔に入り，横隔膜を支配する（図 13-35）。

●**腕神経叢**　C_5～Th_1 の前枝がつくる神経叢で，そこから出る枝は，主に上肢の運動，知覚を司る（後述，図 13-35）。

●**胸神経**　胸神経（Th_1～Th_{12}）の前枝は**肋間神経**といい，肋間隙を肋間動静脈と共に肋骨下縁に沿って走る。上位のものは肋間筋と胸部皮膚，下位のものは腹部皮膚，側腹筋，腹直筋に分布しており，臍部では Th_{10} である。

●**腰神経叢**　（Th_{12}～L_4）は下腹部の皮膚や筋に分布する腸骨下腹神経，腸骨鼠径神経，陰部大腿神経，大腿に分布する外側大腿皮神経や**大腿神経**，**閉鎖神経**を出す。

●**仙骨神経叢**　（L_4～S_3）殿部，下肢に分布する（後述）。

●**陰部神経叢**　（S_2～S_4）骨盤内臓や会陰部に分布する。**陰部神経**は最大の枝で，梨状筋下孔を出て小坐骨孔（小坐骨切痕と仙結節靱帯によりできる）に入って下直腸・会陰・陰茎背神経（女性では陰核背神経）など 3 枝に分かれ，筋および皮膚に分布する。これが麻痺すると尿，便の失禁を起こす。

●**尾骨神経叢**　（S_5～C_0）肛門と尾骨先端の皮膚に分布する。

2．上肢の神経

腕神経叢は，C_5～Th_1 の前枝がつくる神経叢で，上肢の運動，知覚を司る（図 13-35, 36）。上肢帯には浅胸筋と浅背筋も停止している（第 4 章Ⅱ-E, G 参照）が，これらも腕神経叢の枝によって支配される（副神経に支配される僧帽筋を除く）。

腕神経叢は斜角筋隙を通って腋窩に至るが，この間に上・中・下の神経幹を成し

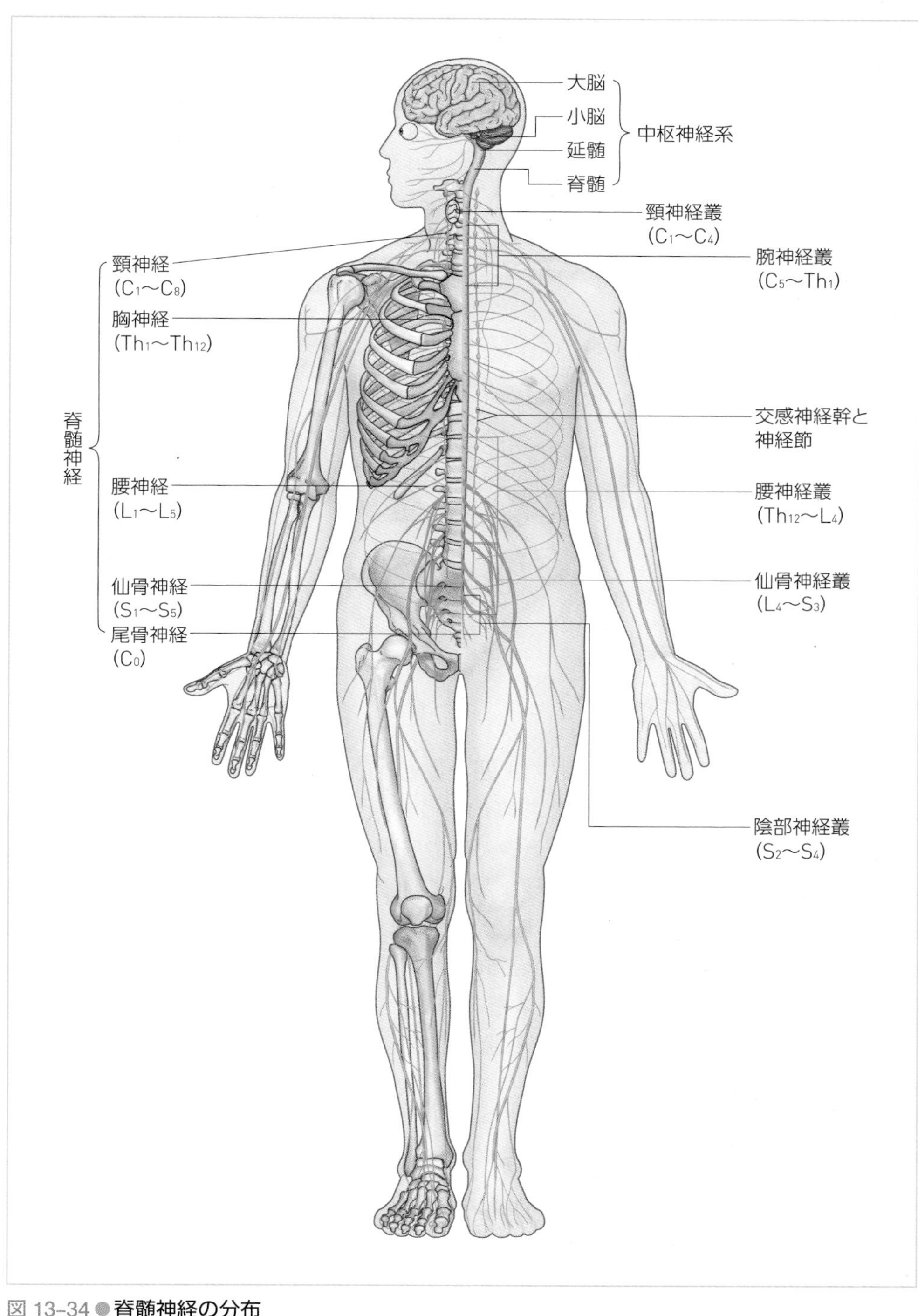

図 13-34 ● 脊髄神経の分布

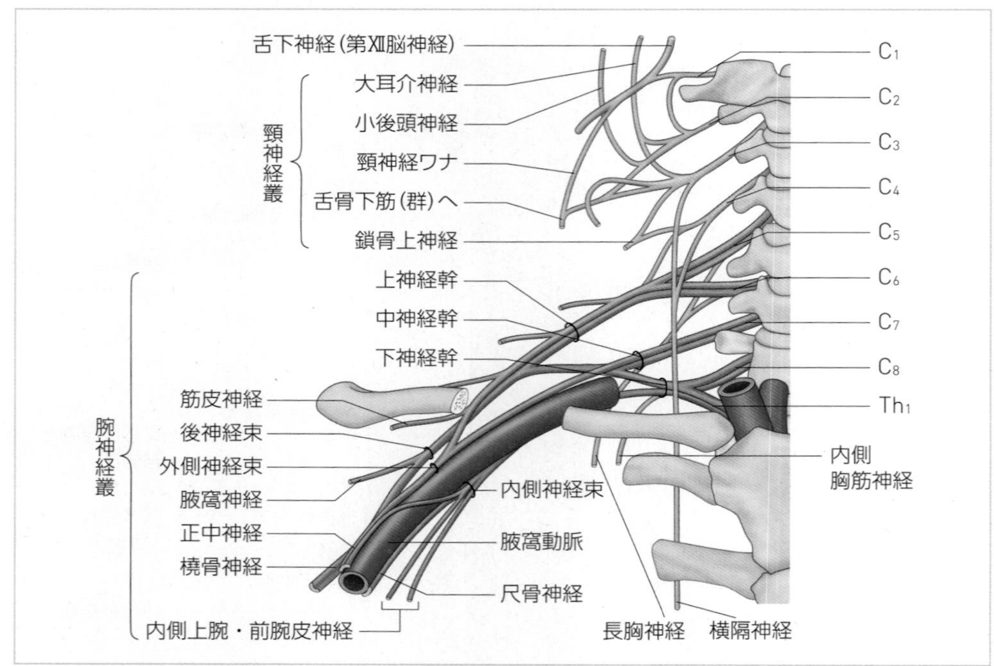

図 13-35 ● **頸神経と腕神経叢**

たあと，再び分岐して腋窩動脈の周囲で後・外側・内側神経束をつくる。これらの経過中ならびに各神経束から末梢に向かう神経が分枝していく（図 13-35）。それらの枝には，上肢帯の筋およびその付近の皮膚に分布する胸筋神経，胸背神経，肩甲上神経，肩甲下神経，腋窩神経などと，自由上肢の筋および皮膚に分布する**筋皮神経**（上腕屈筋群と前腕橈側の皮膚），内側上腕および前腕皮神経（上腕と前腕の内側の皮膚），**正中神経**（前腕屈筋群，手掌第４指外側半より外側の皮膚），**尺骨神経**（前腕屈筋群の一部，手背中指の内側半より内側と，手掌第４指内側半より内側の皮膚），**橈骨神経**（上腕・前腕伸筋群，手背中指外側半より外側の皮膚）などがある（図 13-36）。

3．下肢の神経（図 13-37）

腰神経叢（Th_{12}～L_4）は側腹筋の下部を支配し，下腹部の皮膚に分布する腸骨下腹神経，腸骨鼠径神経，陰部大腿神経，外側大腿皮神経を出すほか，大腿神経（大腿伸筋および下肢前面皮膚），閉鎖神経（大腿内側の内転筋群およびその皮膚）を出している。

仙骨神経叢（L_4～S_3）は上殿・下殿神経，後大腿皮神経，**坐骨神経**などを出す。坐骨神経は末梢神経中最大で，梨状筋下孔を出て大腿後面を下行し，大腿屈筋群に筋枝を出した後，膝窩の上方で総腓骨神経（浅・深腓骨神経に分かれる）と脛骨神経に分かれ，下腿および足の筋と皮膚に分布する。

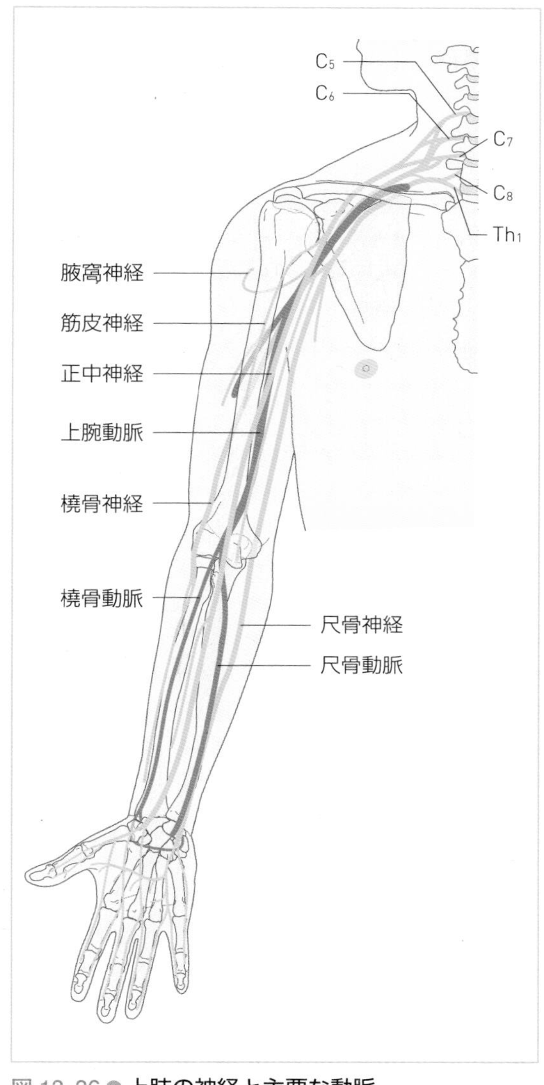

図 13-36 ● 上肢の神経と主要な動脈

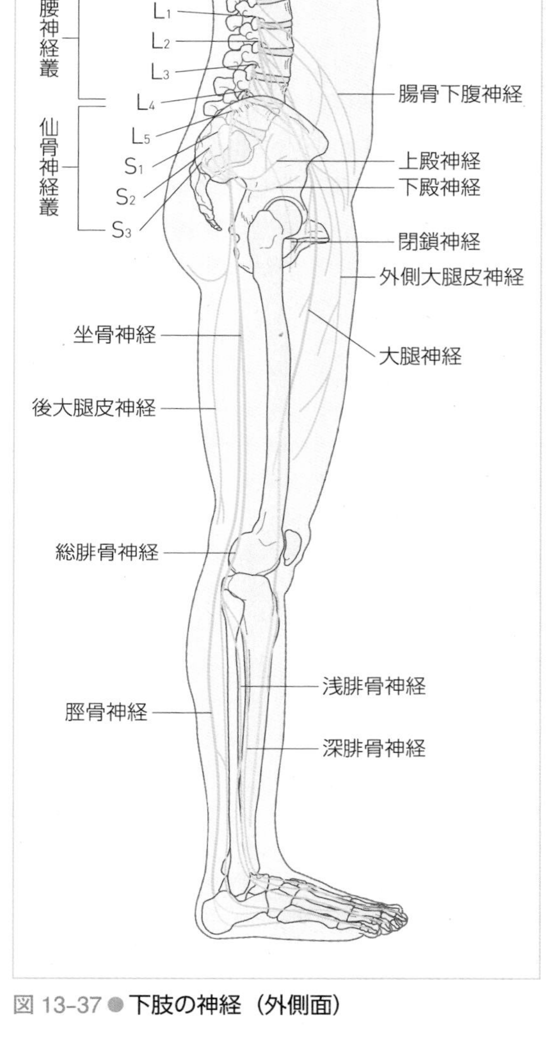

図 13-37 ● 下肢の神経（外側面）

C　自律神経系

自律神経系は内臓，血管，腺などに分布して，意識に上ることなく，消化，吸収，分泌(ぶんぴつ)，循環，生殖などの機能を調節しており，植物神経系ともよばれる*。自律神経系にも中枢部と末梢部がある。間脳(かんのう)の視床(ししょう)下部が最高の中枢とされ，脳幹(のうかん)の神経核や脊髄(せきずい)の側角などに刺激が送られて末梢部が分布していくが，一般的に自律神経系というと，末梢部のみを指すことが多い。

＊これに対して，運動や感覚など意識に上る体性神経系を動物神経系ということがある。

自律神経系は**交感神経**と**副交感神経**からなり，両者は多くの場合，同一器官に分布している（二重支配）が，そこに至る経路は異なり，作用はほぼ正反対（拮抗性支配）である。自律神経は体性神経に混じって走行していることが多いが，体性神経と異なるのは，末梢の器官に向かう途中で必ずニューロンを交替することであり，密な神経叢をつくることも多い。ニューロンの交替は自律神経系の神経節で起こり，交替する前の中枢側のニューロンを1次ニューロンといい，その神経線維を**節前（神経）線維**，交替後のニューロンを2次ニューロン，その神経線維を**節後（神経）線維**という（図13-38）。

一般に，節前線維は有髄線維で，節後線維は無髄線維である。1本の節前線維は多数の2次ニューロンとシナプスをつくって連絡している。神経節における節前線維から2次ニューロンへのシナプスの伝達物質はアセチルコリンである。

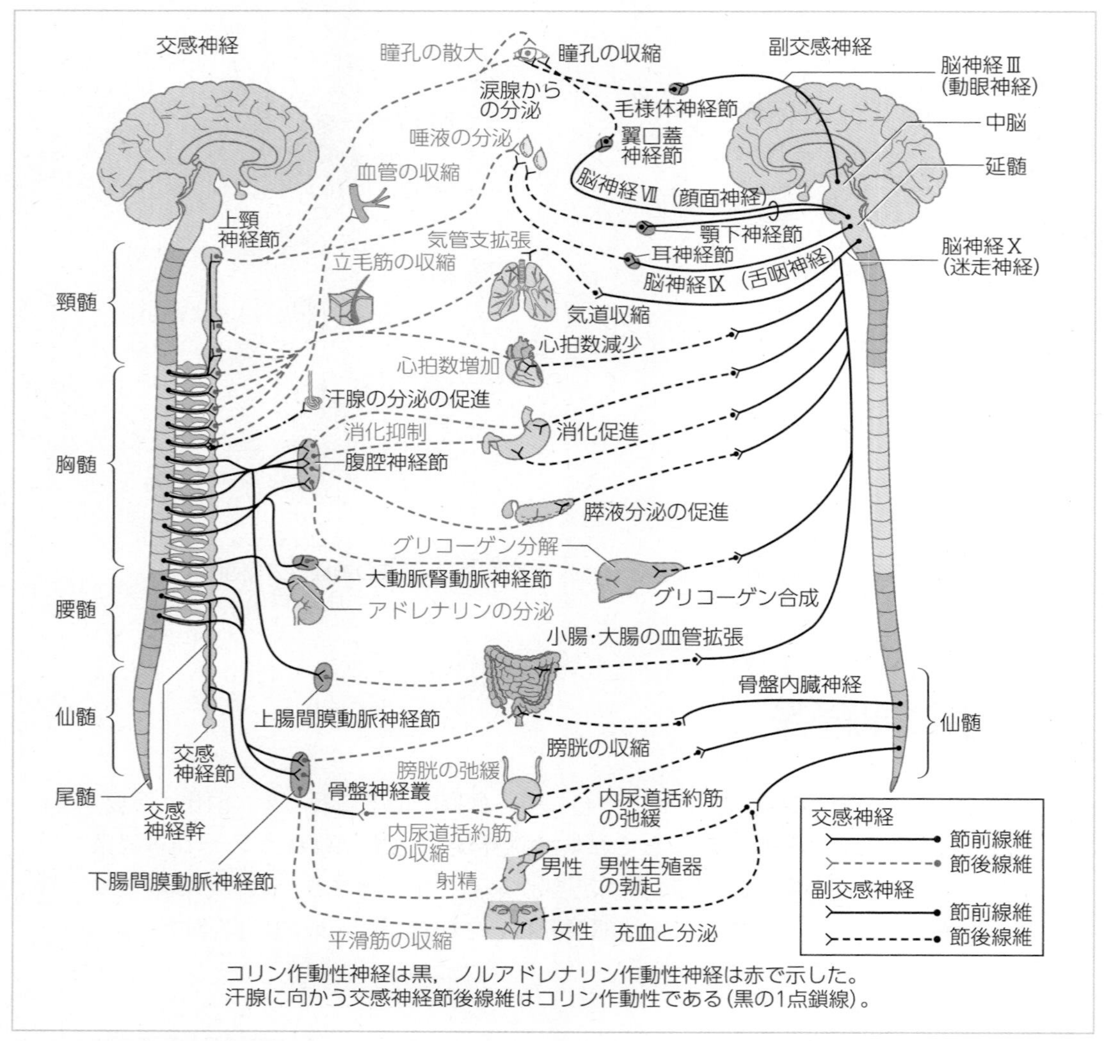

図13-38 ● 自律神経系の分布

交感神経節後線維の末端からは**ノルアドレナリン**が，副交感神経節後線維の末端からは**アセチルコリン**が分泌され*，臓器に作用する。

また，交感神経節前線維は副腎髄質を支配する。節前線維によって副腎髄質の細胞が興奮すると，細胞はノルアドレナリン（約 20%）と**アドレナリン**（約 80%）を血中に分泌する。副腎髄質の細胞は，神経節における２次ニューロンに相当する。

1．交感神経

交感神経に特徴的な構造は**交感神経幹**と**自律神経叢**である。交感神経の節前線維を出す１次ニューロンは，胸髄から腰髄の側角にある。このニューロンから出た節前線維は第１胸神経より第３腰神経までの前根を通り，脊髄神経となってすぐに白交通枝をつくって，それぞれに対応した交感神経幹神経節（幹神経節）へ入っていく。幹神経節に入ってきた節前線維は，この神経節あるいはより上方もしくは１つ下の神経節で，２次ニューロンに交替して節後線維となるか，あるいは神経節を素通りして内臓神経を構成する。節後線維は，その神経節あるいは上下の神経節から灰白交通枝をつくって脊髄神経に戻り，脊髄神経とともに末梢に分布していく。この上下の神経節に向かう節前線維と節後線維が集まり交感神経幹を形づくる。交感神経幹は脊柱の両側で上方は第２または第３頸椎から下方は尾骨の前にまで及び，幹神経節は左右ともに 20 個余りある。幹神経節の数は，発生学的には脊髄神経の数と一致するはずであるが，発生途中に癒合してしまい，たとえば頸部は３対（上・中・下頸神経節）しかない。

幹神経節を素通りした節前線維は，自律神経叢の神経節で節後線維になり，腹部内臓に分布する。すなわち，胸部の幹神経節から大内臓神経（Th_5〜Th_9），小内臓神経（Th_{10}〜Th_{11}）が出て腹腔に入り，腹大動脈の周辺で神経叢を形成する。この神経叢には交感神経線維のみならず迷走神経（副交感神経）の枝も加わるため，自律神経叢といわれる。

この神経叢内には腹大動脈から腹腔動脈，上腸間膜動脈，下腸間膜動脈が出る付近に腹腔神経節，上腸間膜神経節，下腸間膜神経節がある。これらは交感神経の神経節であり，脊柱の前面にあることから椎前神経節とよばれることもある。幹神経節を素通りしてきた節前線維はこれらの神経節で２次ニューロンに交替し，節後線維はこれらの動脈の周囲に神経叢を形成し，動脈の走行に従って末梢に分布していく。この神経叢に限らず，自律神経，特に交感神経線維は動脈の周囲に密な神経叢を形成している。

2．副交感神経

副交感神経には，脳部と仙骨部があり，脳神経，脊髄神経中に混入して走る。

＊例外も存在し，汗腺に分布する交感神経節後線維はアセチルコリンを分泌する。神経線維の末端から分泌される神経伝達物質の種類により，（ノルアドレナリンであっても）アドレナリン作動性神経，コリン作動性神経などと広い意味で分類することもある。

脳部の節前線維の1次ニューロンは脳幹にあり，**動眼神経**，**顔面神経**，**舌咽神経**，**迷走神経**となって出てくる。**仙骨部**は仙髄に1次ニューロンがあり，第2～4仙骨神経（S_2～S_4）と共に出てくる。主な副交感神経は次のとおりである（図 13-38）。

●**動眼神経（Ⅲ）** 毛様体神経節を経て瞳孔括約筋，毛様体筋に分布する。

●**顔面神経（Ⅶ）** 翼口蓋神経節（涙腺），顎下神経節（顎下腺，舌下腺）を経て各腺に分布する。

●**舌咽神経（Ⅸ）** 耳神経節を経て耳下腺に分布する。

●**迷走神経（Ⅹ）** 頸部，胸部，腹部の各臓器に至り，臓器内の神経節で2次ニューロンとなり分布する。心臓の運動は抑制するが，それ以外の臓器の運動や分泌は亢進し，臓器の血管を拡張させる（図 13-31）。

●**仙骨部** 仙髄（中間質外側部）から起こり，その節前線維は第2～4仙骨神経前根を経て神経叢をなし，臓器の近傍の神経節で節後線維となって，下行結腸～直腸，膀胱，生殖器などに分布する。これら臓器の血管を拡張させ，排便，排尿，勃起などの不随意運動，腺の分泌などを司るので，骨盤内臓神経または勃起神経とよばれる。なお，勃起は副交感神経の働きによるが，射精は交感神経の興奮による。

3．自律神経系の働き

ヒトは，外的環境が様々に変化しても，体温や血液の性状など，からだの内部環境は安定した一定の状態に保たれている。このような生体の恒常状態を**ホメオスタシス**（homeostasis）という。ホメオスタシスを維持するのに働いている内臓器官は，意思とは無関係に自律的に働く器官であり，ホルモンと神経系によって調節されている。これにかかわる神経系が自律神経系である。ホルモンは内分泌細胞から分泌され，血液を介して臓器に到達し，その機能を調節するのに対して，神経は電気的信号によって臓器の機能を調節するので，迅速な対応が行われる。自律神経系の最高位の中枢は視床下部であるが，そこから脊髄の胸髄と腰髄にある交感神経系の中枢，あるいは中脳，延髄，仙髄にある副交感神経系の中枢（図 13-39）に刺激が伝えられ，交感神経はエネルギー消費の方向（異化作用）に働き，副交感神経はエネルギー保持の方向（同化作用）に働く。

●**拮抗性の二重支配** 体内のほとんどの器官は，交感神経と副交感神経の両方から神経線維を受け取っている。これを，**二重支配**を受けるという。交感神経と副交感神経は働きが反対である。これを**拮抗性支配**という。両者は常時働いているが，拮抗性であるから一方の働きが強くなれば，一方の働きは弱くなる。たとえば心臓に対しては，交感神経は促進性，副交感神経は抑制性となる。胃や腸の消化器運動では働きが逆になる（表 13-3）。

一般に交感神経は全身性に作用し，さらに副腎髄質からのアドレナリン分泌も加わって全身性に効果が現れる。交感神経の機能を表す言葉に「闘争と逃走」というのがある。たとえば，非常に驚いたような場合には，心臓はドキドキし，皮膚の血管が収縮するため顔色は青ざめ，瞳孔は開き，唾液が粘液性となるため口の中が渇

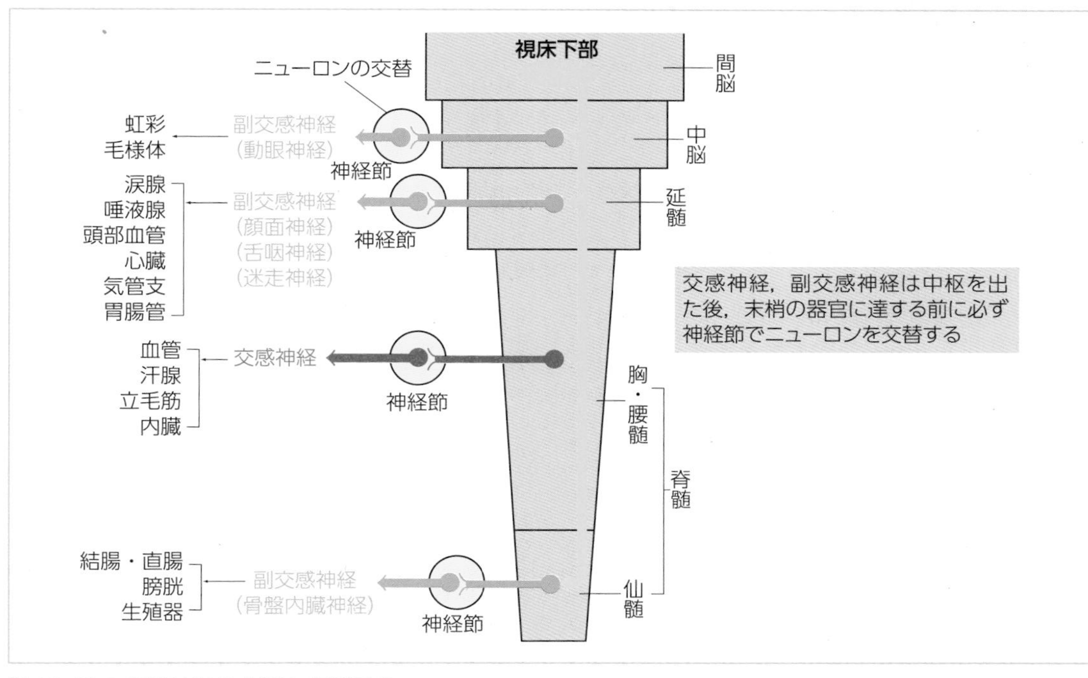

図 13-39 ● 自律神経の中枢と支配区分

表 13-3 ● 自律神経による主要器官の反応

器官		交感神経系	副交感神経系
瞳孔		散大	縮小
涙腺		――	分泌
唾液腺		分泌（粘液性）	分泌（漿液性）
気管支筋		弛緩	収縮
心臓		促進	抑制
末梢血管		収縮／拡張（骨格筋）	拡張
胃・小腸		運動・分泌抑制	運動・分泌促進
肝臓		グリコーゲン分解	グリコーゲン合成
胆嚢		弛緩	収縮
膀胱	**排尿筋**	弛緩	収縮
	内尿道括約筋	収縮	弛緩
立毛筋		収縮	――
脂肪組織		脂肪分解	――

くような状態が起こり，緊急事態に対処するために身構える。これは交感神経の働きが強まり（**交感神経緊張状態**），全身にその作用が及んだ結果である。それに対して，副交感神経の働きは局所的に，特定な臓器にのみ現れることが多い。アセチルコリンの作用は局所的で，作用時間も短い。

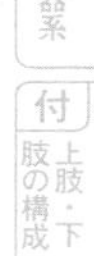

看護の観点

本章に関連する主な看護技術

意識レベルの把握／コミュニケーション技術／注射・採血の安全な実施

● **バイタルサイン（意識）のアセスメントとの関連** 意識レベルには覚醒(かくせい)，傾眠状態，せん妄，昏睡(こんすい)などの状態がある。これらをとらえるための指標として，ジャパン・コーマ・スケール（JCS）（3-3-9 度方式，表 1），グラスゴー・コーマ・スケール（GCS）（表 2）などがある。脳死の判定においても，意識がない深い昏睡状態であることが基準の 1 つとなっており，痛みを感じるかどうか，脳幹(のうかん)の反射の有無などが検査される。そのため，中枢(ちゅうすう)神経系である大脳や脳幹の働きについての知識が必要となる。

表 1 ジャパン・コーマ・スケール

Grade Ⅰ：刺激しないでも覚醒している（1 桁で表現）
1 どこかぼんやりしていて意識清明とはいえない
2 見当識障害がある
3 自分の名前や生年月日がいえない
Grade Ⅱ：刺激で覚醒する（2 桁で表現）
10 呼べば開眼する
20 大声で呼ぶか，体を揺さぶれば開眼する
30 痛み刺激を加えながら揺さぶり，大声で呼び続けてやっと開眼する
Grade Ⅲ：刺激しても覚醒しない（3 桁で表現）
100 痛み刺激に対して払いのける動作をする
200 痛み刺激で少し手足を動かしたり顔をしかめる
300 痛み刺激にまったく反応しない

注）これに加え，R（Restlessness）不穏(ふおん)状態，I（Incontinence）失禁(しっきん)，A（Akinetic mutism, Apallic state）無動性無言，自発性喪失の有無も記載する。
例）20-R，100-AI など

表 2 グラスゴー・コーマ・スケール

反応	評点
開眼 Eye Opening	
自発的に開眼する（spontaneous）	4
呼びかけにより開眼する（to speech）	3
痛み刺激により開眼する（to pain）	2
まったく開眼しない（nil）	1
発語 Best Verbal Response	
見当識がある（orientated）	5
混乱した会話（confused conversation）	4
混乱した言葉（inappropriate words）	3
理解不明の声を出す（incomprehensible sounds）	2
まったく発語しない（nil）	1
運動機能 Best Motor Response	
命令に従う（obeys）	6
痛み刺激部位に手足をもっていく（localises）	5
痛み刺激で逃避する（withdraws）	4
痛み刺激で異常屈曲する（abnormal flexion）	3
痛み刺激で手足を伸展する（extends）	2
刺激してもまったく動かない（nil）	1

3 つの項目の合計で評価する（最高 15 点，最低 3 点）

● **コミュニケーション技術との関連** 言葉がうまく出てこない，話せないという場合には，脳内での処理ができていない，言葉を発するためのしくみが働いていないなど，様々な原因が考えられる。そのため，言語中枢だけでなく，外界の刺激をとらえてから表現するところまで，すべての過程を理解することが必要である。言葉を発する部分の障害がある場合は，文字盤を使用するなどの工夫も行われる。

● **注射や採血などとの関連**　注射を安全に実施するには，神経などを損傷しないように，針の刺入部周辺の構造を理解したうえで注射部位はどこが最適かを判断する。また，実施中・後にはしびれがないかなどの確認も必要である。特に，筋肉注射で使用する三角筋には腋窩神経が分布し，前・後上腕回旋動脈なども近くにあるため，注意が必要となる。また，静脈内注射や採血で橈側皮静脈を使用する場合，皮神経を損傷しないよう留意する。

学習の手引き

1. 中枢神経系が情報処理器官といわれる理由について考えてみよう。
2. 脳はどのように区分されているか，整理してみよう。
3. 終脳の各部分が，どのような働きと関連しているかまとめてみよう。
4. 間脳の構成と，それぞれがどのような働きと関連しているかまとめてみよう。
5. 小脳はどのような働きと関連しているか説明してみよう。
6. 脳幹の構成と，それぞれがどのような働きに関連しているかまとめてみよう。
7. 脊髄の内部構造について復習しておこう。
8. 神経路（伝導路）とは何か，またどのような種類があるか復習しておこう。
9. 上行性伝導路とは何か，またその主なものをあげてみよう。
10. 下行性伝導路とは何か，またどのようなものがあるかあげてみよう。
11. レム睡眠，ノンレム睡眠について復習しておこう。
12. 条件反射と無条件反射の違いをあげてみよう。
13. 脳神経は 12 対あるが，それぞれどのように分布し，どのような働きがあるかについて復習しておこう。
14. 脊髄神経の区分，形成される神経叢と枝の分布について復習しておこう。
15. 体幹の神経としての脊髄神経について，その区分，形成される神経叢と枝の分布について復習しておこう。
16. 上肢の神経にはどのような神経があるか整理しておこう。
17. 下肢の神経にはどのような神経があるか整理しておこう。
18. 自律神経系とは何か，説明してみよう。
19. 交感神経と副交感神経の違いとは何か，説明してみよう。また，それぞれの分布についてまとめておこう。
20. 交感神経や副交感神経が興奮すると，からだの器官はどのように変化するか説明してみよう。

第13章のふりかえりチェック

次の文章の空欄を埋めてみよう。

1 神経細胞とその働き（興奮の伝導と伝達）

神経線維を伝わる興奮は，[1]，[2]，[3]という3つの法則に従う。

2 中枢神経系の構造と機能（反射の伝達経路）

末梢の興奮を中枢へ伝える神経を[4]，興奮を筋や腺に送り出す神経を[5]という。

3 中枢神経系の構造と機能（脊髄反射）

膝蓋腱反射は[6]，アキレス腱反射は[7]の[8]反射である。

4 中枢神経系の構造と機能（延髄・橋）

延髄・橋は[9]を構成する。消化器に関する反射には，[10]，吸引反射，唾液分泌反射，[11]などがある。

5 中枢神経系の構造と機能（大脳皮質の機能）

大脳皮質は機能によって，大きく[12]，[13]，[14]に分けられる。[12]のうち，視覚野は[15]に，聴覚野は[16]にある。

6 中枢神経系の構造と機能（連合野）

運動性言語中枢は[17]ともいい，感覚性言語中枢は[18]ともいう。[17]が障害されると，言葉の[19]はできるが話せなくなり，[18]が障害されると音は聞こえるが言葉の意味が分からなくなる。

7 脳

延髄と[20]には呼吸や[21]の中枢があり，生命維持に極めて関係が深い。視床下部は[22]から分泌されるホルモンの調節や体温調節など，自律神経機能の調節を行う。視床下部の[23]と[24]は拮抗的に働き，食物摂取の調節を行う。

■人体のしくみと働き

第14章 感覚器系

▶**学習の目標**

- ヒトの感覚である体性感覚（皮膚感覚と深部感覚），内臓感覚，特殊感覚（味覚・嗅覚・平衡覚・聴覚・視覚）を理解する。
- 感覚器の構造・機能を理解する。
- 各器官が受ける刺激に対して，それぞれの感覚受容器がどのように反応するか，どの神経が伝えるかを理解する。

感覚器は，外皮，味覚器，嗅覚器，視覚器，平衡聴覚器の５種に区別される。

I　感覚器の生理

感覚が起こるためには，刺激を感知する感覚受容器と，そこで発生したインパルスを脳に伝える感覚神経，インパルスを受け取る大脳皮質感覚野が必要である。大脳皮質感覚野の神経細胞が興奮すると感覚を感じるが，感覚野が刺激を受けたと感じるのではなく，感覚は刺激を受けた場所で感じる。これを**感覚の投射**という。

１本の感覚神経線維は，複数の感覚受容器の受容細胞からのインパルスを伝えており，１本の感覚神経線維とそれにつながる受容細胞を併せて**感覚単位**という。１つの感覚単位が刺激を受け取ることができる領域を**受容野**（じゅようや）というが，基本的に受容野は重なり合っており，１つの刺激が複数の感覚単位を興奮させる。

感覚には視覚，聴覚などのように受け取る刺激の種類の違いがある。また１種類の刺激のなかでも，たとえば音のように強さ，調子，音色の違いがある。これを**感覚の質**という。種類の違いは，受容器が異なることを意味しており，質の違いは同一受容器内の受容細胞の多様性によるものである。

A　感覚の一般的性質

●**刺激の符号化**　目は光，耳は音というように，受容器は特定の刺激にのみ反応する。このような特定の刺激を**適刺激**（てきしげき）（**適当刺激**）という。

ある程度以上の大きさ（閾値（いきち）以上）の刺激であれば，受容器は興奮し，感覚神経

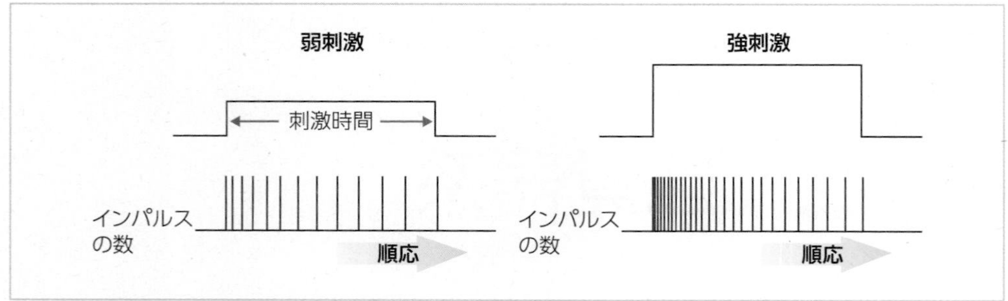

図 14–1 ● 刺激の強さと感覚の符号化

にインパルスを伝える。インパルスの大きさは一定なので，刺激が強いほどインパルスの数は多くなる。刺激の強さはインパルスの数に変換されるのである。これを感覚情報の符号化（coding，コーディング）という（図 14–1）。

受容器は性質の異なった種々の物理的あるいは化学的な刺激を，インパルス（電気的信号）に変えるものであるから，一種の変換器といえる。

受容器に一定の強さの刺激が長く続いて与えられると，しだいに感覚の強さは弱まり，感覚神経に送り出されるインパルスの数が減っていく（図 14–1）。これを**順応**という。触圧覚は順応が速く，痛覚は順応が遅い。

●**感覚の強さと判別** 同一の感覚にも強さの差がある。感覚の強さの違いを判別するには，２つの刺激の強さにある程度以上の差がなければならない。この判別できる最小の差を**弁別閾**（いき）（**判別閾**）という。たとえば，２つのカバンの重さが同じかどうかを判定することを想定してみよう。これらのカバンにどれだけの重さの違いがあれば，重さが違うと判定できるか，という最低限の重さの違いが弁別閾である。この２つのカバンにおける弁別閾は元のカバンの重さで変わり，元々のカバンが軽ければ，わずかな重さの違いでも判別できるが，カバンが重たくなると，少しくらい差があっても同じ重さに感じてしまうだろう。これはウェーバーが重量感覚で見出したもので，ウェーバーの法則* という。

B 感覚の種類

感覚には，体性感覚，内臓感覚，特殊感覚の３つがある。**体性感覚**とは，触・圧・温・痛覚などの全身に分布する感覚神経によって伝えられる感覚のことで，これには皮膚感覚と深部感覚がある。**内臓感覚**は，自律神経に付随して走行する知覚神経が伝える感覚のことで，臓器感覚と内臓痛がある。**特殊感覚**とは，頭部にある特定

＊**ウェーバーの法則**：一般化して表すと，「刺激が中等度の場合には，刺激（W）と弁別閾（Δ W）の比（Δ W/W）は一定である。すなわち，刺激（W）が強ければ，弁別閾（ΔW）も大きくなり，刺激が弱ければ，弁別閾も小さくなる。」ということになる。上記の例では，元々のカバンの重さが W に相当し，重さの違いがΔ W である。

の器官によってとらえられ，脳神経によって伝えられる味覚，嗅覚，平衡覚，聴覚，視覚のことである。皮膚感覚と特殊感覚については，各器官の構造とともに，本章－Ⅱ「皮膚の構造と生理」以降で解説するので，ここでは体性感覚のうちの深部感覚と内臓感覚について簡単に説明しておく。

1．深部感覚

深部感覚には，**固有知覚**と**深部痛**がある。

●**固有知覚**　目を閉じていても，手足の位置，運動の方向，力，抵抗などを知ることができる。これを固有知覚という。これは筋や腱の伸張状態を感知する受容器や骨膜などに存在する受容器からのインパルスによって起こる。

●**深部痛**　筋，腱，骨膜，関節などに起こる痛みを深部痛という。うずくような痛みであり，痛みの場所を明確に示すことは困難である。受容器は自由神経終末（後述）である。

2．内臓感覚

人はふだんは内臓の存在を意識しないが，空腹時や満腹時には，おなかに何かの器官があることを意識する。このような食欲，空腹感，渇（かわ）き，悪心（おしん），性感，尿意，便意などの感覚を**臓器感覚**といい，これと内臓痛を併せて**内臓感覚**という。

●**内臓痛と関連痛**　内臓の粘膜（ねんまく）自体は感覚に乏しく，多くの器官では粘膜を切っても痛みを感じないが，平滑筋（へいかつきん）や漿膜（しょうまく）などが刺激されると痛みを感じる。このような内臓が刺激されて起こる感覚を**内臓痛**という。内臓痛は一般に鈍い痛みで，刺激の場所を正確に決めることは困難である。

また，内臓に痛みが起こると，しばしば痛みの原因がある部位から遠く離れた体表の部位にも痛みがあるように感じる。これを**関連痛**（連関痛）という。心臓に異常がある狭心症の場合，左肩や左上肢内側部が痛む。

●**痛みの発痛機序**　組織が傷害されると，傷害による直接的痛みと２次的に産生される発痛物質ブラジキニンによる痛みが起こる。ブラジキニンの作用は強くないが，同時に産生されるプロスタグランジン*は発痛物質に対する痛覚受容器の反応を大きく増幅する。痛覚受容器に起こった痛み情報のインパルスは，痛みを伝える１次ニューロンの神経線維を伝わって脊髄（せきずい）に入り，神経線維の末端からは，神経伝達物質としてサブスタンスＰを放出して２次ニューロンに情報を伝達する。

*＊**プロスタグランジン**：細胞膜中の不飽和脂肪酸アラキドン酸から合成される一群の生理活性物質。その作用は多様であるが，産生される部位の近くで働くので局所ホルモンともよばれる。非ステロイド性抗炎症薬（アスピリン，イブプロフェン，ロキソプロフェンなど）はプロスタグランジンの産生を抑制し，鎮痛作用をもたらす。*

Ⅱ 皮膚の構造と生理

A 外皮

外皮とは，体表を覆う皮膚と，皮膚に付属する毛，爪，皮膚腺などの付属器の総称である。皮膚には，触覚，圧覚，温覚，冷覚，痛覚の受容器や神経終末が分布しているほかに，身体内部の保護，体温の調節，水分や脂肪の貯蔵などの働きもある。

1．皮膚の構造

皮膚は，表面から**表皮**，**真皮**，**皮下組織**の3層からなる（図 14-2）。表皮と真皮の厚さは部位によって異なり，手掌や足底では表皮，真皮ともに2mmほどもあるが，眼瞼では表皮が約40μm，真皮が0.5mmほどしかない。皮下組織の厚さも部位によって大きく異なる。

●**表皮**　重層扁平上皮からなる上皮組織で，最深部より基底層，有棘層，顆粒層，淡明層（透明層），角質層（角化層）に分けられる（図 14-3）。最深部の**基底層**の細胞のみが細胞分裂・増殖し，新たに生じた細胞が表層に向かって移動していく。細胞が扁平になってくる**顆粒層**では，細胞質に多量のケラトヒアリン顆粒がつくられ，細胞は変性していく。**角質層**は角化して退化変性した細胞でできており，核はなく細胞質はケラチンというたんぱく質で満たされている。角質層の細胞はしだいに乾燥して表層からはがれ落ちていく。基底層で分裂して生じた細胞が角質層ではがれ落ちていくまでには，15～30日かかるといわれる。

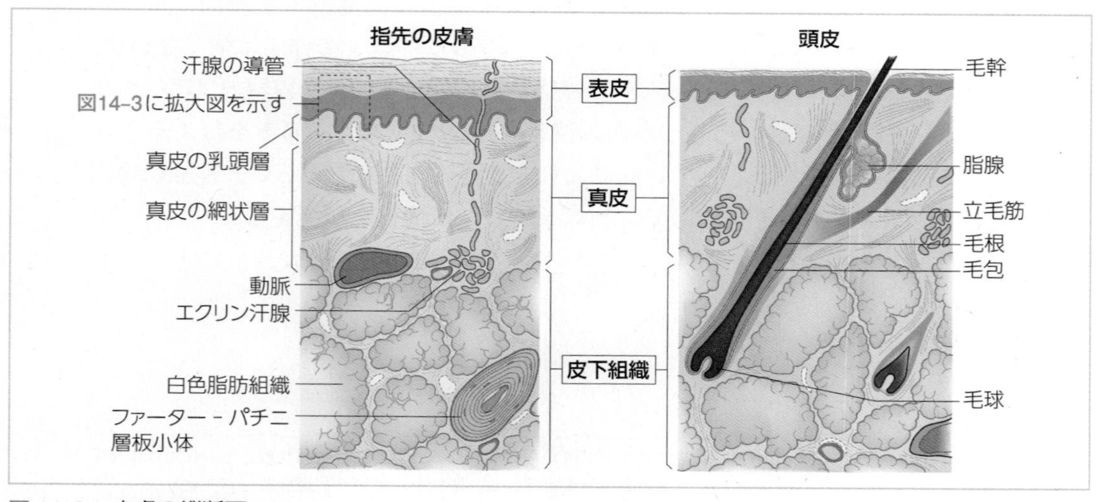

図 14-2 ● 皮膚の縦断面

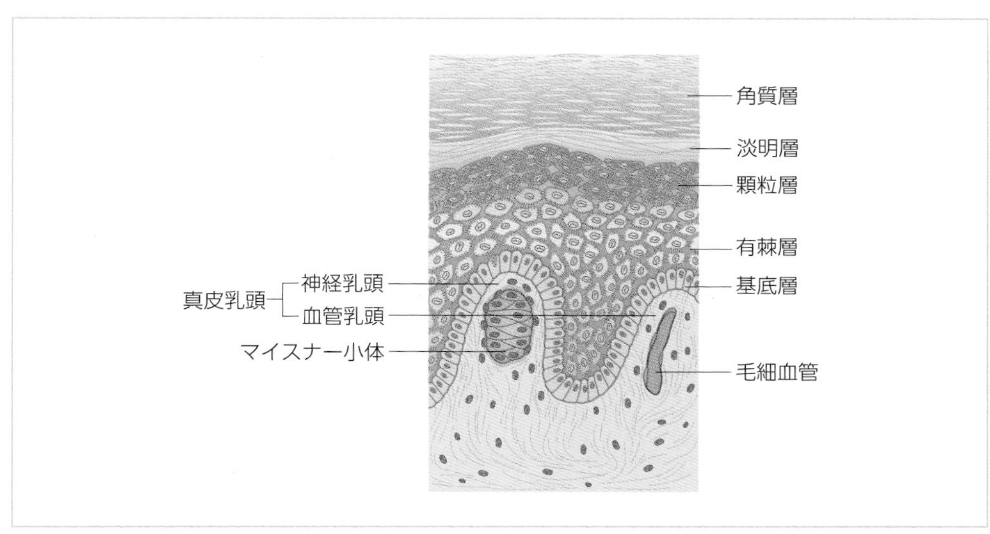

図 14–3 ● **手掌の皮膚の浅層の拡大図**

表皮内には，このような角化していく細胞以外に，基底層には**メラニン色素**を産生するメラニン細胞や触覚にかかわるメルケル細胞があり，**有棘層**には免疫機能に関係するランゲルハンス細胞がある。

● **真皮**　表皮の下にある強靱な密線維性結合組織であり，血管，神経に富む乳頭層（表層）と，網状層（深層）に分けられる。真皮が表皮に向かって乳頭状に突出している部分を**真皮乳頭**といい，乳頭に神経終末があるものを神経乳頭，毛細血管のループがあるものを血管乳頭という。

● **皮下組織**　疎［線維］性結合組織からなり，一般に多量の白色脂肪組織がある。この白色脂肪組織がいわゆる**皮下脂肪**であり，肥満などの場合には厚くなる。

2．神経終末

皮膚には神経線維の末端が自由に終わる自由神経終末（痛覚）のほか，マイスナー触覚小体，ファーター－パチニ層板小体（圧覚），メルケル触覚盤，ルフィニ小体（触覚），クラウゼ小体（触覚）などの特殊な構造をもつ神経終末小体があり，これらの受容器で皮膚感覚を感受している。

3．皮膚の付属器

皮膚の付属器には，毛や爪，皮膚腺である汗腺，脂腺，乳腺がある（乳腺については第 11 章Ⅰ－D「乳腺」を参照）。

● **毛**　手掌，足底，爪などの特殊な部位を除いて，ほとんど全身の皮膚にある。皮膚から外に出た部分を**毛幹**，皮膚の中にある部分を**毛根**といい，毛根の下端は球状に膨らんで，ここを**毛球**という。毛根は表皮と真皮の落ち込みである毛包に包まれる。毛包には脂腺が開口し，立毛筋が付属する（図 14–2）。

ヒトの毛は 1 日に 0.2～0.6mm 伸びる。**毛**は発育してから脱落するまで成長期，

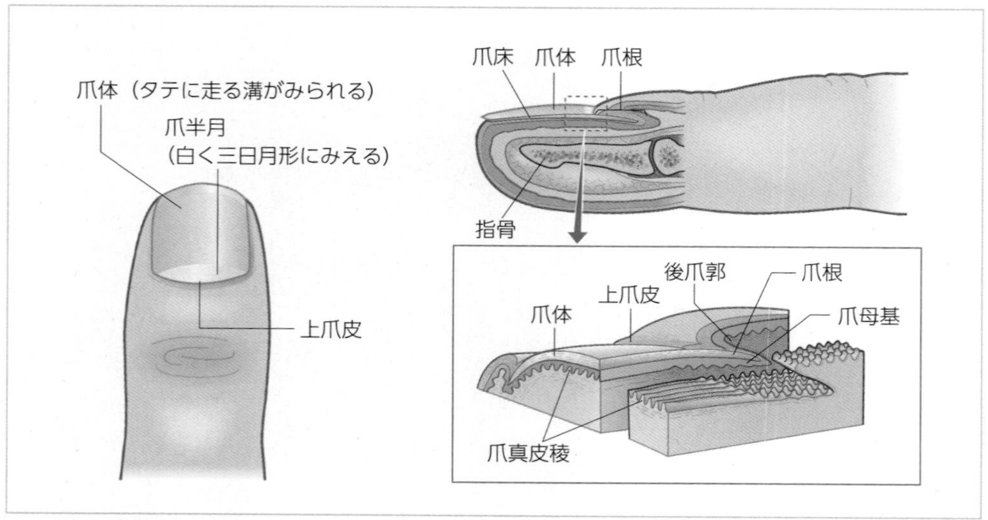

図 14-4 ● **爪顆粒層**

停止期，脱毛期を経過する。毛根はこの活動を周期的に繰り返しており，これを**毛周期**という。頭髪が無制限に伸びるようにみえるのは，毛周期が長いためである。

●**爪**　表皮の角質層に相当する部位が角質板となったもので，外に出ている部分を**爪体**，皮膚の中にある部分を**爪根**という。爪の深部にある皮膚は**爪床**とよばれる。爪根の深部の皮膚では，爪が新生されるので，**爪母基**とよばれる。爪体の基部にある白色の半月状部位を**爪半月**という（図 14-4）。

●**汗腺**　真皮から皮下組織にある管状腺で，分泌物の産生様式の違いでエクリン汗腺とアポクリン汗腺の２種類がある。**エクリン汗腺**はいわゆる汗腺で，ほぼ全身の皮膚に分布し，汗を体表に分泌する。**アポクリン汗腺**＊は，腋窩，外耳道，乳輪，肛門の周囲など特定の部位に分布し，脂質や糖質，たんぱく質などを多く含んだ粘稠な汗を分泌し，一般に毛包の上部に開口する。

●**脂腺**　手掌，足底を除く全身にみられ，皮脂を分泌する。終末部は大きく，腺細胞が積み重なっている。腺細胞は中心にいくほど大きくなるが，しだいに細胞質に脂質滴を蓄え，核が濃縮し，細胞が崩壊して貯留していた脂質を放出する。細胞全体が分泌物となるこのような分泌様式を全分泌という。脂腺は毛包に付属するので毛脂腺ともいうが，口唇，亀頭，肛門部，乳頭，乳輪などには，毛包と関係なく直接皮膚に開口する独立脂腺がある。毛にツヤをもたせ，皮膚の表面を滑らかにする。

B　皮膚の働き

皮膚の主要な機能は，体温調節（第９章「体温」参照），排泄，日射（太陽光）に対する保護，皮膚感覚である。

＊**アポクリン汗腺**：アポクリン汗腺の分泌物は無臭であるが，これが細菌などによって分解されると，腋臭（いわゆる「わきが」）が生じるといわれている。

1．排泄

鉛や水銀のような重金属は，体内に入ると，腎臓や消化器などの排泄器官からは排泄されず，体内に蓄積される。毛はこれらの物質の排泄器として重要である。1本の頭髪を調べれば，体内の重金属の蓄積を知ることができる。

2．日射に対する保護

地上に到達する太陽光は，可視光線，紫外線，赤外線を含む。紫外線は化学作用をもつので化学線，赤外線は熱作用をもつので熱線とよばれる。

●**皮膚に大きな影響を与える紫外線**　太陽光のうち皮膚に大きな影響を与えるのは，290～320nm の波長をもつ紫外線で，年間では 5～7 月，1 日では正午前後が最も強い。紫外線は日焼けを起こす。紫外線は真皮にまで達するので，日焼けを繰り返すと，真皮の結合組織の弾性が失われ，しわやしみなどの皮膚の老化の進行を速め，ときに表皮の細胞を傷つけて皮膚がんなどを起こす。しかし，その一方で紫外線は皮膚の殺菌作用をもつ。

●**メラニンの生成と働き**　皮膚にある黒褐色の色素**メラニン**は，ヒトが浴びた太陽光を吸収して皮膚の保護にあたる。メラニンは，表皮基底層に存在するメラニン細胞で生成され，周囲の表皮細胞に渡される。日焼けによってメラニンの生成が増加し，皮膚にメラニン色素の沈着が起こる。人種による皮膚の色の違いは，表皮細胞内のメラニン量の差異による。日本人の日焼けは，①真っ赤に焼けるが黒くならない，②赤く焼け，適度に黒くなる，③赤く焼けず，皮膚の黒色化が長く続く，の 3 種に分けられる。

●**紫外線とビタミンD**　カルシウム代謝を調節するビタミンDは，食事からの摂取だけでは不十分である。紫外線は，皮膚でのビタミンDの生成を促進する。ビタミンDは体内でもコレステロールから合成できるが，その途中の段階で紫外線の照射を必要とする。日本のように日照時間の長い地域では，太陽光（紫外線）を十分浴びていれば，ビタミンDの必要量をすべて皮膚で合成可能である。皮膚の色が濃いほど多量のメラニンが紫外線を吸収してしまうため，紫外線の皮膚への吸収率が低くなり，皮膚におけるビタミンDの生成が少なくなる。

3．皮膚感覚

皮膚感覚には**触圧覚**，**温度覚**，**痛覚**がある。これらの受容器は点状に分布しているので，感覚を感じる部位も皮膚上に点状に分布し，これを**感覚点**という。皮膚の 2 点を同時に刺激したとき，2 点として判別できる最小の距離を **2 点閾値**という。

●**触圧覚**　皮膚の触圧覚は皮膚の変形が刺激となって起こる。有毛部皮膚では毛根にも一致して存在する。皮膚に振動刺激を与えたとき起こる感覚を**振動感覚**という。

●**温度覚**　温度覚は**温覚**と**冷覚**に分かれている。皮膚温の上昇および下降が適刺激である（図 14-5）。皮膚の温度覚の受容器は，無髄の神経終末と考えられている。

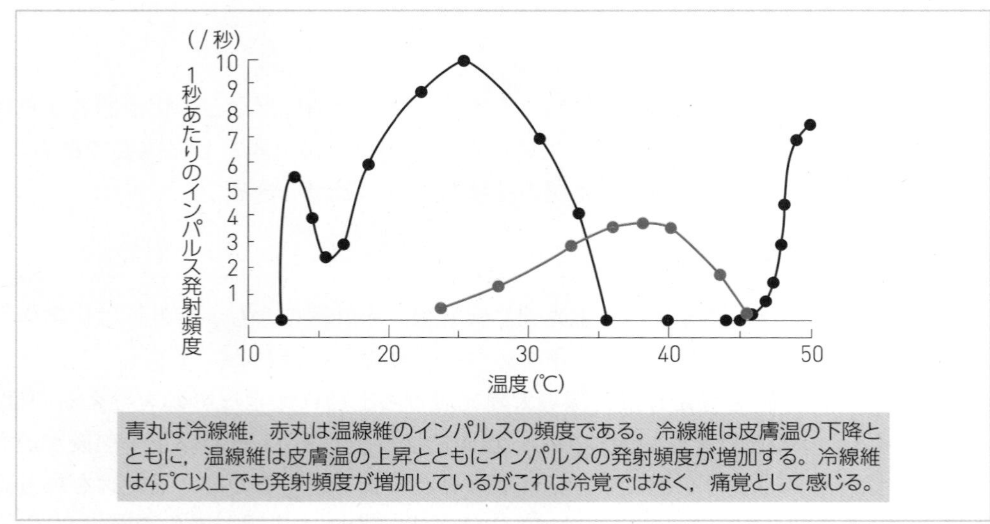

図 14-5 ● 温度刺激による冷・温線維のインパルス応答

冷点の密度は温点の密度より10倍も高い。衣服下の気温が32～34℃に保たれていると，暑さも寒さも感じない。これを無感温度という。

●**痛覚** 皮膚痛覚の受容器は，痛覚神経線維の自由終末である。各種の刺激に応答するので痛覚に適刺激はなく，順応しにくい。ほかの刺激も過剰になると痛みを感じる（図 14-5）。一般に痛点の密度は高い。歯髄，鼓膜，角膜中心部などは，特に痛覚に敏感である。角膜には痛覚のみ存在する。

Ⅲ 味覚器の構造と生理

A 味覚器の構造

味覚の受容器（味覚器）は**味蕾**である。味蕾は舌の有郭乳頭や葉状乳頭などに多く分布し，茸状乳頭にもみられる（図 8-3 参照）。また，舌以外にも口蓋などの口腔粘膜や咽頭・喉頭の粘膜の上皮内にもある。味蕾の数は約9000個といわれる。

味蕾の細胞の寿命は短く，数百時間であり，絶えず新生されている。味蕾には細長い**味細胞**と支持細胞および基底細胞があり，味細胞が唾液に溶けた特定の化学物質（味物質）に反応する（図 14-6）。舌尖や舌体の味覚は舌神経に入り込んだ鼓索神経（顔面神経），舌根部は舌咽神経，咽頭・喉頭は迷走神経によって味覚中枢に伝えられて味を感じる。

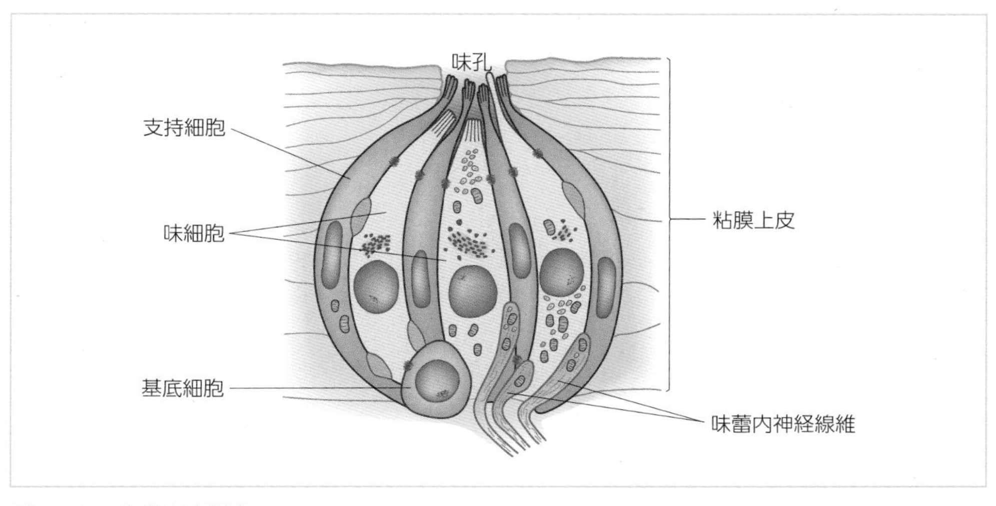

図 14-6 ● **味蕾と味細胞**

B　味覚の生理

味覚は味蕾の味細胞が受容する（図 14-6）。味覚は甘，酸，塩，苦味，うま味の5基本味に分けられる。各味蕾には5基本味の味細胞が存在するが，甘味と苦味は舌の先，酸味は舌の側面，塩味は舌の先や側面でよく感じるといわれている。

甘味を代表する物質は糖類であり，塩味では塩類であり，酸味では酸，すなわちH^+が適当刺激である。苦味は5基本味のなかで最も感受性が高く，代表的苦味物質はカフェインであり，実験ではキニーネを苦味の標準物質としている。代表的なうま味物質は，グルタミン酸，イノシン酸，グアニル酸である。

Ⅳ　嗅覚器の構造と生理

A　嗅覚器の構造

嗅覚器は，鼻腔上部の天井部分を占める，**鼻粘膜**の嗅部にある**嗅細胞**の集団（嗅上皮）である。嗅細胞は円柱状の支持細胞と基底細胞の間にあり，表面に嗅毛（線毛）を出している。この嗅毛に化学物質が結合すると，においとして感受し，嗅神経を経て嗅中枢に伝える（図 14-7，8）。

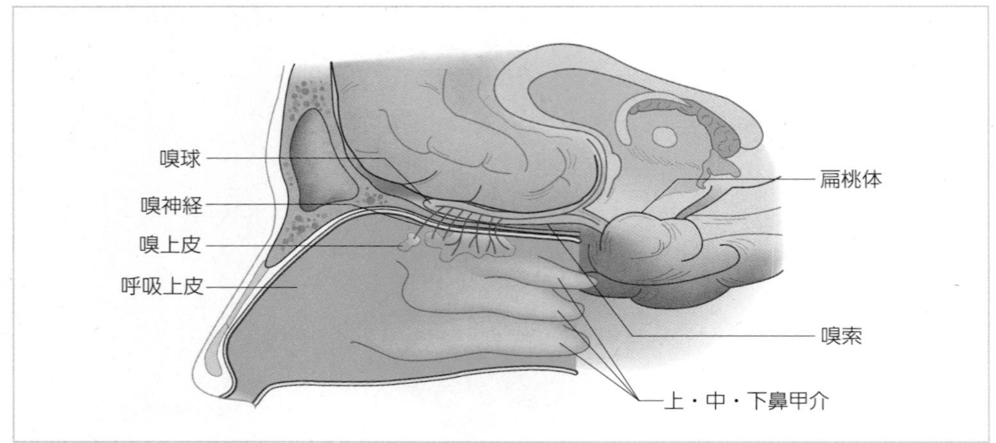

図 14-7 ● **嗅上皮の存在する部位と嗅路**

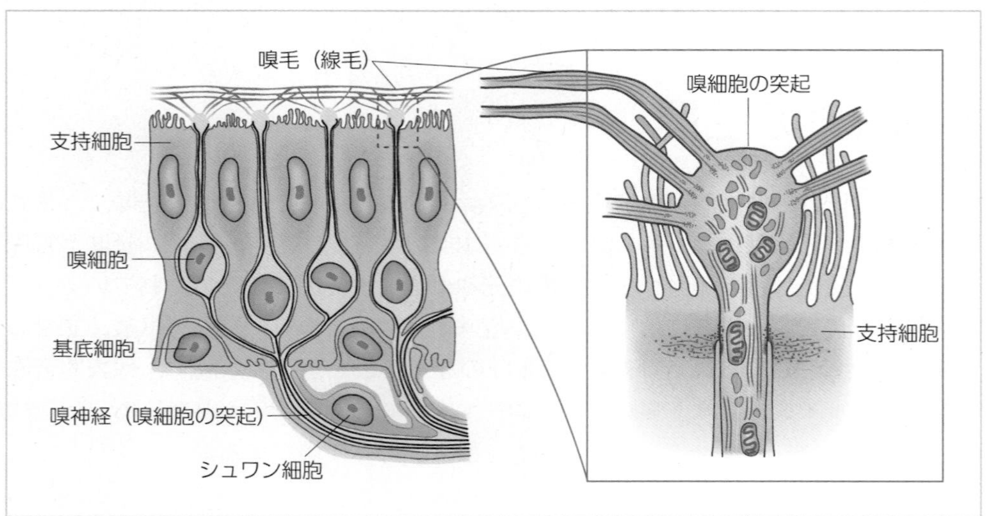

図 14-8 ● **嗅上皮**

B 嗅覚の生理

嗅覚(きゅうかく)* の適刺激は，化学的揮発性(きはつせい)物質（嗅物質）で，受容器は嗅細胞である（図14-8）。嗅覚は順応が速い。同一人でも日によって強さが変動する。嗅覚の経路はほかの感覚と異なり，本能の中枢である大脳辺縁系(だいのうへんえんけい)を通って大脳皮質に達し，においとして知覚される。

＊**嗅覚**：嗅覚は動物の自己保存，種族保存にとって最も重要な感覚であり，本能による行動と深く関連している。たとえば香水のジャコウ（ムスク）は，シカのオスがメスを引き寄せるためのにおいで，オスの性腺から分泌される。サケが母川（生まれた川）に帰るのも，母川の水のにおいの記憶による。

V 視覚器の構造と生理

A 視覚器の構造

眼球と付属する副眼器（眼筋，眼瞼，結膜，涙器）からなる（図 14-9，10）。

1．眼球

視覚器は，眼窩に収まる球形の器官で，後方は視神経につながる。眼窩の壁と眼球の隙間は，眼窩脂肪体で満たされている。眼球の壁は，外から眼球線維膜（眼球外膜），眼球血管膜（眼球中膜），眼球内膜の３層構造である。眼球の内部には水晶体，眼房水，硝子体がある。

●**眼球線維膜（眼球外膜）**　緻密な結合組織でできており，眼球の形を保つとともに内部を保護している。前方約１/６は，透明で強く隆起した**角膜**である。細胞と膠原線維が規則的に並んでいるので，光の透過性が高く，内部には血管がない。後方５/６は密線維性結合組織で白い**強膜**である。両者の移行部を角膜縁といい眼球結

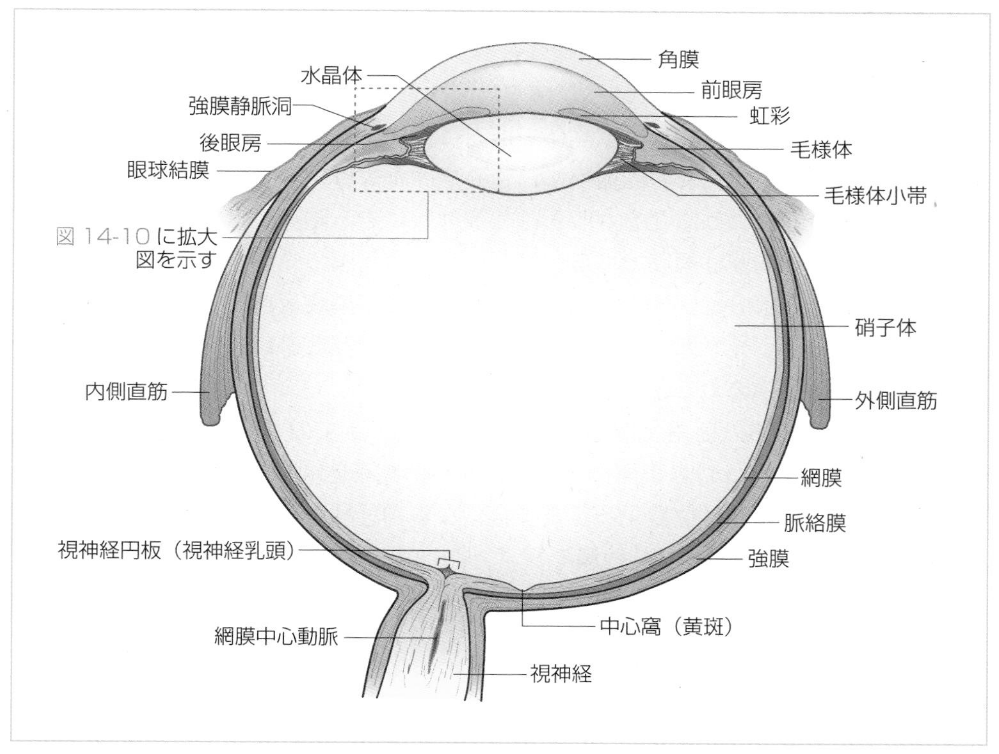

図 14-9 ● **右眼球の水平断面**

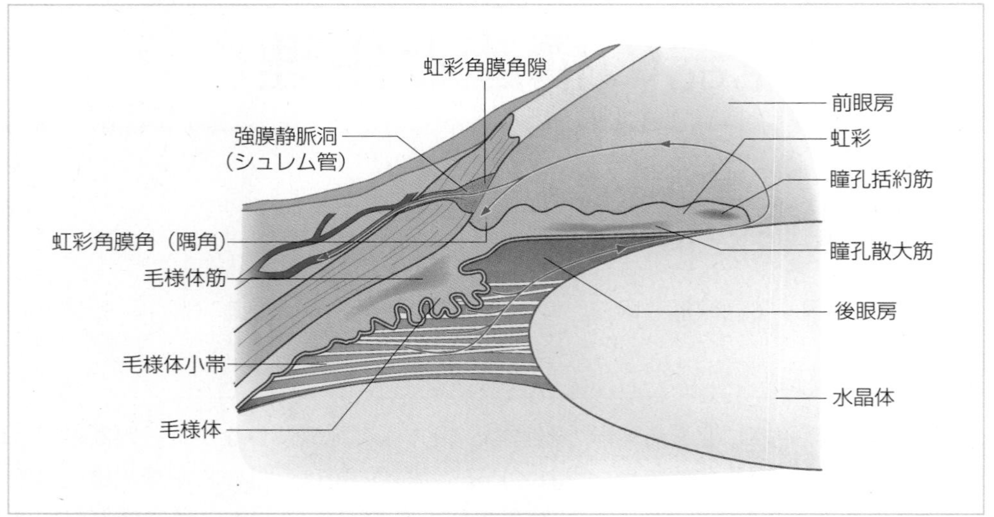

図 14-10 ● **毛様体・虹彩・水晶体と眼房水の流れ（赤矢印）**

膜が付着している。角膜縁の強膜側には，眼房水が流入する**強膜静脈洞**（シュレム管）がある。

● **眼球血管膜（眼球中膜）** **ぶどう膜**ともいい，後方の脈絡膜と前方に続く毛様体，虹彩からなる。**脈絡膜**は，血管と色素細胞に富む暗褐色の疎性結合組織の膜である。**毛様体**は肥厚して内方に突出した部分で，水晶体の外側縁に向かって**毛様体小帯**（小帯線維の集まり）が出る。毛様体の深部には水晶体の厚さを調節する毛様体筋があり，また，毛様体の上皮は水晶体や角膜を養う眼房水の産生にかかわっている。**虹彩**は毛様体の前端に続き，水晶体の前方に突出する円板状の薄膜で，中央の円形の孔を**瞳孔**という。虹彩の先端部には瞳孔を囲むように輪状に走る瞳孔括約筋があり，虹彩の後方部には瞳孔を中心として放射状に走る瞳孔散大筋がある。

● **眼球内膜** 眼球内膜は**網膜**である。網膜は眼球血管膜の内面を覆うが，虹彩，毛様体の内面を覆う部分は，光を感じる細胞がないので**網膜盲部**とよばれ，脈絡膜の内面を覆う部分は，光を感じる部分であるので**網膜視部**とよばれる。一般に網膜という場合は，網膜視部のことを指す。

網膜視部は単層の色素上皮層と，神経層からできており，神経層は９層に分けられている（図 14-11）。実際に光を感知する感覚細胞の杆（状）体視細胞と錐（状）体視細胞は最も深部に位置する。視神経になる神経線維は表層を走り，**視神経円板**（視神経乳頭）に集まって，強膜を貫き，眼球から出て**視神経**となる。視神経円板のやや外側に黄斑があり，その中心部が最も視力の高い中心窩である。

● **水晶体** 虹彩のすぐ後ろにある両凸レンズ様のもので，細胞が線維状になった水晶体線維が規則正しく並んでいる。その周縁には毛様体との間を結ぶ**毛様体小帯**がつく。毛様体小帯によって水晶体が周囲に引っ張られると水晶体は薄くなり，毛様体小帯が緩むと水晶体は自らの弾性によって厚くなる。水晶体は網膜に像を結ぶため

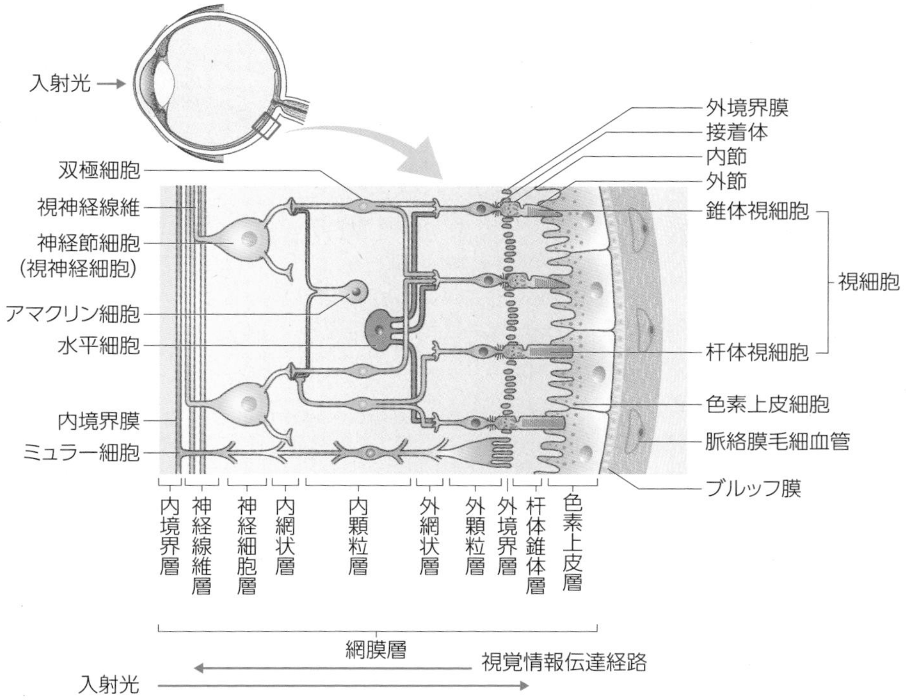

図 14-11 ● **網膜視部の構造**

の凸レンズの働きをし，水晶体の厚さが変わることで，凸レンズの焦点距離が変わり，遠近調節が行われる。水晶体には血管はない（図 14-10）。

● **眼房**　角膜と毛様体と水晶体に囲まれる腔が眼房である。虹彩の後方の部分を後眼房，前方を前眼房といい，両者は瞳孔でつながる。毛様体で産生された眼房水は後眼房に放出され，後眼房を巡った後，瞳孔を通って前眼房に入り，虹彩と強膜・角膜の結合部（隅角部）の虹彩角膜角隙で吸収され，強膜静脈洞（シュレム管ともいう）に流入する（図 14-10）。眼房水は角膜や水晶体に栄養を与え，眼内圧の調節にかかわっている。

● **硝子体**　眼球の内腔の大半，すなわち水晶体と網膜との間を満たす無色透明ゼリー様の物質である（図 14-9）。

2．副眼器

● **眼瞼（まぶた）**　上・下眼瞼があり，両者の間を眼瞼裂という。眼瞼裂の内側の端を内眼角（めがしら），外側の端を外眼角（めじり）という。前面は皮膚，後面は眼瞼結膜で覆われ，内部に眼輪筋と板状の密［線維］性結合組織の瞼板がある。眼瞼の自由縁には睫毛（まつげ）がはえ，1 列に並んだ**瞼板腺**（**マイボーム腺**，脂腺）

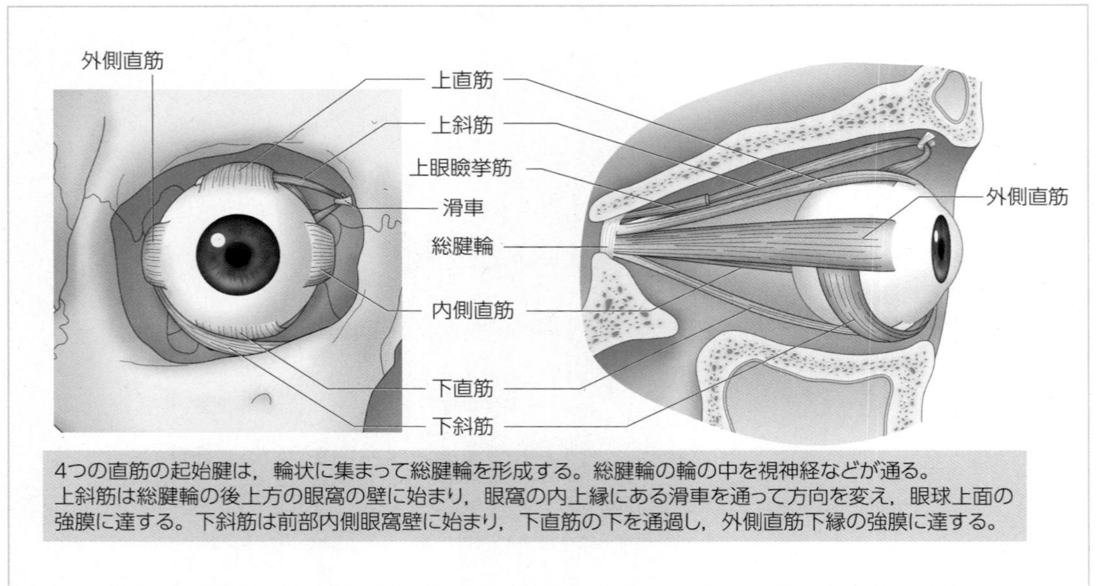

図 14–12 ● **外眼筋**

の開口部がある。

●**眼瞼結膜**（がんけん）　眼瞼の内面を覆（おお）い，それが折れ返って眼球の強膜の前方部を覆い（**眼球結膜**），角膜に移行する。両者の移行部を上・下結膜円蓋（けつまくえんがい）という。

●**涙腺**　眼窩（がんか）の上外側の涙腺窩（るいせんか）にあり，涙液を分泌（ぶんぴつ）する。導管は上結膜円蓋の外側部に開口する。涙液は眼球前面を潤し角膜の乾燥を防ぐ。内眼角にある小孔（**涙点**）から取り込まれ，眼窩内側壁にある**涙嚢**（るいのう）に集まり，**鼻涙管**（びるい）を通って下鼻道の前部に排出される。

●**眼筋**　眼筋には眼球の運動を行う6つの外眼筋と上眼瞼挙筋（じょうがんけんきょきん）がある。外眼筋は上直筋，下直筋，内側直筋，外側直筋の4直筋と，上斜筋，下斜筋の2斜筋がある（図14–12）。4つの直筋は眼窩の後端から起こり，まっすぐ眼球壁に向かい，上・下・内・外側面に付着する。上斜筋も眼窩の後端から起こり，眼窩の前上内側部にある滑車によって向きを変え，眼球の上面に内前方から後外方に向かって付着する。下斜筋は眼窩の前下内側から起こり，後外側に向かって眼球下面に付着する。上眼瞼挙筋は眼窩の後端から起こり，上眼瞼内に放散して，上眼瞼を挙上する。上斜筋は滑車（かっしゃ）神経，外側直筋は外転神経，そのほかの筋はすべて動眼神経の支配を受ける。

B　視覚の生理

視覚の適刺激は可視光線で，受容器は**網膜**（もうまく）**の視細胞**（**杆**（かん）［**状**］**体視細胞と錐**（すい）［**状**］**体視細胞**）である。

1．眼の遠近調節

眼で物体を見るためには，光を屈折させて網膜に像を結ばせなければならない。ガラスのレンズで像を結ばせようとすると，物体の遠近が変わると像を結ぶ位置も変わってしまう。しかし，眼球はレンズから網膜までの長さを変えることができないので，レンズに相当する水晶体の厚さを変えて，物体の遠近が変わっても同じ位置に像を結ぶように調節している。

近い物体を見るときは，水晶体の彎曲度が増して屈折力を高くする。これは毛様体の中の輪状筋（動眼神経：副交感神経が支配）が収縮した結果，毛様体が盛り上がり，毛様体と水晶体の間に張っている小帯線維が緩むので，水晶体は自己の弾性によって球形に近づこうとして彎曲度が増す（ヘルムホルツの弛緩説。図 14–13）。逆に遠い物体を見るときには，毛様体筋が弛緩して毛様体は低くなる。その結果，小帯線維が緊張し，水晶体が外側に引っ張られて薄くなり，屈折力が低下する。

2．眼の調節力

レンズは屈折力が大きいほど焦点距離（f）が小さくなる（図 14–14）。そこで，屈折力はメートル単位の焦点距離の逆数で表し，単位はジオプトリ（diopter, D）である。一般に凸レンズでは正，凹レンズでは負の値で表す。安静時，正常の眼では無限遠にある物体の像が網膜の上に結ばれるようになっている。物体が眼に近づいてくると，物体の像は網膜の後方に結んでしまい，網膜では像が不鮮明になってくる。それを補正して，網膜上に結像させるために，水晶体の厚さを変えて屈折力を変化させている。この網膜上の像を鮮明にするための働きを**眼の調節**といい，調

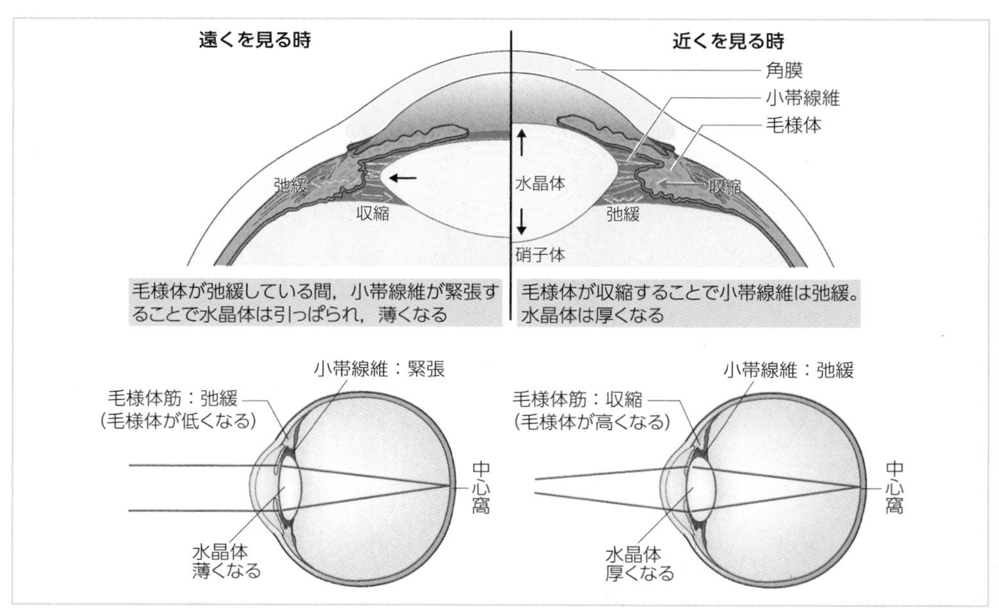

図 14–13 ● 調節による水晶体彎曲度の変化

節によって得られる屈折力の増加の限界を調節力という。

安静時に努力することなく見える最も遠い点までの距離（正常では無限遠である）を遠点，対象物を眼に近づけてきて，努力して見ることができる最短の距離を近点という。いま，遠点を見ている状態のままで，眼の前に凸レンズをおいて，近点にある物体を鮮明に見ることができたとすると，この凸レンズの屈折力は眼の調節力と等しいことになる。そこで，遠点の距離をF，近点の距離をN，この凸レンズの焦点距離をｆとすると，調節力（A）＝凸レンズの屈折力＝1／f＝1／N－1／F が成り立つ。したがって，正常眼では遠点は無限遠であるから，近点の距離の逆数が調節力となる。たとえば近点距離 0.2m の眼の調節力は 5D である。高齢者になると水晶体の弾力が失われ，近点の距離は急激に増大し，調節力も低下していく。このような状態を**老視**という。

3．眼の屈折異常

ある物体からの平行光線が網膜より前方で像を結ぶ場合を**近視**といい，網膜の後方で結像する場合を**遠視**という（図 14-15）。角膜の屈折率が方向によって違ったり，角膜表面に凹凸があるなどで，網膜上に正確な像を結ばない場合を**乱視**という。

4．瞳孔運動

角膜と水晶体との間には，毛様体の前面から虹彩が伸びて水晶体の前面を覆っている。虹彩は豊富な色素で光を通さないため，虹彩の中央にある円形の小さな孔（瞳孔）を通る光のみが網膜に達する。すなわち，虹彩はカメラの絞りに相当する。

瞳孔の大きさは，虹彩にある瞳孔括約筋（動眼神経：副交感神経支配）と瞳孔散

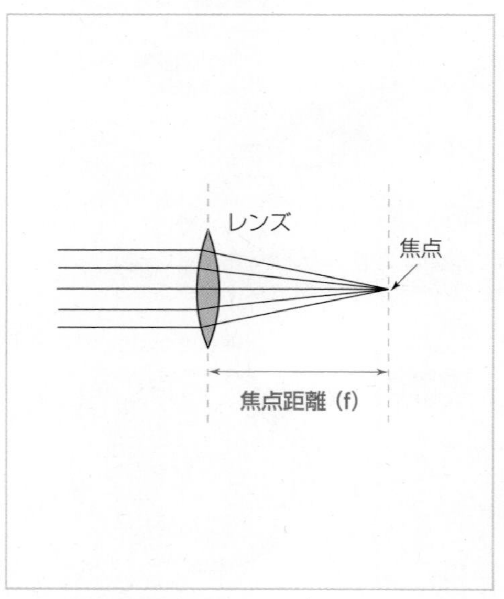

図 14-14 ● 光の屈折

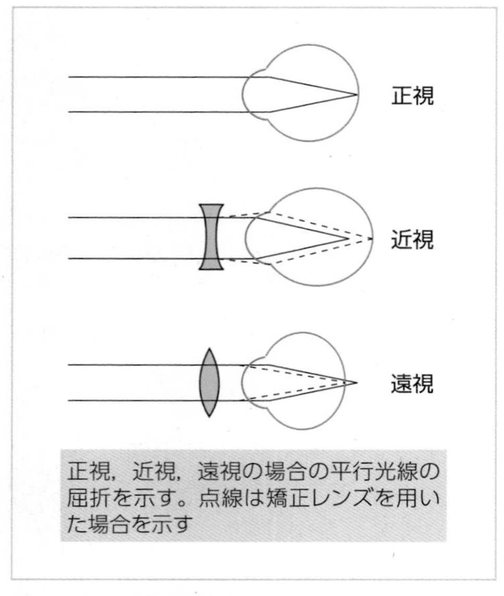

正視，近視，遠視の場合の平行光線の屈折を示す。点線は矯正レンズを用いた場合を示す

図 14-15 ● 眼の屈折状態

大筋（交感神経支配）が拮抗的（きっこうてき）に働き，調節される（図 14–9，10）。瞳孔括約筋が収縮すれば瞳孔は縮小し（縮瞳（しゅくどう）），瞳孔散大筋が収縮すれば瞳孔は大きくなる（散瞳（さんどう）*）。

5．残像と対比

白い物を見ていて眼を閉じると，しばらくの間白い物が見える。これを**陽性残像**という。白い物を見ていて急に視野全体に広がる白い紙に目を向けると，同じ物が黒く見える。これを**陰性残像**という。

灰色の紙を白い紙の上に置くと，黒い紙の上に置いた場合より黒く見える。これを**同時対比**という。赤色の紙をしばらく見つめたあと白い紙を見ると，赤の補色（混ぜると白く見える光の２つの色）である青緑が見える。これを**継時（けいじ）対比**という。

6．視力と視野

近接する２点を２点として識別する分解能力を**視力**という。

眼の前の１点を見つめた状態で同時に見える範囲を**視野**という。色により異なり，最大の視野は白で，以下，青，赤，緑の順で小さくなる。

視野の測定には視野計を用いる。

7．網膜の性質

網膜の厚さは 0.1～0.5mm であり，網膜には光の受容細胞である錐（すい）（状）体（たい）と杆（かん）（状）体の２種類の視細胞が存在する（図 14–11，16）。これらの視細胞は錐体や杆体で光を感知する。感知した光の情報は網膜内の細胞で処理され，神経節細胞に伝えられる。この神経節細胞の軸索が視神経で，網膜の最内層の神経線維層を走行して視神経円板に向かう。**視神経円板**（**視神経乳頭**，図 14–9）の部分は視神経

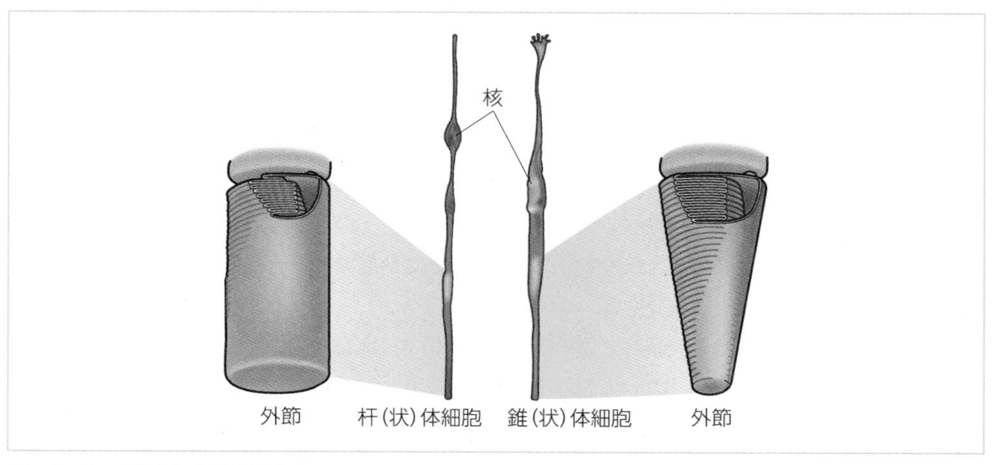

図 14–16 ● **視細胞の模型図**

＊**散瞳**：縮瞳を起こさせる薬物は，ピロカルピン，アセチルコリン，フィゾスチグミン，モルフィンなどで，散瞳を起こさせる薬物はアドレナリン，アトロピン，コカインなどである。眼科の検査で散瞳を起こさせる場合は，おもにアトロピンが用いられる。

の出ていくところで，視細胞がないので視覚は起こらない。したがって視野が欠損する。これを**盲斑**（もうはん）という。

●**視物質**　ヒトの眼の杆体（かんたい），錐体（すいたい）にある光を感受する物質は，オプシンとよばれるグループのたんぱく質とビタミンAの誘導体である11-シスレチナールとが結合したものである。

杆体は薄暗いところで光の色とは無関係に明暗の感覚を司り，杆体の外節に含まれる光感受物質は11-シスレチナールと杆体オプシンが結合したもので，**ロドプシン**とよばれる。

錐体は明るいところでの明暗の感覚と色覚を司る。錐体の外節に含まれる光感受物質も11-シスレチナールと錐体オプシンが結合したものであるが，錐体オプシンには構造の異なるものが３種類あり，それぞれ青，緑，赤の３原色の光に反応する。すなわち，錐体には青い光に反応する錐体オプシンをもった錐体（青錐体という），緑色の光に反応する錐体オプシンをもった錐体（緑錐体という），赤い光に反応する錐体オプシンをもった錐体（赤錐体という）の３種類がある（図14-17）。

黄斑（おうはん）の中心部の中心窩には杆体がなく，錐体のみがあり，その周囲では杆体の分布密度は高い。そのため，薄暗いところでは注視しようとして黄斑に像を結ばせようとするより，少し中心からずらしたほうがよく見える。

column

視覚の異常

視覚障害が生じ，失明に至る代表的な眼疾患に白内障と緑内障がある。白内障は水晶体（レンズ）が白く混濁する疾患である。水晶体はクリスタリンという無色透明なたんぱく質を蓄積した水晶体線維でできており，老化などでクリスタリンが変性して透明度が低下すると白内障になる。手術によって水晶体を摘出し，人工レンズに置換する。

角膜と水晶体の間には眼房水があり，正常では10～20mmHgの圧（眼圧）を保っている。眼房水の量は毛様体での産生と隅角（ぐうかく）部からの排出で調節されている。排出が障害されると眼房水の量が増し，眼圧が高まる。角膜や強膜はコラーゲンが主体の強い膜であるため，圧は硝子体を経て網膜を圧迫し，視細胞，視神経が破壊される。そのため視力低下，視野欠損が生じ，ついには失明する。これが緑内障である。治療は隅角部の組織を部分的にレーザー光線で焼いて収縮させ，流出口をつくる。

赤錐体，緑錐体，青錐体の欠損した色覚をそれぞれ第１，第２，第３色覚異常という。第３色覚異常（青色覚異常）は少ない。第１色覚異常あるいは第２色覚異常などで赤錐体や緑錐体に異常があると，赤と緑や両方の錐体で捉えている色の区別が困難である。これを赤緑色覚異常という。赤錐体と緑錐体のオプシンはどちらもX染色体上に遺伝子があるので，X染色体を１つしかもたない男性に異常が出やすい。赤緑色覚異常は，日本人では男性の約5%，女性の約0.2%にある。

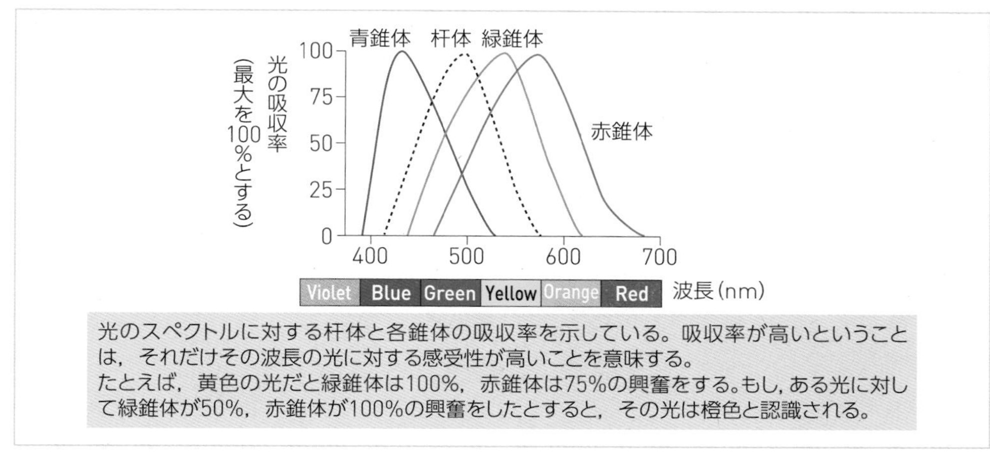

図 14–17 ● **杆体と錐体の光感受性**

● **明順応と暗順応**　暗い所から明るい所へ出ると，最初はまぶしくてよく見えないが，1 分程度で見えるようになる。これを**明順応**という。反対に明るい所から暗い所に入ると，最初は何も見えないが，やがて見えるようになる。この現象を**暗順応**という。これはロドプシンの作用で，明順応はロドプシンが光によって分解されて感度が低下した結果であり，暗順応はロドプシンが再合成された結果である。

11-シスレチナールは色素上皮細胞でビタミンAから合成されて供給されており，ビタミンAが不足すると，ロドプシンの合成が障害されるため，まず暗いところで見え難くなる。これが**夜盲症**である。

8．色覚

色の感覚は光の波長による。青，緑，赤の 3 つの単色光を適当な割合で混合すると，白色を含めあらゆる色相の色をつくることができる。色覚に関係するのは錐体細胞であるが，前述のように錐体には含まれるオプシンの違いによって，青錐体，緑錐体，赤錐体の 3 つの性質の異なった錐体を持った細胞が発見されており，それぞれ，青，緑，赤の 3 原色に対して最大の吸光度を示す。これら 3 種の錐体細胞からの情報にもとづいて，脳内で色が再現される（図 14–17）。

9．視覚伝導路

網膜の外側半分（耳側）からくる神経線維群は視神経交叉で交叉せずに，網膜の内側半分（鼻側）からくる視神経線維群は交叉して，**外側膝状体**に入る。すなわち 1 側の外側膝状体は左右の網膜から神経線維を受けることになる。外側膝状体でニューロンを交替し，視放線として大脳皮質視覚野に達する（図 14–18）。

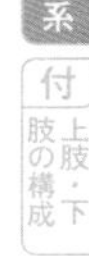

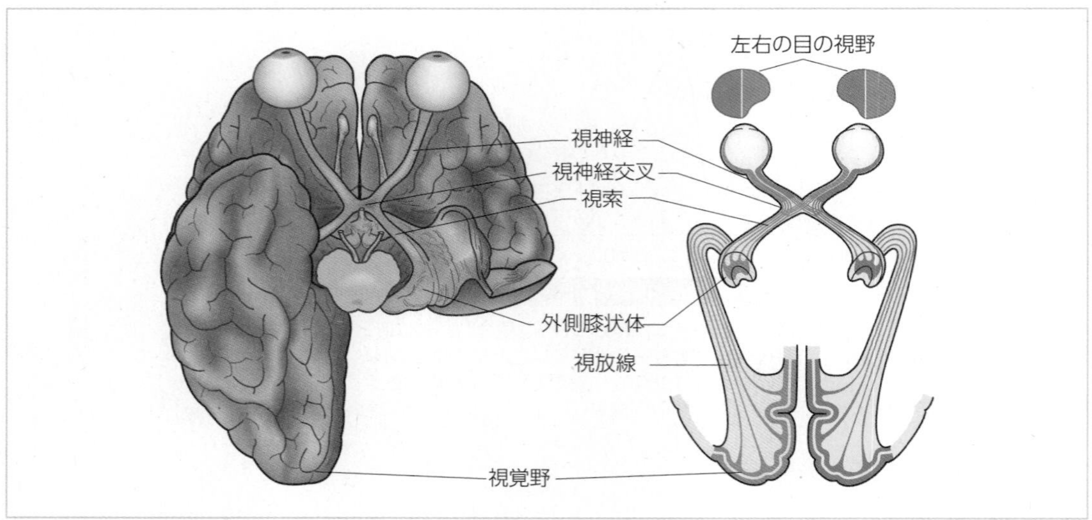

図 14-18 ● **視覚伝導路**

Ⅵ 平衡聴覚器の構造と生理

A 平衡聴覚器の構造

からだの平衡覚（へいこうかく）と聴覚を司る（つかさど）器官で，音波の伝達器である外耳（がいじ）と中耳，そして音波の感受器と平衡覚の感受器がある内耳（ないじ）の３部からなる（図 14-19）。

1．外耳

外耳は**耳介**（じかい）と**外耳道**からなる。耳介は耳介軟骨が支柱となるが，下部の耳垂には軟骨はない。外耳道は耳介の前下部にある外耳孔に始まり鼓膜（こまく）に達するまでで，軽くＳ字状の彎曲（わんきょく）を示す。外側１/３の壁には軟骨（なんこつ）があり，皮膚はやや厚く，毛包（もうほう）や脂腺に加えてアポクリン汗腺の耳道腺がある*。内側２/３の壁には骨があり，皮膚は薄く，脂腺や耳道腺はない。

2．中耳

中耳は，鼓膜，鼓室，耳管からなる。

●**鼓膜**　ほぼ円形で，直径約 10mm，外耳と中耳の境をなす。中央部は軽く凹（へこ）んでおり，ここを鼓膜臍（さい）という。鼓膜臍から上方に向かって，内側面に耳小骨の一つで

*：耳垢は耳道腺や脂腺の分泌物に剝離した表皮が混ざったものである。

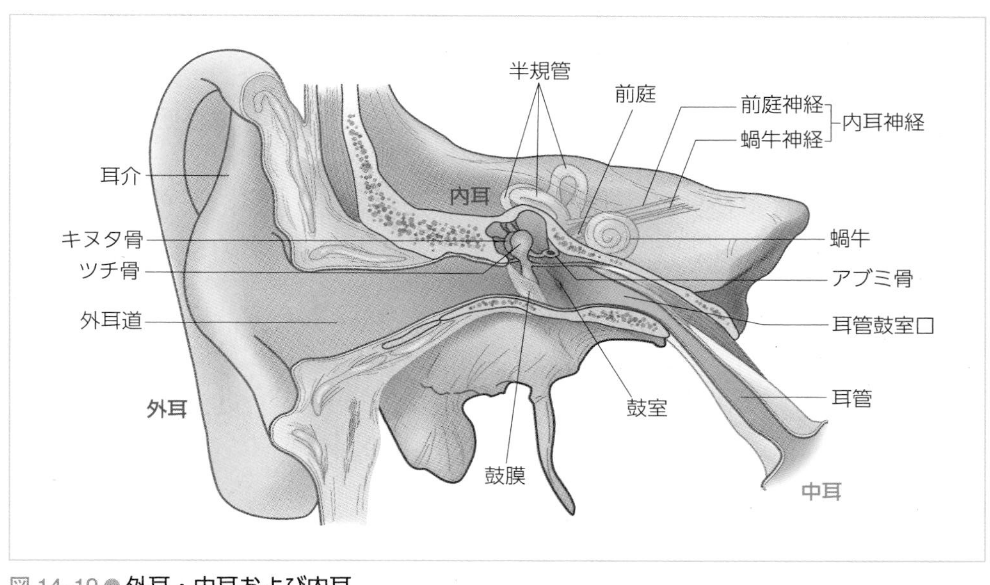

図 14-19 ● **外耳・中耳および内耳**

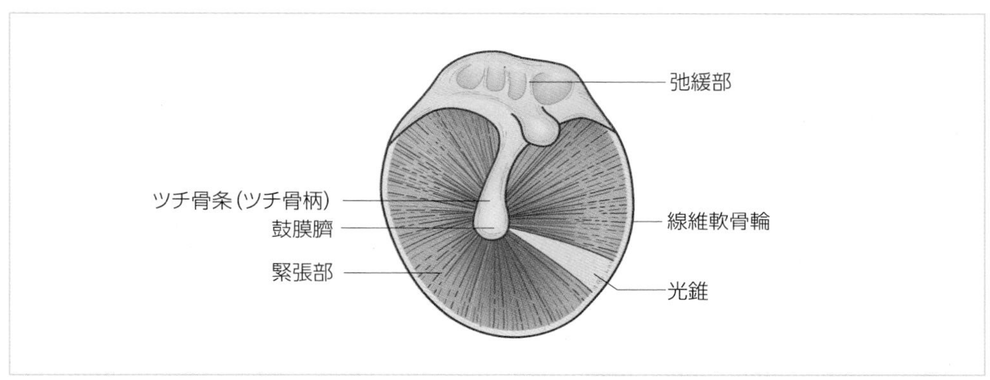

図 14-20 ● **鼓膜(外側より)**

あるツチ骨のツチ骨柄が付着して，外側面にはツチ骨柄が透けて見えてツチ骨条という白い線条が走っている。ツチ骨条のさらに上方では，鼓膜の緊張が緩い部位があり，弛緩部とよばれ，残りの部分は緊張部とよばれる（図 14-20）。

●**鼓室**(こしつ)　鼓室とは中耳腔(ちゅうじくう)のことで，側頭骨内にある不規則な長六面体形の腔所(くうしょ)である。内側壁には上下に前庭窓(ぜんていそう)，蝸牛窓(かぎゅうそう)があり，内耳に通じる。外側壁は鼓膜で，前壁には**耳管鼓室口**があり，耳管を通して咽頭(いんとう)に開いている。後壁は**乳突洞**(にゅうとうどう)や**乳突蜂巣**(ほうそう)につながっている。鼓室内には3個の**耳小骨**(じ)（ツチ骨，キヌタ骨，アブミ骨）および鼓膜張筋とアブミ骨筋があり，鼓索神経が縦走している。

●**耳管**　耳管は，鼓室と咽頭を結ぶ約 3～4cm の管で，咽頭鼻部の外側壁に耳管咽頭口として開口する。通常は，この耳管咽頭口は閉じられているが，嚥下(えんげ)運動やあくびをした場合に開口し，鼓室内の空気圧を咽頭内の空気圧，すなわち大気圧と等しくする。

3．内耳

側頭骨の錐体内にあり，**膜迷路**とこれを囲む**骨迷路**からなる（図 14-21）。両者の間および膜迷路内は液体で満たされ，それぞれ外リンパ，内リンパとよばれる。外リンパは細胞外液と同様のイオン組成であるが，内リンパは K^+ 濃度が高く，Na^+ と Ca^{2+} の濃度が低い。

●**骨迷路**　基本的には，膜迷路に対応した骨内の腔所である。中央部の**前庭**（球形嚢，卵形嚢が入る）と，その後部の半円状の３つの**骨半規管**（前・後・外側半規管，それぞれ対応した膜半規管が入る），その前部の**蝸牛**（蝸牛管が入る）からなる。骨迷路と鼓室との境になる骨の壁には，上下の２か所に孔が開いており，上方を前庭窓（卵円窓），下方を蝸牛窓（正円窓）という。前庭窓にはアブミ骨底がはまっており，蝸牛窓には第２鼓膜が張っている。

●**膜迷路**　骨迷路の中にある薄い膜でできた一連の管で，内腔はどこにも開かず内リンパで満たされている。膜迷路の後部は平衡覚を司る３つの膜半規管，卵形嚢，球形嚢をつくり，前部は聴覚を司るラセン器を備えた蝸牛管をつくる（図 14-21，22）。

●**卵形嚢と球形嚢**　共に内リンパを満たした袋で，両者は連嚢管で連なっている。球形嚢は結合管で蝸牛管とつながり，卵形嚢には膜半規管がつながっている。卵形嚢および球形嚢の壁の一部には平衡斑（卵形嚢斑，球形嚢斑）という感覚上皮がある。平衡斑では，感覚毛をもった有毛細胞が平面的に並んでおり，その感覚毛の先は平

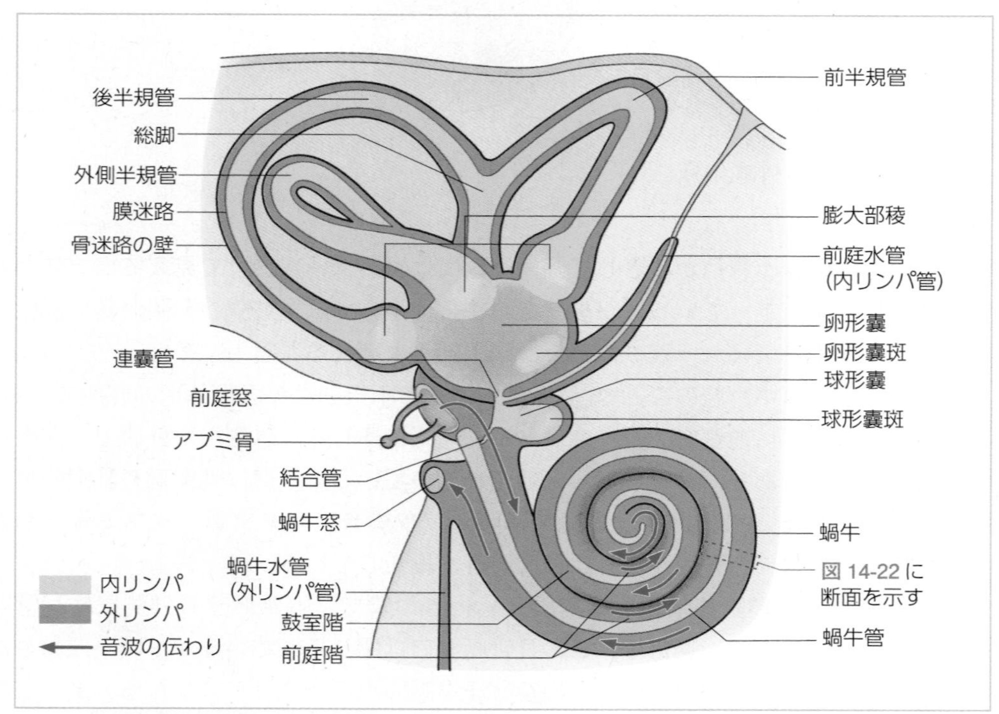

図 14-21 ●**内耳の膜迷路・骨迷路**

衡砂膜（さまく）というゼリー状の物質で覆（おお）われている。平衡（へいこう）砂膜には平衡砂という炭酸カルシウムとたんぱく質でできた多数の小さな結晶様の物質が埋まっている。

●膜半規管　3つの膜半規管は骨半規管に対応して，前・後・外側膜半規管といい，互いにほぼ直角な位置関係の平面にある。各膜半規管の脚は卵形囊につながるが，

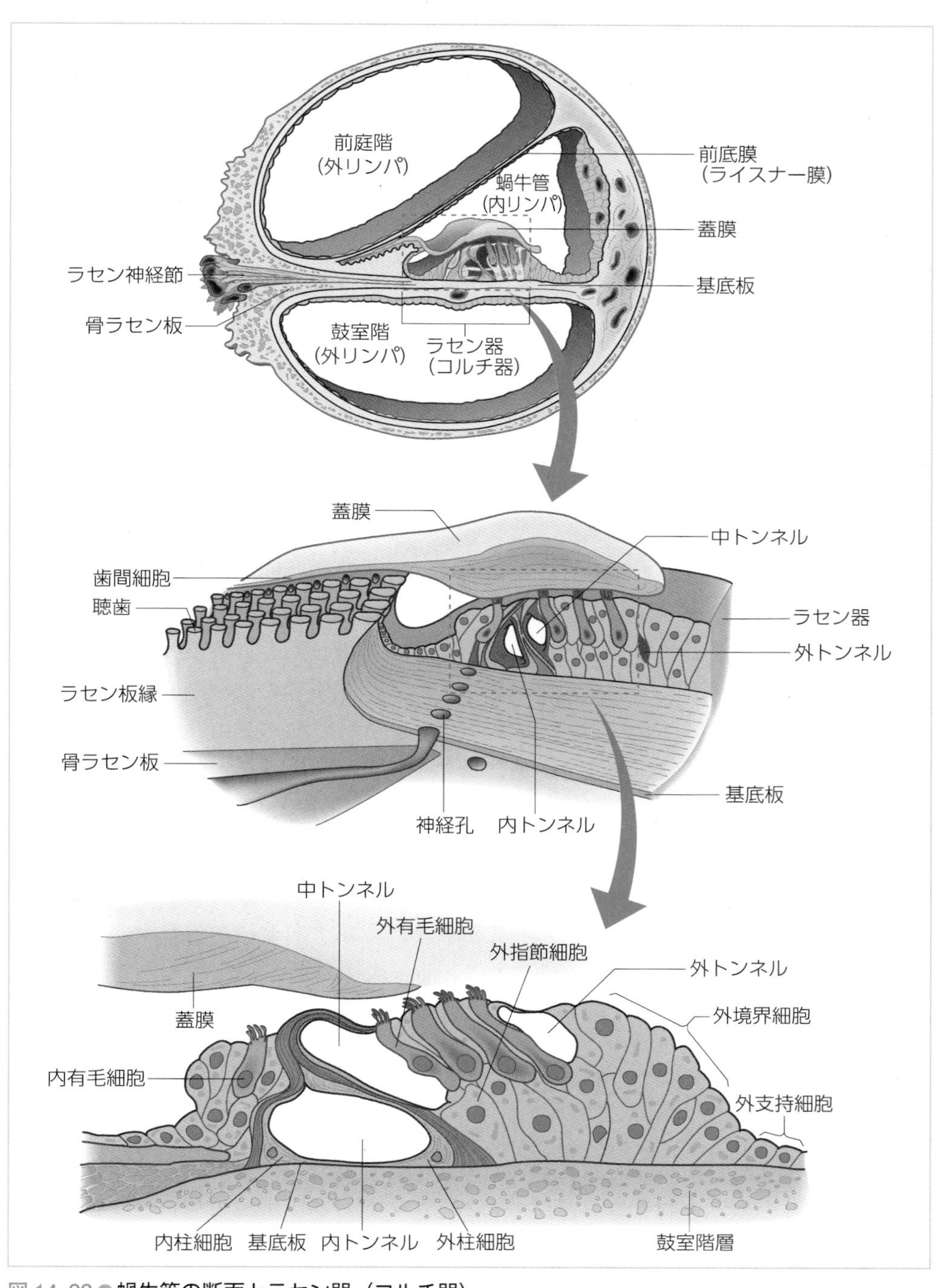

図 14-22 ●蝸牛管の断面とラセン器（コルチ器）

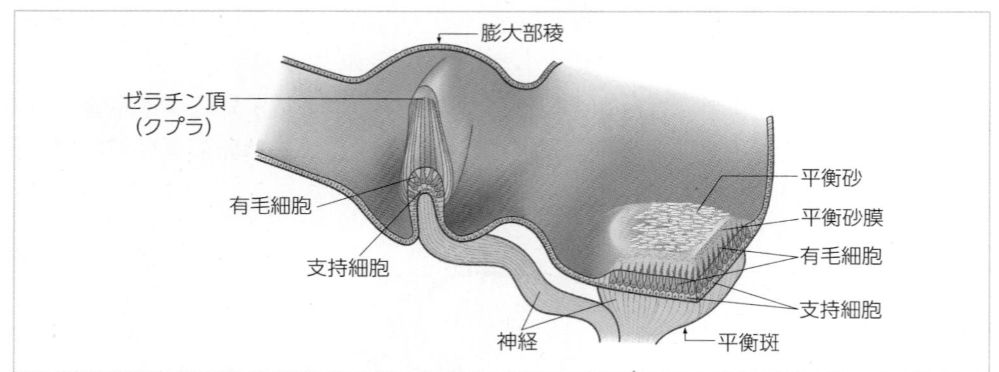

図 14-23 ● **平衡斑と膨大部稜の構造**

そのうちの前・後半規管の脚の一方は合流して総脚となっている。前・後半規管では総脚でないほうの脚，そして外側半規管の一方の脚の基部は膨(ふく)らんで膨大部(ぼうだいぶ)をつくり，その中に膨大部稜(りょう)という感覚上皮(じょうひ)がある。膨大部稜では，感覚毛をもった有毛細胞の先にゼリー状の物質がゼラチン頂（クプラ）という高い帽子状の塊(かたまり)をつくっており，膜半規管を半ばふさいでいる（図 14-23）。

●**蝸牛(かぎゅう)と蝸牛管** 骨迷路(こつめいろ)の蝸牛の内腔(ないくう)を蝸牛ラセン管といい，蝸牛の回転の中心軸を蝸牛軸という。蝸牛軸から蝸牛ラセン管内に向かって骨ラセン板という棚(たな)が張り出している。骨ラセン板から蝸牛ラセン管の外壁まで基底板（基底膜(まく)）という弾性のある膜が張り，骨ラセン板の外側部と基底板の上に膜迷路の蝸牛管がある。蝸牛管の外側壁は蝸牛ラセン管の外側壁に付着している。蝸牛の断面は３つに区画が分かれ，中央の蝸牛管を挟(はさ)んで上方を**前庭階(ぜんていかい)**，下方を**鼓室階(こしつかい)**という。蝸牛管と前庭階との境をなす壁を前庭膜（ライスナー膜）という。蝸牛管の鼓室階側の壁には感覚毛を備えた円柱形の細胞を含む一連の細胞群があり，これらを**コルチ器**あるいは**ラセン器**といい，音を感じる装置である。コルチ器は骨ラセン板の外側部と基底板が接する付近にあり，蝸牛管の下壁は骨ラセン板と基底板によって鼓室階と接している。

蝸牛管は蝸牛の先端よりも短いため，前庭階と鼓室階は蝸牛の先端（蝸牛孔(こう)）でつながっており，その中は外リンパが流れる。また，蝸牛管内は内リンパが流れる。

●**ラセン器** 感覚細胞である内・外有毛細胞が並び，それを内・外柱細胞や指節細胞などが支持している（図 14-22）。ラセン器の表面は蝸牛軸側から外方に広がる膠質(こうしつ)様の物質でできた蓋膜(がいまく)で覆(おお)われ，外有毛細胞の感覚毛は蓋膜に入り込んでいる。

B 平衡感覚の生理

ヒトはからだが前後・左右に動いたり，回転をしたり，姿勢を傾けたりしたときに，からだの動きを感じることができる。この感覚を平衡感覚という。平衡感覚の受容器は，膜迷路の**膨大部稜**と**平衡斑(へいこうはん)**にある**有毛細胞**であり，いずれも慣性の法則を利用している。

半規管は頭部の回転運動を知る装置であり，膜半規管の壁の動きと中を満たしている内リンパの動きとのずれをとらえている。すなわち，頭を前後・左右に回したり，左右に傾けたりすると，膜半規管は頭の動きに追随して動くが，中の内リンパは慣性の法則に従って止まったままであり，粘性と摩擦（まさつ）によって少し遅れて動き出す。そして，頭の動きと共に膜半規管の動きを止めても，内リンパはしばらくは動いたままである。いずれの場合も，膜半規管の動きと内リンパの動きにずれが生じ，内リンパの流れによって膨大部稜のゼラチン頂（クプラ）が傾く。その結果，ゼラチン頂に入り込んでいる有毛細胞の感覚毛がゆがみ，興奮が発生する。すなわち，半規管では回転運動の速度の変化（加速度）から頭の回転を感知している。

それに対して，平衡斑は有毛細胞とそれを覆う平衡砂膜のずれを感知している（図14-23）。すなわち，頭部が前後・左右あるいは上下方向に直線的に動く場合，有毛細胞は頭部の動きに合わせて動くが，平衡砂膜（へいこうさまく）は，慣性の法則に従って，少し遅れて動き出す。止まる場合も同様に，有毛細胞は頭部と共に止まるが，平衡砂膜は少し遅れて止まる。このときの有毛細胞と平衡砂膜のずれによって感覚毛がゆがみ興奮が発生する。すなわち，平衡斑では，直線運動の速度の変化（加速度）を感知しており，電車やエレベーターなどに乗っている場合，動きだしの加速しているときや停止に向かって減速しているときは動きを感じるが，途中の一定の速さで動いているときには動きを感知しない。

平衡感覚の神経路は，3つの半規管である三半規管と卵形嚢（らんけいのう），球形嚢（前庭器（ぜんていき））の神経を合わせて前庭神経となり，聴覚の蝸牛（かぎゅう）神経と合流して延髄（えんずい）に入り，前庭神経核に終わる。

めまいは，平衡感覚の乱れにより，視覚や全身の筋肉から得られるからだの動きと平衡覚器の感覚とのずれによって起こり，実際に回転運動が行われないのに感じられる回転感覚である。

C　聴覚の生理

聴覚の適当刺激は**音波（音圧）***で，受容器は内耳の蝸牛の基底板上にある**ラセン器の有毛細胞**である。

1．音の伝導機構

耳介（じかい）で集められ，外耳道（がいじ）を通った音波は鼓膜に達する。鼓膜は薄い膜で，**音波の圧変動**に応じて**振動**する。振動により，鼓膜（こまく）についているツチ骨とそれに連結したキヌタ骨，そしてアブミ骨が一体となって，振子運動を起こす（図14-24）。鼓膜の面積に比べアブミ骨底の面積が非常に小さいため，音圧は約15倍にもなる。ア

＊**音波**：音波は空気の密と疎の規則的な繰り返しであり，1気圧±ΔPのように，1気圧を中心として陽圧（密）と陰圧（疎）に変化しながら，常温では毎秒344mの速度で空気中を伝わる。この圧力変化ΔPを音圧という。

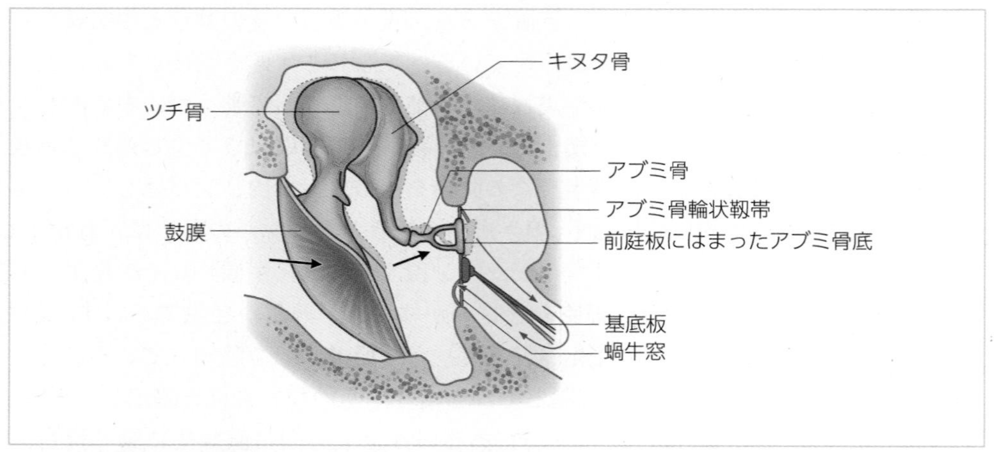

図 14-24 ● 耳小骨の構造と外耳から内耳への振動伝達

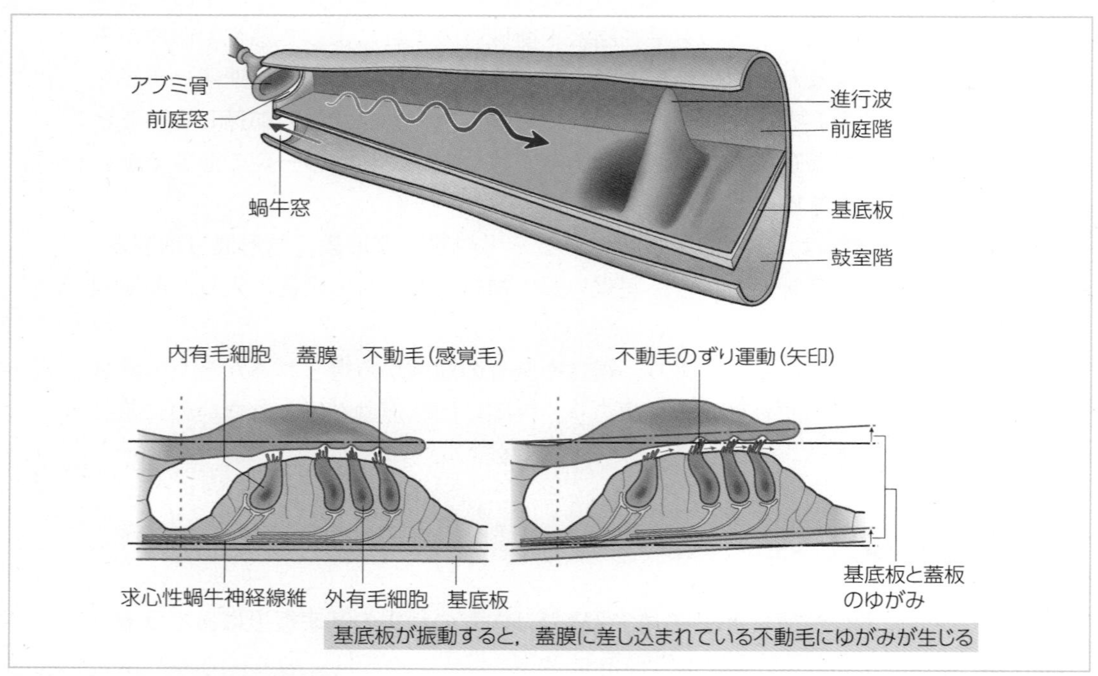

図 14-25 ● 音の波と基底版の動き

ブミ骨底は前庭窓（ぜんていそう）に付着しており，アブミ骨が内外方向に振動するため，この振動は前庭窓を通って前庭階の外リンパに伝えられる（図 14-25）。

●リンパの波動と基底板の振動　蝸牛（かぎゅう）は，前庭階，蝸牛管，鼓室階（こしつかい）の３つの部屋に分けられるが，前庭階と蝸牛管を境する前庭膜は非常に薄く，外リンパの動きを妨げることはない（図 14-24，25）。

アブミ骨の振動で前庭窓に起こったリンパの波動は，前庭階と蝸牛管から，蝸牛の頂点にある蝸牛孔（かぎゅうこう）を通り，鼓室階を戻って蝸牛窓に終わる。リンパの波動によって基底板は振動し波を生じる。基底板の初めの部分は平たい膜であり，波の速度も速いが，進行中急激に速度を減じると共に波の高さを増し，共鳴して最高の波になると，波は急速に衰え，消失する（図 14–25）。基底板に生じる最高の波の位置は，音の周波数によって決まっており，高音は基底板の初めの部分に，低音ほど基底板の終端部にくる（ベケシィの進行波説）。

頭蓋に振動子を当て骨に振動を伝えても，基底板に同じ現象が起こる（骨伝導）。

●**基底板の振動から蝸牛神経のインパルスへ**　**有毛細胞**は基底板上の**ラセン器の支持細胞**によって支持されている（図 14–22）。外有毛細胞の感覚毛の先端は蓋膜に差し込まれているため，基底板が振動すると感覚毛にゆがみが起こる。また内有毛細胞は基底板の振動によって生じた内リンパの流れで，感覚毛がゆがむ。それらが引き金となって有毛細胞が興奮し，有毛細胞とつながっている蝸牛神経にインパルスが発生し，両側の側頭葉にある大脳皮質第 1 次聴覚野に達して聴覚が起こる。

2．音の感覚*

音の高さ（調子）は音波の周波数（ヘルツ，Hz）で決まり，周波数が多いほど高音となる。**音の大きさ（強さ）**は音波の振幅により決まるが，周波数とも関係をもつ。音の強さを表すにはデシベル*（decibel；dB）という単位を用いる。

column

難　聴

難聴には伝音性難聴と感音性難聴がある。

伝音性難聴は，鼓膜，耳小骨，前庭窓や蝸牛窓などの伝音系の障害により起こる。中耳炎によるものが最も多い。ラセン器には異常がないので，手術で回復可能な場合も多く，補聴器が有効である。**感音性難聴**は，主としてラセン器の有毛細胞の障害により起こる。この難聴の回復は困難である。ストレプトマイシンやカナマイシンなどの薬物は，使用量が多いと有毛細胞を変性させ，この難聴を起こす。衝撃による頭部外傷やライブハウスなどでの過大な音響，過大な音量のイヤホンも有毛細胞を障害することが多い。長期間騒音にさらされると，4000Hz を中心とする難聴（**騒音性難聴**）が起こり，この周波数に対応する部位の有毛細胞の変性がみられる。

老人性難聴は，加齢に伴う難聴であり，多くは感音性難聴である。通常，高音域の聴力から低下し，低音域はあまり変化がない。

＊**音の感覚**：音を感じとる能力を聴力といい，音の周波数別に聴力を測定した記録をオージオグラム（聴力図）という。測定にはオージオメーターを用いる。

＊**デシベル**：$dB = 20\log_{10} P_1 / P_0$ で，P_0 は基準音の音圧，P_1 はある音の音圧である。基準音圧は 1000Hz の振動数の閾値（最小可聴音圧：2×10^{-5}Pa，ヒトが聞くことができる最小の 1000Hz の音の音圧）にほぼ相当する。0dB とは基準音と同じ強さの音であることを意味する。日常生活で経験する音の強さの一部を表すと，ささやき 20dB，普通の会話 60dB，雷鳴 120dB のようになる。

音色（**音質**）は，ある音とその倍音（ある音の整数倍の周波数の音）がどれだけ，どの程度の強さで混じっているかなど，複合的な要因で決まる。

ヒトは20～2万Hzの範囲の音を聞くことができる。2万Hz以上の音波を**超音波**という。聴覚の閾値（いきち）は音の高さによって異なり，1000～3000Hzの音に対して最も敏感である。音の強さがあまりに大きいときは，音の感覚は起こらず，痛みまたはかゆみが起こる。

看護の観点

本章に関連する主な看護技術

清潔のケア／痛みのケア／与薬法／視覚伝導路の障害とケア

● **清潔のケアとの関連**　情報の受容には外界からの刺激を受け取る感覚器系が関与しているが，特に皮膚は触覚，温度覚，痛覚など多くの感覚をとらえて中枢に伝える。患者にとって，清潔の援助は気持ちよいものであるとともに，皮膚の機能を保つうえでも必要である。シャワー浴や入浴が自立して行えない場合には，ベッド上での清拭，洗髪などにより清潔を保つ。

● **痛みのケアとの関連**　痛みは内臓からの刺激によっても生じ，生体が安全・安楽な状態を保つために大切な情報となる。痛みがどの神経によって中枢に送られるかを理解することは，ケアを行ううえで重要な情報となる。

薬物療法のほか，温めたりさすったりすることで痛みが緩和されることもある。これらが痛みの感覚にどのように影響するか，ケアの有効性を考えること。内臓痛を中枢に伝えるのは交感神経であり，痛みと交感神経系や情動との関係について理解を深めることで，痛みにより生じる身体反応や不安への対応が可能となり，的確なケアにつなげることができる。

● **与薬との関連**　経口与薬の場合，味覚を感じにくい舌の中央部分に薬を置くことで苦みを感じにくくなる。また，皮膚からの薬剤の吸収を促すためには皮膚割線に沿って貼用するなど，皮膚や粘膜の構造を理解すればケアに役立つ。

● **視覚伝導路の障害とケア**　視覚伝導路に障害が生じたり，視覚伝導路を支配する脳の領域が障害されると，視野が狭くなることがある。患者が認知できる場所に物を移動するよう介助を行う。聴覚，平衡覚，味覚などの障害についても，その人が何に困っているかを的確にとらえるために，それぞれの感覚器系の構造と機能，特徴についての知識が不可欠である。

学習の手引き

1. 感覚の投射，感覚の順応とは何か説明してみよう。
2. 皮膚の構造を復習しておこう。
3. 皮膚の神経終末とは何か説明してみよう。
4. 味覚，嗅覚，聴覚，視覚のそれぞれの受容器を挙げてみよう。
5. 視覚器の各部の名称を記憶しておこう。
6. 副眼器はどのようなものがあるか挙げてみよう。
7. 近視や遠視の原因と，その調節法について説明してみよう。
8. 暗順応とはどんな現象か，またその理由を考えてみよう。
9. 中耳の構造について復習しておこう。
10. 内耳の構造と機能について復習しておこう。

第14章のふりかえりチェック

次の文章の空欄を埋めてみよう。

1 感覚器の生理（刺激の符号化）

受容器が反応する特定の刺激を［ 1 ］という。刺激により受容器が興奮し，感覚神経に［ 2 ］を伝える。

2 感覚器の生理（内臓感覚）

内臓の粘膜は感覚に乏しいが，［ 3 ］や漿膜などが刺激されると痛みを感じる。これが［ 4 ］である。

3 皮膚の構造と生理（皮膚の構造）

表皮は［ 5 ］からなる上皮組織で，最深部より基底層，［ 6 ］，［ 7 ］，淡明層，角質層に分けられる。

4 視覚器の構造と生理

［ 8 ］は，網膜に像を結ぶための凸レンズの働きをする。［ 8 ］の厚みを変えることで焦点の調節をする。［ 9 ］を通る光が網膜に達し，像を結ぶ。［ 10 ］神経支配の［ 11 ］筋が縮小すれば縮瞳する。

5 平衡聴覚器の構造と生理

鼓室には，鼓膜から順に［ 12 ］，［ 13 ］，［ 14 ］の３つの耳小骨があり，鼓膜の振動が増幅されていく。［ 15 ］は鼓室と咽頭を結ぶ管であり，その咽頭口は通常は閉じているが，［ 16 ］や「あくび」をした場合に開口し，［ 17 ］内の空気圧を大気圧と等しくする。内耳の［ 18 ］にはコルチ器（ラセン器）という音を感知する装置がある。

■人体のしくみと働き

付章　上肢・下肢の構成

▶**学習の目標**

- ●上肢の上腕と前腕および下肢の大腿と下腿を例にとり，種々の器官系がどのように組み合わされているかを概観する。
- ●上肢の構造を理解する。
- ●下肢の構造を理解する。

A　上肢

上肢は，患者を診るという観点でみた場合，脈をとったり，血圧を測ったり，注射をしたり，採血をする部位である。上肢は中心に上肢骨があり，その周囲に種々の筋肉が付着し，筋肉の間を血管と神経が走行し，筋肉の表面を皮神経や皮静脈が走行し，その周囲を皮膚が覆っている（図 1）。

1．上腕

1　上腕の筋肉（図 1，2）

上腕部をみると，中心にあるのは上腕骨であり，その前面には屈筋群の烏口腕筋，上腕筋，上腕二頭筋がある。烏口腕筋は肩甲骨の烏口突起から起こり，上腕骨体（骨幹）の中央部内側縁に停止し，上腕筋は上腕骨体から起こって尺骨の上端に停止するので，これらの筋は上腕骨の直上に位置し，その上に上腕二頭筋が被さっている。一方，後面には伸筋である上腕三頭筋のみがあり，上腕三頭筋の内側頭と外側頭は上腕骨体の後面から起こっている。

これらの各筋はそれぞれが密〔線維〕性結合組織である筋膜で包まれるだけでなく，屈筋群，伸筋群はより強靱な結合組織性の筋間中隔によって隔てられている。

2　上腕の血管と神経（図 1，2）

上腕から前腕に向かう動静脈や神経の本幹は，基本的には，各筋を包む筋膜の間を走行し，その経過中にそれぞれの筋肉に向かう枝や皮神経を分枝する。

大円筋の付着腱下縁の高さで腋窩動脈が名前を変えた上腕動脈は，上腕の内側で比較的表層に近い部位を走行している。上腕動脈は烏口腕筋，次いで上腕筋の内側で上腕二頭筋と上腕三頭筋の間の結合組織内を 2 本の細い上腕静脈に挟まれながら，当初は橈骨神経の前面を筋皮神経，尺骨神経，正中神経，内側前腕皮神経と共

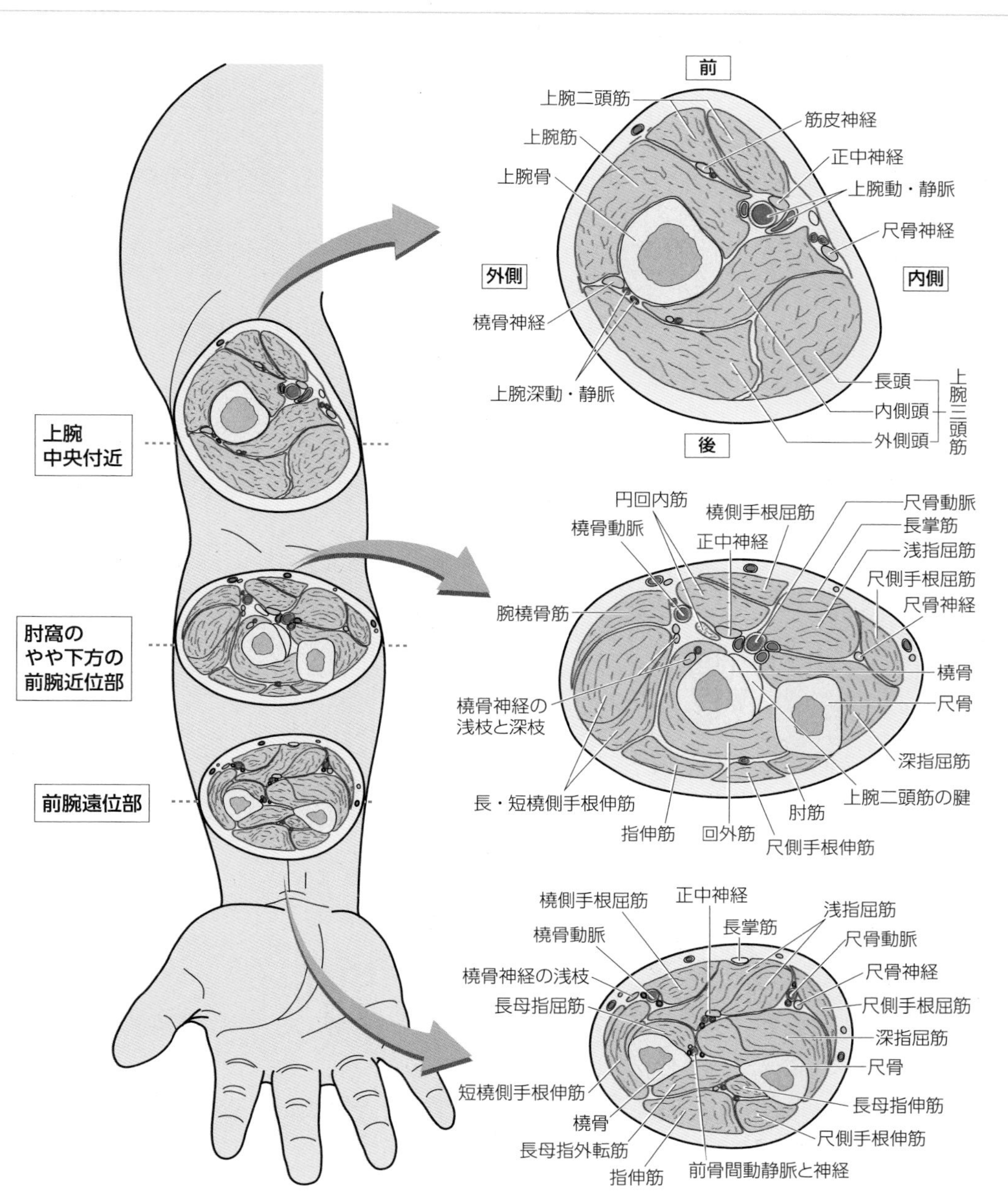

このような断面図をみると，深さ方向での位置関係がわかりやすい。上腕骨や橈骨，尺骨は決して上腕，前腕の中心にあるのではなく，部位によっては表面の皮膚に近いところに位置している。また，血管や神経は筋と筋の間の結合組織の中を走行している。上腕部では，上腕動脈は正中神経と共に上腕二頭筋の縁で被われているだけであり，尺骨神経は筋で被われることなく皮下を走行している。それに対して橈骨神経は上腕深動脈と共に上腕骨に沿って走行している。このような走行をみると，橈骨神経は比較的外部からの衝撃に強そうであるが，逆に上腕骨を骨折した場合，折れた骨の断端で橈骨神経が傷つけられる可能性が想像される。前腕の近位部では動脈や神経は比較的深部を走行しているが，遠位部になると筋が細くなってくるため，たとえば橈骨動脈は尺骨動脈よりも皮膚の上から橈骨に対して圧迫しやすいため，脈をとりやすい。

図 1 ● 上肢の各部位の断面図

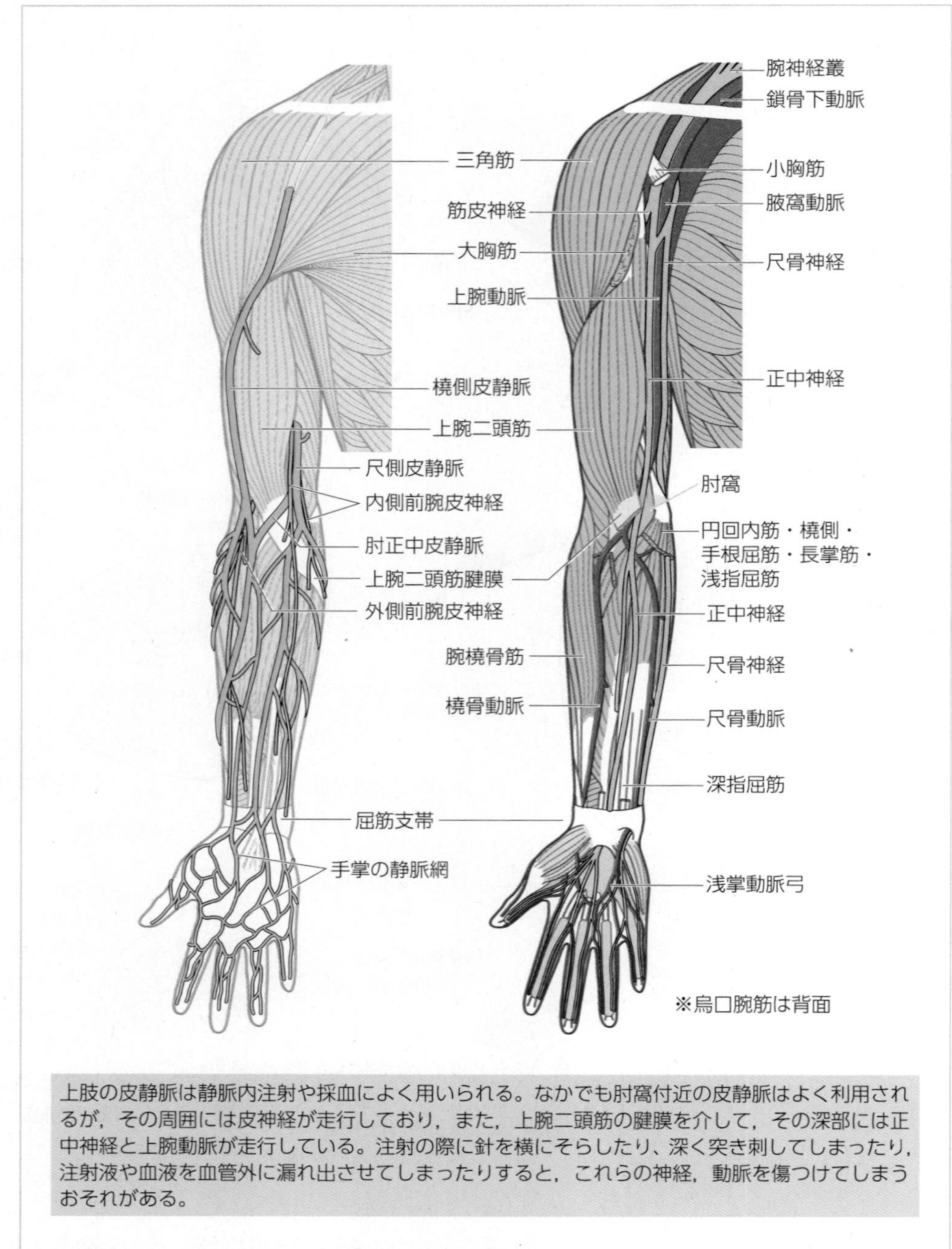

上肢の皮静脈は静脈内注射や採血によく用いられる。なかでも肘窩付近の皮静脈はよく利用されるが，その周囲には皮神経が走行しており，また，上腕二頭筋の腱膜を介して，その深部には正中神経と上腕動脈が走行している。注射の際に針を横にそらしたり、深く突き刺してしまったり，注射液や血液を血管外に漏れ出させてしまったりすると，これらの神経，動脈を傷つけてしまうおそれがある。

図 2●左：上肢の皮静脈と前腕の皮神経　右：上肢の主な動脈と神経（表層の筋は除かれている）

に走行する。

橈骨神経（とうこつ）は，上腕動脈の最初の部分から分枝する上腕深動脈と共に，上腕三頭筋の長頭と内側頭の間を後下方に走り，その後，上腕骨の後外側面にある橈骨神経溝に沿って上腕骨と上腕三頭筋外側頭の間を捻（ねじ）るように走る。また，筋皮神経は途中から分かれて，上腕二頭筋と上腕筋の間を上腕の外側に向かって走り，肘窩のやや下方で表層に近づき，外側前腕皮神経となる。

上腕動脈は橈骨神経や筋皮神経と分かれた後，前方の正中神経，後方の尺骨神経，内側方の内側前腕皮神経と共に上腕二頭筋の内側に沿って，上腕筋の内側，次いで前面を走り肘窩に向かう。この経過中に尺骨神経は上腕三頭筋の内側を後方へと離れて行き，内側前腕皮神経は上腕筋の内側を表層に近づいていく。

3 上腕動脈の拍動と血圧測定（図 1，2）

上腕動脈は上腕の下方で拍動を触れることができる。一般的に動脈の拍動は，比較的太い動脈が皮膚に近い浅層を走行しており，筋肉や厚い腱膜で覆われておらず，動脈の深層には骨や筋肉のような比較的堅い構造があり，動脈の周囲に脂肪組織などの結合組織が少ない部位で，皮膚を通して動脈を圧迫することで触れることができる。このような条件から上腕の遠位部をみてみると，上腕動脈は上腕筋の前面にあり，上腕二頭筋の下から出てきて内側縁を走っており，表層には結合組織と皮膚しかなく，条件に適合している。

脂肪組織の多い人では皮下脂肪内に埋没したり，容易に移動してしまって，皮膚の上からうまく動脈を圧迫しにくいこともあるが，そうでなければ，皮膚を通して上腕動脈を上腕筋に対して圧迫することが可能である。

また，同様にこの部位にマンシェットを巻き，空気を入れて加圧することで，上腕動脈は上腕骨に対して押さえつけられ，血流が途絶する。そして，空気圧を下げていくと血流が再開し，再開された動脈の拍動を，聴診器で聞くことで，血圧が測定できる。

2．肘

1 肘窩（図 2）

肘窩は肘の前面にある三角形のくぼみであり，その辺は腕橈骨筋の内側縁と円回内筋の外側縁，そして上腕骨の内側上顆と外側上顆を結ぶ線である。また，肘窩の床は上腕筋と回外筋である。肘窩の深部には上腕動脈とそれが分岐した橈骨動脈と尺骨動脈の起始部があり，上腕静脈と正中神経，そして上腕骨の後面を回ってきた橈骨神経がある。

上腕二頭筋の停止腱は肘窩に入り込んで橈骨上方の橈骨粗面に停止するが，停止腱の内側からは上腕二頭筋腱膜が広がり，肘窩を大まかに覆っている。そして，上腕二頭筋腱膜の表層に肘正中皮静脈があり，その上を皮膚が覆っている。

2 肘の前面の皮静脈（図 2）

肘の前面には，手掌，手背，前腕の皮静脈が合流してきた比較的太い皮静脈がある。これらは外側の橈側皮静脈，内側の尺側皮静脈，これらの間を肘の前面で結ぶ肘正中皮静脈などであるが，それらの走行や太さは人によって変異が大きい。橈側皮静脈は，肘の前面に至る少し前に肘正中皮静脈を分枝した後，腕橈骨筋と上腕二頭筋がつくる溝の前面を走り，外側前腕皮神経を乗り越えて上腕二頭筋の外側縁に至り，その外側縁の皮下を上行した後，三角筋と大胸筋の間の溝を通って，鎖骨の手前で鎖骨下窩に入って腋窩静脈に注ぐ。肘正中皮静脈は橈側皮静脈から分かれた後，上腕二頭筋腱膜の表層を内上方に向かって走り，尺側皮静脈と合流している。

尺側皮静脈は肘正中皮静脈と合流した後，円回内筋と上腕二頭筋の間の溝を上行して上腕二頭筋の内側縁に至り，その内側縁の皮下を上行する。この間，内側前腕皮神経と並んで走行しており，その枝が尺側皮静脈の前面を走ったり，後面を走ったりしている。その後，上腕の中央付近で深層に入り込み，上腕静脈に注いでいる。

3 肘の前面の皮静脈への静脈内注射と採血（図 2）

肘の前面の皮静脈は比較的太いので，静脈内注射や静脈血の採血に使われることが多い。しかし，その近傍を外側・内側前腕皮神経が走行しているので，注射針が静脈を貫通してしまわないように注意が必要である。特に，肘正中皮静脈は上腕二頭筋腱膜を介して，その下方に上腕動脈や正中神経が走行しており，この静脈を使う場合にはより注意深く行わなければならない。

3．前腕

1 前腕の骨（図 3）

前腕には橈骨と尺骨の２本の骨がある。これらは上端と下端で橈尺関節をつくっており，どちらも車軸関節であるため，前腕の回内・回外という回転運動が可能になっている。しかし，尺骨は滑車切痕が上腕骨滑車と噛み合っているため，回転することができない。また，橈骨頭も上腕骨小頭と関節しているため，その位置での回転しかできない。すなわち，回内・回外運動の際の骨の動きというのは，尺骨が固定され，橈骨の遠位端が尺骨の遠位端（頭）のまわりを回るように動くことでなされている。また，橈骨と尺骨の間には膜状の密な結合組織である骨間膜があり，相互の位置関係が大きくずれないようにしていると共に，筋肉の付着部にもなっている。

2 前腕の筋肉（図 1）

前腕には手ならびに手指を動かすための筋肉があり，伸筋群と屈筋群に分けられる。これらの筋肉は，基本的に，手の先端にまで腱が達している筋肉ほど深層にあり，起始は前腕の中央部ないし遠位側にある。そして，その筋肉に被さるように，近位側の運動を行う筋肉が前腕の近位側ないし上腕骨の遠位端から起こってくる。

具体的には，屈筋群でみた場合，指の末節骨に至る深指屈筋が深層にあり，その上に中節骨に停止する浅指屈筋があり，最表層には尺側・橈側手根屈筋や腕橈骨筋がある。これらの筋肉は前腕に筋腹があり，長い停止腱が手根骨や指骨に伸びている。

3 屈筋・伸筋支帯と腱鞘（図 4）

前腕の遠位端部では皮下の結合組織が密に肥厚し，リストバンドのような帯をつくっている。これらの帯のうち，前面（手掌側）にあるものを屈筋支帯，後面（手背側）にあるものを伸筋支帯という。手掌側では近位列の４つの手根骨（有鈎骨，

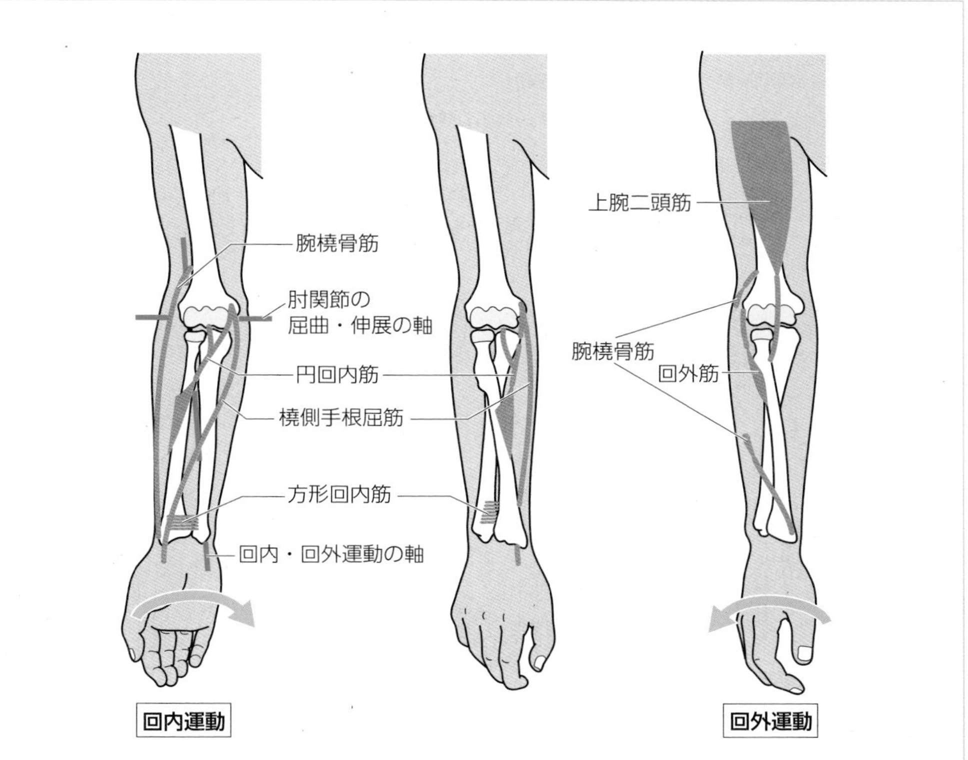

手掌を前方に向けた解剖学的正位では，橈骨と尺骨は並んでいるが，やや回内させて母指が前方にきたときには，橈骨が尺骨をまたぐようにわずかに交叉している。そして，さらに回内させて手背が前方にくる状態のときには橈骨と尺骨はX字形に交叉した状態になっている。このような運動の軸は橈骨の近位端と尺骨の遠位端を結んだ線であり，橈骨の遠位端が尺骨の遠位端の周囲を回るように動く。橈骨粗面に停止している上腕二頭筋は，回内させた場合，橈骨が回転して橈骨粗面が背側に向かうために引き伸ばされており，上腕二頭筋が収縮すると回外させようとする力が生じる。

図 3 ● 前腕の回内運動・回外運動

有頭骨，小菱形骨，大菱形骨）でつくられる凹みを覆うように屈筋支帯が張っており，このトンネル様の通路を手根管という。前腕から手に向かう屈筋群の腱は，長掌筋を除いて，手根管を通り，手や指を屈曲させたときに，腱が浮き上がるのを防いでいる。手背側でも伸筋支帯によって腱を骨に押さえつけて，浮き上がるのを防いでいる。このようなところには，腱が滑らかに動くことができるように，腱を包む腱鞘という構造がある。

腱鞘は内臓を包む胸膜や腹膜と類似した構造であるが，中には潤滑油の働きをする滑液が入っているので，その壁の内面は滑膜とよばれる。この滑膜の袋の中に，一方の壁から腱が滑膜に包まれた状態で入り込んでおり，外壁から腱を包む部分への移行部を腱間膜とよんでいる。

腱鞘はこの滑膜でできた滑液鞘と，それを周囲から包んで補強する結合組織性の

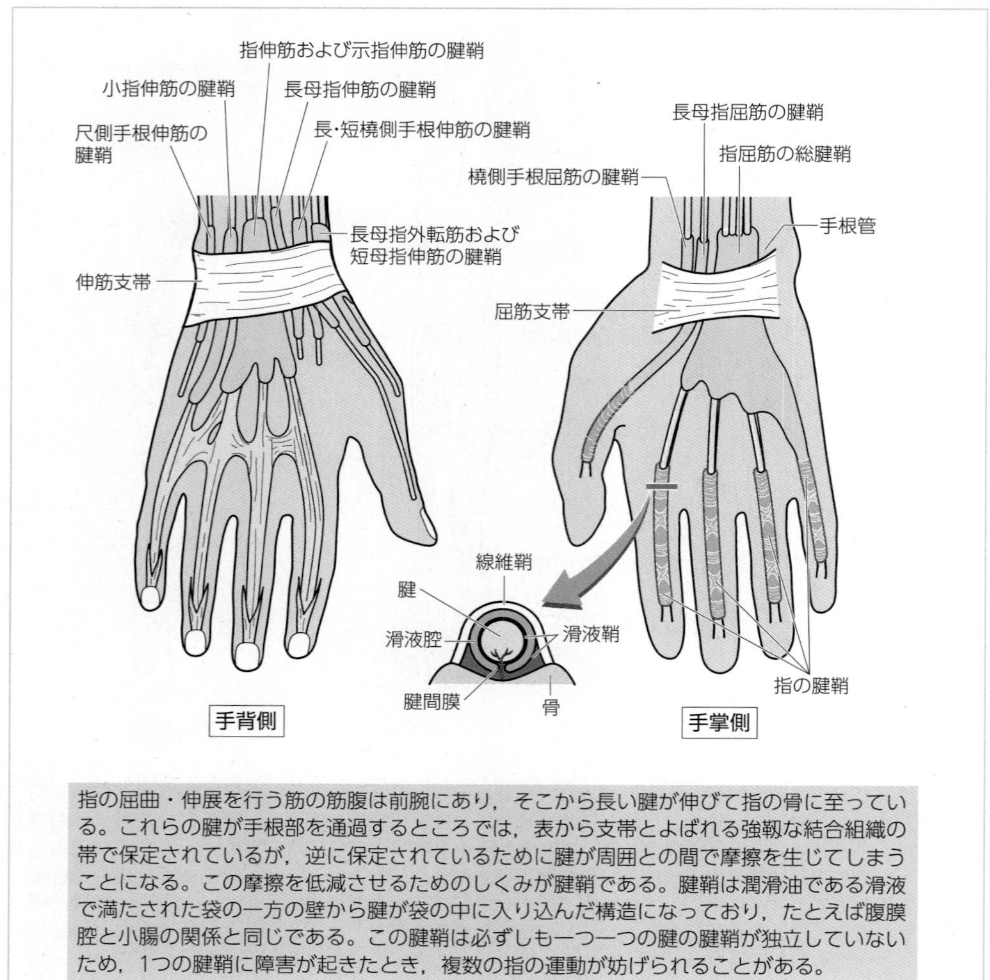

図 4 ● 上肢の屈筋支帯・伸筋支帯と腱鞘

線維鞘でできている。滑液鞘はそれぞれの腱でまったく独立してあるのではなく，内腔がつながっているところもある。

コンピューターのキーを打ちすぎたりすると，指の屈曲・伸展が過度に繰り返されるため，滑液があっても腱を包む滑膜が壁の滑膜とこすれて，炎症を生じることがある。これを腱鞘炎といい，1 本の腱の腱鞘で生じた炎症が滑液鞘がつながっているために，ほかの指の腱鞘にまで広がることがある。手根管は正中神経も通過しているため，手根管を通る腱鞘で炎症がひどくなって腫れると，正中神経が圧迫されて知覚障害や母指の運動麻痺を生じることがある。これを手根管症候群という。

4 前腕の血管と神経（図 2）

前腕には肘窩で上腕動脈が分岐した橈骨動脈と尺骨動脈が走行している。橈骨動脈は前腕の橈側を腕橈骨筋に覆われて手根部まで走り，手根部では橈骨の前縁と橈側手根屈筋の腱との間で皮下に出てくるため，容易にその拍動を触れることができる。尺骨動脈は尺側手根屈筋に覆われて前腕の尺側を手根まで走り，屈筋支帯の前面を通って手に至る。

尺骨動脈は，手根部では深指屈筋の前面で皮下を走行するが，尺側手根屈筋と浅指屈筋の間に挟まれていたりするため，橈骨動脈よりは拍動を触れにくい。これらの動脈はこの走行中に多数の枝を出すが，その中でも最も太いものが尺骨動脈から分枝する総骨間動脈である。手に入ると，橈骨動脈と尺骨動脈は手掌で二重に吻合し，浅・深掌動脈弓をつくっている。

前腕の深部には前腕ならびに手の筋肉と感覚を支配する正中神経，橈骨神経，尺骨神経が走行している。正中神経は前腕の前面の深層の筋群と浅層の筋群の間を走り，手根管を通って手掌に至る。尺骨神経は尺側手根屈筋の２つの頭の間を通って前腕に入り，尺骨動脈と並んで走行し，手根管とは別に屈筋支帯の下を通って，手に至る。橈骨神経は肘窩の深部で浅枝と深枝に分かれ，前腕の伸筋に分布し，前腕の背面や手背の橈側に分布する皮神経を出す。

＊　＊　＊

実際の患者を前にしたとき，患者の上肢を見て，その構造や筋肉，血管，神経の走行が頭に思い浮かぶかどうかは，医療事故を防ぐためにもとても重要なことである。

B 下肢

下肢を構成する骨格は，下肢帯と自由下肢骨である。下肢帯である寛骨は脊柱下端の仙骨と仙腸関節（平面関節であり，ほとんど可動性がない）によって結合して，骨盤をなしている。骨盤だけを取り出して机上などで観察する場合はまさに丼のように見えるが，立位では骨盤の分界線は水平面から 50～60° 傾いており，坐骨結節の前端が最下部になる。座ったときに椅子の座面があたる骨がこの部分である。

脊柱と寛骨の間には，腸腰靱帯，仙腸靱帯（前，骨間，後），仙結節靱帯，仙棘靱帯があり，これらの間を強く結合するだけではなく，仙骨にかかる体重を寛骨に分散し，歩行運動などに伴う衝撃を緩和している。また，仙結節靱帯，仙棘靱帯によって，寛骨と仙骨の間に大坐骨孔，小坐骨孔が形づくられ，骨盤内外を交通する神経や血管の通り道となっている（図 4-28，29，図 6-10，11，図 13-37 参照）。

1．股関節

下肢帯と自由下肢骨との間の連結部，すなわち寛骨と大腿骨の連結部である股関節は，球関節であり，体重を支える一方で，比較的大きな可動域をもっている。関節窩である寛骨の寛骨臼は，肩関節の肩甲骨関節窩よりも深いが，寛骨臼の辺縁部にも肩関節と同様に結合組織性の関節唇がある。また，関節包がいくつかの靱帯によって補強されているだけでなく，大腿骨頭の先端と寛骨臼の下縁を結ぶ大腿骨頭靱帯があり，また，関節包の大腿骨頸を包む部分には輪帯とよばれる強靱な結合組織の帯が輪状に走っている。

2．大腿（図5）

大腿は大腿骨を芯として，その周囲に筋がある。大腿の筋群は前面の伸筋群，内側の内転筋群，後面の屈筋群に分けられるが，上腕と同様にそれぞれが筋膜に包まれ，また，外側では伸筋群と屈筋群の間で，内側では伸筋群と内転筋群の間で筋膜が肥厚し，外側および内側筋間中隔をつくっている。

伸筋群の主体は大腿四頭筋で，実質的には大腿直筋，外側広筋，中間広筋，内側広筋の４つの筋よりなり，これらが一緒になって強靱な停止腱をつくり，脛骨前面上端付近の脛骨粗面に停止する。この停止腱内に生じた種子骨が膝蓋骨であり，膝蓋骨と脛骨粗面の間を特に膝蓋靱帯（いわゆる膝蓋腱）といい，膝蓋腱反射を調べる際に叩く部位である。大腿四頭筋の表層には，縫工筋が上前腸骨棘から起こって内下方に向かって走り脛骨上端の内側面に停止している。

大腿の内側には，寛骨から起こって，下外方に向かって走り，大腿骨の内側面に停止する内転筋群がある。内転筋群のなかで最も強大な大内転筋は恥骨下枝，坐骨枝，坐骨結節から起こり，大腿骨後面の粗線から内側上顆に停止する三角形の筋であり，この前面の上方に短内転筋，その下方に長内転筋がある。

長内転筋の下縁付近には筋膜で囲まれた内転筋管とよぶ間隙があり，その中を大腿動・静脈が通る。また，内転筋管につながる大内転筋の停止腱には内転筋腱裂孔という孔があり，これを通って大腿動・静脈は大腿後面に至り，そこで，名前が膝窩動・静脈に変わる。

大腿後面の屈筋群には，外側にあって腓骨上端に停止する大腿二頭筋と内側にあって脛骨上端に停止する半膜様筋，半腱様筋がある。これらの３つの筋の腱を総称してハムストリング（hamstring，膝窩腱）とよぶことがある。また，脛骨上端には伸筋群の縫工筋と内転筋群の薄筋も停止しており，半腱様筋，薄筋，縫工筋の停止腱は集まってガチョウの足のような形をつくるので，鵞足とよばれている。

1 大腿三角（図6）

大腿前面の鼠径靱帯，縫工筋の内側縁，長内転筋外側縁で囲まれた領域を大腿三角という。この三角は体表からも判別可能で，ここを大腿動脈と大腿静脈が走り，奥深くには大腿骨頭がある。大腿三角を覆う大腿の筋膜には伏在裂孔とよぶ孔が開いており，ここを通って，下肢の皮静脈が合流してきた大伏在静脈が大腿静脈に注いでいる。

2 大腿動脈（図5，6，9）

外腸骨動脈は鼠径靱帯の内側下方の血管裂孔を通って大腿の前面に出てきて，大腿動脈に名前が変わる。大腿動脈は内側広筋と長内転筋の間を走り，しだいに内側から後方に至り，内転筋管を通って内転筋腱裂孔から出て膝窩動脈となる。

この走行を体表に投影すると，縫工筋の走行によく類似している。大腿動脈には

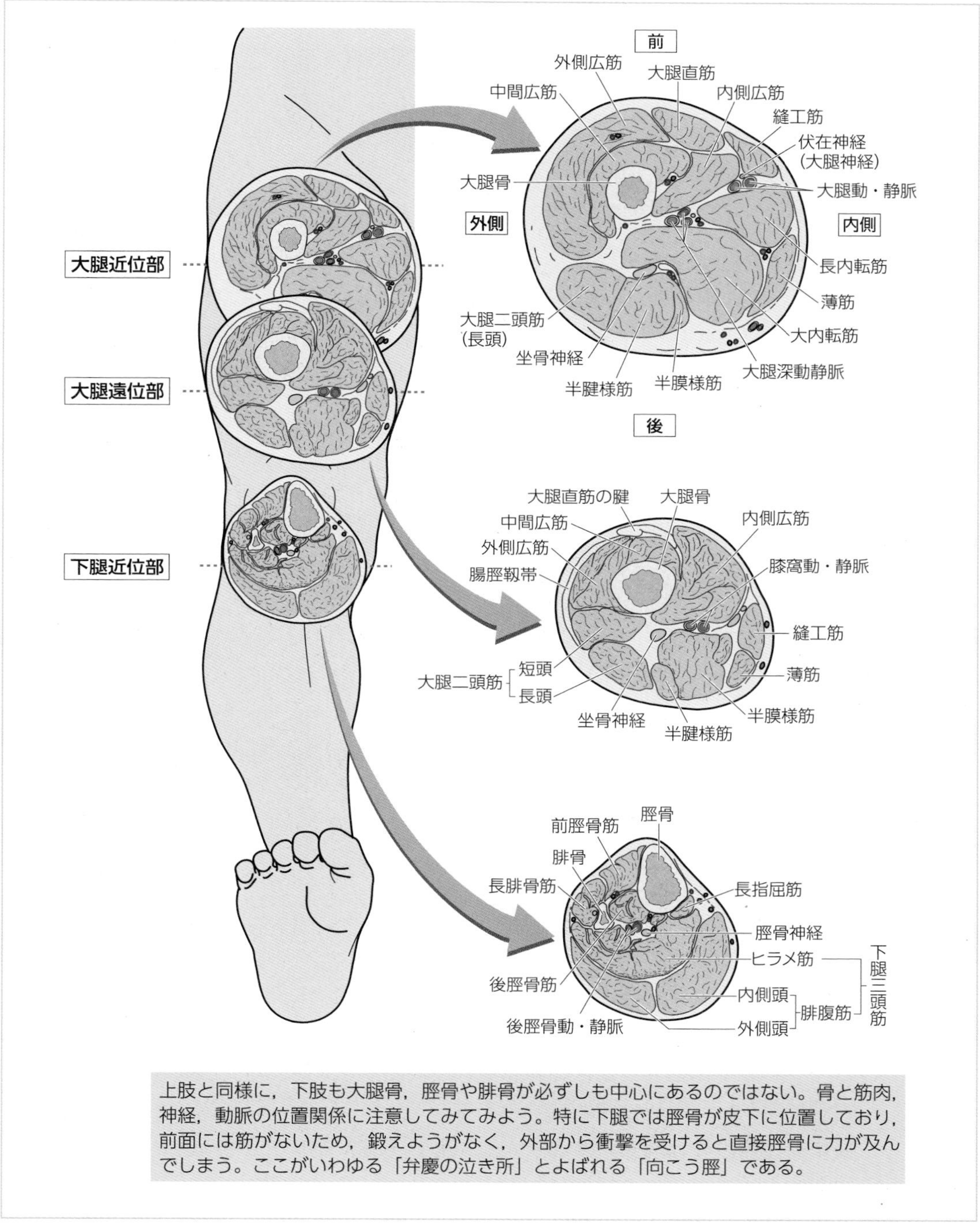

前
外側広筋
大腿直筋
中間広筋
内側広筋
縫工筋
伏在神経
(大腿神経)
大腿骨
大腿動・静脈
外側
内側
大腿近位部
長内転筋
薄筋
大腿二頭筋
(長頭)
大内転筋
坐骨神経
大腿深動静脈
大腿遠位部
半腱様筋
半膜様筋
後
大腿直筋の腱
大腿骨
中間広筋
内側広筋
外側広筋
膝窩動・静脈
腸脛靱帯
下腿近位部
縫工筋
短頭
大腿二頭筋
長頭
薄筋
坐骨神経
半膜様筋
半腱様筋
脛骨
前脛骨筋
腓骨
長腓骨筋
長指屈筋
脛骨神経
ヒラメ筋
下腿三頭筋
後脛骨筋
内側頭
腓腹筋
後脛骨動・静脈
外側頭
上肢と同様に，下肢も大腿骨，脛骨や腓骨が必ずしも中心にあるのではない。骨と筋肉，神経，動脈の位置関係に注意してみてみよう。特に下腿では脛骨が皮下に位置しており，前面には筋がないため，鍛えようがなく，外部から衝撃を受けると直接脛骨に力が及んでしまう。ここがいわゆる「弁慶の泣き所」とよばれる「向こう脛」である。

図 5 ● 下肢の各部位の断面

大腿静脈が伴行しており，同様に名前が変わる。

3 大腿の神経（図 6，7，9，図 13-37）

大腿には腰神経叢（ようしんけいそう）と仙骨神経叢（せんこつしんけいそう）からの枝が分布している。腰神経叢の枝は大腿の

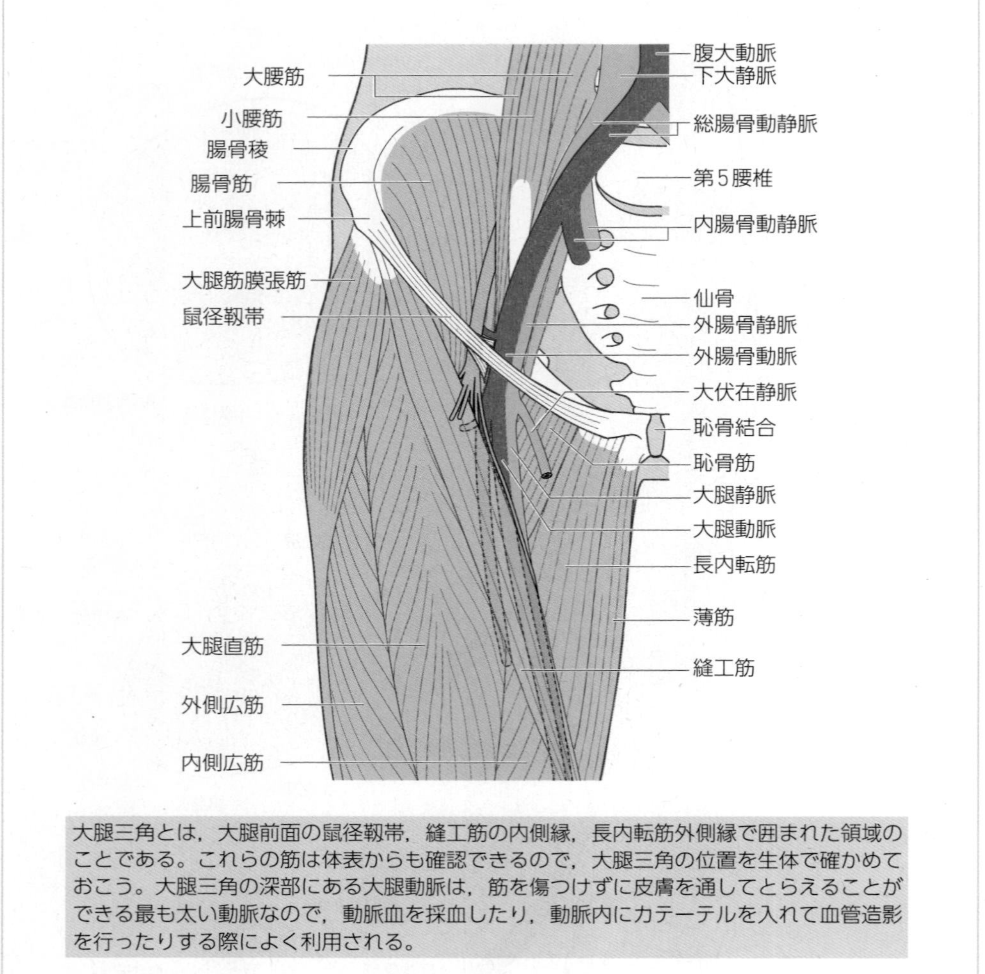

大腿三角とは，大腿前面の鼠径靭帯，縫工筋の内側縁，長内転筋外側縁で囲まれた領域のことである。これらの筋は体表からも確認できるので，大腿三角の位置を生体で確かめておこう。大腿三角の深部にある大腿動脈は，筋を傷つけずに皮膚を通してとらえることができる最も太い動脈なので，動脈血を採血したり，動脈内にカテーテルを入れて血管造影を行ったりする際によく利用される。

図6●**大腿三角**

前面の皮膚と筋（伸筋群は大腿神経，内転筋群は閉鎖神経）を支配している。大腿神経は鼠径靭帯の外側下方を腸腰筋と共に下り，筋枝，皮枝を出す。大腿神経の終枝の一つである伏在神経は大腿動脈と共に内転筋管に入るが，出口付近で壁を貫いて内側に向かい，下腿の内側に分布する。

仙骨神経叢の枝は殿部，陰部，大腿後面，下腿，足に分布するが，そのなかの坐骨神経は人体で最大の神経で親指ほどの太さがある。坐骨神経（L_4～S_3）は梨状筋の下で大坐骨孔を通って骨盤後面に出てきて，大腿骨の大転子と坐骨結節の間を下方に向かう。この部分は大殿筋で覆われているが，大殿筋に筋肉内注射をする際に部位を誤ると坐骨神経を傷つけることがあり，注意が必要である。その後，坐骨神経は屈筋群に筋枝を出しながら大腿後面をほぼ真っ直ぐ膝窩に向かい，その走行は坐骨結節と大転子を結ぶ線の中点から膝窩の上端に引いた線に一致する。坐骨神経は，膝窩の上方で，総腓骨神経と脛骨神経に分かれる。

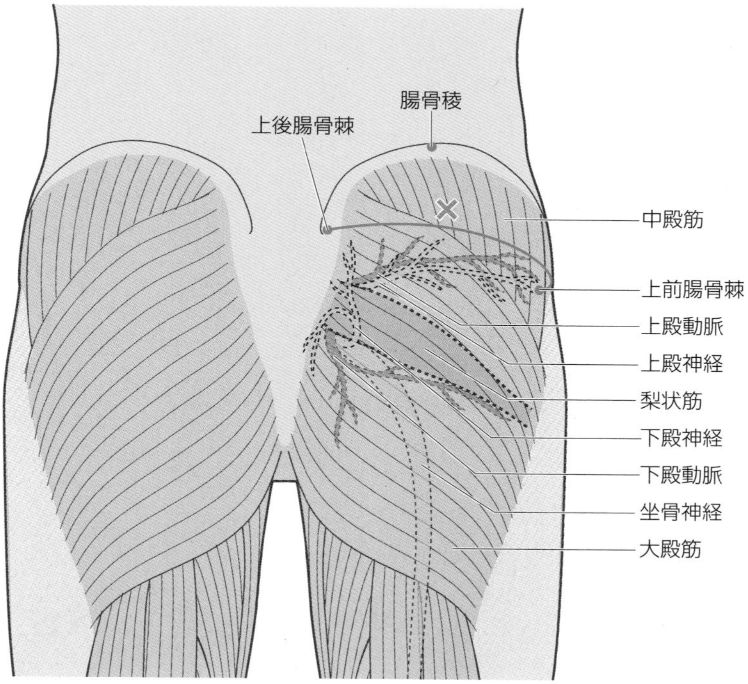

殿部は筋肉内注射が行われる部位の一つである。しかし，殿部の最も強大な筋である大殿筋は人によって厚さが異なり，また，その深部には梨状筋の上方に上殿神経や上殿動脈が，梨状筋の下方には下殿神経や下殿動脈に加えて人体最大の神経である坐骨神経があるため，筋肉内注射を行おうとして大殿筋に針を刺すと，これらの構造を傷つけるおそれがある。それに対して，中殿筋は深部が腸骨であり，太い血管や神経がないので，比較的安全である。注射部位は腸骨の上後腸骨棘と上前腸骨棘を結んだ線のやや上（✕印）が目安となる。

図 7 ● **殿部**

3．膝関節（図 8）

大腿と下腿との連結部である膝関節は，大腿骨，脛骨，膝蓋骨によって構成されるが，基本的には大腿骨と脛骨の間の関節であり，膝蓋骨は補助的な役割をしているにすぎない。上肢の肘関節では上腕骨に対して，橈骨と尺骨の両方が関節をつくっていたが，下腿の腓骨は脛骨との間で脛腓関節をつくるのみで，膝関節には関与していない。しかし，膝関節では大腿骨の内側顆と外側顆の 2 つの関節頭がそれぞれ脛骨上端の内側顆と外側顆の関節面と関節をつくっているため，一軸性の蝶番関節になっている。

脛骨の上端の関節面は，わずかに凹んでいるにすぎず，ほとんど関節窩をなしていないが，そこに内側と外側から関節半月が付着することによって，凹みを増している。また，関節包は内側側副靱帯，外側側副靱帯という強靱な靱帯以外にもいく

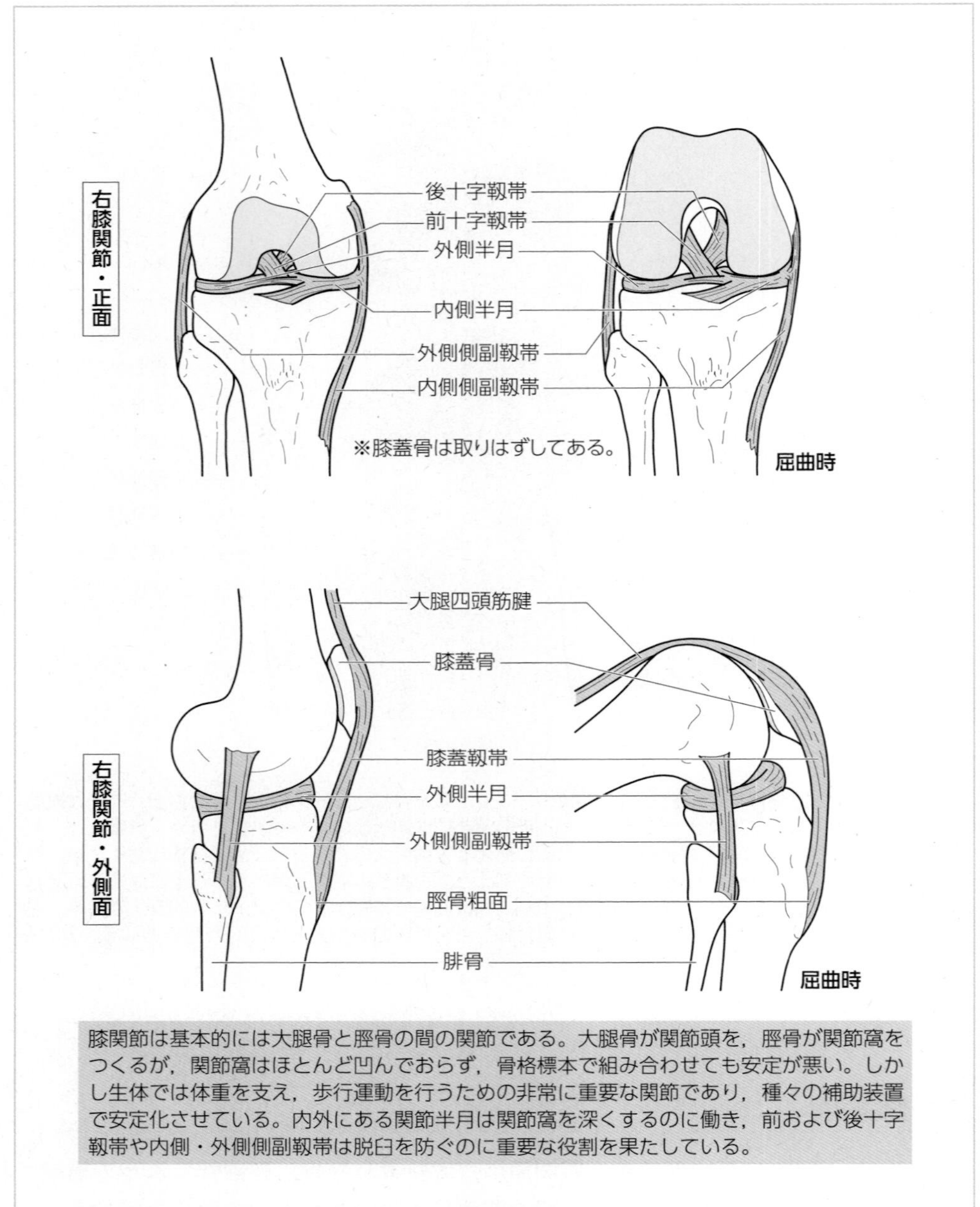

膝関節は基本的には大腿骨と脛骨の間の関節である。大腿骨が関節頭を，脛骨が関節窩をつくるが，関節窩はほとんど凹んでおらず，骨格標本で組み合わせても安定が悪い。しかし生体では体重を支え，歩行運動を行うための非常に重要な関節であり，種々の補助装置で安定化させている。内外にある関節半月は関節窩を深くするのに働き，前および後十字靱帯や内側・外側側副靱帯は脱臼を防ぐのに重要な役割を果たしている。

図 8 ●**膝関節**

つかの靱帯によって補強され，大腿四頭筋の停止腱である膝蓋靱帯が前方を補強し，その近位端が付着している膝蓋骨も関節の補強に加わっている。さらに，関節内では，前十字靱帯および後十字靱帯という交叉する 2 本の膝十字靱帯が大腿骨と脛骨の間を結んでいる。

前十字靱帯は脛骨の前顆間区の内側面から上後外側に向かい大腿骨外側顆内側面の後部に付着している。後十字靱帯は脛骨の後顆間区から大腿骨内側顆の外側面に向かって上前内側方向に走っている。前十字靱帯はわずかにねじれて走るが，後十字靱帯は前十字靱帯の2倍ほどの太さがあり，より短く，ほぼまっすぐ走る。

これらの靱帯はその走行から明らかなように，前十字靱帯は脛骨が前方にずれないように保持し，後十字靱帯は脛骨が後方にずれないようにしている。

4．膝窩（図9）

膝窩は膝後面の菱形をしたくぼみである。上方の外側は大腿二頭筋，内側は半腱様筋と半膜様筋によって境され，下方は腓腹筋の外側頭と内側頭によって外側と内側が境される。膝窩内は内転筋腱裂孔を通って後面に出てきた大腿動・静脈が膝窩動・静脈と名前を変えて下行し，また，坐骨神経が分かれた総腓骨神経と脛骨神経が走行している。

脛骨神経は膝窩動脈と並んで下行するが，総腓骨神経は膝窩の上方から外側に向かい，大腿二頭筋の内側に沿って，腓腹筋の外側頭の後面を巻くように外側に向か

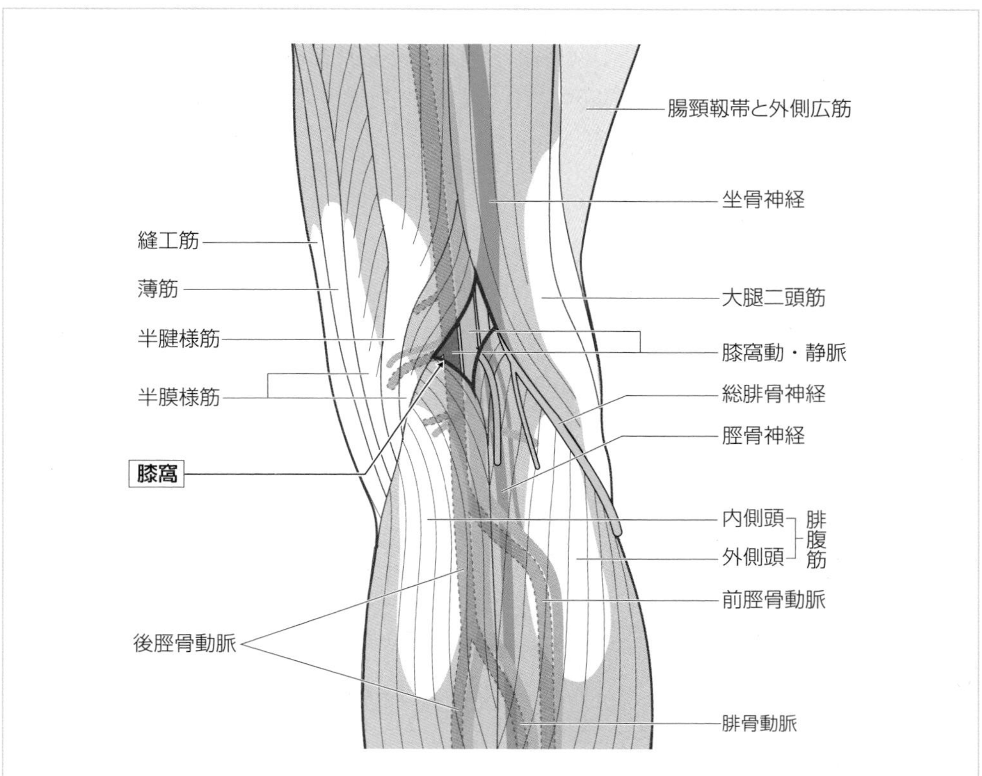

膝後面の膝窩は，上方が大腿二頭筋と半膜様筋および半腱様筋，下方が腓腹筋の内側頭と外側頭に囲まれた菱形のくぼみである。ここには膝窩動脈が走行しているが，肘窩に比べて深く，脈を触れるのは困難である。坐骨神経は膝窩に至る前に脛骨神経と総腓骨神経に分かれていることが多く，脛骨神経は膝窩の深部を下腿に向かって走るが，総腓骨神経は膝窩の上方から外側に向かって走行している。

図9●膝窩（右脚）

う。足と下腿後面の皮静脈が合流してできた小伏在静脈は，膝窩で膝窩静脈に注ぐことが多い。

5．下腿（図5，10）

下腿には前腕と同様に主に足の関節に対して働く筋がある。前面にある伸筋群，外側にある腓骨筋，後面にある屈筋群である。しかし，断面を見るとわかるように，下腿の前内側面には筋がなく，皮下の筋膜下に脛骨が位置している。そのため，この部位を何かにぶつけたりすると，その衝撃は筋で緩衝されることなく，直接脛骨に及んでしまう。骨自体は知覚が乏しいが，骨を包んでいる骨膜には豊富な知覚神経が分布しているので，このような場合，強い痛みを感じる。ここが弁慶の泣き所といわれる向こう脛である。

下腿にある筋のなかでも代表的なものが，脛骨，腓骨と距骨の間の距腿関節の屈曲を行う下腿三頭筋で，いわゆるふくらはぎをつくる。下腿三頭筋は大腿骨の内側顆と外側顆からそれぞれ内側頭，外側頭として起こる腓腹筋とその下層にあるヒラメ筋からできており，この停止腱が踵骨腱（いわゆるアキレス腱）で，踵骨の後面に停止している。ヒラメ筋という名前から，ヒラメの形を想像するかもしれないが，一般的なヒラメではなく西洋料理に出てくるシタビラメの形状で長楕円形をしている。

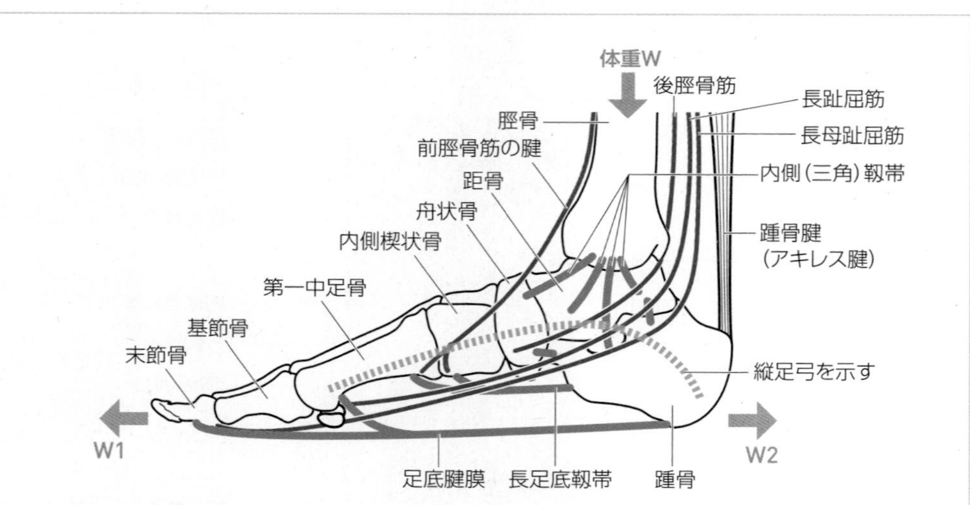

足の骨は全体として上方に凸になっており，前後方向と横方向でアーチ状に並んでいる。この前後方向のアーチ状を縦足弓，横方向のアーチ状を横足弓という。このアーチは足底腱膜や長足底靱帯などの靱帯や筋の働きで維持されており，このようなアーチがあるために、下腿に加わった体重Wは前後方向にW1とW2という力に分散される。もし，足弓がなく足の骨の底側全体が地面についていると，歩行時に体重による荷重がまっすぐ踵骨だけに加わるため，踵骨が破壊されてしまったり，逆に膝関節や股関節を痛めてしまったりする可能性がある。

図10●縦足弓

下腿三頭筋は足を屈曲する（足底側に曲げる）のに最も強く作用する筋であり，また，膝関節の屈曲の働きもある。そのほかにも足の屈筋には，足底筋，長母趾屈筋，長趾屈筋，後脛骨筋などがある。これらの筋は，足が地面に着いているときには，つま先を固定して踵を挙上するので，立位での姿勢保持や歩行運動，走る際に地面を蹴る働きをしている。踵骨腱は人体で最大，最強の腱であり，長さが約15cmで下腿の中央付近から始まるが，その前面には下端付近までヒラメ筋が付着している。踵骨腱がいかに強靱であるとはいえ，急激に下腿三頭筋が強く収縮すると，切れてしまうことがある。

下腿から起こり，足に停止する筋は途中から腱になって伸びており，足首のところでは筋膜が肥厚した屈筋支帯，伸筋支帯，腓骨筋支帯で腱の位置がずれたり，浮き上がったりしないように保持されており，手と同様に腱鞘がある。

6．足弓（図10）

足の骨を手の骨と比べてみると，足は足根骨が非常に大きく，逆に趾骨が極めて小さい。これは手が指先の細かい動きをするために発達したのに対して，足は体重を支えるということが主であり，指の細かい動きは必要とされなかったためである。足根骨のなかでも，体重がまともにかかる距骨と踵骨が発達している。

また，足根骨と中足骨は全体として上に凸なドーム状に配置されており，これは縦（前後）方向と横方向のアーチに分けられるが，縦方向のアーチを縦足弓，横方向のアーチを横足弓とよんでいる。縦足弓はさらに内側と外側に分けられ，踵骨，距骨，舟状骨，楔状骨，第一～第三中足骨でつくられる内側のアーチは，踵骨，立方骨，第四，第五中足骨でできる外側のアーチよりも彎曲が強い。また，横足弓は中足骨近位部の並びで強く表れる。

通常，まっすぐに立っている場合には，踵から足の外側部に体重を感じるように，体重は外側の縦足弓で支えている。ところが，歩いている場合には，地面を蹴るときや前に出した足が着地するときには，内側の中足骨遠位端付近に最も力が加わっており，内側の縦足弓はこのときの力を和らげる働きをしている。この足弓はそれぞれの骨間や足底の靱帯，足底や趾骨に停止する屈筋群で保持されているが，扁平足（いわゆるべた足）は内側の縦足弓の彎曲が小さくなってしまったものである。

＊　＊　＊

本書では，人体というものがどのようにできているかを理解してもらうために，まず，系統別に分けて学んでいったが，それらをひととおり学んで理解できたら，今度はからだのそれぞれの部位で，どのように器官系が組み合わされて構築されているかを，この付章を参考にして学んでいってほしい。

巻末付録　准看護師試験問題・解答

学習の総仕上げに，実際の試験で出題された問題を解いてみよう。

問題 1　下垂体前葉ホルモンとその作用部位の組合せで，正しいのはどれか。

1　成長ホルモン ―――― 骨端
2　甲状腺刺激ホルモン ―――― 副甲状腺
3　ゴナドトロピン ―――― 乳腺
4　プロラクチン ―――― 卵巣

問題 2　蝶番関節はどれか。

1　股関節
2　椎間関節
3　肘関節
4　肩関節

問題 3　中耳にないのはどれか。

1　鼓室
2　鼓膜
3　耳管
4　半規管

問題 4　副交感神経の働きについて，正しいのはどれか。

1　瞳孔散大
2　腸管蠕動運動の亢進
3　心拍数増加
4　末梢血管収縮

解答 1　**1**
1：ただし成長ホルモンが作用するのは，正確には骨端軟骨である，2：副甲状腺→甲状腺刺激ホルモンが作用するのは甲状腺，3：乳腺→ゴナドトロピンが作用するのは卵巣や精巣，4：卵巣→プロラクチンが作用するのは乳腺で，乳汁を分泌させる

解答 2　**3**
3：肘関節は上腕骨・橈骨・尺骨からなる複関節であり，上腕骨と尺骨で構成される腕尺関節が蝶番関節である，1，4：股関節と肩関節は球関節，2：椎間関節は平面関節である

解答 3　**4**
4：半規管が存在するのは内耳である

解答 4　**2**
1，3，4：瞳孔の散大，心拍数の増加，末梢血管の収縮は，いずれも交感神経の働きによる

問題 5　胃の構造について，正しいのはどれか。

1　胃の入口を幽門と呼ぶ。
2　胃の出口，十二指腸に移行する部分を噴門と呼ぶ。
3　入口に近い最上部を胃底と呼ぶ。
4　筋層は，内斜・外縦の２層である。

問題 6　尿の生成について正しいのはどれか。

1　血液は糸球体で濾過される。
2　アミノ酸は遠位尿細管で再吸収される。
3　ネフロンは糸球体とボウマン嚢からなる。
4　成人の１日の糸球体濾過量（GFR）は約 10L である。

問題 7　甲状腺から最も多く分泌されるホルモンで正しいのはどれか。

1　グルカゴン
2　サイロキシン
3　ゴナドトロピン
4　アルドステロン

問題 8　小脳の機能について正しいのはどれか。

1　視覚
2　体温調節
3　身体の平衡
4　膝蓋腱反射

解答 5　3
1：幽門→胃の入り口は噴門とよばれる，２：噴門→胃の出口で十二指腸に移行する部分は幽門とよばれる，４：内斜・外縦の２層→胃の筋層は内斜・中輪・外縦の３層である

解答 6　1
2：遠位尿細管→アミノ酸は近位尿細管で再吸収される，３：糸球体とボウマン嚢を合わせて腎小体。腎小体とこれに付属する尿細管を合わせて腎単位（ネフロン）という，４：約 10L →成人の１日の糸球体濾過量（GFR）は約 150～180L である

解答 7　2
1：グルカゴンは主に膵臓で分泌，血糖値を上昇させる，３：ゴナドトロピンは主に下垂体前葉で分泌される。卵胞刺激ホルモンと黄体形成ホルモンがあり，男女両性に作用する，４：アルドステロンは主に副腎皮質で分泌，腎臓の集合管に作用してナトリウムの再吸収を促進させる

解答 8　3
1：視覚にかかわる第１次視覚野は大脳の後頭葉にある，2：体温調節の中枢は視床下部にある，４：膝蓋腱反射は脊髄反射の一つである

問題 9 視覚について正しいのはどれか。

1 近視は網膜の後方で像を結ぶ。
2 老視では水晶体の弾力性が増す。
3 近くのものを見るときには水晶体が薄くなる。
4 縮瞳は副交感神経が瞳孔括約筋に作用して起こる。

問題 10 心臓について，正しいのはどれか。

1 左心室の大動脈口には，大動脈弁がある。
2 左心房と左心室の間には，三尖弁（せんべん）がある。
3 右心房と右心室の間には，僧帽弁（そうぼうべん）がある。
4 左心房には，上下の大静脈がつながる。

問題 11 副腎皮質ホルモンの働きについて，正しいのはどれか。

1 抗炎症作用がある。
2 骨の成長を促進する。
3 血糖値を下げる。
4 カルシウムの再吸収を行う。

問題 12 消化について，胆汁が関与するのはどれか。

1 糖質
2 脂質
3 たんぱく質
4 電解質

解答 9　4
1：網膜の後方で像を結ぶ→近視が像を結ぶのは網膜の前方，2：老視では水晶体の弾力性が増す→弾力性は低下する，3：水晶体が薄くなる→毛様体筋が収縮すると，水晶体は自身の弾性によって厚くなる

解答 10　1
2：三尖弁→左心房と左心室の間にあるのは僧帽弁，3：僧帽弁→右心房と右心室の間にあるのは三尖弁，4：上下の大静脈がつながるのは右心房。左心房には肺静脈が4本開く

解答 11　1
2：骨の成長を促進するのは成長ホルモン（GH）。下垂体前葉から分泌され，骨端軟骨の成長を促進する，3：副腎皮質ホルモンの糖質コルチコイドは血糖値を上昇させる，4：カルシウムの再吸収にかかわるのは副甲状腺（上皮小体）から分泌されるパラソルモンである

解答 12　2
2：胆汁は脂質を乳化して消化を助ける。ただし，胆汁自体は消化酵素を含んでいない

問題　13　体温の調節について，正しいのはどれか。

1　皮膚や気道からは，水が気化（不感蒸泄）している。
2　発汗が大量に起こると，体表面に熱がたまる。
3　体温調節中枢は，大脳半球にある。
4　ふるえは，熱産生を低下させる。

問題　14　頭蓋について，正しいのはどれか。

1　前頭骨と頭頂骨がつくる縫合を，矢状（しじょう）縫合という。
2　左右の頭頂骨がつくる縫合を，冠状縫合という。
3　頭頂骨と後頭骨がつくる縫合を，ラムダ縫合という。
4　前頭骨と左右の頭頂骨との間に，小泉門がある。

問題　15　細胞小器官のうち，細胞に必要なエネルギーを産生するのはどれか。

1　リボソーム
2　小胞体
3　ゴルジ装置
4　ミトコンドリア

問題　16　胎児の血液循環の説明で，正しいのはどれか。

1　動脈管（ボタロー管）は，肺動脈と上大静脈を連絡する管である。
2　臍静脈は，臍から腹腔に入り，門脈と静脈管（アランチウス管）に繋がる。
3　卵円孔は，右心室と左心室の間に開く穴である。
4　酸素は，胎盤から臍動脈を通って，胎児に供給される。

解答 13　1
1：不感蒸泄する水分量は1日に約0.9L，2：熱がたまる→発汗が大量に起こると体表面から汗が蒸発して熱を失う，3：大脳半球→体温調節中枢があるのは視床下部，4：熱産生を低下→ふるえは熱産生を増加させる

解答 14　3
1：矢状縫合→前頭骨と頭頂骨がつくる縫合は冠状縫合である，2：冠状縫合→左右の頭頂骨がつくる縫合は矢状縫合である，4：小泉門→前頭骨と左右の頭頂骨との間にあるのは大泉門

解答 15　4
1，2：リボソームと小胞体はたんぱく質の合成を行う，3：ゴルジ装置は物質の貯蔵などを行う

解答 16　2
1：肺動脈と上大静脈→動脈管（ボタロー管）が連絡するのは肺動脈と大動脈弓，3：右心室と左心室の間→卵円孔が開くのは右心房と左心室の間である，4：臍動脈→胎盤から胎児に酸素を供給する血管は臍静脈である

問題 17　肝臓で産生されるのはどれか。

1　ガストリン
2　インスリン
3　アルブミン
4　エリスロポエチン

問題 18　末梢神経について，誤っているのはどれか。

1　運動神経線維は，脊髄の前根から出る。
2　感覚神経線維は，脊髄の後根から入る。
3　頸神経は，７対ある。
4　胸神経は，12 対ある。

問題 19　副交感神経作用の組合せで，正しいのはどれか。

1　瞳孔 ――― 散大
2　気管支 ――― 弛緩
3　心臓 ――― 心拍数増加
4　胃 ――― 胃液分泌増加

問題 20　人体各部の名称について，正しいのはどれか。

1　肩から肘までを前腕と呼ぶ。
2　肘から手首までを上腕と呼ぶ。
3　股から膝までを前腿と呼ぶ。
4　膝から足首までを下腿と呼ぶ。

解答 17　3
1：ガストリンは幽門腺から分泌され，胃液の分泌を促進させるホルモンである，2：インスリンは膵臓のランゲルハンス島のβ細胞から分泌され，血糖値を下げる。なおα細胞からはグルカゴンが分泌され，血糖値を上げる，4：エリスロポエチンが腎臓から産生されると赤血球の生成が増加する

解答 18　3
3：頸神経は８対である。なお，頸椎は７個ある

解答 19　4
副交感神経の作用で，1：瞳孔は縮小する，2：気管支は収縮する（吸息を抑制する），3：心臓の心拍数は減少する

解答 20　4
1：前腕→肩から肘までを上腕とよぶ，2：上腕→肘から手首までを前腕とよぶ，3：前腿→股から膝までは大腿とよぶ。なお前腿という名称は医学的には用いられない

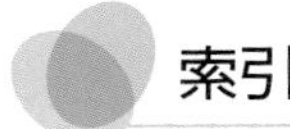

索引

[欧文]

[和文]

あ

い

う

え

お

か

き

く

け

こ

さ

し

す

せ

そ

た

ち

つ

て

と

な

に

ね

の

は